# 口腔正畸临床教程

An Introduction to Orthodontics

第5版

5 Edition

# 口腔正畸临床教程

# An Introduction to Orthodontics

## 第5版

5 Edition

（英）西蒙·利特伍德
（Simon J. Littlewood）
（英）劳拉·米切尔
（Laura Mitchell）
主编

田玉楼
赵震锦
冯翠娟
主译

北方联合出版传媒（集团）股份有限公司
辽宁科学技术出版社
沈 阳

图文编辑

刘 菲 刘 娜 康 鹤 肖 艳 赵 森 李 雪 王静雅 纪凤薇 张晓玲 杨 洋 张 浩 刘玉卿

This is translation edition of AN INTRODUCTION TO ORTHODONTICS, 5TH EDITION, by Simon J. Littlewood and Laura Mitchell, ISBN 9780198808664



图书在版编目（CIP）数据

口腔正畸临床教程：第5版 /（英）西蒙・利特伍德（Simon J. Littlewood），（英）劳拉・米切尔（Laura Mitchell）主编；田玉楼，赵震锦，冯翠娟主译. —沈阳：辽宁科学技术出版社，2021.5

ISBN 978-7-5591-1977-3

Ⅰ. ①口… Ⅱ. ①西… ②劳… ③田… ④赵… ⑤冯… Ⅲ. ①口腔正畸学—教材 Ⅳ. ①R783.5

中国版本图书馆CIP数据核字（2021）第041798号

出版发行：辽宁科学技术出版社
（地址：沈阳市和平区十一纬路25号 邮编：110003）
印 刷 者：上海利丰雅高印刷有限公司
经 销 者：各地新华书店
幅面尺寸：210mm × 285mm
印 张：22.75
字 数：450千字
出版时间：2021 年 5 月第 1 版
印刷时间：2021 年 5 月第 1 次印刷
策划编辑：陈 刚
责任编辑：苏 阳 殷 欣 金 烁
封面设计：袁 舒
版式设计：袁 舒
责任校对：李 霞

书 号：ISBN 978-7-5591-1977-3
定 价：198.00 元

投稿热线：024-23280336
邮购热线：024-23280336
E-mail:cyclonechen@126.com
http://www.lnkj.com.cn

# 前言

口腔正畸学既是一门艺术也是一门科学，像大多数伟大的艺术品一样，口腔正畸学很好地展现了看似简单而又极致的美学。当然，事实上，在这表面的简单之下所蕴藏的是需要经历数年才能得以掌握的复杂技术。任何学科专业技能的掌握都需要建立在扎实的基础之上，而我们期望这本正畸学图书能够给大家提供这些基础知识。

在此最新更新的版本中，我们努力遵循先前版本的精神，以最新的最佳证据为基础提供重要的基础科学和临床信息。希望它会对参与正畸患者治疗的口腔医学本科生、正畸专业研究生、对正畸感兴趣的口腔医生，甚至是更有经验的正畸医生和正畸护士，以及所有明智又紧随时代步伐、期望能够简洁明了地了解正畸学的人们有所帮助。

希望大家能够喜欢这本书。

Simon J.Littlewood
Laura Mitchell

# 致谢

我们要感谢所有协助完成本书的人，特别是为我们做出杰出贡献的新撰稿人Benjamin R. K. Lewis, Sophy K. Barber和 Fiona R. Jenkins，非常荣幸能与这些才华横溢的正畸医生一起合作完成这个项目。同时我们也要感谢上一版本的所有撰稿人。所有为本版本提供插图的临床医生都被列入文中各个章节。我们还要向所有同意展示照片的患者们表示最衷心的感谢。

撰稿人日常工作繁忙，因此，我们要感谢所有每天在临床上与我们共同工作和支持我们的人们。

万分感谢所有临床医生、老师和同事，他们全程鼓舞着我们并分享了他们的知识、观点和宝贵经验。

我们还要感谢牛津大学出版社的员工们，感谢他们在本书出版过程中给予我们耐心而专业的帮助。

最后，致我们亲爱的家人——Emma、Jack Littlewood和David Mitchell，这本书是专门送给你们的。

Simon J. Littlewood
Laura Mitchell

# 中文版序言

《口腔正畸临床教程　第5版》是口腔正畸学的经典著作之一，历经5次改版。本书内容全面，从基础的牙齿及颅颌面发育、牙齿移动生物学及生物力学原理、错殆畸形的诊断设计到各类错殆畸形的矫治，是基础理论与临床实践有机结合的典范；同时本书也介绍了各种矫治器和矫治技术，包括活动矫治器、功能矫治器、固定矫治器和隐形矫治器，涵盖了经典固定与现代隐形的矫治技术；并对正畸正颌联合治疗、缺牙症、唇腭裂等内容也进行了全面的阐述。本书附有大量精美的插图和病例研究，每个章节均以本章学习要点开始，并通过要点框的形式突出重点内容及原则纲要，同时也对与本章内容相关的经典参考文献做简要介绍，突出文献价值所在，凸显循证医学作用，对相关内容进行更深入的探索和研究。

由于正畸极强的专业性及实践性，在国内外均属毕业后教育，口腔正畸学学科内容涉及面广泛、理论深奥，对于初学者不易掌握，想精益求精更是难上加难。本书适合从事正畸的口腔医生入门之选，可以对正畸有初步而全面的了解和掌握，同时也适合于基层医生自我提升及正畸专业研究生的深入学习。

因为本书内容涵盖面较广、专业名词较多，所以翻译的工作量极大。我非常高兴地看到中国医科大学口腔医学院正畸教研室田玉楼教授的团队富有激情的、不辞辛苦的、认真负责的翻译本书，从而使中国的广大正畸医生能够更加近距离接触到这本经典著作。这本书作为一本正畸必读书籍，不仅能够给正畸专业研究生、进修生及希望对正畸领域有所了解及建树的医生带来帮助，也有助于经验丰富的临床医生从循证医学角度更新正畸知识，大获裨益。

2021年1月于西安

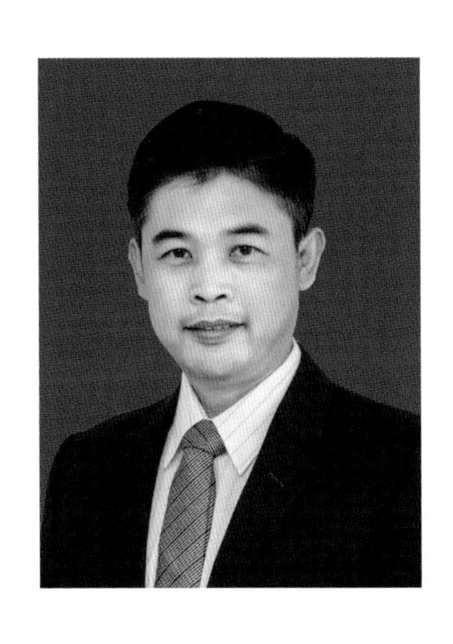

**金作林**

博士，教授，主任医师，博士生导师；

第四军医大学口腔医学院正畸教研室主任、正畸科主任；

1992年，获第四军医大学口腔专业本科学位；

1999年，获第四军医大学口腔正畸专业硕士学位；

2002年，获第四军医大学口腔正畸专业博士学位；

2002—2004年，获四川大学口腔正畸专业博士后；

中华口腔医学会第八届口腔正畸专业委员会主任委员；

《中华口腔正畸学杂志》副主编；

国际牙医师学院（ICD）院士；

英国皇家爱丁堡牙外科学院正畸院考官（MorthRCS）；

世界正畸医师联盟（WFO）会员；

美国正畸协会（AAO）会员；

美国哥伦比亚大学访问学者。

擅长骨性错殆畸形的早期矫治及成人正畸。主要从事牙囊细胞组织工程重建牙周组织和颅颌面错殆畸形与生长发育研究。兼任陕西省科学技术评委会专家、国家自然科学基金项目评审专家。负责国家自然科学基金面上项目4项，陕西省基金项目8项。发表论文60余篇，SCI收录22篇。主编、主译著作5部。获得军队及陕西省科技成果二等奖2项。发明专利2项。

# 译者简介

## 主译

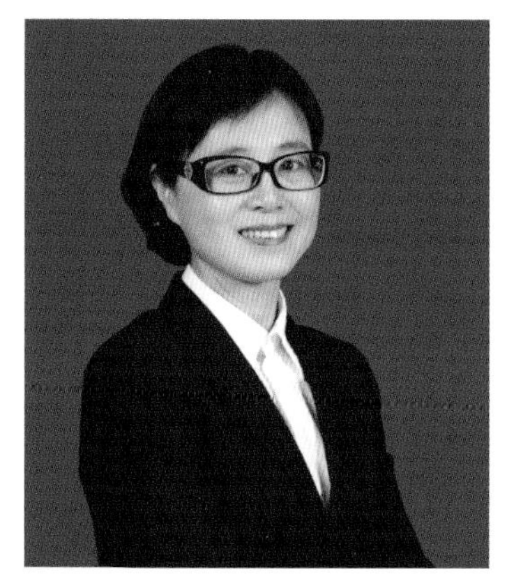

**田玉楼**

教授，主任医师，硕士研究生导师。美国加州大学洛杉矶分校（UCLA）访问学者。现任中国医科大学口腔医学院正畸教研室副主任、正畸二科副主任。兼任中华口腔医学会口腔正畸专业委员会委员、辽宁省口腔医学会口腔正畸专业委员会副主任委员。

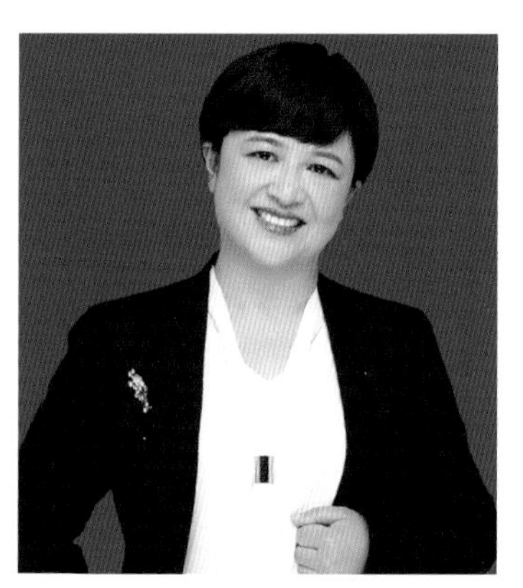

**赵震锦**

博士，副教授，副主任医师，硕士研究生导师。美国马里兰大学巴尔的摩分校口腔医学院高级访问学者。现就职于中国医科大学附属口腔医院。兼任辽宁省口腔医学会口腔正畸专业委员会委员、辽宁省口腔颌面外科专业委员会委员、中国医师协会睡眠医学专业委员会口腔学组委员。

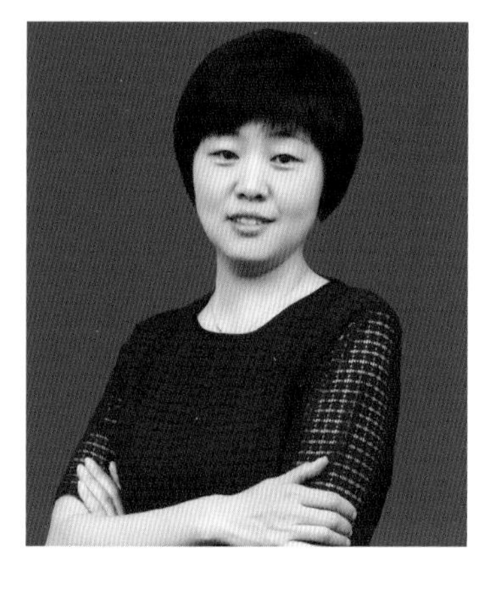

**冯翠娟**

教授，主任医师，硕士研究生导师。现就职于中国医科大学附属口腔医院。兼任辽宁省口腔医学会口腔正畸专业委员会委员、辽宁省口腔医学会颞下颌关节病及殆学专业委员会委员、辽宁省口腔颌面外科专业委员会委员、辽宁省口腔修复与精准医学专业委员会常委、辽宁省细胞生物学学会口腔生物材料专业委员会常务理事。

## 译者（按姓氏笔画排序）

王小玢　王世成　王晓晴　王　策　户青波　田玉楼　冯翠娟　朴　君　吕　亮　刘　吉　刘明瑾　刘岳华
关慧娟　李　忱　李倩雯　杨　莹　杨晓丰　杨　儒　汪俊妍　陈　昊　陈菊芳　陈嘉琳　岳　杨　周宗元
庞梓萌　赵　博　赵震锦　郝　鑫　胡泊洋　段亦格　俞静佳　高　爽　唐汝萍　康　爽

# 编者简介

## 主编

（英）西蒙·利特伍德（Simon J. Littlewood）
MDSc, BDS, FDS (Orth) RCPS (Glasg), M. Orth RCS (Edin), FDSRCS (Eng)
英国布拉德福德圣卢克医院正畸顾问，兼任英国利兹口腔学院名誉高级临床讲师。

（英）劳拉·米切尔（Laura Mitchell）
MDS, BDS, FDSRCPS (Glasg), FDSRCS (Eng), FGDP (UK), D. Orth RCS (Eng), M. Orth RCS (Eng)
英国布拉德福德圣卢克医院前正畸顾问，现已退休；兼任英国利兹口腔学院名誉高级临床讲师。

## 副主编

（英）本杰明·路易斯 (Benjamin R. K. Lewis)
BDS, MFDS RCS (Eng), MClinDent, M. Orth. RCS (Eng), FDS (Orth) RCS (Eng)
英国瑞尔雷克瑟姆·梅洛尔医院以及格兰克威德医院正畸顾问，兼任英国利物浦大学名誉临床讲师。

（英）苏菲·巴伯 (Sophy K. Barber)
BDS, MSc, M. Orth RCS (Edin), PG Cert. Health Res
英国利兹口腔学院以及布拉德福德圣卢克医院口腔正畸专科医生。

（英）菲奥娜·詹金斯 (Fiona R. Jenkins)
MDSc, BDS, MFDS RCS (Eng), FDS (Orth) RCS (Eng), M. Orth RCS (Eng)
英国布拉德福德圣卢克医院正畸顾问，兼任英国利兹口腔学院名誉高级临床讲师。

# 在线资源

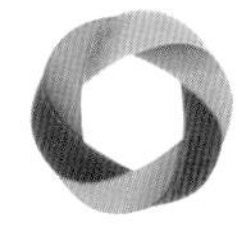

进一步的阅读和参考（包括Cochrane综述）可以在以下网址查阅：

www.oup.com/uk/orthodontics5e.

该链接将为您提供该作品的英文电子版本，以帮助您进行进一步的学习。如果您为该网站的订阅用户（个人或机构注册皆可），根据您的登录权限，可细读网站所提供的摘要或完整文章。

# 目录

# 详细目录

# 第1章

# 正畸治疗的基础理论

## The rationale for orthodontic treatment

*S. K. Barber*

## 章节内容

**本章学习目标**
- 理解治疗需要和需求之间的差异
- 判断正畸治疗的收益和风险
- 认识与患者及其家属讨论治疗风险和收益的重要性

## 1.1 正畸学

正畸学是牙科学的一个分支，涉及面部生长、牙列与咬合发育，以及咬合异常的诊断、阻断和治疗。

## 1.2 错<u>牙合</u>畸形

“理想咬合”是指无论在上下颌牙弓内部（颌内）还是牙弓之间（颌间）牙齿均处于最佳解剖位置。错<u>牙合</u>畸形是一个用来描述牙齿畸形和咬合特征的术语，这些特征代表了与理想咬合的偏差。事实上，很少有一个真正完美的咬合，错<u>牙合</u>是一个范围，反映了相对于正常值的偏离。

错<u>牙合</u>畸形和特殊咬合异常的患病率取决于所研究的人群（如年龄和种族特征）、用于评估的标准和检查者所使用的方法（如是否使用了X线片）。在英国，估计有9%的12岁儿童和18%的15岁儿童正在接受正畸治疗，另有37%的12岁儿童和20%的15岁儿童需要治疗（表1.1）。这表明，青少年中重度错<u>牙合</u>的总体患病率为40%～50%（表1.1）。

**表1.1 2013年英格兰、威尔士和北爱尔兰儿童牙齿健康调查**

| | 年龄段 | |
|---|---|---|
| | 12岁 | 15岁 |
| 调查时接受正畸治疗的儿童 | 9% | 18% |
| 未接受治疗但需要治疗的儿童（IOTN牙齿健康部分） | 37% | 20% |

资料来源：2013年儿童牙齿健康调查（英格兰、威尔士和北爱尔兰），2015年卫生和社会保健信息中心。

## 1.3 正畸治疗的理论基础

错<u>牙合</u>畸形可能引起与牙齿健康和/或口腔健康相关的生活质量问题，这些问题由牙齿的外观、功能和心理社会影响引起。治疗的需要取决于错<u>牙合</u>畸形的影响，以及治疗是否可能为患者带来明显收益。为了判断治疗需要，在风险–收益分析中，治疗的潜在效益与可能出现并发症和副作用的风险是平衡的（表1.2）。

**表1.2 正畸治疗的风险–收益分析**

| 治疗的收益 | 对应 | 风险 |
|---|---|---|
| 改善牙齿健康 | | 牙齿健康恶化 |
| 改善口腔健康相关的生活质量（OHRQoL） | | 未能达到治疗目标 |
| 改善美学 | | 复发 |
| 改善功能 | | |

### 1.3.1 正畸治疗的需要

健康和幸福感收益是确定治疗需要最恰当的决定因素。正畸指数的制定有助于客观和系统地评估错<u>牙合</u>畸形对牙齿健康的潜在风险与正畸治疗的可能收益（请参阅第2.3节）。由于许多国家的治疗需求很高，因此制定指数主要是为了衡量治疗需要，但指数也用于管理需要及通过某种形式的分配来支持优先顺序。例如在英国接受NHS正畸治疗主要基于由正畸治疗需求指数（IOTN）（请参阅第2.3.3节）判定的治疗需要。同样，在瑞典，治疗优先级是通过瑞典正畸委员会和医学委员会开发的优先级指数来估计的，该指数旨在识别和治疗被认为最严重的错<u>牙合</u>畸形。

未获得的治疗需要在国与国之间各不相同，这取决于个人对治疗的渴望和组织机构因素，如治疗的有效性、获得服务的机会和治疗费用。在英国，贫困家庭儿童未获得的正畸治疗需要高于平均水平；12岁儿童为40%，15岁儿童为32%。其他国家在获得治疗方面也出现了类似的不平等现象。

### 1.3.2 正畸治疗的需求

可以很容易地理解，治疗需求不一定反映客观治疗需要。一些患者非常在意小问题，例如上切牙轻微扭转就要求正畸治疗，而另一些严重错𬌗畸形的患者却拒绝正畸。

研究表明，女性和社会经济背景较好的人，对错𬌗畸形的认知与接受正畸治疗的意愿较高，人口与正畸医生比率较小的地区需求也较高，这可能是由于人们对正畸矫治器的认知和接受程度提高了。

治疗需求正在增加，尤其是越来越多的不太明显可见的矫治器吸引了成年人，如陶瓷托槽和舌侧固定矫治器（请参阅第20.6节）和隐形矫治器（请参阅第21章）。正畸治疗对修复牙齿有辅助作用，随着人们口腔内保存牙齿的时间越来越长，促进了跨学科联合治疗的更多需求（请参阅第20.5节）。牙齿意识、对牙齿整齐的渴望、正畸矫治器的可接受性和对不同正畸治疗方法认识的提高，意味着许多在青春期没有接受过正畸的成年人现在正在寻求正畸治疗。

## 1.4　对牙齿健康的潜在收益

要确定正畸治疗是否可能带来牙齿健康收益，首先需要考虑错𬌗畸形是否可能对牙齿健康造成问题，其次是正畸治疗是否可能解决问题。

对于一些特殊的咬合异常，证据表明正畸治疗可以提供牙齿健康收益（要点框1.1）。对于其他牙齿状况，如龋齿、牙菌斑引起的牙周病和颞下颌关节功能紊乱综合征（TMD），目前没有足够的证据表明正畸治疗是有益的。这些情况的病因是复杂和多因素的，因此，很难有效估量与错𬌗畸形的直接因果关系。

**要点框1.1　证据表明正畸治疗可以提供长期牙齿健康收益的咬合异常**

局部牙周问题

- 拥挤导致单颗牙/多颗牙被挤出牙槽骨，造成牙周组织退缩
- 与创伤性覆𬌗有关的牙周损伤
- 有证据表明的前牙反𬌗造成下切牙的唇侧牙周支持组织受损
- 过大的覆盖导致牙外伤风险增加
- 有病理风险的未萌出阻生牙
- 与下颌骨移位相关的反𬌗

### 1.4.1　局部牙周问题

某些咬合异常可能会使个体容易患牙周病，特别是在牙龈生物型较薄的情况下，在这些情况下，正畸干预可能有长期的健康收益。其中包括：

- 一颗或多颗牙齿在颊侧或舌侧被挤出牙槽骨外，导致牙周支持减少和局部牙龈退缩
- Ⅲ类错𬌗畸形下切牙由于反𬌗被挤向唇侧（图1.1）
- 当牙齿咬在牙龈时发生的创伤性覆𬌗，时间久了，会导致牙龈炎症和牙周支持组织丧失，如果牙菌斑控制不理想，会加重炎症和牙周组织丧失

### 1.4.2　牙齿外伤

有证据表明覆盖增加与上切牙外伤有关。两项系统性回顾研究发现，覆盖大于3mm的人受伤的风险增加了1倍多，而且伴随着覆盖的加大和唇闭合不全，受伤的风险似乎增加了。令人惊讶的是，尽管外伤在男孩中更为常见，但覆盖对女孩是更为重要的影响因素。如果评估和病史都表明年轻人会有牙外伤的高风险，则可能需要进行正畸干预（请参阅第9.2.2节）。护牙托对于减少牙齿外伤的风险也很重要，特别是对于那些参加接触性运动的人（请参阅第8.9节）。

### 1.4.3　牙齿阻生

当正常牙齿萌出被另一颗牙齿、骨、软组织或其他病理学组织阻碍时，就会发生阻生。多生牙可能导致阻生，如果判断为妨碍正常牙齿发育，则可能需要正畸介入（请参阅第3.3.6节）。

异位牙是已经形成或随后移动到错误位置的牙齿；通常异位牙会形成阻生。未萌出的阻生牙可引起局部病理改变，最常见的是邻近牙根的吸收或囊性改变。这在上颌尖牙异位有关的情况更常见，它可能导致切牙和前磨牙的牙根吸收（图1.2）。阻生牙的正畸治疗可降低病理风险（请参阅第14.8节）。

### 1.4.4　龋病

龋病的发生、发展直接受到口腔卫生、氟化物暴露和饮食的影响；然而，研究未能证明错𬌗畸形和龋病之间存在显著的联系。因此，降低龋病发生很少作为正畸治疗的一个合理正当的理由，在不控制龋病风险因素的个体放置正畸矫治器容易造成明显的损害。

对于易患龋病的儿童，例如那些有特殊需要的

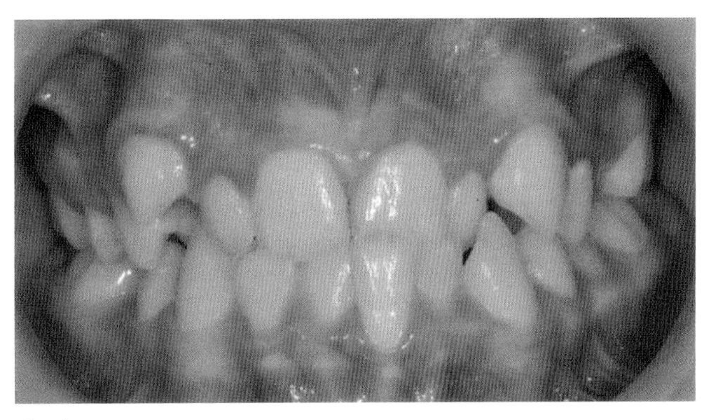
(a)
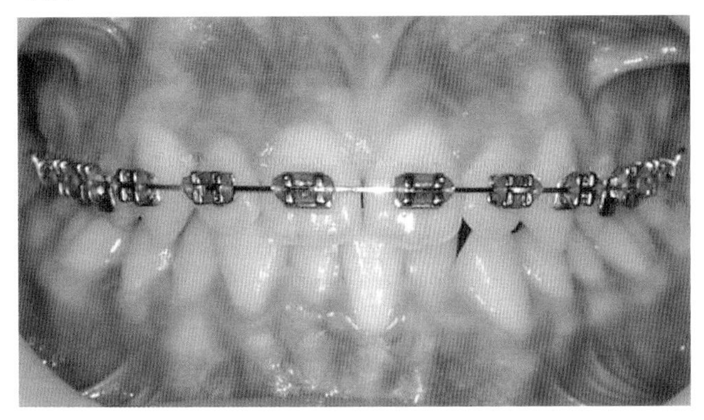
(b)
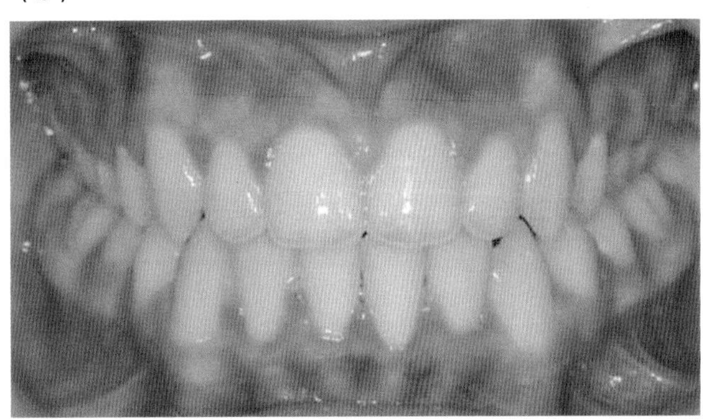
(c)

图1.1 (a)一位12岁男性患者，出现左下中切牙牙龈退缩，这是由于前牙反𬌗将牙齿推向唇侧所致。(b)正畸治疗是为了防止进一步损害牙周组织。最初提供上牙弓排齐是为了矫正前牙反𬌗，牙龈萎缩有所改善。(c) 全面治疗后，左下中切牙的牙龈状况与其他下切牙相似。

儿童，牙列不齐可能会降低牙齿自洁能力，并可能增加患龋风险。在这些情况下，可以考虑通过正畸的方法，例如拔除或简单地排齐以解除局部拥挤，减少食物滞留。

### 1.4.5 牙菌斑引起的牙周病

错𬌗畸形与牙菌斑引起的牙周病之间的关联性很弱。研究表明，个体动机比牙列整齐对有效刷牙的影响更大。牙菌斑控制一直较差的人群，在牙周病的传播过程中，口腔卫生不良比牙齿排列不齐更为重要。尽管患者反馈通过正畸治疗提高了对牙齿保护的认知，改善了饮食和口腔卫生习惯，但牙菌斑控制不良是正畸治疗的禁忌证。为防止牙齿健康恶化，考虑正畸治疗之前，口腔卫生令人满意并控制所有牙周病是必需的。

对于灵活性降低或清洁受限的人，不齐的牙齿可能会妨碍有效刷牙。在这些情况下，正畸矫治可能有助于控制牙菌斑，但治疗必须谨慎，尽量减少治疗期间牙周损伤的风险。

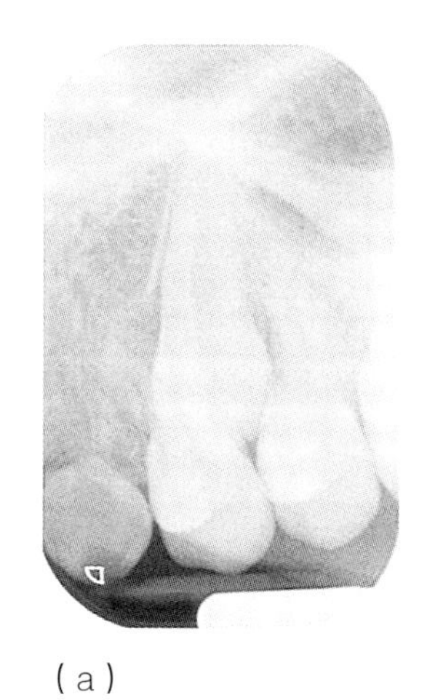
(a)
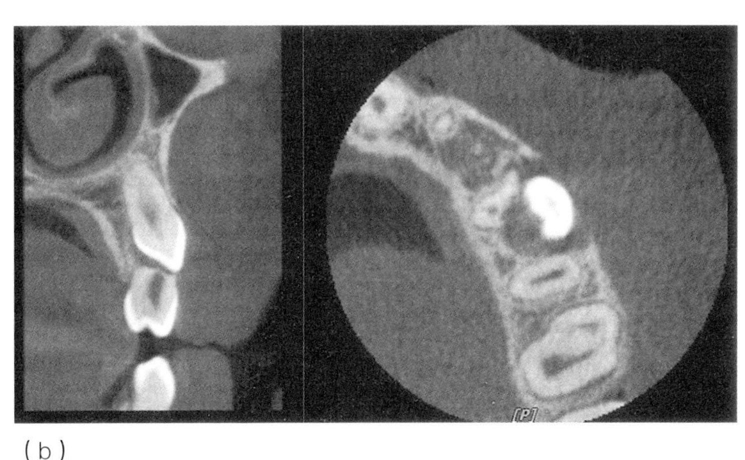
(b)

图1.2 (a)来自一位14岁女性患者的根尖X线片，该患者因移位和异位的尖牙导致左上第一前磨牙吸收。(b)CBCT能更清楚地显示第一前磨牙牙根吸收的程度。

### 1.4.6　颞下颌关节紊乱综合征

TMD的病因和治疗一直是牙科界争论的焦点。TMD包括一系列具有多因素病因的相关紊乱，包括心理性的、激素性的、遗传性的、创伤性的和咬合因素。研究表明，抑郁、压力和睡眠失调是产生TMD的主要因素，功能失调如磨牙症可导致肌肉疼痛和痉挛。一些研究者认为，轻微的咬合不良可导致闭口路径异常和/或磨牙症，从而导致TMD的发展；然而，如果真的存在这种因果关系，预期将会有更高的TMD患病率，反映了人群中的错𬌗畸形程度。

正畸在TMD中的作用已经引起了广泛的争论，一些学者声称正畸治疗可以引起TMD，而另一些人则主张使用矫治器治疗来管理TMD。经过大量的文献讨论，一致的观点是，无论是单纯的正畸治疗或联合拔牙治疗，都不能可靠地显示“导致”或“治疗”TMD。

据称对TMD的各种治疗方法都取得了成功，这突出了TMD的多因素病因和自限性。鉴于此，建议首先采用保守和可逆的方法来管理TMD。建议对所有潜在的正畸患者进行TMD筛查，包括有关症状的问题、颞下颌关节和相关肌肉的检查，以及开口和运动范围的记录（请参阅第5.4.6节）。当发现TMD的症状或体征时，明智的做法是在开始正畸治疗之前，将患者转诊于能够给予综合评估和专科医生进行治疗。

## 1.5　口腔健康相关生活质量的潜在收益

正畸治疗可能有益的另一个关键领域是提高与口腔健康相关的生活质量（OHRQoL）。针对错𬌗畸形影响的研究表明，OHRQoL可能受到与牙齿外观、咀嚼功能、语音和社会心理健康相关问题的负面影响。

### 1.5.1　外观

对牙齿外观的不满通常是人们寻求正畸治疗的主要原因，在大多数情况下，治疗能够带来积极的变化。虽然改善牙齿外观被认为是患者治疗的主要目标，但其感知的收益可能不仅是外观本身的改变，而是与改善外观相关的预期社会心理收益。

### 1.5.2　咀嚼功能

有显著颌间不调的患者，包括前牙开𬌗和明显深覆盖或反覆盖，经常报告进食困难，特别是在切断食物时（图1.3）。这可能表现为避免吃某些食物，例如三明治或苹果，或在公共场合吃东西时感到尴尬。患有严重牙缺失的患者也可能会出现进食问题，因为咬合的牙齿较少，并担心松动的乳牙和假牙脱落（请参阅第21章）。有限的咀嚼功能很少会导致完全不能进食，但它会导致严重的生活质量问题，这可能是正畸治疗的驱动因素。

### 1.5.3　语音

语音是一个复杂的神经肌肉过程，涉及呼吸、发声、发音和共鸣。发音是通过舌头与周围结构（包括腭、唇、牙槽嵴和牙列）的多种接触而形成不同声音。在大多数情况下，正畸治疗不太可能显著改变语音，因为语音模式形成于恒牙列之前的生命早期，而牙齿只是复杂系统中的一个组成部分。然而，如果患者上下切牙之间无法获得接触，这可能会导致口齿不清（齿间发音困难）。在这些情况下，矫正切牙关系和减少牙齿间距可以缓解口齿不清以提高在公共场合说话的信心。

### 1.5.4　社会心理健康

从自我认知、生活质量和社会交往的角度评估错𬌗畸形对社会心理健康的影响方面已经进行了广泛的研究。错𬌗畸形与自信心和自尊心的降低有关，严重的错𬌗畸形和𬌗面畸形会导致更严重的口腔影响。然而，也有研究表明，明显的错𬌗畸形对长期的社会和心理健康没有显著的负面影响。一个可能的解释是，自尊是对错𬌗畸形反应的调节，而不是错𬌗畸形的结果。此外，自我感知的错𬌗畸形影响可能并不总是客观反映咬合偏差的严重程度；这归因于个体的适应力、应对能力以及社会和文化因素。

牙齿的外观可以引起社会判断，影响同伴关系、儿童的情感和社会发展。外表迷人的人被认为更友好、更有趣、更聪明、更成功及社交能力强。另外，与正常的偏离会导致耻辱感的产生，并且在受伤害、

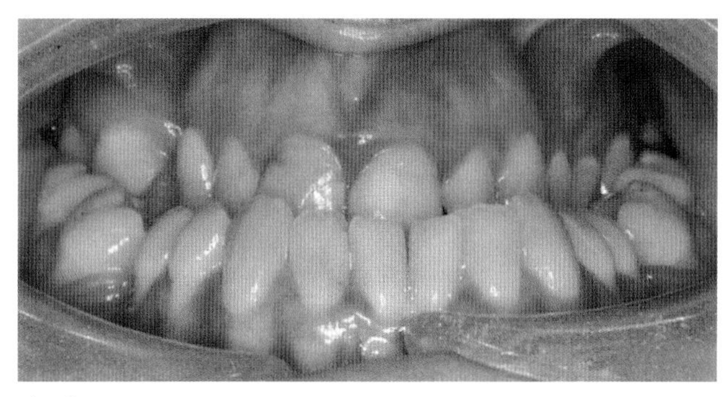

（a）

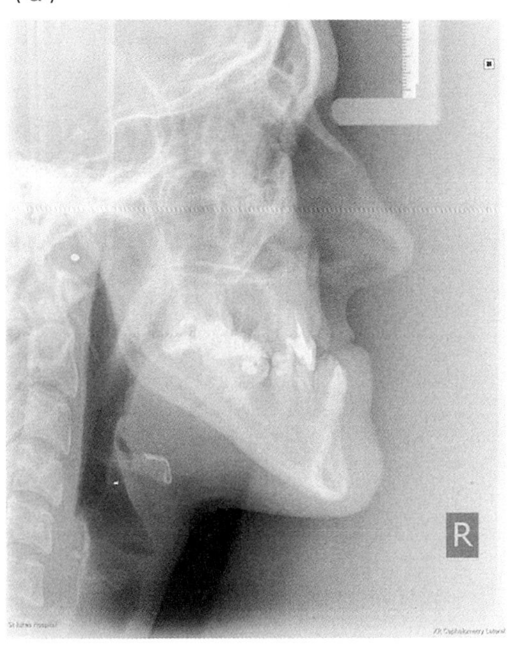


（b）

图1.3 （a，b）严重的骨骼异常会影响咀嚼功能。这位28岁女性患者报告说，她的Ⅲ类切牙关系和双侧颊侧反𬌗使切断与咀嚼食物困难。

错𬌗畸形和生活质量之间存在高度的相关性。据估计，在英国，未经治疗的有错𬌗畸形的青少年受同伴伤害的发生率约为12%。错𬌗畸形的程度可能与社会心理影响不相符，更严重的面部畸形会引起更强烈的反应，如怜悯或厌恶，而较轻的错𬌗畸形会导致嘲笑和戏弄。

## 1.6 正畸治疗的潜在风险

像医学或牙科学的任何其他分支一样，正畸治疗并非没有潜在的风险。在决策过程中，需要向患者解释这些风险，并在可能的情况下，说明为管理风险而采取的措施（表1.3）。应让患者了解他们在治疗中的作用以及取得成功所需的任何自我护理或行为，例如改变饮食、口腔卫生习惯或使用运动护具参与接触性运动等。

表1.3 正畸治疗的潜在风险

| 治疗的收益 | 风险的规避/控制 |
|---|---|
| **口内损伤** | |
| 牙根吸收 | 避免治疗已吸收根、钝根或管状根的患者<br>在被认为有风险的牙齿中，应进行放射线片监测牙根，如果牙根明显吸收，则终止治疗 |
| 牙周支持丧失 | 保持高水平的口腔卫生<br>避免将牙齿移出牙槽骨 |
| 脱矿 | 饮食控制，口腔卫生水平高，定期氟化物处理<br>终止治疗 |
| 牙釉质损伤 | 避免可能磨损牙齿的装置，如咬合接触位置的陶瓷托槽<br>使用适当的器械和钻去除矫治器与粘接剂 |
| 软组织损伤 | 避免创伤性装置<br>正畸保护蜡或硅胶预防溃疡<br>及时处理过敏反应 |
| 牙髓失去活性 | 如果有切牙外伤史，请告知患者 |
| **口外损伤** | |
| 面部外貌恶化 | 谨慎的治疗计划和适当的力学机制 |
| 软组织损伤 | 使用带适当安全措施的头帽<br>及时处理过敏 |
| **无效治疗** | |
| 复发 | 治疗结束时避免不稳定的牙齿位置<br>长期保持 |
| 未能达到治疗目标 | 全面评估和准确诊断<br>有效的治疗计划<br>合理使用矫治器及其力学原理 |

### 1.6.1 牙根吸收

现在普遍接受的是，一些牙根吸收是由于牙齿移动导致的不可避免的结果，但有一些因素会增加更严重的牙根吸收的风险（要点框1.2）。

一般来说，在常规的2年固定矫治器治疗过程中，牙根长度会缩短大约1mm，而且这个丢失量通常在临床上不可察觉。然而，这一平均值掩盖了广泛的个体差异，因为有一些患者过于敏感，易发生更明显的牙根吸收。有证据表明这些病例有遗传基础。牙周附

**要点框1.2　正畸治疗中认可的牙根吸收的风险因素**

- 有证据表明已经发生吸收变短的牙根
- 管状根或钝根
- 曾遭受过外伤的牙齿
- 患者习惯（如咬指甲）
- 医源性——矫治力过大、压低及矫治时间过长

着丧失或牙根已经缩短的牙齿，对根吸收的影响更大（图1.4）。

## 1.6.2　牙周支持丧失

在放置固定矫治器后，由于牙齿清洁困难，牙龈炎症增加很常见，如果口腔卫生一直很差，牙龈增生会加重（图1.5）。这通常在拆除矫治器后减轻或恢复，但在2年的正畸治疗过程中，一些牙周附着和牙槽骨支持的顶端通常会迁移。在大多数患者中，这些改变非常微小，但在易患牙周病的个体中可能会发生更明显的改变。在口腔卫生不好的情况下，活动矫治器也可能与牙龈炎症，特别是腭部组织的炎症有关。

正畸将牙齿移动到牙槽骨外可导致颊侧骨丢失或偶尔发生舌侧骨丢失，增加骨开裂和牙龈退缩的风险。牙槽狭窄、薄龈型或牙齿被推到牙槽骨外的患者风险更高（图1.6）。

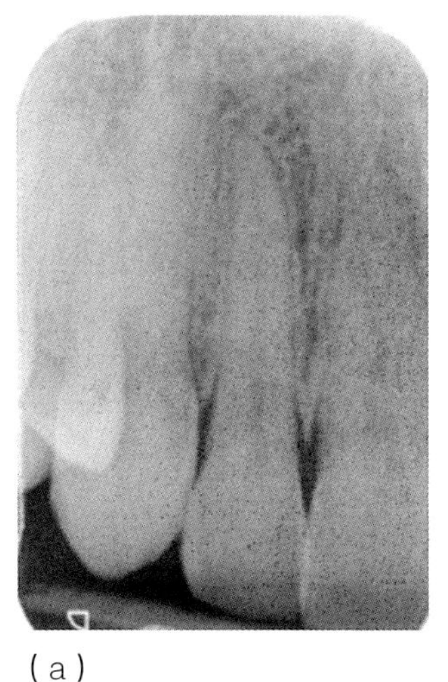
（a）

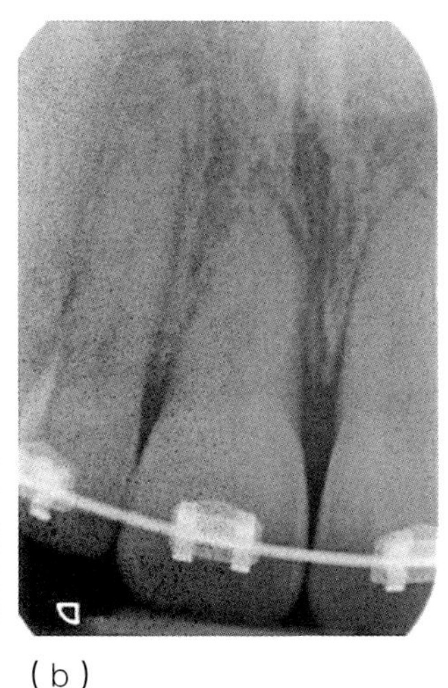
（b）

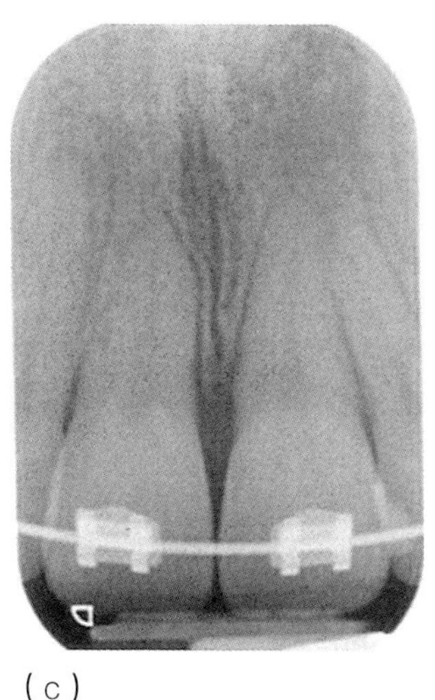
（c）

图1.4　（a）右上中切牙牙根治疗前缩短的患者。有必要进行风险-收益分析，以确定进一步再吸收的风险是否符合治疗的潜在收益。（b）治疗6个月后，右侧中切牙和侧切牙的根尖X线片检查显示，中切牙牙根几乎没有进一步地再吸收；然而，侧切牙牙根的根尖有一些再吸收。（c）6个月后，切牙的进一步X线检查证实牙根缩短没有明显进展。

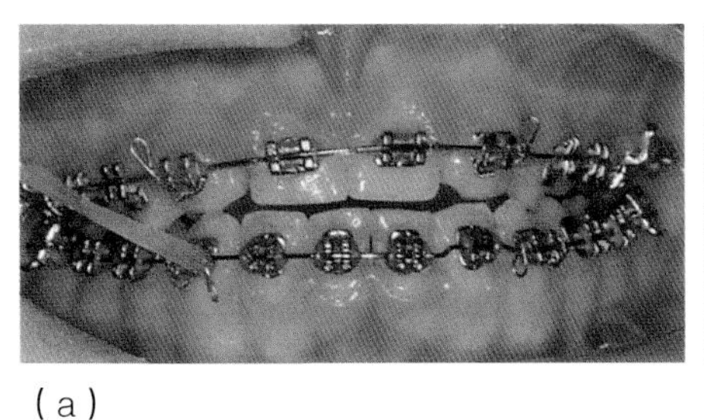
（a）

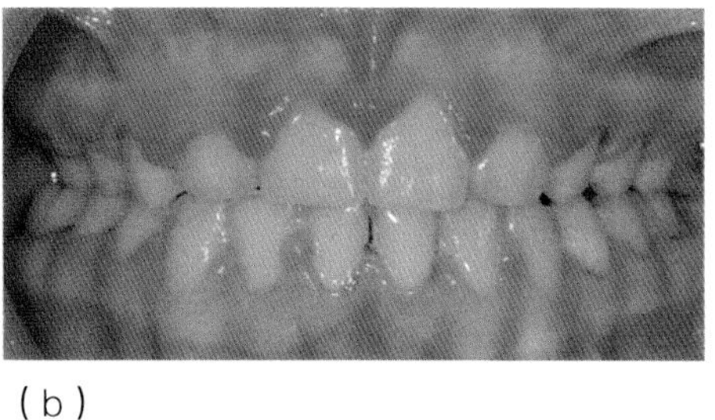
（b）

图1.5　固定矫治器治疗时（a）以及在矫治器拆除时（b）上唇侧牙龈增生。牙龈增生有望在拆除矫治器后完全消失。

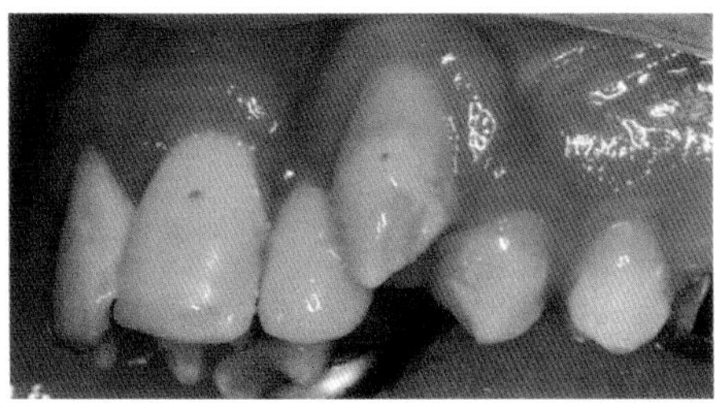
（a）

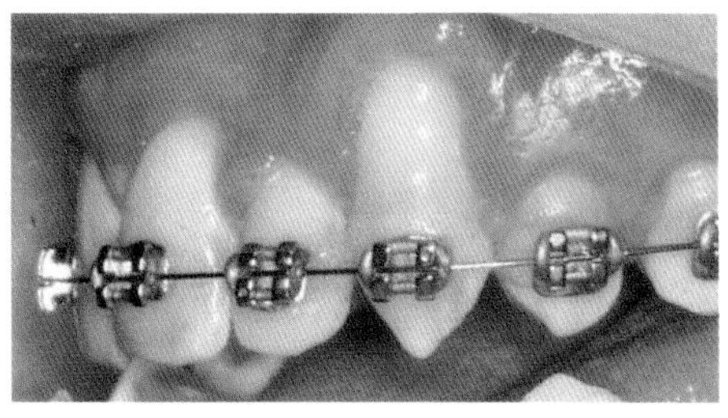
（b）

图1.6　由于拥挤（a）而位于牙槽骨外颊侧的牙齿在正畸矫正过程中（b）牙龈萎缩的风险增加。在开始正畸治疗之前，必须告知有风险的患者牙龈萎缩的潜在恶化。

### 1.6.3 脱矿

脱矿性白色病变是龋病发展的早期可逆阶段，当致龋牙菌斑与高糖饮食相关联时产生。如果白色斑块病变得不到早期有效的治疗，可能会造成永久性损伤，甚至发展为明显的龋齿。因为在矫治器装置周围的牙齿清洁更加困难，固定矫治器的存在容易导致牙菌斑堆积。在使用固定矫治器治疗期间，脱矿是一个真正的风险，据报道患病率在2%～96%（请参阅第18.7节）。尽管有证据表明，拆除矫治器后，病变会消退，但患者可能仍会留下永久性的釉质“瘢痕”（图1.7）。

### 1.6.4 牙釉质损伤

牙釉质损伤可能是由于正畸装置的创伤或磨耗造成的。带环钳子、去带环钳子、去托槽钳子都可能造成釉质的折断，甚至大面积修复牙齿的整个牙尖折断。在去除粘接剂的过程中，特别是使用高速手机会导致牙釉质损伤。如果在功能运动时有紧密的咬合接触，正畸矫治器的某些部件会导致对颌牙釉质的磨损，尤其深覆𬌗或有后牙反𬌗的病例下牙弓用陶瓷托槽时釉质磨损更要注意。

### 1.6.5 软组织损伤

在治疗过程中，由于固定和可拆卸装置的直接创伤可能会出现溃疡，但这种溃疡通常与固定装置相关，因为不舒适的可拆卸装置通常会被拆除。损伤通常在几天内愈合并没有持久的影响。

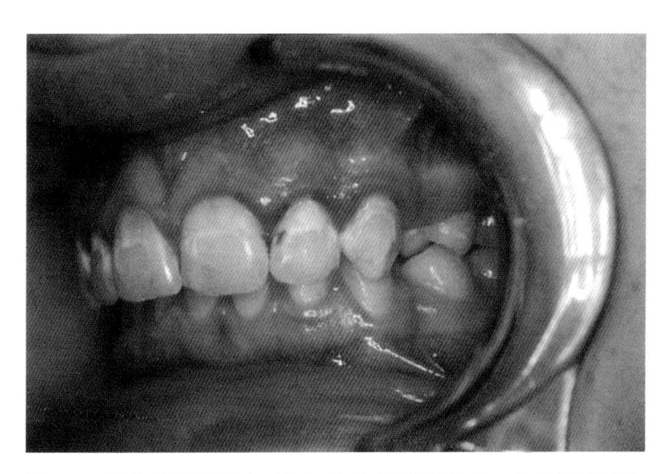

图1.7 固定矫治器治疗时切牙和尖牙颊面脱矿。在反复尝试控制风险因素后，终止了治疗，以防止牙釉质进一步受损。

口腔内对正畸装置的过敏反应很少见，但有报道称与镍、乳胶和丙烯酸酯有关，相关控制取决于过敏反应的部位和严重程度以及矫正治疗的范围。

### 1.6.6 牙髓损伤

根尖过度移动可导致牙髓供血减少，甚至牙髓坏死。曾受过外伤的牙齿似乎特别容易受到影响，可能是因为牙髓组织已经受损。任何曾受外伤或被判定有牙髓损伤风险的牙齿，在正畸治疗前都需要进行彻底检查，所有正畸治疗都应在轻力和仔细监测的情况下进行。

### 1.6.7 口外损伤

一些学者对正畸将面部轮廓造成的不利影响表示担忧，特别是前牙的拔除和回收。虽然许多研究表明，拔牙与非拔牙治疗在对外貌的影响上差别不大，但在制订矫治错𬌗畸形的治疗计划时，必须考虑对整体面部外观的影响。

有报告表明，约有1%的人有接触性皮炎，面部皮肤对矫治器装置的成分（通常是镍）有过敏反应。这可以通过用胶套覆盖金属部件以防止接触来控制，或者根据反应的严重程度寻求替代的处理方法。

头帽弹性装置产生的反冲力对眼睛造成损伤虽然罕见，但却存在潜在的严重损伤风险。这将在第15章中详细讨论（请参阅第15.5.3节）。医源性皮肤损伤，如酸蚀或热源器械造成的灼伤，可采用其他牙科领域常用的预防措施来避免。

### 1.6.8 复发

复发是指矫正后原来错𬌗畸形特征的恢复。保持是将牙齿固定在正确位置的一种方法，现在人们普遍认为，没有保持，牙齿移动的风险很大、复发的程度很大且难以预测，但正畸治疗后任何不良的牙齿移动都会降低正畸治疗的最终收益。复发和保持将在第16章中有详细说明。

### 1.6.9 未能达到治疗目标

当决定正畸治疗是否可能有益时，重要的是考虑矫治器治疗在矫正错𬌗畸形方面的有效性。有许多与操作者和患者相关的因素可能会妨碍治疗取得有价值的改善（表1.4）。

表1.4　未能达到治疗目标

| 操作者因素 | 患者因素 |
|---|---|
| 诊断错误 | 口腔卫生差/饮食不良 |
| 治疗计划错误 | 不认真戴矫治器或牵引 |
| 支抗丢失 | 反复的矫治器损坏 |
| 技术错误 | 未遵守约定 |
| 沟通不佳 | 未预测到的不利生长 |
| 经验/培训不足 | |

在诊断、治疗计划和实施中的错误会导致矫治器选择不当和治疗无效。确定在个体患者的骨骼和生长模式的限制下是否可以实现计划的牙齿移动是至关重要的，因为过度的牙齿移动或未能预见不利的生长变化将降低矫治成功的概率（请参阅第7章）。有证据表明，如果操作者在正畸学方面接受过一些培训，有助于正确选择和使用矫治器，正畸治疗更有可能取得令人满意的结果。

患者的合作是取得成功的关键。患者必须遵守约定，保护好牙齿和矫治器，并遵守佩戴和护理说明。如果患者和家属从一开始就充分理解这个过程和他们的角色，就更有可能合作。这应该在知情同意书中明确说明。在开始治疗之前，必须确定患者和家属愿意并能够遵守商定的治疗计划。治疗的长期有效性取决于患者对终身保持器佩戴的承诺，在讨论正畸治疗时必须强调这一点（请参阅第16章）。

## 1.7　讨论正畸治疗需要

患者和家属参与到关于正畸治疗是否需要和合理的讨论中是重要的。患者及其家属在提供有关错𬌗畸形影响、治疗期望和预期结果的信息方面发挥着关键作用。临床医生的职责是根据现有的最佳证据和他们自己的临床经验，提供关于治疗潜在风险和益处的客观信息。一般信息应根据个人的临床表现和个人情况进行调整。应支持患者和家属参与决定治疗是否有可能提供足够的收益来抵消任何风险。患者在确定他们是否有可能充分遵守治疗以获得满意结果方面也起到至关重要的作用。治疗计划和知情同意将在第7章中详细介绍。

要点

- 决定是否进行正畸治疗本质上是一个风险–收益分析
- 正畸治疗的收益应该大于治疗相关的任何潜在风险
- 患者和家属在确定治疗是否可能解决错𬌗畸形引起的问题方面发挥着重要作用

有关Cochrane综述

Benson, P. E., Parkin, N., Dyer, F., Millett, D.T., Furness, S., and Germain, P. (2013). Fluorides for the prevention of early tooth decay (demineralised white lesions) during fixed brace treatment. *Cochrane Database of Systematic Reviews*, Issue 12. Art. No.: CD003809. DOI: 10.1002/14651858.CD003809.pub3. https://www.cochranelibrary.com/cdsr/doi/10.1002/14651858.CD003809.pub3/full

作者报告：（1）中等质量的证据支持。每6周涂1次氟保护漆可使脱矿性白色病变减少70%左右。（2）不同配方的含氟牙膏和漱口水在白斑指数、可见牙菌斑指数和牙龈出血指数上无差异。

## 参考文献和拓展阅读

*American Journal of Orthodontics and Dentofacial Orthopedics*, 1992, **101**(1).

这是一篇专门报道美国正畸医师协会为研究正畸治疗与颞下颌关节之间的联系而进行的几项研究的结果。

Davies, S. J., Gray, R. M. J., Sandler, P. J., and O'Brien, K. D. (2001). Orthodontics and occlusion. *British Dental Journal*, **191**, 539–49. [DOI: 10.1038/sj.bdj.4801229] [PubMed: 11767855]

这篇简明的文章包含一个发音检查的病例，是关于咬合的系列文章中的一部分。

DiBiase, A. T. and Sandler, P. J. (2001). Malocclusion, orthodontics and bullying. *Dent Update*, **28**, 464–6. [DOI: 10.12968/denu.2001.28.9.464] [PubMed: 11806190]

一篇关于霸凌和“受害者类型”的讨论。

Egermark, I., Magnusson, T., and Carlsson, G. E. (2003). A 20-year follow-up of signs and symptoms of temporomandibular disorders in subjects with and without orthodontic treatment in childhood. *Angle Orthodontist*, **73**, 109–15. [DOI: 10.1043/0003-3219(**2003**)73<109:AYFOSA>2.0.CO] [PubMed: 12725365].

一篇长期的队列研究表明：有或无正畸治疗经验的受试者在TMD症状和体征上无明显统计学差异。

Guzman-Armstrong, S., Chalmers, J., Warren, J. J. (2011). Readers' forum: White spot lesions: prevention and treatment. *American Journal of Orthodontics and Dentofacial Orthopedics*, **138**, 690–6. [DOI: 10.1016/j.ajodo.2010.07.007] [PubMed: 21171493]

一篇关于正畸治疗期间脱矿的内容丰富的文章。

Helm, S. and Petersen, P. E. (1989). Causal relation between malocclusion and caries. *Acta Odontologica Scandinavica*, **47**, 217–21. [DOI: 10.3109/00016358909007704] [PubMed: 2782059]

一篇证明错殆与龋齿间无关联的有意义的文章。

Joss-Vassalli, I., Grebenstein, C., Topouzelis, N., Sculean, A., and Katsaros, C. (2010). Orthodontic therapy and gingival recession: a systematic review. *Orthodontics and Craniofacial Research*, **13**, 127–41. [DOI: 10.1111/j.1601-6343.2010.01491.x] [PubMed: 20618715]

Kenealy, P. M., Kingdon, A., Richmond, S., and Shaw, W. C. (2007). The Cardiff dental study: a 20-year critical evaluation of the psychological health gain from orthodontic treatment. *British Journal of Health Psychology*, **12**, 17–49. [DOI: 10.1348/135910706X96896] [PubMed: 17288664]

一篇文章：强调了自尊的复杂性。

Luther, F. (2007). TMD and occlusion part I. Damned if we do? Occlusion the interface of dentistry and orthodontics. *British Dental Journal*, **202**, E2.

Luther, F. (2007). TMD and occlusion part II. Damned if we don't? Functional occlusal problems: TMD epidemiology in a wider context. *British Dental Journal*, **202**, E3.

这两篇文章很值得阅读。

Maaitah, E. F., Adeyami, A. A., Higham, S. M., Pender, N., and Harrison, J. E. (2011). Factors affecting demineralization during orthodontic treatment: a post-hoc analysis of RCT recruits. *American Journal of Orthodontics and Dentofacial Orthopedics*, **139**, 181–91. [DOI: 10.1016/j.ajodo.2009.08.028] [PubMed: 21300246]

一篇有用的研究，其结论是治疗前年龄、口腔卫生和第一恒磨牙的状态可以用来作为治疗过程中脱钙可能性的指示。

Mizrahi, E. (2010). Risk management in clinical practice. Part 7. Dento-legal aspects of orthodontic practice. *British Dental Journal*, **209**, 381–90. [DOI: 10.1038/sj.bdj.2010.926] [PubMed: 20966997].

Murray, A. M. (1989). Discontinuation of orthodontic treatment: a study of the contributing factors. *British Journal of Orthodontics*, **16**, 1–7. [DOI: 10.1179/bjo.16.1.1] [PubMed: 2647133].

Nguyen, Q. V., Bezemer, P. D., Habets, L., and Prahl-Andersen, B. (1999). A systematic review of the relationship between overjet size and traumatic dental injuries. *European Journal of Orthodontics*, **21**, 503–15. [DOI: 10.1093/ejo/21.5.503] [PubMed: 10565091].

Petti, S. (2015). Over two hundred million injuries to anterior teeth attributable to large overjet: a meta-analysis. *Dental Traumatology*, **31**, 1–8. [DOI: 10.1111/edt.12126] [PubMed: 25263806]

两篇系统性回顾关于深覆盖和增加牙外伤间的关系。

Roberts-Harry, D. and Sandy, J. (2003). Orthodontics. Part 1: who needs orthodontics? *British Dental Journal*, **195**, 433. [DOI: 10.1038/sj.bdj.4810592] [PubMed: 14576790]

一篇对正畸治疗潜在收益的总结。

Seehra, J., Newton, J. T., and Dibiase A. T. (2011). Bullying in schoolchildren – its relationship to dental appearance and psychosocial implications: an update for GDPs. *British Dental Journal*, **210**, 411–15. [DOI: 10.1038/sj.bdj.2011.339] [PubMed: 21566605]

一篇关于霸凌及其与错殆关系的有用总结。

Steele, J., White, D., Rolland, S., and Fuller, E. (2015). *Children's Dental Health Survey 2013. Report 4: The burden of dental disease in children: England, Wales and Northern Ireland*. Leeds: Health and Social Care Information Centre.

Tsakos, G., Hill, K., Chadwick B., and Anderson, T. (2015). *Children's Dental Health Survey 2013. Report 1: Attitudes, behaviours and Children's Dental Health: England, Wales and Northern Ireland*. Leeds: Health and Social Care Information Centre.

2013年儿童牙科健康调查报告强调正畸治疗的需要。

Travess, H., Roberts-Harry, D., and Sandy, J. (2004). Orthodontics. Part 6: Risks in orthodontic treatment. *British Dental Journal*, **196**, 71–7. [DOI: 10.1038/sj.bdj.4810891] [PubMed: 14739957]

同一作者对上一篇文章的后续文章，举例说明了正畸治疗的风险。

Weltman, B., Vig, K. W., Fields, H. W., Shanker, S., and Kaizar, E. E. (2010). Root resorption associated with orthodontic tooth movement: a systematic review. *American Journal of Orthodontics and Dentofacial Orthopedics*, **137**, 462–76. [DOI: 10.1016/j.ajodo.2009.06.021] [PubMed: 20362905]

Wheeler, T. T., McGorray, S. P., Yurkiewicz, L., Keeling, S. D., and King, G. J. (1994). Orthodontic treatment demand and need in third and fourth grade schoolchildren. *American Journal of Orthodontics and Dentofacial Orthopedics*, **106**, 22–33. [DOI: 10.1016/S0889-5406(94)70017-6] [PubMed: 8017346]

对治疗的需要和需求进行了很好的讨论。

Zhang, M., McGrath, C., and Hägg, U. (2006). The impact of malocclusion and its treatment on quality of life: a literature review. *International Journal of Paediatric Dentistry*, **16**, 381–7. [DOI: 10.1111/j.1365-263X.2006.00768.x] [PubMed: 17014535]


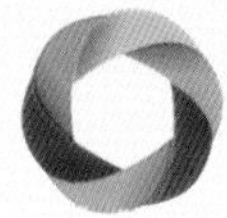

本章的参考资料也可以在www.oup.com/uk/orthodontics5e找到。在可能的情况下，该链接将为您提供该作品的英文电子版本，以帮助您进行进一步的学习。如果您为该网站的订阅用户（个人或机构注册皆可），根据您的登录权限，可细读网站所提供的摘要或完整文章。

# 第2章

# 错殆畸形的病因和分类

## The aetiology and classification of malocclusion

*L. Mitchell*

## 章节内容

本章学习目标

- 了解目前对错䂪畸形病因的认知
- 熟悉错䂪畸形的分类
- 理解错䂪畸形常用的分类法和指标

## 2.1 错䂪畸形的病因

理想的咬合是牙齿在解剖学上的理想排列。以往正畸学者一直关注于取得静态解剖学的准确咬合关系，而现在普遍认为功能性咬合更加重要（要点框2.1）。重要的是意识到错䂪畸形本身并不是一种疾病；相反，它描述了围绕理想状态的变化。

错䂪畸形的病因是一个引人入胜的主题，至今仍有很多方面需要我们去理解和阐释。理论上说，错䂪畸形可由遗传因素、环境因素、基因和环境共同决定。例如上中切牙未萌可能是由于乳牙列时乳牙遭受创伤导致恒牙弯曲，这是受环境因素影响。上中切牙未萌也可能是由于有多生牙的存在，这种情况可以询问患者的父母有没有相似的情况，提示可能有遗传因素的影响。后面一种情况中，龋齿（环境因素）的存在可能导致乳牙早失，第一恒磨牙近中前移，最终会导致更严重的拥挤。

追溯一些综合征的遗传特征相对简单，例如唇腭裂（请参阅第24章），但确定常见变异的本质的病因学特征是相对较难的，并且由于补偿机制的存在，使得问题更加复杂。遗传因素在错䂪畸形的病因学中作用的证据来自对家庭和双胞胎的研究。家庭成员的面部相似性很容易被理解，例如哈普斯堡王室相似的下颌骨。然而，双胞胎和三胞胎的研究提供了更直接的证明，表明骨骼模式、牙齿大小和数量在很大程度上由遗传因素决定。

环境因素的例子包括吮指习惯、龋齿或外伤导致的牙齿早失。每天作用在牙齿上的软组织压力超过6小时也会影响牙齿位置。但是，由于包括嘴唇在内的软组织必须附着在内部骨骼框架上，因此它们的作用也受骨骼形态的调节。

牙列拥挤在高加索人中极为普遍，约有2/3的人口受到影响。如前所述，颌骨和牙齿的大小主要是由遗传决定的。但是，环境因素，例如乳牙早失，会加剧牙齿的拥挤。从进化的角度看，颌骨的大小和牙齿的大小都在减小。但是，在现代人口中，牙齿拥挤比史前时期更为普遍。据推测，这是由于饮食结构细软，在个体的一生中发生了较少的牙齿磨损。但这还不是全部，从乡村生活方式到城市生活方式的转变，在两代人以后，明显会导致更多的牙齿拥挤。

尽管这样的讨论乍看起来似乎是非常理论性的，但错䂪畸形的病因确实是一个值得激烈讨论的话题。因为如果人们认为错䂪畸形是由遗传决定的，那么就可以得出正畸治疗的界限。然而，相反的观点是，每个人都有可能实现理想的咬合，并且，正畸干预的目的是消除导致特定错䂪的环境因素。现在普遍认为，大多数错䂪畸形是由遗传性的基因因素、环境因素，以及它们之间的相互作用引起的。错䂪畸形不是单一的疾病，而是异常特征的集合。这些特征可能是不同基因之间复杂的相互作用，基因与环境之间的相互作用（表观遗传学）以及独特的环境因素的结果。

在为患者计划治疗方案时，考虑以下因素在其错䂪畸形的病因中的作用通常是非常有帮助的。接下来的章节将对这些因素进行进一步的讨论，这些章节涵盖了错䂪畸形的主要类型：

（1）骨骼模式——在3个空间平面中。

（2）软组织。

（3）牙齿因素。

要点框2.1 功能性咬合

- 下颌骨平滑滑行时无干扰，无病理性改变
- 正畸治疗应旨在实现功能性咬合
- 但是缺乏证据表明，不能实现理想的功能性咬合将对颞下颌关节产生长期的有害影响

上面是必要的简述，但可以理解的是错殆畸形的病因是一个复杂的主题。想要寻求更多信息的读者，建议查阅本章末尾“参考文献和拓展阅读”部分中列出的出版物。

## 2.2 错殆畸形的分类

对错殆畸形的明显特征分类有助于描述和记录患者的咬合。此外，分类和索引可以记录人群中错殆畸形的患病率，并有助于评估正畸治疗的需求、难度和成功率。

错殆畸形可以进行定性和定量的记录。然而，现有的许多分类法和索引证明了这两种方法存在一些固有的问题。所有分类法都有其局限性，在应用时应牢记这些限制（要点框2.2）。

### 2.2.1 错殆畸形的定性评估

本质上定性评估是描述性的，包括了错殆畸形的诊断分类。定性评估的主要缺点是：错殆畸形是一个连续变量，因此不同类别之间的切分点并不总是存在。在对临界错殆畸形进行分类时，可能会出现一些问题。此外，尽管定性分类是描述错殆畸形显著特征的一种简便有效的方法，但它不能对治疗的困难程度提供任何指示。

在定量分析之前，学者曾尝试对错殆畸形进行定性评估。Angle于1899年提出了一种著名的分类法，但现在其他分类法得到了更广泛的应用，例如，英国标准协会（British Standards Institute）（1983）对切牙关系进行了分类。

### 2.2.2 错殆畸形的定量评估

- 对错殆畸形的每个特征都给出一个评分，然后记录总和［例如同行评估等级（PAR）指数］

要点框2.2 某一指标的重要含义

- 有效性——该测量指标是否能达到测量目的
- 可重复性——不同人在不同场合的记录的结果是否一致
- 可接受性——专家和患者是否都能接受该指标
- 易用性——该指标是否能直接使用

- 记录错殆畸形的最严重特征［例如正畸治疗需求指数（IOTN）］

## 2.3 错殆畸形常用分类法和指标

### 2.3.1 安氏分类法

安氏分类法是基于这样的前提，即上颌第一磨牙在面部骨骼萌出的位置是恒定的，可用于评估牙弓的前后向关系。事实是安氏分类法是基于不正确的假设的，除此之外，对第一恒磨牙前移或丢失的病例进行分类时遇到的问题也将导致该分类方法被其他分类法所取代。但是，安氏分类仍被用于描述磨牙关系，而用于描述切牙关系的术语已被改编为切牙分类。

安氏分类法将错殆畸形分为3类（图2.1）：

- 安氏Ⅰ类错殆畸形：上颌第一磨牙的近中颊尖咬在下颌第一磨牙的近中颊沟。实践中，<1/2个牙尖宽度的不调也包括在这一类中
- 安氏Ⅱ类错殆畸形：下颌第一磨牙的近中颊尖位置相对于安氏Ⅰ类位置靠远中。也被称为远中关系
- 安氏Ⅲ类错殆畸形：下颌第一磨牙的近中颊尖位置相对于安氏Ⅰ类位置靠近中。也被称为近中关系

### 2.3.2 英国标准协会分类法

英国标准协会分类法基于切牙关系，是最广泛使用的描述性分类法。使用的术语与安氏分类相似，由于不考虑磨牙关系，因此可能会有些混淆。要点框2.3中显示了英国标准4492定义的类别（图2.2~图2.5）。

与任何描述性分析一样，很难对临界病例进行分类。一些工作人员建议将上前牙直立且覆盖增加到4~6mm的情况，引入Ⅱ类中间类别。但是，这种方法尚未被广泛接受。

### 2.3.3 正畸治疗需求指数（IOTN）

IOTN是政府倡议的结果。该指数的目的是帮助确定错殆畸形对个人的牙齿健康和社会心理健康的可能影响。它包括两个部分。

**要点框2.3 英国标准协会分类法——切牙分类**

- Ⅰ类：下中切牙的切缘咬在上中切牙的舌隆突上或者紧接其下方
- Ⅱ类：下中切牙的切缘咬在上中切牙的舌隆突后方。此类有两个亚类
  - 1分类：上中切牙轴倾度正常或者唇倾，覆盖增加
  - 2分类：上中切牙舌倾。覆盖通常减小，也有可能增加
- Ⅲ类：下中切牙的切缘咬在上中切牙的舌隆突前方。覆盖减小或者反覆盖

BSI允许复制英国标准的摘录。可以从BSI在线商店：www.bsigroup.com/Shop以PDF或硬拷贝格式获得英国标准，或者通过联系BSI客户服务部门获得硬拷贝：电话是+44（0）20 8996 9001，电子邮件是cservices@bsigroup.com

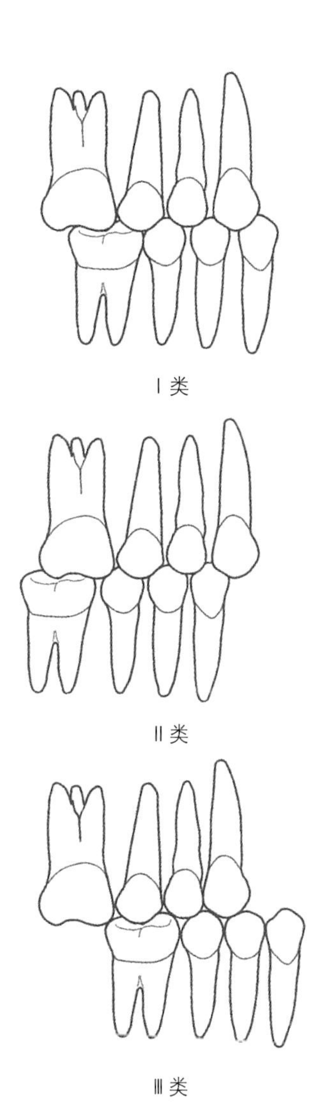


图2.1 安氏分类法。

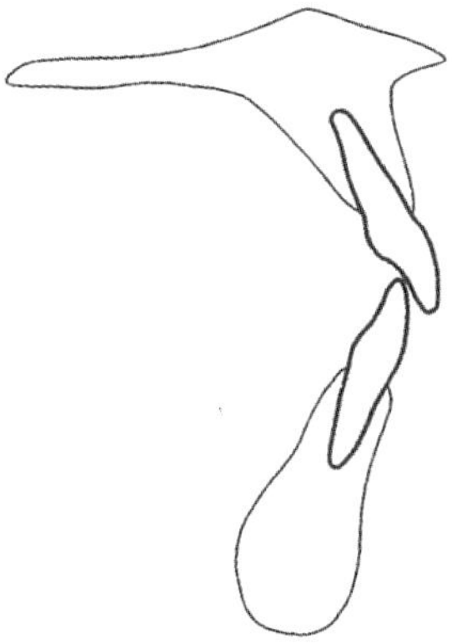

图2.2 切牙分类：Ⅰ类。

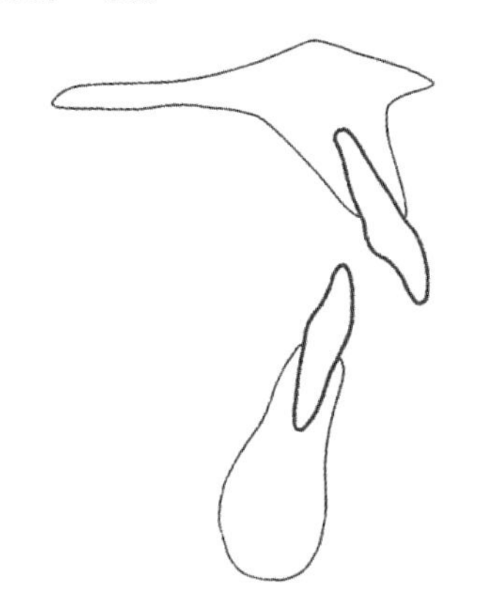

图2.3 切牙分类：Ⅱ类1分类。

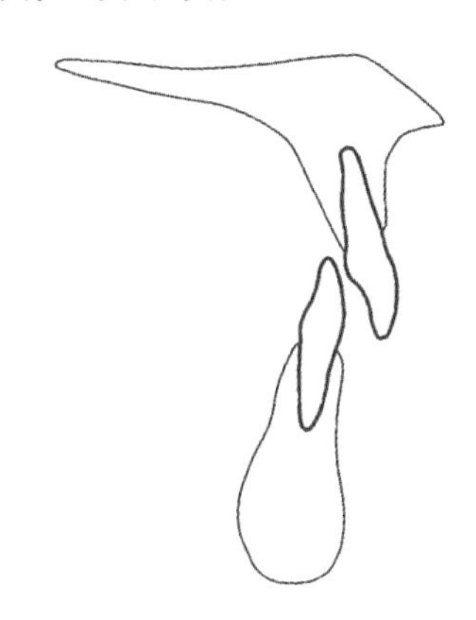

图2.4 切牙分类：Ⅱ类2分类。

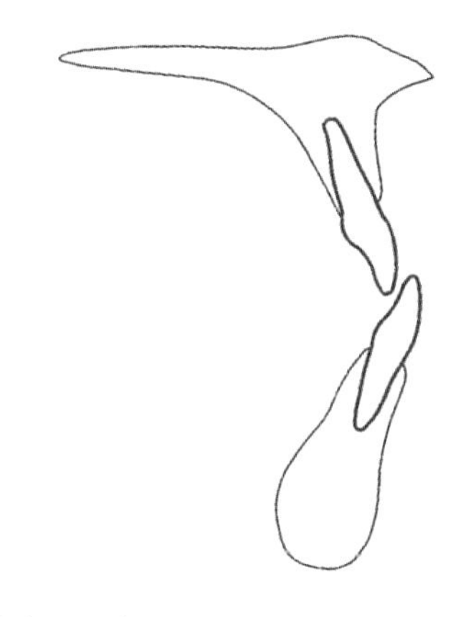

图2.5 切牙分类：Ⅲ类。

牙齿健康部分

它是由瑞典牙科委员会使用的一项指数发展而来，该指标旨在改善可能影响牙列功能和寿命的咬合特征。该部分记录了错𬌗畸形单一的最严重的特征（该指数不是累积性的），并被归类为可满足治疗需求的5个等级之一（要点框2.4）：

- 等级1：不需要
- 等级2：很少需要
- 等级3：需要
- 等级4：非常需要
- 等级5：极其需要

[正畸治疗需要指数（IOTN）所有权属于曼彻斯特大学。©曼彻斯特大学，2018。所有权保留。经曼彻斯特大学的友情许可转载。

SCAN量表由欧洲牙齿矫正学会于1987年首次出版（Ruth Evans and William Shaw, Preliminary evaluation of an illustrated scale for rating dental attractiveness. European Journal of Orthodontics, 9：314–318.）]

目前已经开发出量表来帮助评估牙齿健康因素（图2.6），它们可以通过商业途径购买。而这种方法仅记录最严重的一项特征，另一种方法是连续观察以下的特征（称为MOCDO）：

- 牙齿缺失
- 覆盖
- 咬合
- 移位（接触点）
- 覆𬌗

美观因素

开发该指标一方面是为了评估错𬌗畸形带来的美学不足，从而评估对患者可能的社会心理影响，这是一项艰巨的任务（请参阅第1章）。美学组成部分包括一组10张标准照片（图2.7），这些照片从得分1（最令人愉悦）到得分10（最不令人愉悦）进行评分。彩色照片可用于评估患者的临床状况，而黑白照片仅用于根据研究模型评分。从正面观察患者咬合状态下的牙齿（或研究模型），并选择会造成同等美学不足的照片来确定分数。根据治疗需要，分类如下：

- 1～2分：不需要
- 3～4分：稍微需要
- 5～7分：中等需要/临界病例
- 8～10分：绝对需要

[摘自：Evans，R. and Shaw，W. C., A preliminary evaluation of an illustrated scale for rating dental attractiveness. European Journal of Orthodontics, 9：314–318. 版权所有（1987）经牛津大学出版社许可。]

可以取这两个组成部分的平均分数，但目前仅牙齿健康方面得到了广泛的使用。审美因素被认为是主观的，由于照片均由Ⅰ类和Ⅱ类病例组成，因此很难准确评估Ⅲ类错𬌗或前牙开𬌗，但研究表明其重复性良好。

## 2.3.4 同行等级评估（PAR）

PAR指数主要用于衡量治疗的成功（或其他）。使用治疗前和结束时的研究模型进行评估并记录得分（在下面列出）。与IOTN不同，分数是累积的。但是，对每个组成部分都赋予了权重，以体现英国当前相对重要性的观点。记录的功能如下，括号内为当前权重：

- 拥挤——接触点移位（×1）
- 后牙关系——前后向、垂直向和水平向三维方向上（×1）
- 覆盖（×6）
- 覆𬌗（×2）
- 中线（×4）

可以计算出治疗前和结束时PAR得分的差异，得出PAR得分的百分比变化，由此表明治疗是否成功。当得分平均减少>70%时，表明治疗疗效较好；较少百分比≤30%时，表示未得到明显的改进。治疗开始时PAR评分的大小表明了错𬌗畸形的严重性。显然，在治疗前评分较低时，很难显著降低PAR得分。

## 2.3.5 复杂性、结果和需求指数（ICON）

该指数结合了IOTN和PAR的功能。对以下内容进行评分，然后将每个评分乘以其相应的权重：

- IOTN的美观部分（×7）
- 上牙弓拥挤/间隙（×5）
- 咬合（×5）
- 覆盖/开𬌗（×4）
- 后牙关系（×3）

要点框2.4 正畸治疗需求指数

| 等级5（极其需要） | |
|---|---|
| 5a | 覆盖>9mm |
| 5h | 广泛的牙列缺损，需要修复前正畸（任一象限有超过1颗牙齿的缺失） |
| 5i | 由于拥挤、移位、多生牙的存在、乳牙滞留或任何病理性因素导致的牙齿阻生（第三磨牙除外） |
| 5m | 反覆盖>3.5mm，伴随咀嚼或发音障碍 |
| 5p | 唇腭裂缺损 |
| 5s | 乳牙未萌 |
| **等级4（非常需要）** | |
| 4a | 覆盖增加至6.1～9mm |
| 4b | 反覆盖>3.5mm，不伴随咀嚼或发音障碍 |
| 4c | 后退接触位与牙尖交错位间前后向的咬合不调>2mm |
| 4d | 牙齿严重错位>4mm |
| 4e | 前牙或后牙开骀>4mm |
| 4f | 深覆骀导致牙龈或腭部创伤 |
| 4h | 轻度缺牙症，需要修复前关闭间隙，避免进行义齿修复 |
| 4l | 后牙正锁骀，单侧或双侧颊侧没有功能性咬合接触点 |
| 4m | 反覆盖1.1～3.5mm，伴随咀嚼或发音障碍 |
| 4t | 牙齿部分萌出，向邻牙倾斜，影响邻牙 |
| 4x | 多生牙 |
| **等级3（需要）** | |
| 3a | 覆盖增加到3.6～6mm，唇闭合不全 |
| 3b | 反覆盖1.1～3.5mm |
| 3c | 存在1.2～2mm的前牙或后牙咬合不调 |
| 3d | 牙齿移位2.1～4mm |
| 3e | 前牙或后牙开骀2.1～4mm |
| 3f | 深覆骀不伴随牙龈创伤 |
| **等级2（很少需要）** | |
| 2a | 覆盖增加到3.6～6mm，无唇闭合不全 |
| 2b | 反覆盖0.1～1mm |
| 2c | 后退接触位与牙尖交错位间前后向的咬合不调至多1mm |
| 2d | 牙齿移位1.1～2mm |
| 2e | 前牙或后牙开骀1.1～2mm |
| 2f | 深覆骀>3.5mm，无牙龈创伤 |
| 2g | 近中骀或远中骀，无其他异常；包括最多半个牙位的不调 |
| **等级1（不需要）** | |
| 1 | 极微小的咬合不调，包括少于1mm的异位 |

SCAN量表由欧洲正畸协会于1987年首次出版（Ruth Evans and William Shaw，Preliminary evaluation of an illustrated scale for rating dental attractiveness. European Journal of Orthodontics, 9：314–318.）

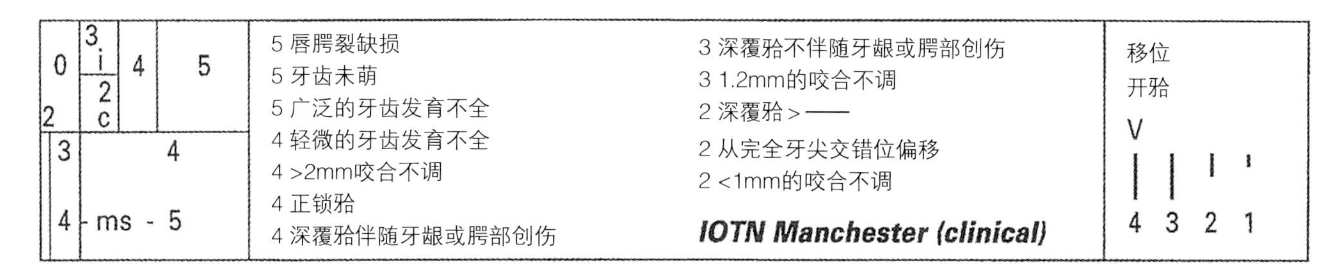


图2.6　离子标尺正畸治疗需要指数由曼彻斯特大学发布于2018年，其所有权归曼彻斯特大学所有。经曼彻斯特大学许可转载。1987年，欧洲正畸协会（Ruth Evans和William Shaw）首次提出了扫描量表。对牙科治疗吸引力评分图解量表的初步评估，欧洲正畸学杂志，9：314–318.

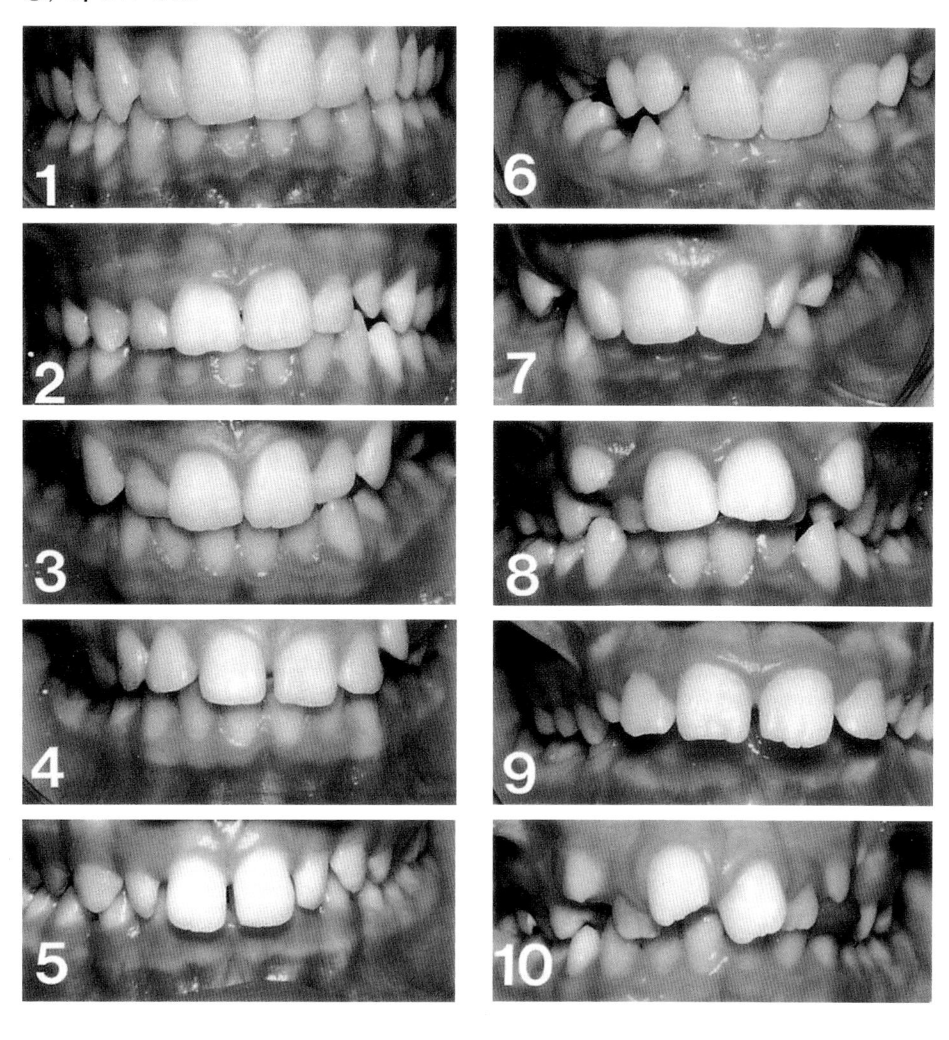


图2.7　IOTN的美观部分。摘自：Evans，R. and Shaw，W.C.，A preliminary evaluation of an illustrated scale for rating dental attractiveness. European Journal of Orthodontics，9：314–318. 版权所有（1987）经牛津大学出版社许可。

治疗前的总分反映了对治疗的需求以及复杂性。分数超过43表示有明显的治疗需要。治疗后再次对该指数进行评分，计算出改善等级，从而得出治疗结果。

改善等级=治疗前分数-（4×治疗后分数）

这项指数因美学部分的权重过高而受到质疑，尚未获得广泛接受。

## 2.3.6　正颌功能治疗需求指标（IOFTN）

尽管IOTN已被证实是一种评估错𬌗畸形的可靠方法，但与其他指标一样，它也有其局限性。其中包括当涉及严重的错𬌗畸形时，并不适合仅使用常规的正畸矫治器。例如，许多严重的Ⅲ类错𬌗畸形病例均具有牙–牙槽骨补偿，即下切牙的舌倾和/或上切牙的唇倾掩盖了潜在的骨骼差异。结果，当用IOTN进行评估时，这些错𬌗只能对牙齿健康成分进行等级3评分。而且，上切牙唇倾过多可能会导致潜在的牙龈和牙周问题，这在评分参数中也没有得到体现。

根据IOTN提出了一个新的指标，旨在解决这些问题并反映这些严重的正颌病例引起的功能性问题。与IOTN一样，它也是5级制，第5级代表“非常需要治疗”而第1级代表“不需要治疗”（要点框2.5）。

## 2.4 Andrews六要素

Andrews分析了120例“正常”的咬合状态，以评估对良好咬合的特征（现已指出这些咬合状态可以更正确地描述为“理想”咬合）。他发现了6个特征，如要点框2.6所述。这6个特征本身不是咬合状态的分类方法，而是咬合状态的目标。有时，在治疗结束时无法实现良好的Ⅰ类咬合，在这种情况下，查看这些特征对于评估原因是很有帮助的。

Andrews利用这一分析方法开发了第一套预调节托槽系统，该系统旨在实现牙齿在3个空间平面中的理想咬合（要点框2.6）。该系统称为Andrews托槽系统，有关预调节系统的更多详细信息，请参阅第18章。

要点框2.5 正颌功能治疗需求指标

| | |
|---|---|
| **5. 极其需要** | |
| 5.1 | 唇腭裂缺损和其他颌面部异常 |
| 5.2 | 覆盖＞9mm |
| 5.3 | 反覆盖≥3mm |
| 5.4 | 开骀≥4mm |
| 5.5 | 完全正锁骀影响到整个颊侧，有功能障碍和/或咬合创伤 |
| 5.6 | 不适用于其他治疗方法如MAD或CPAP治疗的睡眠呼吸暂停（由睡眠研究决定） |
| 5.7 | 骨性不调并伴有由于创伤或者病理因素导致的咬合障碍 |
| **4. 非常需要** | |
| 4.1 | 覆盖≥6mm且≤9mm |
| 4.2 | 反覆盖≥0mm且＜3mm，并伴有功能障碍 |
| 4.3 | 开骀＜4mm，并伴有功能障碍 |
| 4.8 | 深覆骀并有牙齿或者软组织的创伤 |
| 4.9 | 静息时上颌唇侧牙龈暴露量≥3mm |
| 4.10 | 面部偏斜伴有咬合障碍 |
| **3. 中等需要** | |
| 3.3 | 反覆盖≥0mm且＜3mm，不伴有功能障碍 |
| 3.4 | 开骀＜4mm，不伴有功能障碍 |
| 3.9 | 静息时上颌唇侧牙龈暴露量＜3mm，但是有牙龈和牙周疾病 |
| 3.10 | 面部偏斜不伴有咬合障碍 |
| **2. 很少需要** | |
| 2.8 | 深覆骀不伴有牙齿或者软组织的创伤 |
| 2.9 | 静息时上颌唇侧牙龈暴露量＜3mm，无牙龈和牙周疾病 |
| 2.11 | 显著的咬合斜面，但不影响咬合 |
| **1. 不需要** | |
| 1.12 | 发音困难 |
| 1.13 | 单纯治疗TMD |
| 1.14 | 其他未归类到的咬合特征 |

要点框2.6　Andrews正常𬌗六项标准

磨牙关系正常：上颌第一磨牙的近中颊尖咬合于下颌第一磨牙的近中颊沟上。上颌第一磨牙的远中颊尖与下颌第二磨牙的近中颊尖接触。

冠角正常：所有牙牙冠向近中倾斜

冠转矩正常：切牙牙冠向唇侧倾斜，后牙牙冠向舌侧倾斜，下后牙舌倾更加明显

无旋转

无间隙

𬌗曲线平直

摘自：American Journal of Orthodontics，Volume 62，Issue 3，Lawrence F. Andrews；The six keys to normal occlusion，1972，pp. 296–309，经Elsevier许可。

## 参考文献和拓展阅读


Andrews, L. F. (1972). The six keys to normal occlusion. *American Journal of Orthodontics*, **62**, 296–309. [DOI: 10.1016/S0002-9416(72)90268-0] [PubMed: 4505873]

Angle, E. H. (1899). Classification of malocclusion. *Dental Cosmos*, **41**, 248–64.

British Standards Institute (1983). *Glossary of Dental Terms (BS 4492)*. London: BSI.

Daniels, C. and Richmond, S. (2000). The development of the Index of Complexity, Outcome and Need (ICON). *Journal of Orthodontics*, **27**, 149–62. [DOI: 10.1093/ortho/27.2.149] [PubMed: 10867071]

Flemming, P. S. (2008). The aetiology of malocclusion. *Orthodontic Update*, **1**, 16–21.
关于病因学易于理解的讨论。

Harradine, N. W. T., Pearson, M. H., and Toth, B. (1998). The effect of extraction of third molars on late lower incisor crowding: a randomized controlled clinical trial. *British Journal of Orthodontics*, **25**, 117–22. [DOI: 10.1093/ortho/25.2.117] [PubMed: 9668994]

Ireland, A. J. (2014). An index of Orthognathic Functional Treatment Need (IOFTN). *Journal of Orthodontics*, **41**, 77–83. [DOI: 10.1179/1465313314Y.0000000100] [PubMed: 24951095]
描述IOFTN的基本原理和发展的文章。

Markovic, M. (1992). At the crossroads of oral facial genetics. *European Journal of Orthodontics*, **14**, 469–81. [DOI: 10.1093/ejo/14.6.469] [PubMed: 1486933]
一个关于双胞胎和三胞胎 II 类2分类错𬌗畸形的研究。

Proffit, W. R. (1978). Equilibrium theory revisited: factors influencing position of the teeth. *Angle Orthodontist*, **48**, 175–86. [DOI: 10.1043/0003-3219(1978)048<0175:ETRFIP>2.0.CO;2] [PubMed: 280125]
更多的阅读资料。

Richmond, S., Shaw, W. C., O'Brien, K. D., Buchanan, I. B., Jones, R., Stephens, C. D., et al. (1992). The development of the PAR index (Peer Assessment Rating): reliability and validity. *European Journal of Orthodontics*, **14**, 125–39. [DOI: 10.1093/ejo/14.2.125] [PubMed: 1582457]
同行等级评估指数，第一部分。

Richmond, S., Shaw, W. C., Roberts, C. T., and Andrews, M. (1992). The PAR index (Peer Assessment Rating): methods to determine the outcome of orthodontic treatment in terms of improvements and standards. *European Journal of Orthodontics*, **14**, 180–7. [DOI: 10.1093/ejo/14.3.180] [PubMed: 1628684]
同行等级评估指数，第二部分。

Shaw, W. C., O'Brien, K. D., and Richmond, S. (1991). Quality control in orthodontics: indices of treatment need and treatment standards. *British Dental Journal*, **170**, 107–12. [DOI: 10.1038/sj.bdj.4807429] [PubMed: 2007067]
一篇关于索引作用的文章，对IOTN和PAR指数做了很好的解释。

Tang, E. L. K. and Wei, S. H. Y. (1993). Recording and measuring malocclusion: a review of the literature. *American Journal of Orthodontics and Dentofacial Orthopedics*, **103**, 344–51. [DOI: 10.1016/0889-5406(93)70015-G] [PubMed: 8480700]
对研究这个主题有帮助的文章。


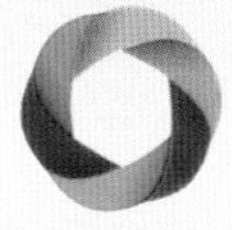

本章的参考资料也可以在www.oup.com/uk/orthodontics5e找到。在可能的情况下，该链接将为您提供该作品的英文电子版本，以帮助您进行进一步的学习。如果您为该网站的订阅用户（个人或机构注册皆可），根据您的登录权限，可细读网站所提供的摘要或完整文章。

# 第3章

# 牙列发育管理

## Management of the developing dentition

*L. Mitchell*

## 章节内容

**本章学习目标**

- 了解正常生长模式
- 能够识别与正常发育的偏差
- 了解常见的混合牙列问题的管理

许多牙医很难判断何时可以干预发展中的错殆畸形，何时可以任其自然生长。因为经验需要通过多年细致的观察才能获得，而是否施加干预措施的决定权则掌握在家长手中，我们希望通过本章内容可以传授牙医一些知识，去指导家长做出适当的决定。

## 3.1 正常牙齿发育

首先我们要认识到“正常”代表着平均，而不是理想情况。了解牙齿正常生长发育所包含范围至关重要。其中最需要引起我们重视的问题则是牙齿的萌出时间（表3.1）。

### 3.1.1 钙化和萌出时间

充分了解恒牙的钙化时间有助于我们指导同事和帮助患者，也有助于我们根据牙齿的发育状态而不仅是年龄去评估牙齿的牙龄，也可以辅助我们判定X线检查中没有出现发育中的牙齿是否可以诊断牙齿缺失，以及评估任何可能引发局部钙化或发育不良（在这种情况下称为时序性发育不良）因素的作用时间。

### 3.1.2 乳牙列向混合牙列的过渡

婴儿第一颗牙齿的萌出被父母誉为孩子生长过程中的一个重要里程碑。在许多婴儿护理书中描述这一里程碑式的现象理应发生在婴儿6个月大的时候，但事实上，下颌切牙在第一年的任何时候萌出都是正常现象。牙科教科书通常忽略了这一点，将6个月未长牙的现象都归咎于母体抗体的减少，从而导致不必要的担忧。现在任何家长都能纠正这个谬论！

乳牙萌出这一过程（图3.1）通常在3岁左右完成。乳切牙直立萌出同时会伴有间隙，如果不出现间隙则表明继替恒牙会出现拥挤。因为明显的磨耗，乳牙期会持续表现出覆殆减少直至上下颌切牙对齐。

第一恒磨牙或下中切牙的萌出代表着混合牙列阶

**表3.1 平均钙化和萌出时间**

| | 钙化开始时间（母体内周数） | 萌出时间（月） |
|---|---|---|
| 乳牙期 | | |
| 中切牙 | 12～16 | 6～7 |
| 侧切牙 | 13～16 | 7～8 |
| 尖牙 | 15～18 | 18～20 |
| 第一磨牙 | 14～17 | 12～15 |
| 第二磨牙 | 16～23 | 24～36 |
| 牙根在牙齿萌出1～1.5年后发育完成 | | |
| | **钙化开始时间（月）** | **萌出时间（年龄）** |
| 恒牙期 | | |
| 下颌中切牙 | 3～4 | 6～7 |
| 下颌侧切牙 | 3～4 | 7～8 |
| 下颌尖牙 | 4～5 | 9～10 |
| 下颌第一前磨牙 | 21～24 | 10～12 |
| 下颌第二前磨牙 | 27～30 | 11～12 |
| 下颌第一磨牙 | 出生前后 | 5～6 |
| 下颌第二磨牙 | 30～36 | 12～13 |
| 下颌第三磨牙 | 96～120 | 17～25 |
| 上颌中切牙 | 3～4 | 7～8 |
| 上颌侧切牙 | 10～12 | 8～9 |
| 上颌尖牙 | 4～5 | 11～12 |
| 上颌第一前磨牙 | 18～21 | 10～11 |
| 上颌第二前磨牙 | 24～27 | 10～12 |
| 上颌第一磨牙 | 出生前后 | 5～6 |
| 上颌第二磨牙 | 30～36 | 12～13 |
| 上颌第三磨牙 | 84～108 | 17～25 |
| 牙根在牙齿萌出2～3年后发育完成 | | |

段的到来。下颌前牙会在对颌牙之前萌出，并且相对于乳牙更偏向舌侧。下颌恒切牙萌出时通常会有些拥挤，然而随着尖牙的生长拥挤会逐渐减轻。下颌切牙在舌侧萌出并伴有轻度的扭转（图3.2），如果间隙足够，拥挤会自动解除。如果是牙弓先天的拥挤，间隙的缺少将不会因尖牙的萌出而缓解。

上颌恒切牙也比乳牙更偏向舌侧萌出。恒切牙萌出时牙弓弧度增宽，倾斜度增大，以此获得间隙来容纳增宽的牙冠。如果牙弓本质上存在拥挤，侧切牙将不能在中切牙萌出后向唇侧移动，因此可能在牙弓腭侧萌出。发育中的侧切牙产生压力通常会增加中切牙之间的间隙，当侧切牙萌出后，间隙就会消失。随后，它们又被位于根部远端的尖牙压向远中倾斜。这种发育阶段以往被描述为“丑小鸭”发育阶段（图3.3），对于担心的父母，将其描述为正常的牙齿发育阶段可能更像是一种沟通方式。当尖牙萌出时，侧切牙通常会直立，间隙关闭。上颌尖牙在腭部发育，但是会向唇侧迁移，最终位于侧切牙根尖稍远端的唇侧。在正常发育的情况下，从8岁开始就可以通过颊侧触诊摸到它们。

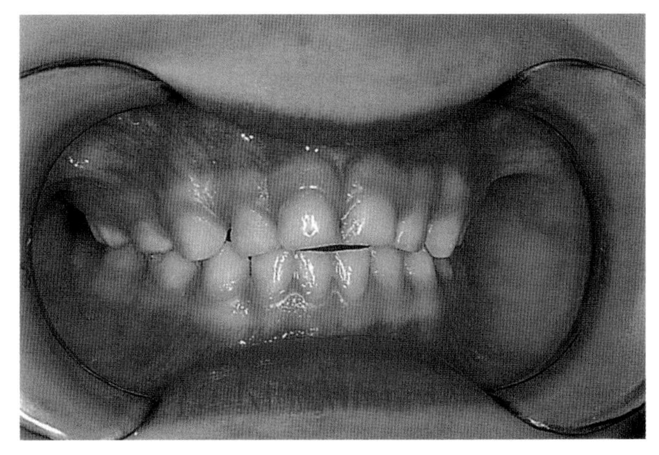

图3.1 乳牙期。

乳尖牙、第一乳磨牙和第二乳磨牙的宽度之和大于继承恒牙的宽度之和，这一点在下颌牙弓更为明显。这一宽度差称为剩余间隙（Leeway Space）（图3.4），在上颌通常为1～1.5mm，在下颌为2～2.5mm（在高加索人中）。这意味着，如果乳尖牙及乳磨牙保留到正常替换时间，就会有足够的空间容纳恒尖牙和前磨牙。第二乳磨牙远中平面通常表现出不平齐，但在混合牙列期间，会利用下颌生长和/或剩余间隙的不同，实现向Ⅰ类磨牙关系的转变。

### 3.1.3 牙弓的发育

我们通过测量双侧乳尖牙/恒尖牙的牙尖间距计算尖牙间宽度，在乳牙期每年增加1～2mm。在混合牙列中，大约每年有3mm的增长，但这种增长在9岁左右基

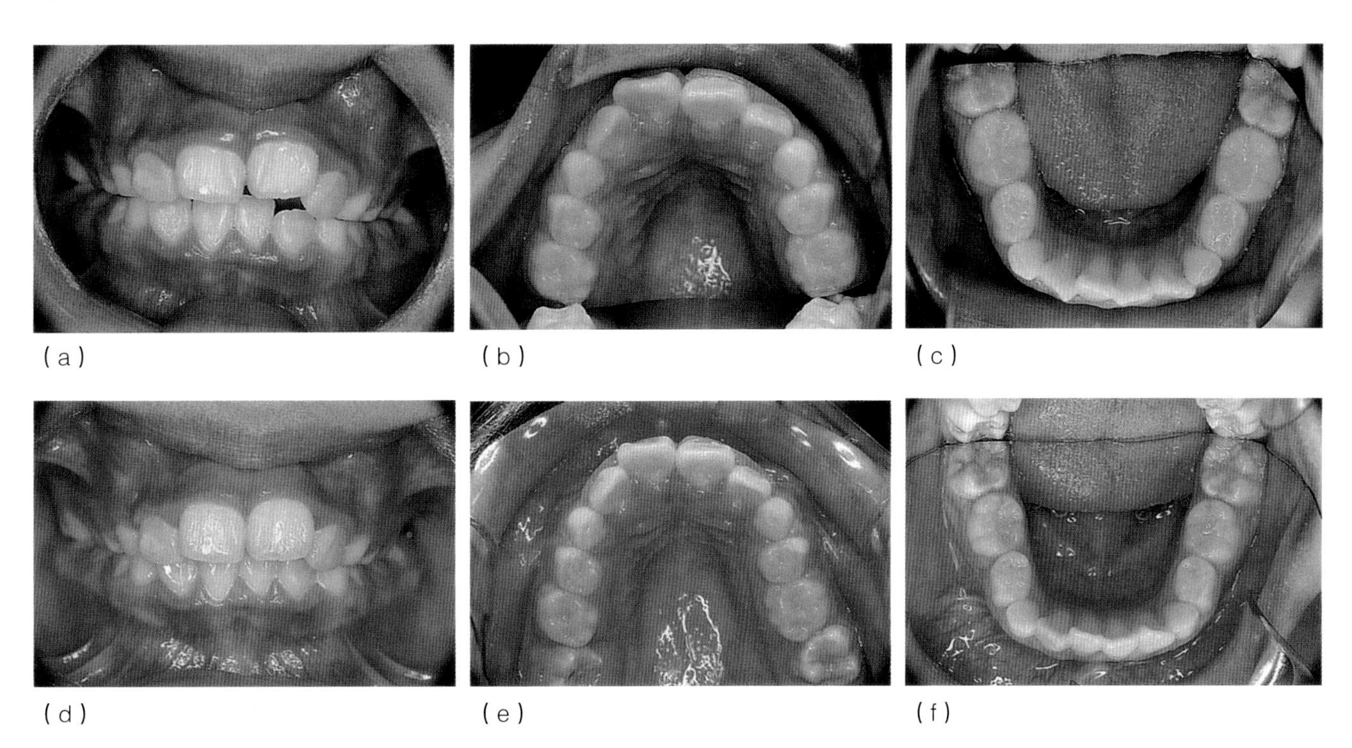



图3.2 前牙拥挤程度随尖牙间宽度的增加而减轻。（a～c）8岁。（d～f）9岁。

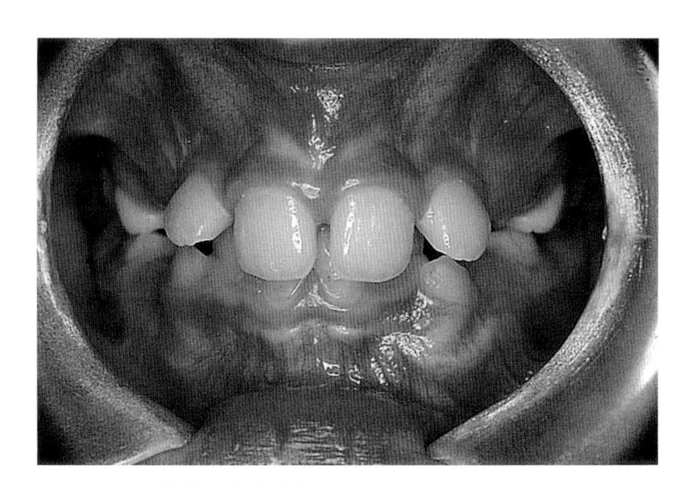

图3.3 “丑小鸭”发育阶段。

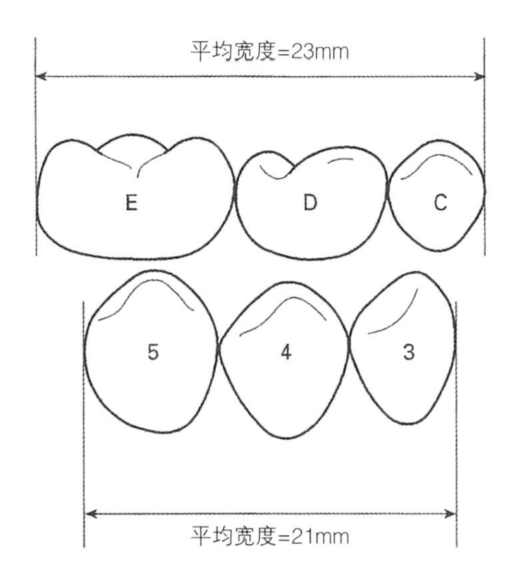


图3.4 剩余间隙。

本完成，9~13岁时仅有一些微量的增长。之后，尖牙间宽度逐渐减少则变为正常现象。

我们通过测量第二乳磨牙或第二前磨牙的舌尖之间的距离计算牙弓宽度。在3~18岁，牙弓宽度平均每年增加2~3mm；然而对临床目的有所影响的牙弓宽度主要建立在混合牙列中。

通过测量第二乳磨牙或第二前磨牙远中颊尖和切牙切缘来确定牙弓周长。上颌牙弓随年龄增长变化不大，但下颌牙弓由于剩余间隙的存在，牙弓周长减小约4mm。在牙列拥挤的个体中，可以看到牙弓周长会减少得更多。

综上所述，除了尖牙间宽度的增加导致牙弓形状的改变外，在乳牙列建殆后，牙弓的大小基本上没有变化。向后生长为磨牙提供了空间，在面部垂直向生长过程中，牙齿会发生许多同向垂直生长，以维持牙弓的咬合关系。

## 3.2 萌出和脱落异常

### 3.2.1 筛查

尽早地发现牙齿发育和萌出的任何异常情况，有助于我们采取有效的干预措施。这一过程需要仔细观察发育中的牙列，以便寻找证明问题存在的证据，例如萌出顺序异常（图3.5）。如果怀疑存在异常，则可以进一步进行X线等相关的检查。在9~10岁，触诊上颌尖牙的颊沟极为重要，因为这可以判断尖牙萌出路径上是否存在任何异常。到10岁时，70%的患者可以触诊到上颌恒尖牙；到11岁时，95%的患者可以从颊部触诊上颌恒尖牙。

### 3.2.2 诞生牙

诞生牙是婴儿出生时即存在或不久后萌出的牙齿。新生牙是在出生后几周内萌出的牙齿。过早萌出的诞生牙、新生牙常见于下颌前牙中的下颌切牙（图3.6）。由于此阶段的牙根尚未完全形成，因此新生牙

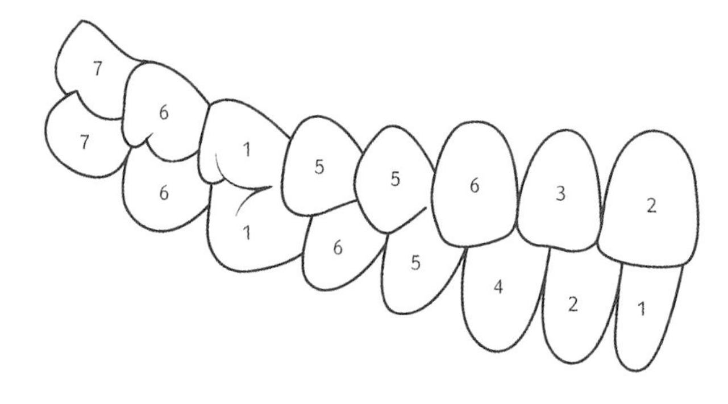


图3.5 最常见的萌出序列。

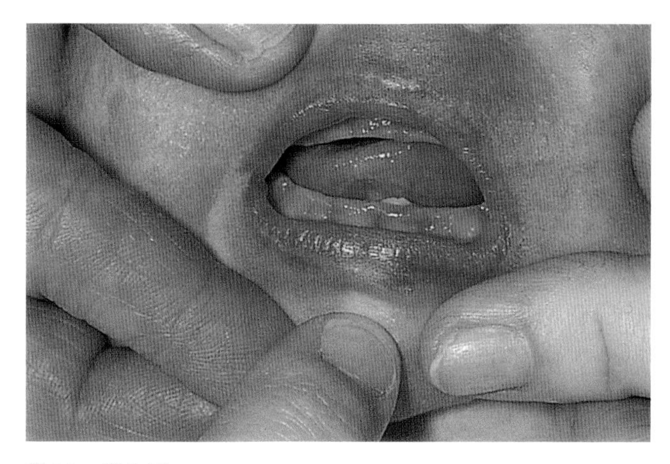

图3.6 诞生牙。

可能会相对松动，但是很快它们就会变得稳固。如果牙齿会干扰母乳喂养或因极度松动而有误吸的风险，则可以在局部麻醉下将其拔除。如果牙齿没有症状，则可以将其保留观察。

### 3.2.3　萌出性囊肿

正在萌出的牙冠上的滤泡内积聚液体或血液会形成萌出性囊肿（图3.7）。它们通常会自发破裂，但偶尔也可能需要进行开窗手术。

### 3.2.4　萌出失败/迟萌

萌出时间存在很大的个体差异，如图3.8所示的患者，如果其他方面都健康的儿童，仅有牙齿表现为萌出迟缓，我们需要进行长期观察。以下表现提示可能存在某些异常，因此需要进一步调查（图3.9，要点框3.1）：

- 正常萌出顺序的中断
- 对称同名牙之间的萌出模式不对称。如果牙弓一侧的牙齿已经萌出，6个月后，对侧同名牙仍然没有同等的迹象，则需要进行X线检查

局部的牙齿萌出失败通常是由于机械性阻塞，如果移除阻塞，那么受影响的牙齿就有可能萌出。与

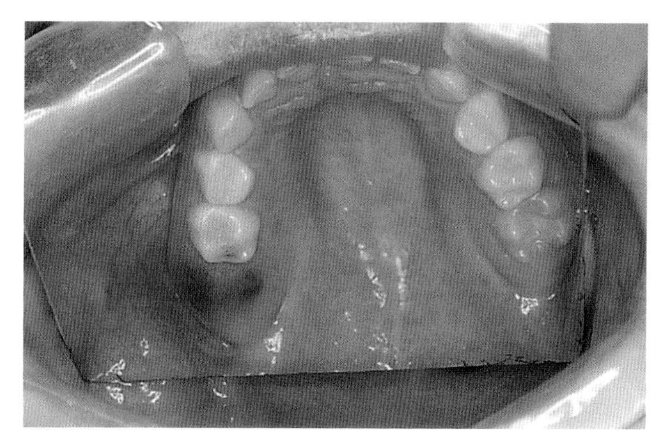

图3.7　萌出性囊肿。

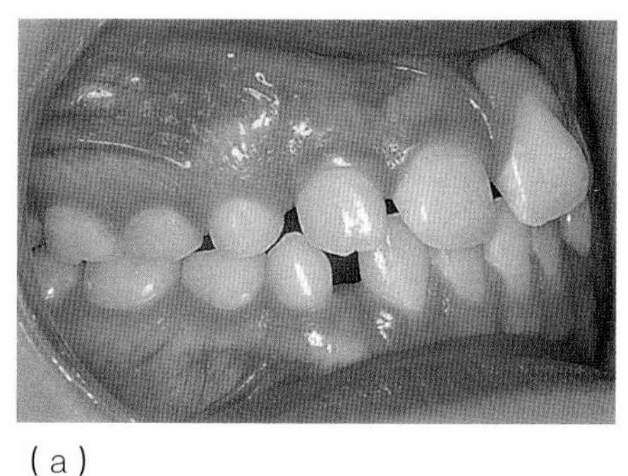

（a）

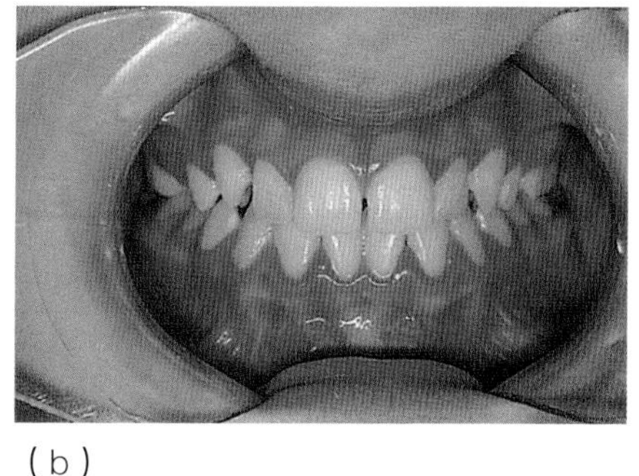

（b）

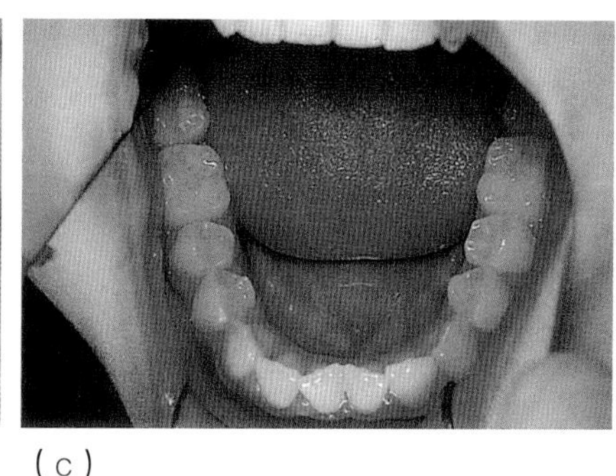

（c）

图3.8　正常萌出时间的差异。（a）12.5岁的患者，乳尖牙和乳磨牙仍然存在。（b，c）9岁的患者，所有恒牙到第二磨牙都萌出。

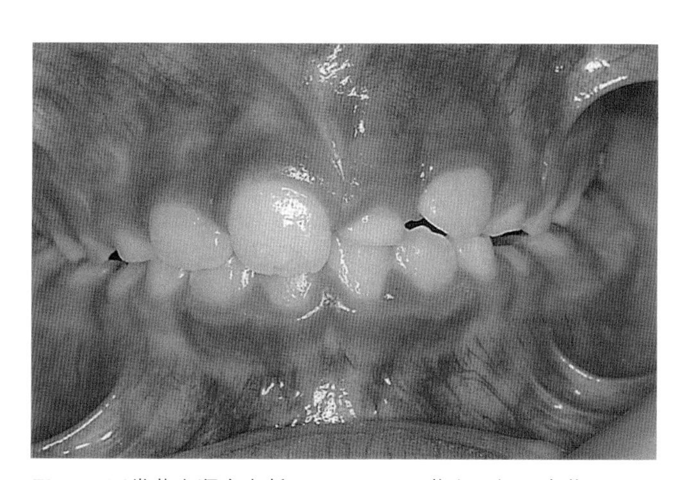

图3.9　正常萌出顺序中断，12、11、22萌出，但21未萌出。

**要点框3.1　迟萌的原因**

一般原因
- 遗传性牙龈瘤
- 唐氏综合征
- 锁骨颅骨发育不全
- 唇腭裂
- 佝偻病

局部原因
- 先天性缺失
- 拥挤
- 乳牙滞留
- 多生牙
- 弯曲牙
- 牙囊位置异常
- 原发性萌出失败

此相比更少见的是萌出机制出现异常，导致乳牙的萌出失败（牙齿没有萌出到口腔）或萌出停滞（牙齿萌出，但随后无法继续萌出/发育）。这个问题通常发生在乳磨牙上，然而对于相关的个体来说，该象限患牙远中的所有牙齿都可能受到影响。通常可能需要拔牙。

## 3.3 混合牙列问题

### 3.3.1 乳牙早失

无论是由于龋齿、过早脱落，还是计划拔牙造成的乳牙早失都会对原先存在拥挤的位置产生影响。对于不存在拥挤的牙列则不会产生作用。如果存在拥挤，并且拔除了乳牙，相邻的牙齿将会漂移或倾斜到乳牙早失所提供的空间内。这种情况的发生取决于拥挤的程度、患者的年龄和乳牙缺失的部位。显然，随着拥挤程度的增加，邻牙进入拔牙空间的压力也会增加。拔除乳牙的年龄越小，产生漂移的可能性就越大。牙齿缺失位置的影响需要根据牙齿类型来考虑，要记住上颌牙齿向近中漂移的可能性会相对更大（要点框3.2）。

- 乳切牙：乳切牙过早丧失的影响小，主要是因为它们在混合牙列中脱落的时间相对较早
- 乳尖牙：在拥挤的口腔中单侧失去一只乳尖牙会导致中线偏移（图3.10）。为了避免这种情况，当单侧乳尖牙早失时，应该考虑拔除对侧乳尖牙维持平衡
- 第一乳磨牙：单侧失去一颗第一乳磨牙可能会导致中线偏移，在伴有拥挤的情况下偏移会尤为明显。在大多数情况下，不必为了保持平衡而拔除对侧牙齿，但同时也应该观察中线，如果有明显偏移，也应该考虑拔除对侧的牙齿
- 第二乳磨牙：如果拔除第二乳磨牙，第一恒磨牙将向近中漂移（图3.11）。如果在恒牙萌出之前脱落，第一恒磨牙近中漂移会更加明显，因此，我们最好尽量保存第二颗乳磨牙直至第一恒磨牙萌出。除非第二乳磨牙也是长期预后不良，在大多数情况下，不必平衡或补偿性拔除其他完好的第二乳磨牙

**要点框3.2 对称和补偿性拔牙**

对称拔牙：是去除对侧牙齿，基本原理是避免中线偏移问题。
补偿性拔牙：是去除相对应的对颌牙齿，基本原理是保持牙弓之间的咬合关系

以上均为建议，而不是规定，无论什么情况，我们都应该充分应用常识和前瞻性规划对每一个有需要的儿童/牙齿进行风险-收益分析。例如，如果需要拔除龋坏的第一乳磨牙，而对侧的牙齿也疑似龋坏，那么从长远来看，两者都拔除可能是更好的选择。此外，对于缺少恒牙的儿童，如果计划关闭间隙（而不是开展间隙），及早拔除乳磨牙可能有利于刺激第一恒磨牙向前移动。

早期拔除乳牙对继替恒牙萌出的影响多种多样，并不一定会导致继替恒牙的加速萌出。

#### 间隙保持

毋庸置疑，维持间隙最好的方式是通过牙齿本

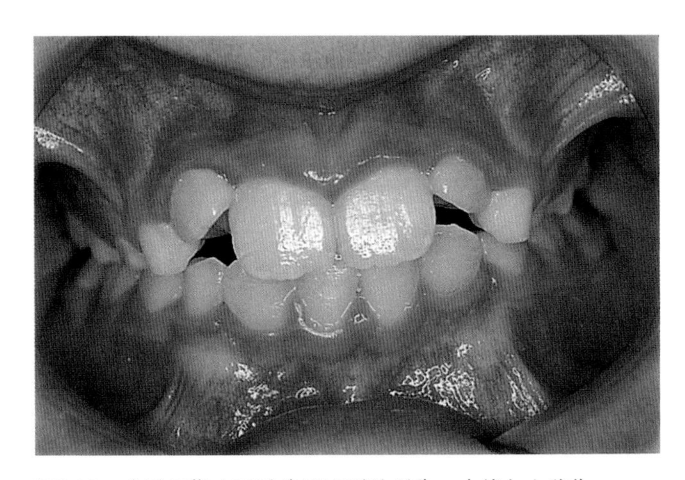

图3.10 由于早期左下乳尖牙不对称丢失，中线向左移位。

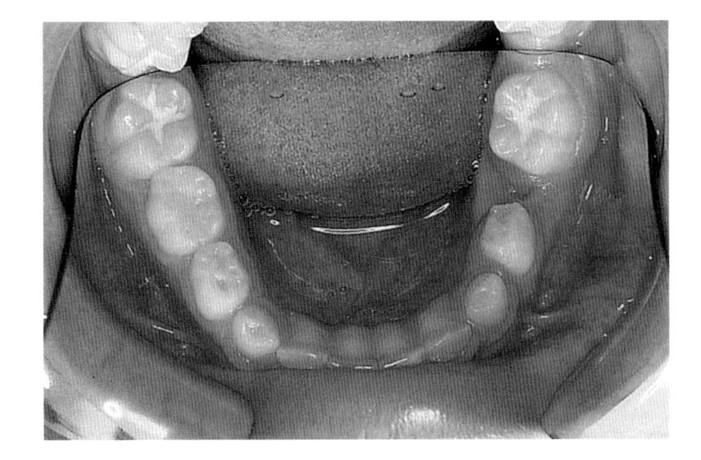

图3.11 下颌第二乳磨牙缺失导致第一恒磨牙前移。

身，主要是因为它可以保留牙槽骨。有关使用间隙保持器来代替拔除的乳牙的文章很多，但是在实践中，大多数正畸医生都避免在混合牙列中使用这种方法，因为这对牙齿健康有影响，同时也可能会降低患者在之后所需的正畸治疗中的配合程度。唯一例外的情况是间隙保持器可以为继替恒牙保持间隙，从而避免后续的正畸治疗。

### 3.3.2　乳牙滞留

当与对侧乳牙脱落时间相差6个月以上时应怀疑是乳牙滞留。如果有继替恒牙，并且滞留乳牙会对恒牙造成损伤时，应该拔除滞留的乳牙（图3.12）。

### 3.3.3　乳磨牙粘连

现在，乳磨牙粘连是指牙齿无法与邻接或对颌牙达到或维持咬合关系。大多数下沉乳牙会先萌出建𬌗，然后会由于牙槽骨和邻接牙齿的发育仍在继续而出现下沉表现（图3.13）。 不完全统计，这种异常似乎在儿童中的发病率为1%～9%。

乳牙的吸收不是一个连续过程。尽管在大多数情况下吸收表现得更为明显，但实际上吸收与修复是在交替进行。如果出现暂时性修复优势，就可能会导致受影响的乳磨牙粘连和下沉。

最近的流行病学研究结果表明，这种现象有遗传倾向，并与第一恒磨牙异位萌出、上颌尖牙腭侧移位和先天性前磨牙缺失等牙齿畸形有关。因此，对表现出这些特征的患者我们应保持警惕。

如果有继替恒牙存在并且位置良好，这种现象通常是暂时的，研究表明，与未受影响的对侧牙齿相比，下沉的乳磨牙脱落时间没有差异。因此，如果有继替恒牙并且位置良好，只有在下列情况下才有必要拔除下沉的乳牙：

- 牙齿有消失在牙龈以下的风险（图3.14）
- 恒牙的牙根形成已接近完成（在此表征后萌出力量显著降低）

在后牙段如果继替恒牙缺失，保留乳磨牙可以保护基骨，因此应考虑建立咬合平面以维持咬合关系。如果这不可行，那么可以考虑拔除乳牙。

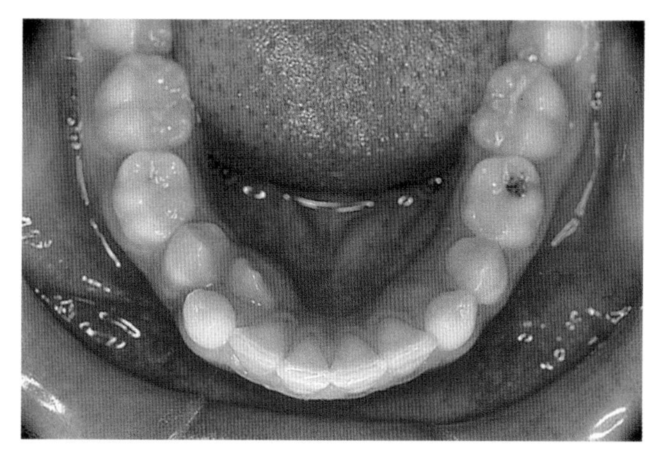

图3.12　乳牙滞留是导致继替恒牙脱位的原因。

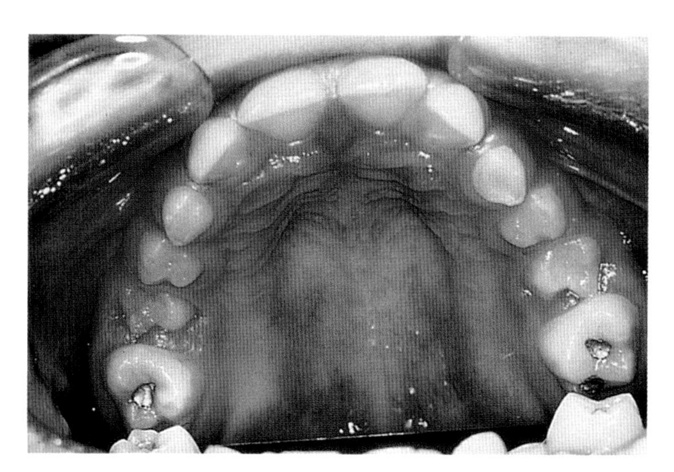

图3.13　乳磨牙粘连。

### 3.3.4　第一恒磨牙阻生

2%～6%的儿童可能出现第二乳磨牙对第一恒磨牙的阻生，这是拥挤的表现，常见于上颌牙弓（图3.15）。有时可能会发生自发性的去阻生，但这在8岁后比较罕见。轻度阻生病例有时可以通过在两颗牙齿接触点周围拧紧一根铜丝来处理，时间大约为2个月。这样做的效果是将恒牙推向远中，从而让恒牙自由生长。在更严重的阻生病例中，可以使用矫治器远中移动恒牙使其去除阻生。或者，也可以继续观察，如果是乳牙脓肿或恒牙患龋，而且由于接触不良而不能修复，则需要拔除乳牙。由此造成的牙列间隙缺失可在恒牙期处理。

### 3.3.5　弯曲牙

弯曲牙是指牙齿根部的变形或弯曲。它通常好发于上颌中切牙和侧切牙。

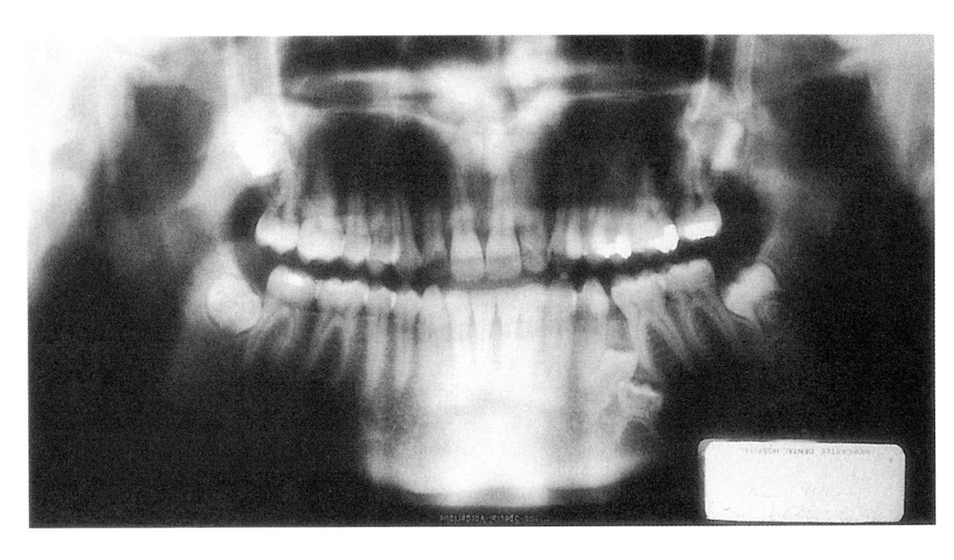

图3.14 显示乳磨牙下沉（第二前磨牙受累）。

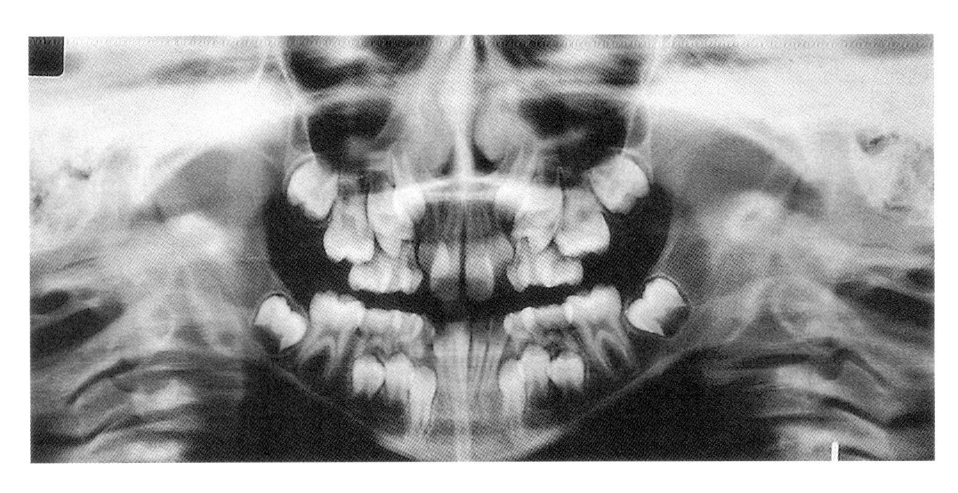

图3.15 双侧上颌第一恒磨牙阻生。

### 病因

有两种不同的病因：

- 发育异常：这种异常通常仅发生在中切牙，女性比男性更常见。患牙的牙冠朝上并向唇侧翻转，无牙釉质和牙本质的紊乱（图3.16）
- 外伤：乳切牙的挫入会导致发育中的恒牙胚移位。其特点是导致发育中的恒牙冠腭侧移位，损伤后形成的牙釉质和牙本质会受到干扰，导致发育不全。男女发病率相同，根据外伤程度，可能有多颗牙受累

### 管理方法

弯曲通常会导致萌出失败。在弯曲严重的情况下，除了拔掉受影响的患牙基本别无选择。对症状较轻的病例，有可能通过手术暴露牙冠并牵引来排齐牙齿，这一过程成功的前提是牙根尖在牙冠排齐完成时位于松质骨内。

## 3.3.6 多生牙

多生牙是正常牙类之外的一种牙齿。这种异常在恒牙期发生率大约为2%、在乳牙期大约为1%，在乳牙期存在多生牙则其恒牙期也通常会有多生牙。多生牙的病因尚不完全清楚，但似乎有遗传因素。它在男性中比女性更常见。在患有牙槽裂的个体中，多生牙也常见于牙槽裂的区域。

多生牙可以根据它们在牙弓中的形态或位置来描述。

### 形态

- 额外牙：这种类型类似于牙齿，出现在一种牙类的末端，例如，额外的侧切牙、第二前磨牙或第四磨牙（图3.17）
- 圆锥形：圆锥形或钉状的多生牙最常出现在上中切

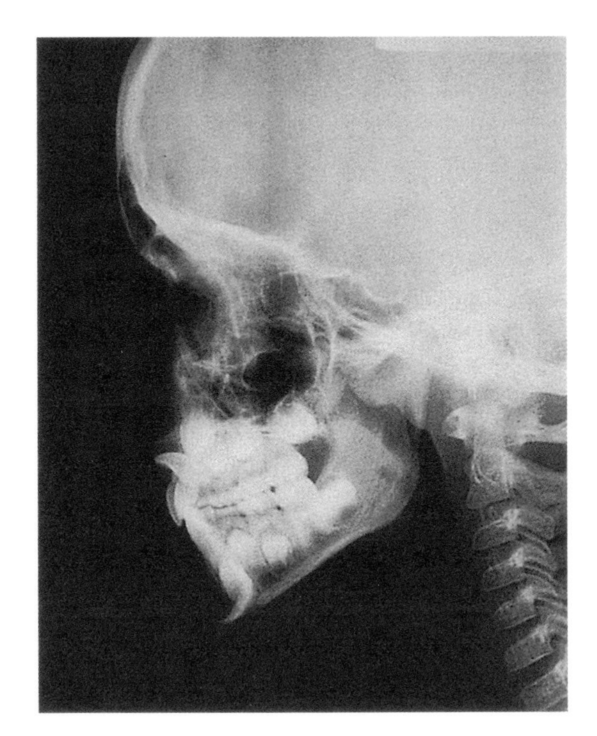

图3.16　一颗弯根的中切牙。

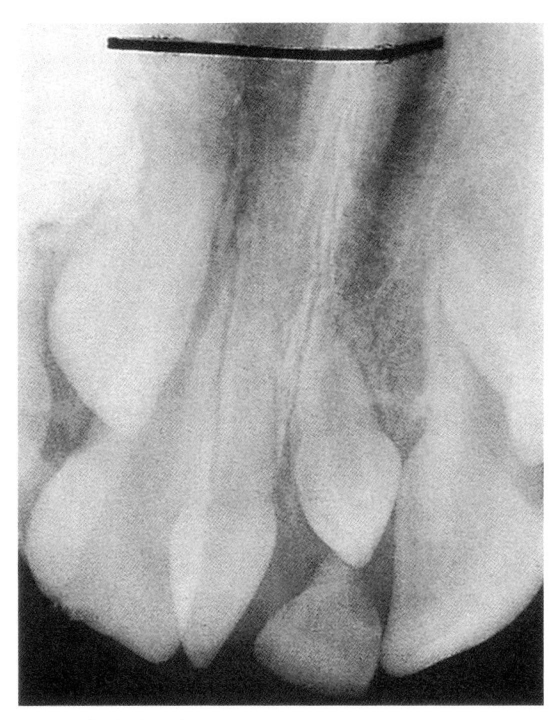

图3.17　下颌多生侧切牙。

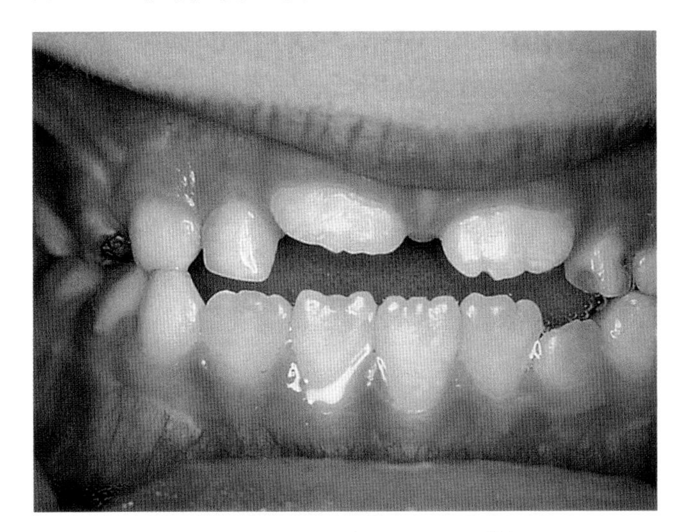

图3.18　中切牙之间两颗圆锥形多生牙以及61滞留。

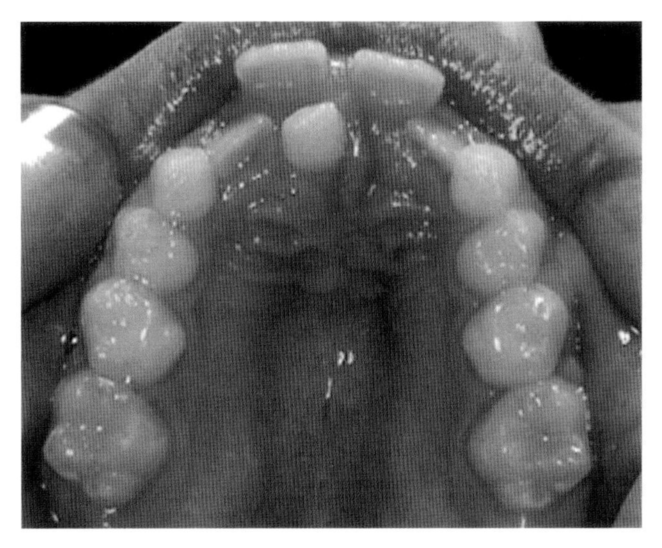

图3.19　从上切牙腭侧萌出的多生牙。

牙之间（图3.18）。它常与邻牙移位有关，也可能导致邻牙萌出失败或对其他牙齿不产生影响

- 结节状：这种类型被描述为桶形，包括除了圆锥形及其他类型以外的多生牙。通常来说，这种类型与萌出失败有关（图3.19）
- 牙瘤：这种变异是很少见的。混合物（小的类牙状结构的聚集）和复合体（无定形的牙釉质及牙本质团块）的形式都有过描述

## 位置

多生牙可以发生于牙弓内，但当其发生于中切牙之间时，通常被称为正中多生牙。当多生牙发生于牙弓远端时，称为远中磨牙；当多生牙发生在邻近磨牙的时候，称为磨牙旁多生牙。80%多生牙发生于上颌骨的前部。

## 多生牙的影响及处理方法

### 萌出失败

多生牙的存在是最常见的中切牙萌出失败的原因，而且多生牙可以导致上下颌任何牙齿的萌出失败。

这个问题的处理方法包括去除多生牙对正常牙齿萌出的阻碍，确保牙弓内有足够的间隙来容纳未萌的牙齿。如果牙齿在1年内没有自然萌出，那么可能就需要进行二次手术暴露以及正畸牵引。此类问题患者的管理请参阅图3.20。

### 移位

多生牙的存在可能会导致恒牙的异位或旋转（图3.21）。管理工作首先应拔除多生牙，然后用固定矫治器将受影响的牙齿排列整齐。通常这种移位在治疗后有很高的复发倾向，但这可能反映了这样一个事实，即通常错位牙齿以扭转或高位异位的形式出现时，其本身特别容易复发。

### 拥挤

这是由额外多生牙类型引起的，治疗方法是拔除形状最差或移位最多的牙齿（图3.22）。

### 没有影响

有时，在上切牙常规放射线检查中偶然发现1颗多生牙（通常为圆锥形）（图3.23）。只要这颗多生牙不会影响上切牙的移动计划，就可以把它留在原来的位置，定期接受放射线检查。实际上，这些牙齿通常没有任何症状，也不会引起任何问题。一些圆锥形多生牙会从上切牙的腭部萌出，在这种情况下，可以直接将其拔除。

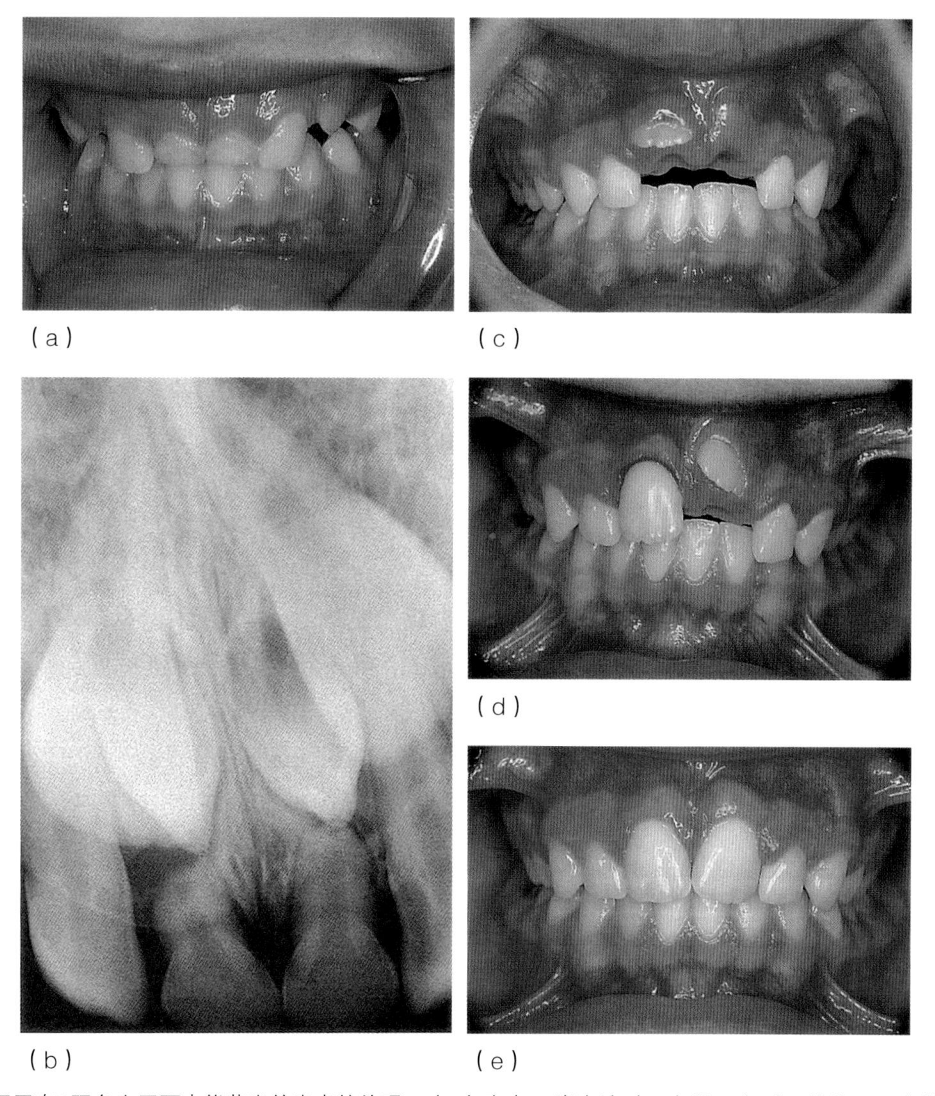

图3.20 上中切牙因有2颗多生牙而未能萌出的患者的处理。（a）患者10岁来诊时口内照。（b）X线片显示未萌的中切牙及相邻的圆锥形多生牙。（c）多生牙拔除之后，上颌使用活动矫治器开大中切牙间隙，直到10个月后11萌出。（d）7个月后21萌出，同时进行简单矫治排齐。（e）初诊后3年的咬合状态。

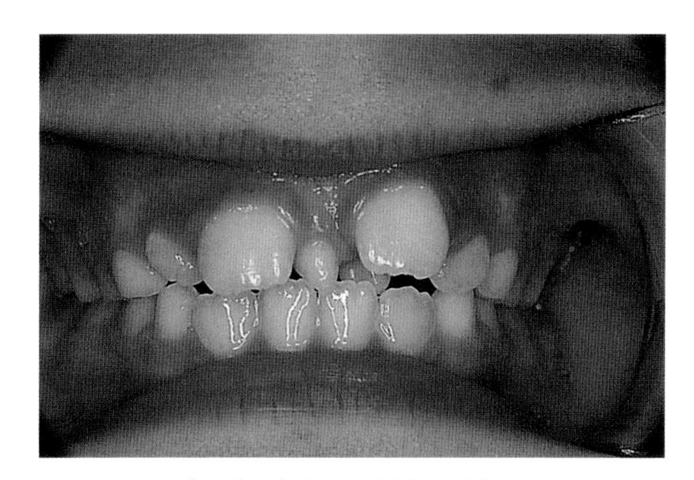

图3.21 2颗已萌圆锥形多生牙导致中切牙移位。

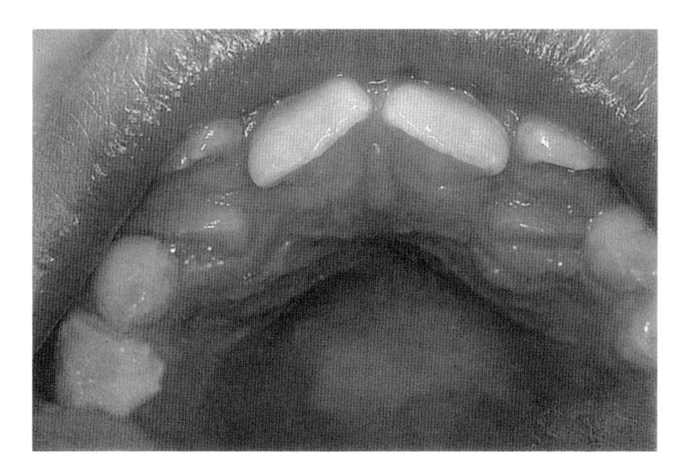

图3.22 由于2颗上颌多生侧切牙导致的拥挤。

### 3.3.7 口腔不良习惯

口腔不良习惯的影响取决于它发生的频率和强度。这个问题在第9章第9.14节有更详细的讨论。

### 3.3.8 第一恒磨牙远期预后不良

第一恒磨牙的完整性常因龋病和/或儿童疾病继发的发育不全而受到影响。对于质量较差的第一恒磨牙儿童的治疗计划一直存在争议，因为在对某一特定个体做出决定之前，必须要考虑几个相互影响的因素。第一恒磨牙很少是拔牙的首选，因为在不使用矫治器的情况下，它们在牙弓内的位置决定它们仅能提供很少的间隙来缓解前面牙齿的拥挤或矫正切牙关系。上颌第一磨牙的拔除常会影响上颌牙弓支抗体系，而拔除下颌第一磨牙后，下颌牙弓生长发育结果通常不良。所以，被迫拔除第一磨牙的患者往往难以支持复杂治疗。最后，必须记住，除非龋齿率降低，否则几年后前磨牙可能也会受到类似的影响。然而，如果儿童第一恒磨牙出现或需要两个面的修复时，应该考虑这颗牙和剩下的第一磨牙的预后，因为计划拔除质量较差的第一恒磨牙可能比以后被迫拔除效果更好（图3.24）。

#### 评估预后不良的第一恒磨牙时应考虑的因素

对于第一恒磨牙的拔除，不可能制定出硬性的规定，因此，以下只是一个参考标准：

- 检查是否所有恒牙均存在。如有缺失，应避免拔除该象限的第一恒磨牙

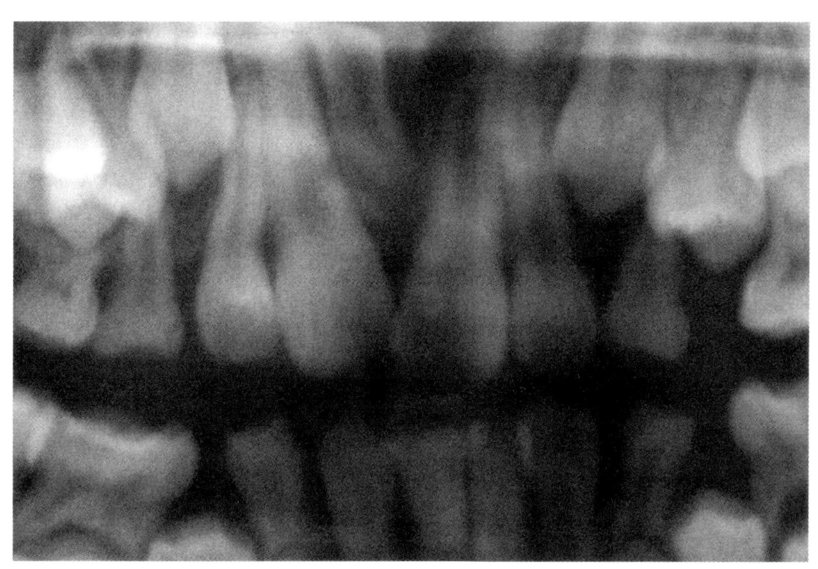

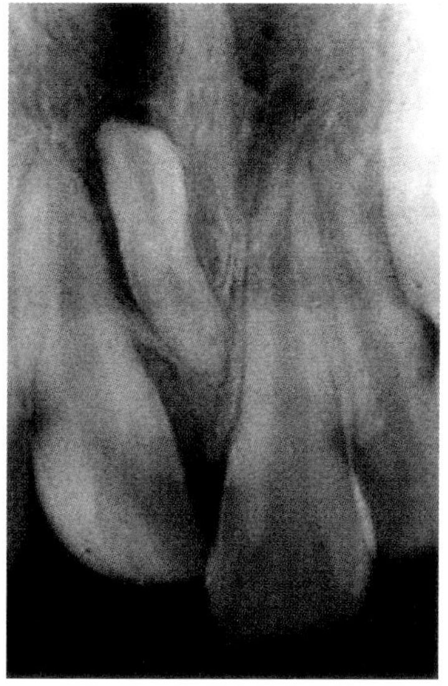

图3.23 在常规放射线检查中偶然发现1颗多生牙。

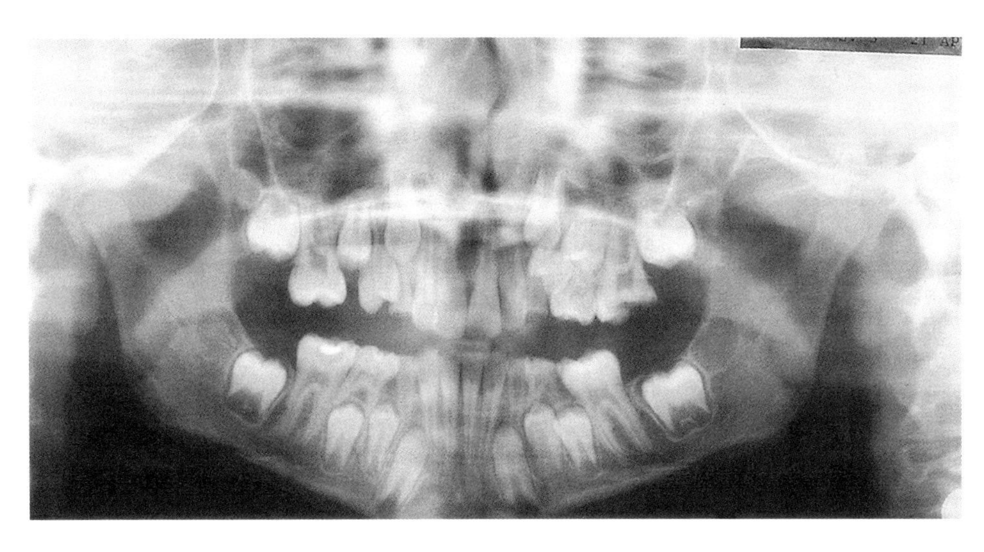

图3.24 由于26及46长期预后不佳，4颗第一恒磨牙都被拔除。

- 如果牙列没有拥挤，那么应该避免拔除第一磨牙，因为间隙关闭会很困难
- 请记住，上颌的牙齿有更大的近中漂移的趋势，如果目标仅是间隙关闭，则上颌第一磨牙拔除时机并不重要
- 在下颌牙弓满足以下条件时，更有可能出现一个良好的自发变化：
  ①下颌第二恒磨牙已经发育到分叉处
  ②下颌第二恒磨牙窝长轴与第一恒磨牙窝长轴夹角在15°～30°
  ③第二磨牙窝与第一磨牙的牙根重叠（两者之间的间隙减少了良好的间隙关闭的可能性）
- 单独拔除第一磨牙可减轻后牙的拥挤，但对前牙的拥挤影响不大
- 如果需要间隙来缓解前牙段拥挤或内收切牙（例如Ⅱ类错骀病例的上牙弓或者是Ⅲ类错骀病例的下牙弓），那么可能要谨慎地推迟拔除第一磨牙的时机，如果条件允许，可以推迟到第二磨牙萌出至牙弓方向，这样就可以利用拔牙间隙配合矫治器来矫正前牙的错骀
- 当需要拔除下颌磨牙时，应认真考虑拔除对应的上颌磨牙。如果不拔除上颌磨牙，则会发生过萌，阻碍下颌第二磨牙向前漂移（图3.25）
- 当需要拔除上颌第一恒磨牙时，应尽量避免在下牙弓处进行补偿性拔牙，因为在下牙弓不太可能产生良好的自然结果
- 在拔除第一磨牙后，第三恒磨牙阻生的可能性较低，但并非不可能

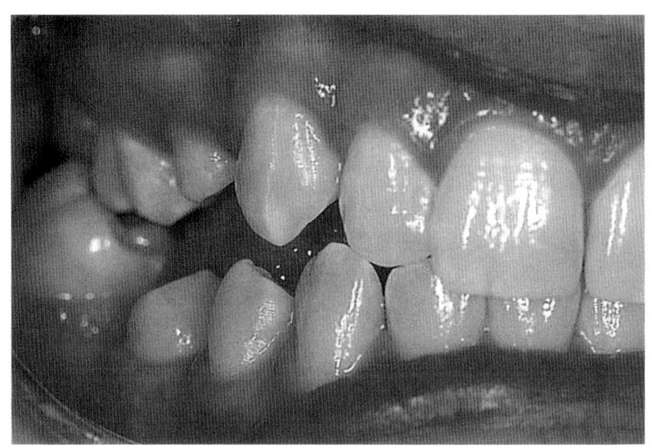

图3.25 16过萌阻碍下颌第二磨牙向近中移位。

## 3.3.9 正中间隙

### 发生率

正中间隙在6岁儿童中发生率为占98%，在11岁的儿童中发生率为49%，在12～18岁的儿童中发生率为7%。

### 病因学

导致正中间隙的因素包括：

- 生理性发育（牙齿正常发育）
- 家族或种族特征
- 牙量小于骨量（牙弓散在间隙）
- 缺牙
- 中线位置的多生牙
- 上前牙的唇倾
- 突出的系带

正中间隙通常出现在上颌恒中切牙初萌时，当侧切牙和尖牙萌出后，间隙通常会关闭。因此，正中间隙是替牙列期的正常特征；然而，如果间隙在尖牙萌出后仍然存在，它就不太可能自动关闭。

在乳牙列中，上唇系带附着在中切牙之间与切牙乳头相连。然而，随着中切牙的移动与侧切牙的萌出，它往往会向唇侧迁移。在上牙弓存在间隙或上侧切牙缺失时（请参阅第8章，图8.5），这种系带附着位置的改变则不容易发生，在这种情况下，显然不适合将持续存在的间隙归因于系带本身。然而，在一小部分病例中，上唇系带会导致持续性间隙。可能表明存在这种情况的因素包括以下几点：

- 当拉紧系带时，切牙乳头会变白
- 在放射线片上，可以在上中切牙之间的牙槽骨嵴顶部看到一个缺口（图3.26）
- 前牙区可能存在拥挤

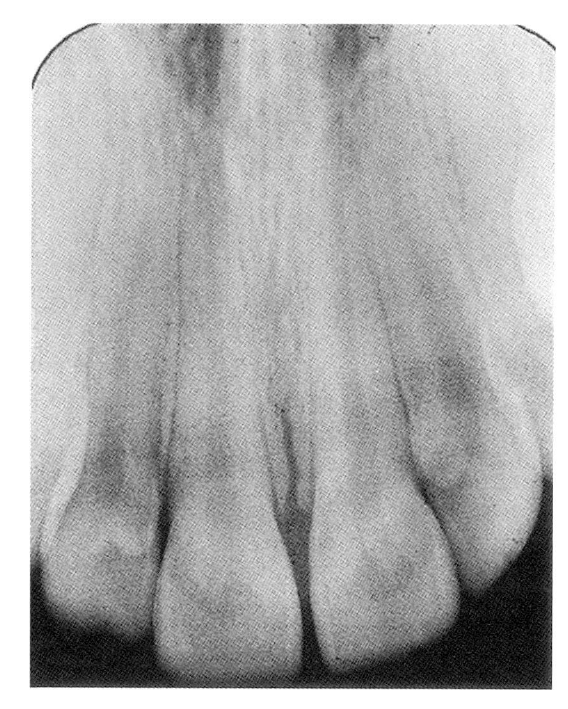

图3.26　中切牙间骨的缺口，与系带进入中切牙间的切牙乳头有关。

### 管理方法

建议在计划治疗正中间隙之前，先拍摄根尖周X线片以排除中线处多生牙存在的可能。

在发育期牙列中，<3mm的正中间隙很少需要干预；特别是应该避免拔除乳尖牙，因为这样会使间隙更严重。但是，如果间隙>3mm，并且有侧切牙存在，则可能需要考虑采用矫治器治疗来关闭中切牙间隙，为侧切牙和尖牙的萌出提供空间。而且，应小心确保正在移动的牙根不会压迫任何未萌出的牙冠上，因为这会导致牙根吸收。如果牙冠向远侧倾斜，可以使用上颌活动矫治器来关闭间隙，但通常需要固定装置。因为正中间隙闭合后有明显的复发倾向，因此需要长期保持。结束时最好使用粘接式固定保持器。

## 3.4　乳牙的计划性拔除

### 3.4.1　序列拔牙

序列拔牙是一种非常有意义的方法，包含计划性的序列拔牙（最初是乳尖牙，然后是第一乳磨牙），目的是在混合牙列期拥挤的前牙能自发排齐，将前牙区的拥挤转移到后牙区，最终通过拔除第一前磨牙进行解决。这种方法的缺点是，它会让孩子经历多个拔牙的过程，而且由于尖牙在这段时间正在生长，在通常开始连续拔牙的阶段，很难准确地评估在这个阶段牙列的拥挤程度。在某些牙齿拥挤程度适中，而且所有恒牙均处于良好的位置的Ⅰ类病例中，当第一前磨牙萌出时进行拔除就可以取得满意的结果。

### 3.4.2　乳尖牙拔除的适应证

在一些情况下，及时把乳尖牙拔除，可避免日后处理较复杂的情况：

- 在一个拥挤的上牙弓中，侧切牙被挤压到腭侧。在Ⅰ类错𬌗中，这将导致反𬌗，此外，受影响的侧切牙的根尖将位于腭侧，使以后的矫正更加困难。乳尖牙的拔除可以使正在萌长的侧切牙自然地向唇侧萌出到一个更好的位置
- 在一个拥挤的下前牙区，切牙可能被挤出唇侧骨板，导致唇侧牙周附着的降低。通过下乳尖牙的拔除可以缓解拥挤，通常会使下切牙移回牙弓并改善牙周支持组织状态（图3.27）
- 在Ⅲ类错𬌗中，下颌乳尖牙的拔除是有利的
- 为上牙弓的矫治器治疗提供空间，例如矫正倾斜的侧切牙，或促进被多生牙阻碍的切牙的萌出
- 为了改善移位的恒尖牙的位置（请参阅第14章）

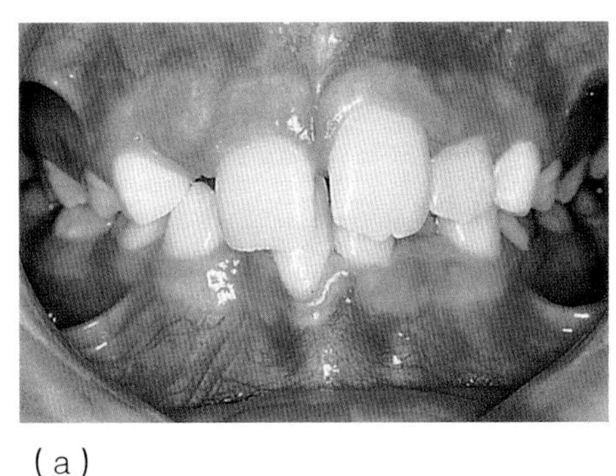

（a）

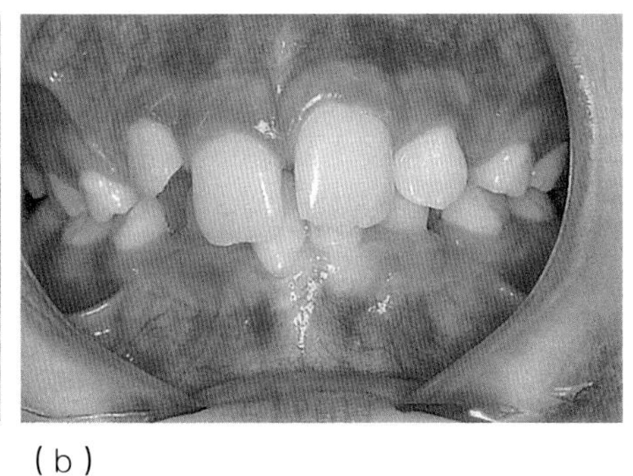

（b）

图3.27 （a）在本例中，所有4颗乳尖牙均被拔除，以缓解前牙区拥挤。（b）6个月后，注意右下中切牙的牙周状况有何改善。

## 3.5 何时转诊

大多数正畸问题在恒牙列早期进行干预和治疗更恰当。但是，在下列情况下需要尽早转诊。

### 3.5.1 乳牙列期

- 唇裂和/或腭裂（如果患者不在一个唇腭裂小组的照顾下）
- 其他颅颌面畸形（如果患者不在一个多学科小组的照顾下）

### 3.5.2 混合牙列期

- 严重的Ⅲ类骨骼问题，可从矫形治疗中获益
- 恒切牙延迟萌出
- 存在多生切牙以及对于拔除哪颗切牙决定不明确
- 第一恒磨牙阻生或萌出失败
- 第一恒磨牙的长期预后差，被迫考虑拔除
- 上颌尖牙异位
- 牙发育不全
- 闭口时明显的下颌移位和/或前牙反殆影响牙周支持组织
- 对于有医疗问题的患者，对咬合的监控将是有益的
- 病理学问题（如囊肿）

骨性Ⅱ类错殆畸形如果在恒牙列早期进行生长调节会更成功，因此转诊的时间也应相应调整。但是对于那些受到过多嘲笑而导致心理受到影响以及上颌切牙有外伤风险（通常是由于严重的唇闭合不全）的患者可以早期进行干预。

## 参考文献和拓展阅读


Bishara, S. E. (1997). Arch width changes from 6 weeks to 45 years of age. *American Journal of Orthodontics and Dentofacial Orthopedics*, **111**, 401–9. [DOI: 10.1016/S0889-5406(97)80022-4] [PubMed: 9109585]
就像说明上写的那样。

Bjerklin, K., Kurol, J., and Valentin, J. (1992). Ectopic eruption of maxillary first permanent molars and association with other tooth and development disturbances. *European Journal of Orthodontics*, **14**, 369–75. [DOI: 10.1093/ejo/14.5.369] [PubMed: 1397075]
这项研究的结果表明，第一恒磨牙异位萌出、乳磨牙下沉、上颌尖牙异位和前磨牙缺失之间存在联系。考虑到这种关联，睿智的医生会注意到出现这些特征的患者中的其他异常。

British Orthodontic Society. Advice Sheet: Dummies and Digit Sucking (http://www.bos.org.uk/MembersAdviceSheets).
然而，这份建议书只提供给英国正畸协会的会员，所以您需要联系会员才能拿到。

British Orthodontic Society. Managing the developing occlusion (http://www.bos.org.uk/Professionals-Members/Members-Area-Publications-General-Guidance/BOS-Publications).
这本书包含了许多有用的信息，但同样只对英国正畸协会的会员开放，所以您需要联系会员才能拿到。

British Orthodontic Society. Quick reference guide to orthodontic assessment and treatment need (http://bos.org.uk/Information-for-Dentists/
这两页下载非常有用，其中包含有关何时引用什么内容的更多信息。

Cobourne, M., Williams, A., and Harrison, M. (2017). *A Guideline for the Extraction of First Permanent Molars in Children*. London: Faculty of Dental Surgery of the Royal College of Surgeons of England (https://www.rcseng.ac.uk/dental-faculties/fds/publications-guidelines/clinical-guidelines/).
一份关于这一重要主题证据的出色摘要。

Gorlin, R. J., Cohen, M. M., and Levin, L. S. (1990). *Syndromes of the Head and Neck* (3rd edn). Oxford: Oxford University Press.
钙化的源头和萌出日期（以及与本章没有直接关系的大量附加信息）。

Kurol, J. and Bjerklin, K. (1986). Ectopic eruption of maxillary first permanent molars: a review. *Journal of Dentistry for Children*, **53**, 209–15. [PubMed: 3519711]
所有您需要知道的关于阻生第一颗恒磨牙的事。

Welbury, R. R., Duggal, M. S., and Hosey, M-T. (2012). *Paediatric Dentistry* (4th edn). Oxford: Oxford University Press.

Yacoob, O., O'Neill, J., Patel, S., Seehra, J., Bryant, C., Noar, J., and Gregg, T. (2016). Management of unerupted maxillary incisors. Faculty of Dental Surgery of the Royal College of Surgeons of England (https://www.rcseng.ac.uk/dental-faculties/fds/publications-guidelines/clinical-


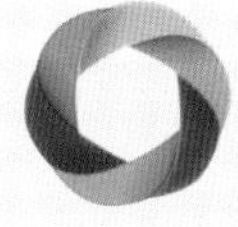

本章的参考资料也可以在www.oup.com/uk/orthodontics5e找到。在可能的情况下，该链接将为您提供该作品的英文电子版本，以帮助您进行进一步的学习。如果您为该网站的订阅用户（个人或机构注册皆可），根据您的登录权限，可细读网站所提供的摘要或完整文章。

# 第4章

# 颅面生长与牙齿移动的细胞学基础

## Craniofacial growth and the cellular basis of tooth movement

*F. R. Jenkins*

## 章节内容

**本章学习目标**

- 解释颅面发育的过程，包括颅神经嵴细胞的作用
- 描述出生后的颅面生长
- 描述正畸牙齿移动的细胞生物学

## 4.1 前言

生长可被定义为自然发育过程中体积的增长。正畸治疗的对象有很大一部分是生长中的儿童，因此，面部生长发育的知识对于口腔科专业人士把握最佳治疗时机、预测成功的因素、规避潜在的风险因素，以及维持治疗结果的稳定性是必不可少的。

尽管包括颅骨和面骨的颅面生长机制仍不完全清楚。我们已经很好地阐述了颅面骨骼的生长发育中心以及骨骼和面部形状如何改变。面部发育从胚胎最早期开始，随着生长逐渐减慢至成人水平。

牙齿能够在颌骨内移动，这是正畸治疗的基础。这种移动依赖于牙周膜（PDL）和牙齿周围的骨骼的重建能力。之后我们将学习牙齿移动的细胞学基础。

## 4.2 颅面发育早期

颅面发育问题占所有出生缺陷的3/4。了解面部组织的早期形成可以帮助我们了解颅面发育如何发生。

受精卵迅速分裂成细胞团或囊胚。从受精后第4天到进入子宫内第8周左右，囊胚细胞分化并形成不同的组织和器官系统。这种分化受到严格的遗传控制，并且由不同组织间复杂的相互作用产生。在胎儿阶段，即从第8周起直到出生，主要的发育是持续生长，没有显著的分化。

### 4.2.1 神经嵴

颅面部的许多组织来源于神经嵴细胞，包括颅骨的软骨和骨骼、咽弓的软骨、面部的骨骼和成牙本质细胞（成牙细胞）。神经嵴细胞也负责全身的其他特殊组织。在胚胎发育的早期，大约在第3周，它们从神经嵴的顶端迁移到面部区域，并在原始脊髓周围形成一个管腔。

### 4.2.2 咽弓

咽弓的形成发生在许多不同的物种，这是高度保存的遗传节段模式的一部分。咽弓有6对，位于大脑和心脏之间。每个咽弓由外侧的沟裂和内侧的囊袋隔开。每个咽弓包含软骨、肌肉、血供和一条神经。第一对咽弓形成上颌骨、下颌骨以及相关的神经肌肉。第一咽弓软骨，即“梅克尔软骨”，并不直接形成下颌骨，而是为下颌骨的发育提供支撑和模板。第一咽弓还可形成中耳和外耳的一些骨骼。

### 4.2.3 面部发育

请参阅图4.1。

面部的发育始于第4周末，在原口（原始口腔）周围出现5个突起。上颌突和下颌突，均起源于第一咽弓，出现在原口的两侧。下颌突形成了原口的下界，并且第5周时，额鼻突形成了原口的上界。上颌突继续向前增长并向中线靠拢。额鼻突上有两个增厚，称为鼻板。鼻板的中央形成了鼻凹，鼻凹将鼻板分为中鼻突和侧鼻突。第5周末左右，下颌突联合形成原始下唇。加深的鼻凹联合形成单个鼻囊或原始鼻腔。6~7周时，两个中鼻突相互联合，发育成颌间突。上颌突朝着颌间突的方向近中生长。在7~10周，上颌突在颌间突前方联合，形成人中，完成原始上唇的形成。单侧或双侧上颌突不能融合分别导致单侧或双侧唇裂（请参阅第24章）。上颌突和下颌突联合形成脸颊，将口裂缩小到最终宽度。

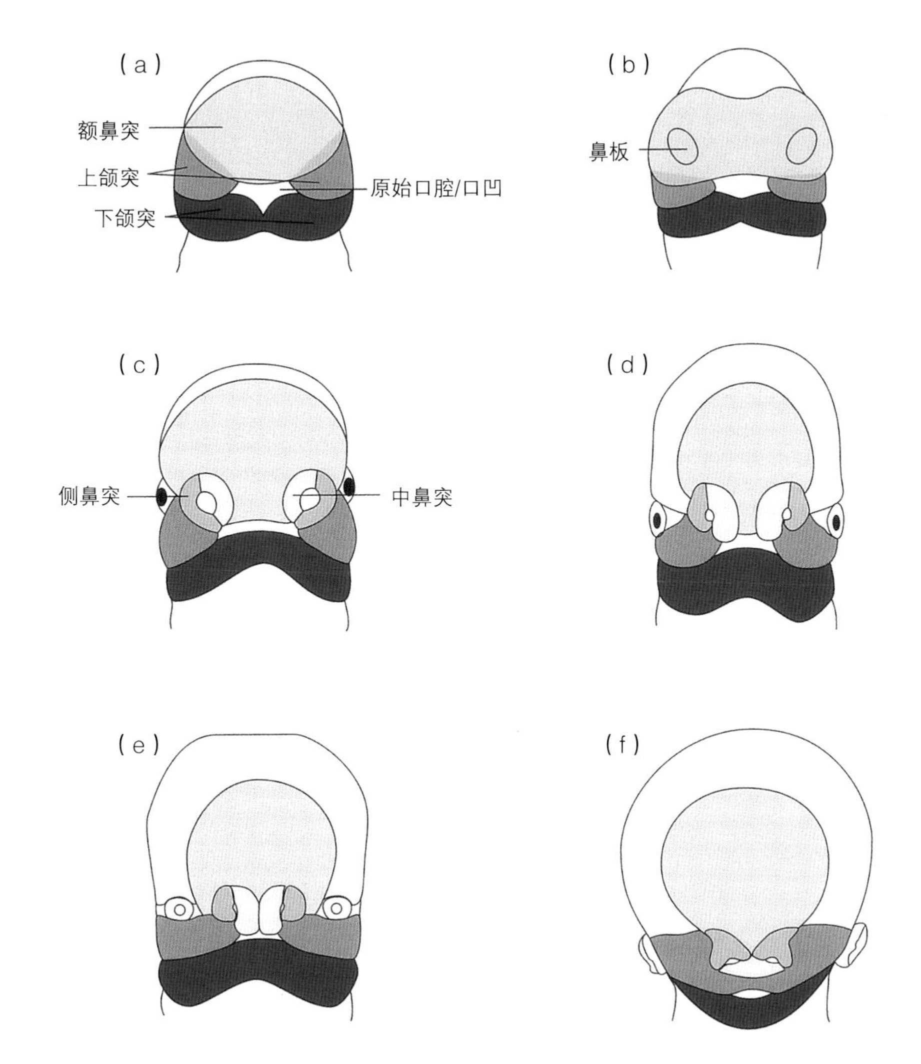


图4.1　从第4周到第10周面部发育早期的图解。（a）胚胎第4周。（b）胚胎28天。（c）胚胎32天。（d）胚胎第5周。（e）胚胎48天。（f）胚胎第10周。更多细节见正文第4.2.3节。绘图参考 http：//www.biomed2.man.ac.uk/ugrad/biomedical/calpage/sproject/rob/glossary.html.

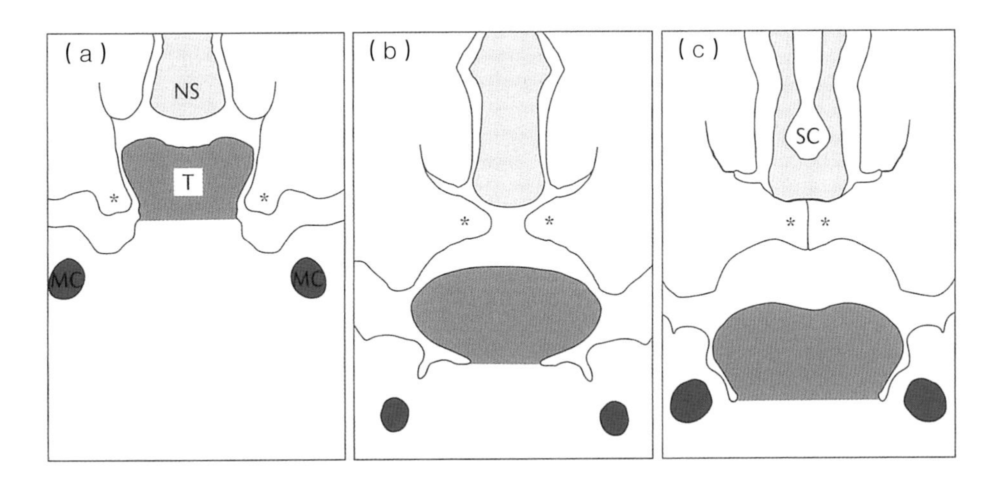


图4.2　腭突抬高和融合的图解。（a）在胚胎第7周，腭突开始发育并位于舌的两侧。（b）在胚胎第8周，由于内部自行提升和面部发育变化，腭突迅速升高。（c）在胚胎第9周，腭突、原发腭、鼻中隔发生融合。MC=梅克尔软骨；NS =鼻中隔；SC =鼻中隔软骨；T =舌头；* =腭突。

### 4.2.4 腭部形成

请参阅图4.2。

颌间突继续形成原发腭，然后是上颌前部，即前腭部的一小部分，包括4颗上切牙。它还形成原始鼻腔的底部和鼻中隔，将鼻腔垂直分成两部分。

从第7周开始时，上颌突内壁开始形成薄的延伸，即“腭突”，其形成最初位于发育中的舌的两侧。当舌下降时，腭突向上朝着中线旋转并朝向彼此生长。在第8周和第9周，腭突彼此融合，也延伸到了原始腭部和鼻中隔的下缘。在这个上升和融合的过程中，任何干扰都可能导致腭裂（请参阅第24章）。

## 4.3 骨形成和生长机制

骨的矿化过程被称为成骨，可以通过两种方式发生：

- 膜内成骨——在膜内形成骨
- 软骨内成骨——软骨内的骨转化

一旦成熟，两种成骨类型形成的骨骼都是相同的。单块骨骼可以同时通过膜内成骨和软骨内成骨形成，紧密融合。

在胚胎发育过程中，膜内成骨发生在板状成骨膜中。颅骨、面骨、大部分下颌骨和锁骨是由膜内成骨形成的。

软骨内成骨发生在所有其他骨骼中。它从骨骼的软骨成骨中心开始，并从这些主要的成骨中心向四周扩散。原发性成骨中心的生长导致骨扩张。软骨联合是以软骨为基础的生长中心，成骨作用和骨生长在各个方向都有出现。两侧的骨骼随着生长而分离，尽管两侧不一定都生长。出生时，颅底有3个软骨联合。就对面部生长的影响而言，最重要的是蝶骨和枕骨之间的软骨联合，也就是蝶枕软骨联合。这将在第4.5.2节中讨论。

骨骼并不是从中间生长出来的。它的生长方式是在外侧缘沉积新骨，移除或吸收另一侧的骨质以维持形状。覆盖在骨表面的骨膜引发了复杂的沉积和吸收模式，即重建。随着时间的推移，骨骼的一侧吸收和另一侧的沉积会使骨骼的位置发生变化或漂移。

面骨和颅骨通过骨缝连接在一起。骨缝处的骨充填是在两侧骨骼的力的作用下发生的。例如，生长发育中的大脑体积增加，导致颅骨被推开，同时骨缝增长，以保证骨骼的完整性。生长导致大量骨骼相对于它的邻骨发生移动，这就是所谓的移位。重建和移位可以同时发生在同一块骨中，但两者所占比例很难确定。下颌髁突中的软骨是由一种特殊类型的软骨构成的，这种软骨在身体其他关节中也有存在。髁突软骨在面部生长中的作用尚不完全清楚，但它似乎是随着面部结构的生长而生长。

## 4.4 颅面生长的调控

调控面部生长的机制知之甚少，涉及遗传和环境因素的共同作用。研究表明，基因对矢状向生长的控制大于对垂直向生长的控制，例如，不同种族群体中Ⅲ类错
殆的遗传率与发病率不同。

主要有两种理论：

- 一些学者认为，面部骨骼中的初级生长软骨、上颌生长的鼻中隔软骨和下颌生长的髁突软骨对面部生长有严格的遗传控制。虽然这些软骨是面部生长所必需的，但它们似乎不是主要的生长中心
- 其他研究人员认为，生长的发生是由于周围软组织的生长，即“功能基质”理论

这两种理论都可能在调控颅面生长中起到一定的作用。如果我们相信环境因素在面部生长中起作用，那么临床医生就有可能用正畸装置改变面部生长。

## 4.5 出生后颅面发育

生长研究清楚地表明，总体上，随着面部的扩张，它会在远离颅底的地方向前和向下生长（图4.3）。颅骨、颅底、上颌骨和下颌骨受遗传和环境因素的影响，均以不同的速度、在不同时间段生长。协调的面部形态依赖于稳定的面部发育模式。面部发育的变化可导致面部形态和颌骨关系发生改变。

生命最初几年，面部生长主要是由大脑的生长（神经生长）决定的。颅骨、眼睛以及围绕和保护眼睛的骨性眼眶生长迅速。直到大约7岁，这一区域的生长几乎完成时，这一进程才开始减慢。儿童的面部在头颅骨中所占的比例比青少年或成人的面部要小得多（图4.4）。

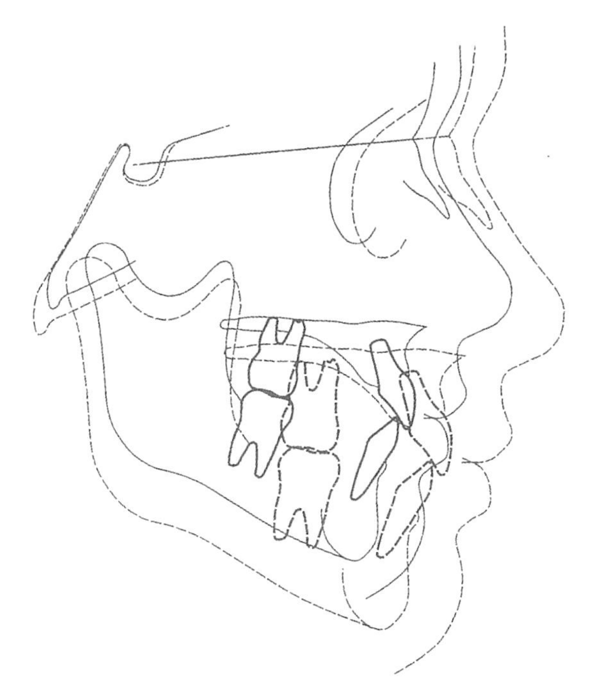

图4.3 颅底叠加显示面部生长方向整体向下、向前。实线8岁，虚线18岁。

随着孩子身高的增加，面部会继续生长，在青春期前后逐渐减慢。青春期的生长，即“青春快速生长期”，是迅速的。尽管青春快速生长期的时间存在显著差异，女孩为10～12岁，男孩为12～15岁。上颌骨遵循一种更接近神经生长的生长模式，并且在12岁时下降至成人水平。下颌骨遵循与身体其他部位更密切相关的生长模式（躯体生长）。躯体生长在青春期显著增加，一直持续至女孩16岁、男孩18～20岁。据报道，20岁出头的男性仍出现小幅生长。面部生长从未停止过，但会降低到成人水平，并在整个生命过程中发生微妙而长期的变化。

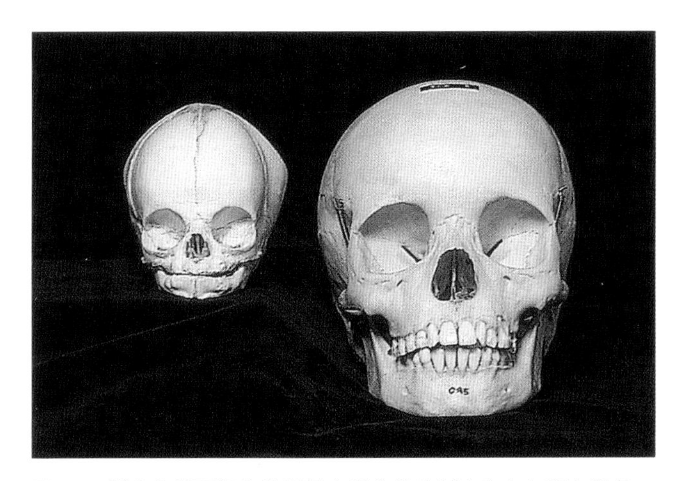

图4.4 新生儿的面部在头颅骨中所占的比例比青少年要小得多。

### 4.5.1 颅骨

颅骨即围绕大脑的那部分骨骼，直接跟随大脑的生长。它由这几对骨组成：额骨、顶骨、枕骨和部分颞骨。骨骼的发育通过膜内成骨的方式完成。在胚胎第8周，每一块骨头的成骨中心在大脑的外膜发育。骨形成并不断扩张，直到与邻骨形成骨缝。在两块以上骨头相交的地方，形成我们所熟知的“囟门”。出生时有6个囟门，18个月前闭合。持续的骨缝生长使颅骨膨胀，与此同时颅骨内侧骨吸收、颅骨外侧骨沉积。颅骨的生长在7岁时几乎完成。最终所有的骨缝都经历了不同程度的融合。

### 4.5.2 颅底

颅底由软骨内成骨发育而成。从胚胎第6周开始，颅底的3个区域出现软骨聚集。几个单独的成骨中心在胚胎3～5个月时出现。颅底的生长受大脑生长的影响，出生后一半的生长是在3岁之前完成。骨重建和骨缝的充盈会随着大脑的生长而发生。颅底也有初级软骨生长点，也就是软骨联合。其中，蝶枕软骨联合对儿童颅底的发育做出了重要的贡献。它持续生长，直到女性13～15岁、男性15～17岁，在20岁左右融合。另外两个位于前颅底的软骨联合在7岁左右融合。7岁以后，这一区域没有进一步的生长。这意味着前颅底可以作为一个相对稳定的结构来叠加头颅侧位片，并分析由于生长和正畸治疗而引起的面部形态改变（请参阅第6章，第6.10节）。

位于前颅底和颞下颌关节（TMJ）之间的蝶枕软骨联合的生长影响着整个骨骼结构（图4.5）。这个部位的生长增加了颅底的长度，有效地将TMJ和下颌向后移动，远离上颌骨。Ⅱ类骨型通常与长颅底有关。颅底的形状或角度也会影响颌骨关系。角度较小或锐角更有可能产生Ⅲ类骨型；较大或更钝的角度更容易产生Ⅱ类骨型（图4.6）。

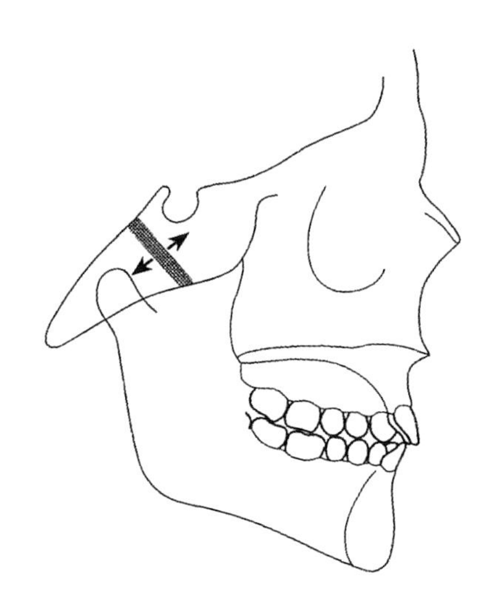

图4.5 蝶枕软骨联合前后向生长影响颌骨前后向关系。

### 4.5.3 上颌复合体

上颌复合体即面部中1/3的骨骼是一个复杂的结构，包括上颌骨、腭骨、颧骨、筛骨、犁骨和鼻骨。这些骨头通过骨缝连接并与前颅底相连。正畸临床主要涉及牙齿和相关的支持牙槽骨。显然，上颌复合体的生长是影响上牙相对于下牙的位置以及最终的上颌位置和面部外观的重要因素。直到7岁之前，上颌复合体的生长都是通过向下、向前移位和重建实现（图4.7）。当大脑和颅骨的生长减慢时，上颌的生长也会减慢。上颌复合体的前移使上颌骨有向后生长的空间，使牙弓在上颌结节区域向后延长，并为恒磨牙的萌出留出空间。当牙齿萌出并完成牙根形成时，硬腭的漂移和牙槽突的垂直向发育也会带来向下生长的效应。上颌骨的侧方生长是通过两侧上颌骨发生移位，并在腭中缝增生新骨而完成。复杂的表面重建维持和发展了面中部骨骼的形状。

7岁以后，上颌复合体生长缓慢。例如，在Ⅲ类病例中使用前方牵引器前移上颌，在10岁之前更成功，此时上颌骨更易通过骨缝实现移位（请参阅第11章，第11.4.2节）。据报道，上颌快速扩弓在16岁之前更成功，此后腭中缝逐渐发生骨性结合（请参阅第13章，第13.4.6节）。上颌复合体的生长在大约12岁时会减慢到成人水平。

### 4.5.4 下颌骨

下颌骨的生长大多数是由骨膜活动引起。下颌角的形状及喙突的形成与附着肌肉的作用力有关。随着牙齿的萌出和发育，牙槽突发生了垂直向生长。由于舌体的生长，下颌骨向前移位。髁突软骨向后生长，骨膜重建保持下颌骨的形状（图4.8）。髁突软骨在下颌骨生长中的作用尚不清楚，但它不是主要的生长中心。它似乎是为了应对其他影响而生长。随着下颌支的向后漂移，牙弓向后延长，为恒磨牙的萌出创造了空间。骨重建使下颌骨向后增宽，使下颌骨增长，使下颌骨显得更加突出。与上颌骨一样，复杂的表面重建保持和发展了下颌骨的形状。下颌骨的生长以每年2~3mm的稳定速度进行，到青春期时生长速度增加1倍。下颌骨的生长在女孩17岁左右、男孩19岁左右减慢到成人水平。

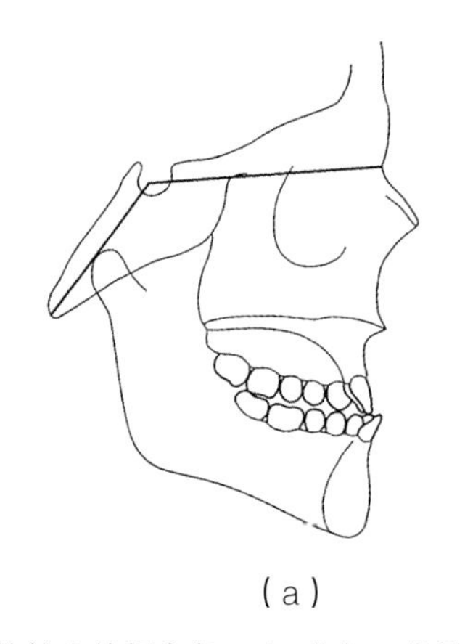

（a）

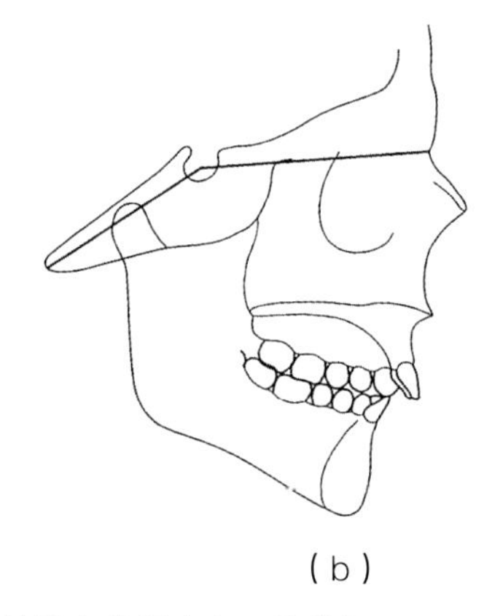

（b）

图4.6 （a）与Ⅲ类骨型相关的较小的颅底角；（b）与Ⅱ类骨型相关的较大的颅底角。转载自Enlow，D.H.Facial Growth，获得Elsevier版权（1990）的许可。

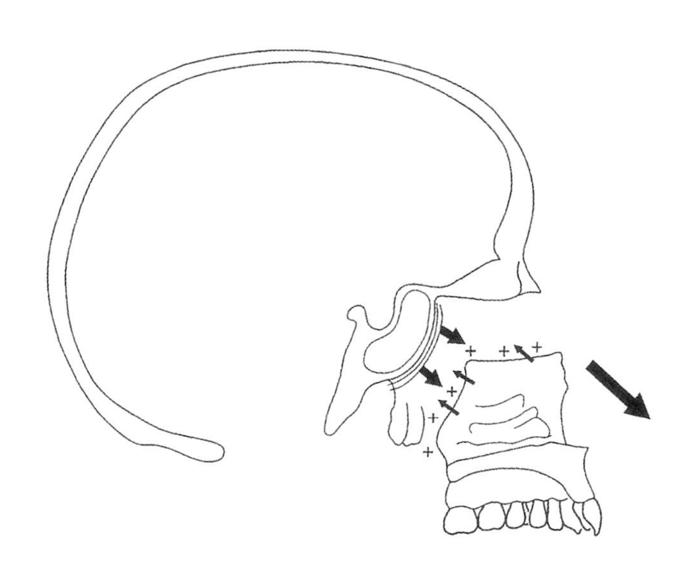

图4.7　上颌骨复合体的向下、向前移位，并伴有骨缝处的骨沉积。转载自Enlow,D. H. 和 Hans M. G. Essentials of facial growth, 2nd edition。获得Elsevier版权（2008）的许可。Enlow, D. H. Facial Growth，获得Elsevier版权（1990）的许可。

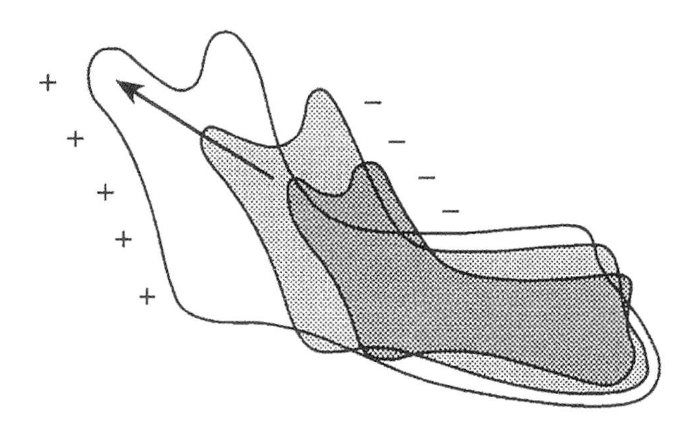

图4.8　髁突软骨生长“充填”下颌骨使其向前移位，而形状通过重建维持，包括下颌支向后漂移。转载自Enlow, D. H. Facial Growth，获得Elsevier版权（1990）的许可。

## 4.6　生长旋转

生长研究清楚地表明，面部总体上是向前和向下生长的。Björk的研究表明，面部生长的方向是弯曲的，具有旋转效应。生长旋转在下颌骨最为明显。它们通过不同结构的不同生长，发育出不同的前面高和后面高。后面高由几个因素决定，包括髁突的生长方向（图4.9）、蝶枕软骨联合的垂直向生长以及附着肌肉对下颌支的影响。前面高是由牙齿的萌出和颈前部软组织的垂直向生长决定。

向前生长旋转比向后旋转更常见，温和地向前旋转可以产生和谐的面部外观。明显地向前旋转倾向于导致前面部比例减少和覆殆增加（图4.10）。明显的向后旋转倾向于增加前面部垂直比例，覆殆减少或开殆（图4.11）。生长旋转在某些错殆的病因和维持治疗结果的稳定性中起着重要的作用。向前生长旋转有

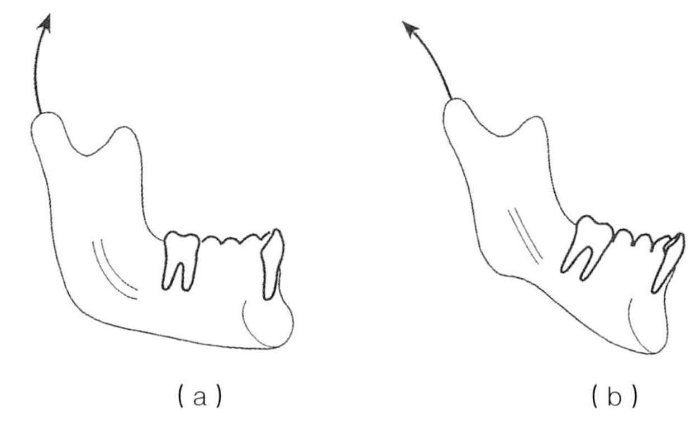


图4.9　髁突生长和下颌生长旋转的方向。（a）向前旋转。（b）向后旋转。

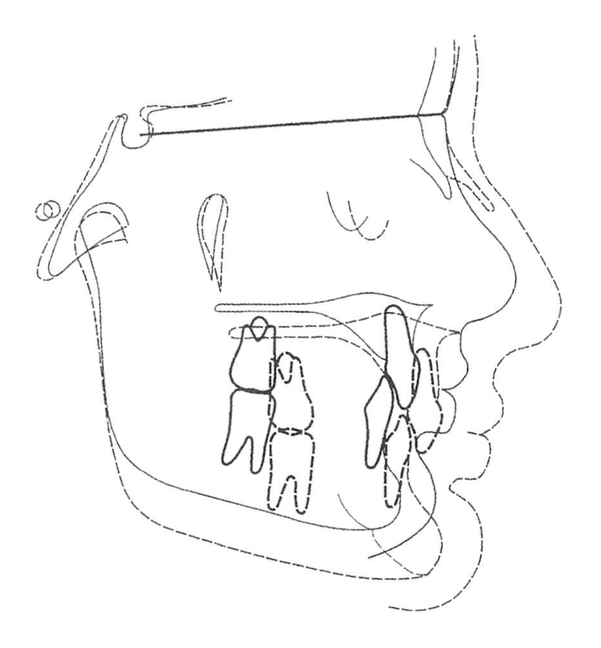

图4.10　向前生长旋转。实线11岁，虚线18岁。

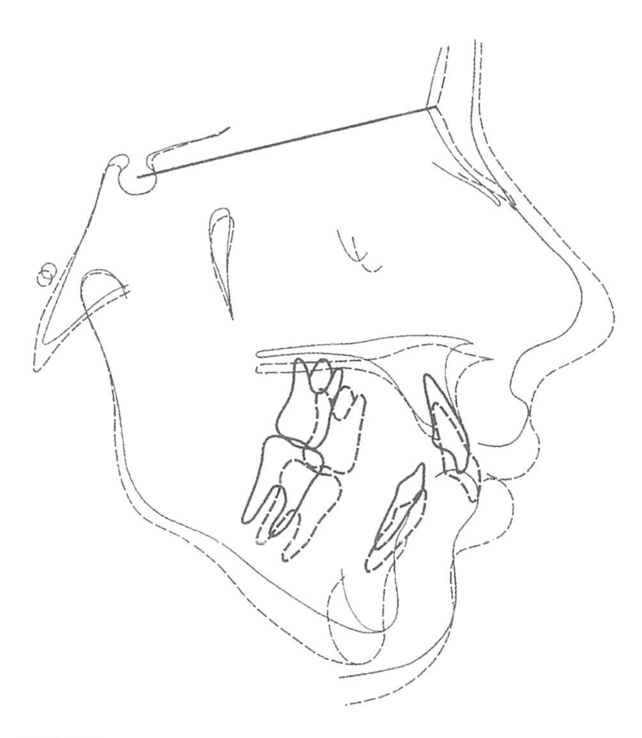

图4.11 向后生长旋转。实线12年，虚线19岁。

助于Ⅱ类错𬌗的矫正，向后旋转使其更加难以矫正。向前生长旋转会增加覆𬌗；向后生长旋转会减少覆𬌗或导致开𬌗。

通过测量前面部比例和下颌平面角，可以在临床上评估下颌骨生长的大概方向。我们不可能更精确地预测生长旋转的程度和方向。

## 4.7 软组织的生长

面部软组织可以遮盖或突出面型。牙齿位于舌体与口唇、两侧脸颊之间相对稳定的区域。软组织对错𬌗的病因及矫治结果的稳定性均有重要影响。

出生时发育良好的面部肌肉，使新生儿能够吸吮和维持气道通畅。面部表情、吞咽模式、咀嚼、语言功能，逐渐发育。口唇、舌体和脸颊将萌出的牙齿相互引导，以实现咬合。软组织的压力可以补偿上下颌骨的不调，使牙齿在牙槽骨允许的范围内尽可能地接近；例如，Ⅲ类骨型中，上切牙唇倾，下切牙舌倾。

在生长过程中，眉毛变得更加突出，眼窝变得更深，脸颊更扁平，男性和女性都是如此。男性和女性的嘴唇在长度与厚度上都有所增加，男性在这两个维度上的增长更快，持续的时间更长。在正畸治疗中增加唇长可能有助于提高深覆盖患者的治疗稳定性。鼻子在青春期生长最多。女性鼻部生长在12岁时达到峰值，并持续到16岁。在男性中，鼻部生长在13～14岁时达到峰值，并持续更长时间，成年后明显持续生长。颏部软组织随着骨骼的发育，在男性中变得更加突出。较大的鼻发育差异导致嘴唇相对扁平或后缩，男性下巴的突出再次加剧了这一现象。在制订正畸治疗计划时应该考虑这一点，特别是对于Ⅱ类错𬌗的患者，回收上切牙实现正常覆盖关系可能会使侧貌更加平直。

## 4.8 生长预测

这有助于预测每个儿童的面部发育将如何进展，以帮助规划未来的正畸治疗。到目前为止，通过头影测量来预测未来面部发育的尝试取得了一定的成功。

对身高和第二性征的评估有助于显示患者是否已经进入并完成了青春生长高峰期，如果考虑使用功能矫治器，这一点可能很重要。手腕X线片上的骨骼成熟阶段已经被用来作为青春期开始的标志，但已发现与颌骨生长的相关性很低。通过使用头颅侧位片评估颈椎的成熟阶段，已经取得了更大的成功。

目前，很难精确一致地预测面部骨骼的生长量、生长方向和生长时间。

## 4.9 牙齿移动的细胞学基础

PDL通过重建牙槽骨来响应机械负荷并允许牙齿在牙槽骨中移动，这是正畸治疗的基础。PDL细胞负责感知机械力，然后启动和协调重建。当施加适宜的正畸力时，PDL张力侧生成牙槽骨。PDL压力侧吸收牙槽骨。很多分子和细胞间发生复杂的相互作用，才能完成这看似简单的移动。

### 4.9.1 牙周膜

PDL由几种不同的细胞类型组成，周围环绕着1型胶原和Oxytalan纤维，以及由蛋白多糖和糖蛋白组成的基质。有4种主要细胞类型：

- 成纤维细胞：负责产生和降解PDL纤维
- 成牙骨质细胞：负责产生牙骨质
- 成骨细胞：负责骨生成，协调骨沉积与骨吸收
- 破骨细胞：负责骨吸收

也有一些小的细胞岛，称为马拉瑟细胞剩余，它们是在最初的牙根形成之后留下的，巨噬细胞负责处理死亡的细胞和碎片。

PDL具有很高的转化率，需要良好的血供。它来源于上下牙槽动脉，在牙齿周围的PDL内形成致密的毛细血管网或神经丛，占据多达一半的牙周间隙。

### 4.9.2 参与骨稳态的细胞

有3种主要的细胞参与了骨稳态：

- 成骨细胞：协调骨的无机基质的产生和矿化，招募并激活破骨细胞，是骨稳态的主要调节者。在正常的功能过程中，骨吸收和骨沉积之间存在着平衡，由成骨细胞调控。成骨细胞可以被矿化的骨包围，变成骨细胞
- 骨细胞：通过骨小管内的胞浆膨出相互沟通，负责检测骨受到的机械负荷
- 破骨细胞：负责骨吸收的大型多核细胞，在骨表面（Howship腔隙的凹陷处）进行活跃的吸收

骨的有机基质由Ⅰ型胶原纤维、蛋白聚糖和多种生长因子组成。骨骼比任何其他组织含有更多的生长因子，这可能在一定程度上解释了它的再生、修复和重建的能力。许多与骨稳态有关的生长因子和信号分子在与正畸牙齿移动有关的骨重建中发挥积极作用，见表4.1。

### 4.9.3 响应机械负荷的细胞学事件

机械负荷的应用，例如来自正畸装置对牙齿施加的力，通过引起PDL中的液体（基质）流动以及胶原纤维和细胞外基质（ECM）的拉伸和压缩而影响PDL，导致牙槽骨的形变。PDL和牙槽骨的形变是由细胞（成纤维细胞、成骨细胞和骨细胞）检测到的，这些细胞通过细胞壁中称为整合素的蛋白质与ECM相连。也有证据表明，细胞形状影响细胞学事件，圆形细胞表现为分解代谢（破坏性或吸收性）行为，扁平细胞表现为合成代谢（构建或沉积）行为。PDL中细胞形状的变化可能是PDL在压缩（要点框4.1）或拉伸（要点框4.2）时所引发的细胞学事件中的部分原因。

牙齿移动的4个基本阶段：

（1）PDL和牙槽骨中的基质应变和液体（基质）流动。
（2）细胞应变，仅次于基质应变和液体（基质）流动。
（3）细胞活化与分化。
（4）PDL和牙槽骨的重建。

请参阅图4.12。

## 4.10 与超负荷相关的细胞学事件

如果施加在牙齿上的力超过毛细血管内的压力（30mmHg，或约50g），血管就会闭塞，PDL的营养供应就会减少。这会导致压缩PDL中的细胞死亡，PDL则发生“玻璃样变”，它由于无菌坏死而呈现出玻璃样的外观。成骨细胞没有以预期的方式募集破骨细胞来吸收骨。细胞需要几天的时间才能从未受损的区域迁移过来。最终破骨细胞出现在邻近的骨髓间隙，并从坏死区下面吸收骨。这就是所谓的潜掘性吸收。

表4.1 正畸牙齿移动过程中骨改建的因素、术语和细胞类型

| | |
|---|---|
| 骨形态发生蛋白（BMPs） | 一组已知能诱导骨和软骨形成的生长因子 |
| 组织蛋白酶K（CTSK） | 一种参与骨改建和骨吸收的酶，主要在破骨细胞中表达 |
| 集落刺激因子（巨噬细胞集落刺激因子）［CSF-1（M-CSF）］ | 是一种多肽生长因子，存在于骨基质中，由成骨细胞产生。直接作用于破骨细胞前体细胞，控制其增殖和分化为破骨细胞 |
| 细胞外信号相关激酶（ERK） | 细胞内信使，在细胞接收到的外部信号和细胞内基因表达模式的变化之间提供关键的联系，改变细胞活性 |
| 氢离子（$H^+$） | 氢离子（$H^+$）的存在创造了酸性环境，使无机骨脱矿活跃 |
| 整合素 | 横跨细胞膜的蛋白质，将细胞内部的细胞骨架与外部刺激联系在一起 |
| 白细胞介素-1（IL-1） | 强效的骨吸收促进剂和骨沉积抑制剂 |
| 白三烯 | 存在于炎症部位。细胞应对机械负荷的反应而产生。在骨破坏和骨形成中都很活跃 |
| 巨噬细胞 | 是负责清除碎片的大细胞。在刺激下产生IL-1，负责向破骨细胞发出信号和招募破骨细胞 |
| 基质金属蛋白酶（MMPs） | 是一系列能够分解未矿化细胞外基质（ECM）的酶，如胶原酶和明胶酶 |
| 单核细胞 | 一种白细胞，聚集形成破骨细胞 |
| 类骨质 | 覆盖在骨表面的一层窄而未矿化的骨基质 |
| 骨桥蛋白 | 帮助破骨细胞黏附于骨表面 |
| 骨保护素（OPG） | 由成骨细胞响应RANKL而产生，以降低破骨细胞的活性从而调节骨吸收 |
| 前列腺素E-2（PGE-2） | 骨吸收的介质，在炎症部位产生，由细胞响应机械负荷而产生，增加细胞内信使的产生 |
| 核因子受体激活剂（RANKL） | 由成骨细胞产生。是破骨细胞分化、融合、活化和存活的必需刺激因子 |
| RUNX-2 | 重要基因，对细胞分化为成骨细胞至关重要 |
| 金属蛋白酶组织抑制剂（TIMPs） | 由不同类型的细胞产生，与MMPs结合以抑制或降低其活性 |

要点框4.1 牙周膜受到压力时，可能发生的细胞学事件

- 机械负荷会导致PDL的ECM和牙槽骨发生应变，引起两种组织中的液体（基质）流动
- PDL细胞通过整合素与细胞外基质连接，因此PDL细胞可以感受到细胞外基质中的应变。骨细胞也通过小管（连接骨细胞的细微管）感受机械力
- 骨细胞通过产生骨形态发生蛋白（BMPs）和其他可以激活成骨细胞的细胞因子对机械形变做出反应。成纤维细胞产生基质金属蛋白酶（MMPs）。成骨细胞的反应是产生前列腺素（如前列腺素E-2）和白三烯
- 成骨细胞产生PGE-2和白三烯，导致细胞内信使增多，使成骨细胞产生白细胞介素-1（IL-1）和集落刺激因子（CSF-1），并增加核因子受体激活剂（RANKL）
- 巨噬细胞通过增加IL-1应对机械变形
- 成骨细胞和巨噬细胞产生IL-1也促进成骨细胞产生RANKL
- RANKL和CSF-1促进血液单核细胞的聚集和增殖，单核细胞融合形成破骨细胞。RANKL还刺激破骨细胞变得活跃
- 成骨细胞聚集在一起，暴露下面的类骨质，产生MMPs使类骨质降解，并使破骨细胞能够接触到下层矿化的骨。成骨细胞还产生骨桥蛋白（OPN），使破骨细胞附着在暴露的骨表面
- 破骨细胞通过将氢离子排入基质，软化羟基磷灰石晶体，然后利用组织蛋白酶K等蛋白酶分解ECM，从而达到骨吸收的目的
- 成骨细胞还产生一些酶和细胞因子的抑制剂（例如TIMPs和OPG，以确保骨吸收受到精确调控）

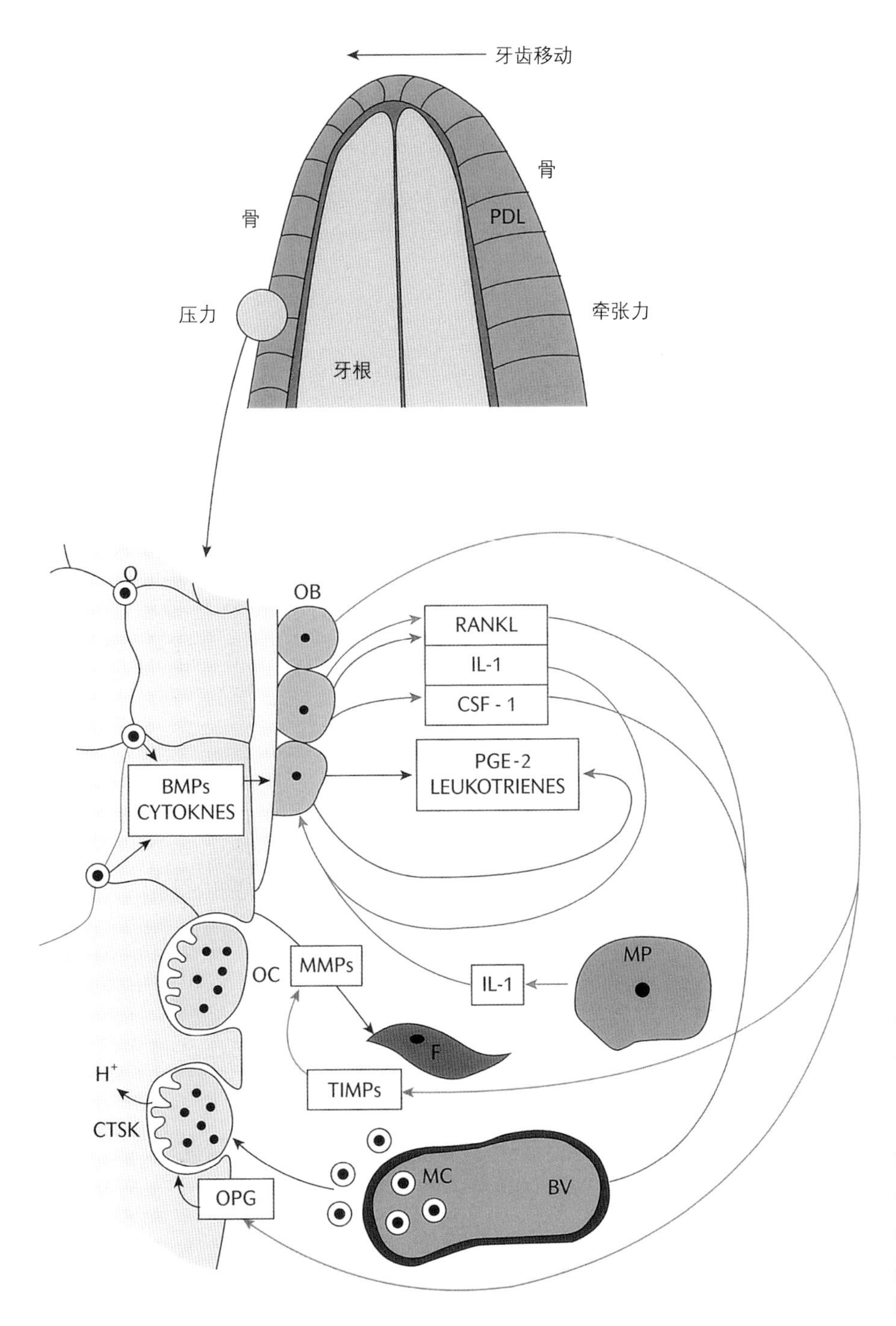


图4.12 压力负荷下，骨改建过程中细胞信号传导的示意图。所有黑色箭头表示因子的上调。红色箭头表示抑制。注意成骨细胞排列在骨表面（类骨质），骨内的骨细胞检测机械负荷，为响应RANKL和CSF-1而离开血管的单核细胞。BV=血管；F=成纤维细胞；MC=单核细胞；MP=巨噬细胞；O=骨细胞；OB=成骨细胞；OC=破骨细胞；RANKL=核因子受体激活剂；IL-1=白细胞介素-1；CSF-1=集落刺激因子；PGE-2=前列腺素E-2；LEUKOTRIENES=白三烯；MMPs=基质金属蛋白酶；TIMPs=金属蛋白酶组织抑制剂；OPG=骨保护素；BMPs CYTOKNES=BMPs细胞因子，骨形态发生蛋白细胞因子；CTSK=组织蛋白酶K；$H^+$=氢离子。

**要点框4.2 牙周膜受到牵张力时，可能发生的细胞学事件**

- 在张力区域，成骨细胞被压扁，类骨质保持不暴露
- PDL中的细胞对张力的反应会增加一种特定的第二信使［细胞外信号相关激酶（ERK）］的数量
- ERK信号诱导RUNX-2的表达，进而引起成骨细胞数量增加，可能通过诱导成纤维细胞向成骨细胞分化而实现
- 成骨细胞聚集成群，分泌胶原和其他组成有机基质的蛋白质，然后产生羟基磷灰石，使基质矿化，从而形成新骨

当出现玻璃样变和潜掘性吸收时，牙齿移动会延迟10～14天。临床上使用过大的力会给患者带来更多不适，增加牙根吸收的风险以及丢失支抗的风险。支抗的定义是抵抗不需要的牙齿移动，将在第15章讨论。支抗的丢失可能是由于治疗计划不充分造成的，但也可能是由于对牙齿施加过大的力所致。当对牙齿施加过大的力时，它最初不会移动；但是，仍然有力施加到支抗牙上。这种作用在支抗牙上的力可能足以产生不必要的移动，从而导致支抗丢失。

牙齿移动的最佳力值在不同的牙齿和移动类型之间会有所不同。这取决于所施加的力传达到PDL上的面积。例如，应该使用较小的力来压低牙齿，力集中在根尖的一个小区域内。更大的力可用于整体移动牙齿，力分布在牙根的整个侧面（表4.2）。

表4.2 不同牙齿移动的最佳力值

| 牙齿移动类型 | 近似力（g） |
| --- | --- |
| 倾斜移动 | 50～75 |
| 整体移动 | 100～150 |
| 直立牙根 | 75～125 |
| 伸长 | 50～100 |
| 压低 | 15～25 |

## 4.11 牙根吸收过程中的细胞学事件

根尖外吸收是一个复杂的炎症过程，几乎出现于所有接受正畸治疗的患者。负责吸收矿化的牙齿组织的细胞，即破牙细胞，与破骨细胞相似，但不完全相同。在轻度的正畸引起牙根吸收（OIRR）的情况下，只有小面积的牙骨质被吸收，当停止正畸加力后，这些区域被牙骨质细胞修复。在更严重的情况下，根尖部分被破牙细胞吸收，根的长度变短。剩余的牙本质将被牙骨质细胞修复，但牙根仍将变短。越来越多的证据表明，OIRR更有可能发生在力值过大的区域，特别是在压力区域。

## 4.12 总结

### 4.12.1 面部生长

- 随着在原口（原始口腔）周围5个突起（额鼻突，2个上颌突，2个下颌突）的发育，面部发育始于胚胎第4周末
- 上颌骨和下颌骨起源于由颅神经嵴细胞迁移而成的第一咽弓
- 骨形成通过膜内或软骨内成骨发生
- 骨生长是通过重建和移位实现
- 颅骨在膜内成骨，紧跟着大脑的生长。在7年内完成生长
- 颅底为软骨内成骨。蝶枕软骨联合的生长发生在2个方向，直到十几岁
- 上颌骨和下颌骨是膜内成骨，并经历复杂的重建模式。它们相对于颅底向前和向下移位。生长发生在上颌结节（上颌骨）和下颌支（下颌骨）的后部，以适应恒牙列
- 下颌骨经历了生长旋转，大多数人都有向上、向前的旋转
- 成人面部的生长持续处于较低的水平。生长趋于成人水平的首先是横向，其次是前后向，最后是垂直向。在前后向和垂直向上，男孩持续较长的生长时间
- 在青春期，尤其是男孩，鼻子变大，嘴唇也会变长变厚。整个成年期，软组织持续生长
- 面部生长的调控是遗传和环境因素共同作用的结果。后者为正畸调整生长提供了可能性
- 目前，无法准确预测面部生长的时间、速度或生长量

### 4.12.2 牙齿移动的细胞学基础

- 没有牙槽骨的重建能力，就无法实现正畸治疗
- PDL的细胞负责骨重建，从而引起牙齿的移动
- 成骨细胞是骨形成细胞，也负责破骨细胞（骨吸收细胞）的招募和激活
- 目前已知，许多不同的生长因子和信号分子参与正畸牙齿移动过程中的骨转换，其中RANK/RANKL/

OPG破骨细胞程序是最重要的

- 过度加力可导致PDL细胞死亡和玻璃样变。这导致了牙齿移动时间的延迟（10～14天），只有通过潜掘性吸收，牙齿才可以继续移动。临床上会导致疼痛、牙根吸收、牙齿移动效率低下和支抗丢失

### 4.12.3　牙根吸收

- 牙根吸收发生在大多数接受正畸治疗的患者中
- 破牙细胞负责牙骨质和牙本质的吸收

## 参考文献和拓展阅读

Björk, A. and Skieller, V. (1983). Normal and abnormal growth,of the mandible. A synthesis of longitudinal cephalometric implant studies over a period of 25 years. *European Journal of Orthodontics*, **5**, 1–46. [DOI: 10.1093/ejo/5.1.1] [PubMed: 6572593]
种植体对下颌骨生长发育影响的研究综述。

Enlow, D. H. and Hans M. G. (2008). ***Essentials of Facial Growth*** (2nd edn). Philadelphia, PA: Saunders.
面部生长的圣经。

Henneman, S., Von den Hoff, J. W., and Maltha, J. C. (2008). Mechanobiology of tooth movement. *European Journal of Orthodontics*, **30**, 299–306. [DOI: 10.1093/ejo/cjn020] [PubMed: 18540017]
一个最新的和易于理解的正畸牙齿移动生物学的回顾。

Houston, W. J. B. (1979). The current status of facial growth prediction: a review. *British Journal of Orthodontics*, **6**, 11–17. [PubMed: 396940].
对生长预测价值的权威评估。

Houston, W. J. B. (1988). Mandibular growth rotations – their mechanism and importance. *European Journal of Orthodontics*, **10**, 369–73. [DOI: 10.1093/ejo/10.4.369] [PubMed: 3061834]
简要回顾生长旋转的病因学和临床重要性。

Sandy, J. R., Farndale, R. W., and Meikle, M. C. (1993). Recent advances in understanding mechanically induced bone remodelling and their relevance to orthodontic theory and practice. *American Journal of Orthodontics and Dentofacial Orthopedics*, **103**, 212–22. [DOI: 10.1016/0889-5406(93)70002-6] [PubMed: 8456777]
这是一篇理解正畸牙齿移动背后的细胞学事件的重要论文。

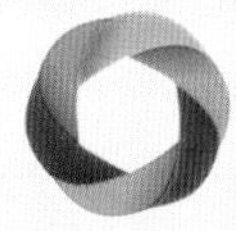

本章的参考资料也可以在www.oup.com/uk/orthodontics5e找到。在可能的情况下，该链接将为您提供该作品的英文电子版本，以帮助您进行进一步的学习。如果您为该网站的订阅用户（个人或机构注册皆可），根据您的登录权限，可细读网站所提供的摘要或完整文章。

# 第5章

# 正畸学评估

## Orthodontic assessment

*S. J. Littlewood*

## 章节内容

**本章学习目标**

- 了解正畸学评估需要完整的病史、临床检查和恰当的记录
- 熟悉采集正畸患者病史时需要收集的信息
- 认识进行口内外三维临床评估的必要性，并熟悉需要收集的临床信息。
- 熟悉用于正畸治疗的诊断记录：研究模型、照片、X线片等
- 向读者介绍数字化正畸技术的进步

## 5.1 正畸学评估引言

正畸学评估的目的是收集患者的相关信息，以获得准确的正畸诊断。该信息包括：

- 采集完整的病史
- 进行临床检查
- 收集合适的资料

这些评估信息将会形成一张关于正畸患者的问题列表，此列表是正畸诊断的基础（图5.1）。问题分为两类：一类是病理性问题，一类是发育性问题。病理性问题与疾病相关，如龋齿、牙周疾病，以及一些需要在正畸治疗之前解决的问题。发育性问题是导致错殆畸形的主要因素，也是本章的重点。

由于正畸治疗通常可以择期治疗，所以正畸学评估必须收集足够的信息，不仅要记录哪些容貌问题可通过治疗改善，哪些问题无须改善；还要记录任何可能治疗中潜在的风险（请参阅第1章，第1.6节）；通过了解治疗带来的益处和风险，患者才能对是否继续治疗做出理智的决定（知情同意将在第7.8节中详细讨论）。

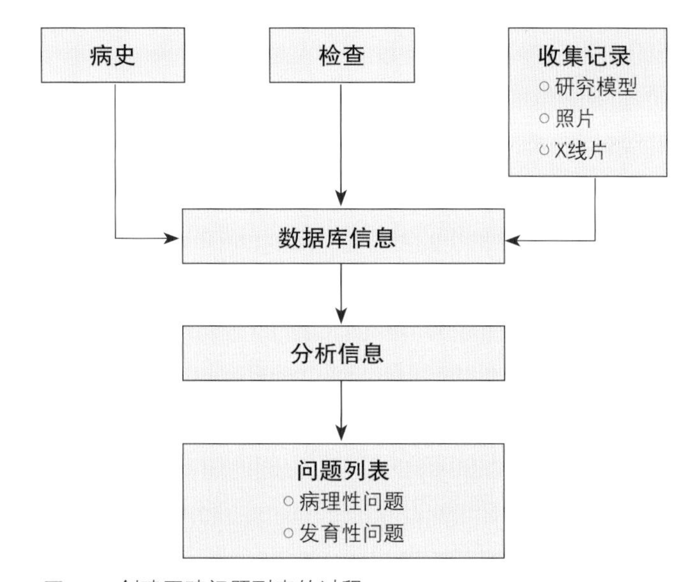


图5.1 创建正畸问题列表的过程。

## 5.2 采集正畸病史

应给予患者机会用自己的语言描述问题，然后临床医生再对其进行询问，如要点框5.1所示。

当患者是儿童时，可以让其父母或者监护人参与讨论，但重要的是要询问孩子的意见，毕竟接受治疗的是孩子，医生也需要其配合才能完成治疗。

### 5.2.1 主诉

应该给予患者机会用自己的语言来表达他们的问题以及他们想要纠正的问题。他们可能认为自己存在的问题是：

- 美观
- 功能（语音和咀嚼困难）

**要点框5.1 在采集病史过程中要收集的信息**

- 患者的主诉及治疗期望
- 医疗病史——识别任何可能影响治疗的疾病
- 口腔病史——如牙外伤、之前或正在治疗的牙科疾病、颞下颌关节疾病、遗传性牙齿疾病（如缺牙症）以及正畸治疗史等。
- 不良口腔习惯——任何的吮指习惯或其他影响牙列发育的不良习惯
- 生长发育阶段（明确生长发育是否完成或仍处于生长发育阶段，这将可能会影响将来的治疗时间和效果）
- 患者（或父母的）治疗动机
- 社会行为因素——可能会影响患者配合完成治疗能力的因素

表5.1　正畸相关的医疗环境

| 全身性疾病 | 与正畸相关 |
| --- | --- |
| 癫痫 | • 癫痫需要在正畸治疗前得到控制 |
| | • 口外头帽装置会产生不可预测的危害 |
| | • 紧张可能会引起癫痫发作 |
| | • 抗癫痫药物苯妥英类可能会引起牙龈增生 |
| 乳胶过敏 | • 确认医生是否对乳胶过敏 |
| | • 用不含乳胶的手套和正畸产品 |
| 镍元素过敏 | • 口内反应非常罕见 |
| | • 使用有塑料包裹的头帽装置，避免与皮肤接触 |
| | • 如果确定口内过敏，应当使用不含镍的止畸产品 |
| 糖尿病 | • 患者更容易发生口内感染和牙周疾病 |
| | • 如果错过零食或正餐，会有低血糖的风险，因此要合理安排复诊时间 |
| | • 病情控制不佳的糖尿病患者不应进行正畸治疗 |
| 有感染性心内膜炎风险的心脏疾病 | • 以往对患有结构性心脏缺陷的患者进行任何形式的牙龈手术都有可能发生菌血症，需常规使用抗生素预防 |
| | • 此问题指南现已更新，因为在许多情况下，由抗生素引起的全身性过敏性反应的风险大于感染性心内膜炎的风险 |
| | • 临床医生应参考最新的指南，如有疑问，请联系患者的家庭医生或心脏病学专家 |
| 出血性疾病 | • 通常正畸治疗不是禁忌证 |
| | • 正畸拔牙时需要有预防措施和医学建议 |
| | • 这类患者要注意避免弓丝和尖锐物刺伤软组织 |
| 哮喘 | • 定期使用含类固醇的吸入器可能会诱发口腔内念珠菌感染，因此维护良好的口腔卫生十分重要，尤其是使用腭部基托装置时 |
| 服用双膦酸盐药物 | • 容易造成骨坏死和影响骨代谢 |
| | • 应与患者的家庭医生联系，以获取有关治疗计划的建议，尤其是在可能需要拔牙的情况下 |
| 学习障碍或行为失调 | • 这些可能影响患者配合治疗的能力，也可能影响治疗的选择、过程和目标 |

记录患者正在服用的可能对牙齿移动或整体口腔健康有影响的药物也很重要。有关该主题的更多相关信息，请读者参阅“参考文献和拓展阅读”部分

• 与牙齿健康相关（如创伤性覆𬌗）

重要的是要认识到，患者对自己的问题的理解可能并不总是与专业的临床医生一致。当患者的问题没有纳入治疗计划时，患者可能不会满意。这时让患者充分表达自己的顾虑，将有助于判断患者的期望是否实际且可实现的（请参阅第5.2.6节）。

## 5.2.2　医疗病史

与口腔专业的其他治疗一样，制订正畸治疗方案时，不能将口腔问题独立于身体的其他部位而思考。清楚地了解患者的全身问题以及其如何影响正畸治疗至关重要。表5.1总结了正畸患者全身性疾病的关键信息，“参考文献和拓展阅读”部分提供了更多详细信息。

### 5.2.3 口腔病史

医生应询问患者口腔治疗的相关经历，这将有助于了解患者对口腔健康的重视程度和既往治疗史，进而分析其中可能影响患者正畸治疗依从性的因素。尤其重要的是，要明确患者现有的口腔疾病，颞下颌关节紊乱病史以及牙外伤史。此外还要记录影响牙列的相关遗传疾病（例如先天缺牙或牙釉质缺损）和既往正畸治疗史。

### 5.2.4 口腔不良习惯

医生应该询问患者既往和现存任何影响牙列的不良口腔习惯。这里最重要的是吮指习惯，临床医生需要知道习惯的持续时间和形成原因。其他习惯（例如咬指甲）可能会增加牙根吸收的风险。

### 5.2.5 生长发育阶段

对于一些正畸治疗，患者的生长状况很重要。在某些情况下，仍处于生长期的患者正畸治疗会更加成功，例如，当患者患有潜在的骨骼问题时，可以通过生长改良的方法来改善其矫正效果（请参阅第7章和第19章）。其他情况下，最好在生长完成时制订治疗计划（例如，患有严重的Ⅲ类错𬌗畸形的青少年）。此时可以通过询问患者或其父母的方式，来判断该患者是否仍处在生长期。

### 5.2.6 治疗动机和期望

正畸治疗需要患者的积极配合。无论正畸医生技术多么精湛，除非患者有足够强的意愿依从所有医嘱，否则治疗都不会成功。如果患者本身意愿不强，则不应进行治疗。

我们已经解释了弄清患者不满意的错𬌗畸形特征以及他们在治疗结束时希望得到的结果的重要性。在可能的情况下，临床医生应针对患者关注的问题制订计划。但是，有时患者对问题的看法或期望不切实际，这时，正畸医生的作用是向患者仔细解释，哪些可以实现，哪些不能实现。如果患者的期望不切实际，则不应进行治疗。

### 5.2.7 社会行为因素

患者能否定期复诊会影响治疗的依从性，应弄清使其无法按时复诊的实际或社会因素。正畸治疗通常需要长期诊治和多次复诊。因此判断患者（对于儿童及其亲属或监护人来说）是否能配合整个正畸治疗和后期的保持是非常重要的。此外，一些行为问题可能会影响患者的依从性。

## 5.3 三维方向的临床检查

临床检查的目的是鉴别病理性和发育性问题，并确定需要哪些诊断记录。重要的是要记住，应该对面部和牙列进行三维方向（前后向、垂直向和横向）的检查。要点框5.2总结了不同方面三维方向的正畸学评估。

**要点框5.2 三维方向临床检查**

前后向

口外

上下颌骨关系（Ⅰ类、Ⅱ类、Ⅲ类）

口内

切牙分类

覆盖

尖牙关系

磨牙关系

前牙反𬌗

垂直向

口外

面部三等分

下颌骨下缘与上颌的角度

口内

深覆𬌗，前牙开𬌗或后牙开𬌗

横向

口外

面部对称性

口内

中线

后牙反𬌗

## 5.4 口外检查

了解患者潜在的骨型和覆盖于其表面的软组织将有助于分析判断错殆畸形的病因。这也会帮助临床医生了解已有的治疗方法的解剖局限性。另外，正畸治疗中一个重要的目标是获得美观的笑容，而简单地排齐牙列并获得良好的咬合并不一定能保证美观的笑容。正因为对唇齿关系的理解是至关重要的，所以微笑美学的评价应纳入正畸学评估的一部分。

需要从正面和侧面对患者进行检查。为了确保能够准确评价骨骼关系，就要确保患者处于“自然头位”，即患者头部处于自然状态时的位置。患者应笔直地坐在椅子上并注视远处的某一物体。拍摄头颅侧位片时，也应使用相同的自然头位，以确保所有患者记录的一致性（请参阅第6章，第6.1节）。

口外评估的关键是了解面部的正常比例，并确定患者是否偏离正常关系。对患者进行口外评估：

- 正面观（评价垂直向和横向平面，即冠状面）
- 侧面观（评价前后向和垂直向平面，即矢状面）

还应该对微笑美学、软组织（唇和舌）进行评价，并检查颞下颌关节（TMJ）。

### 5.4.1 前后向评估

目的是评估上下颌骨具有牙齿部分的相对关系，以及它们与颅底的关系。前后向关系可以通过以下3种方式进行评估：

- 评估唇与垂线之间的关系，从软组织鼻根点作垂线（图5.2）
- 在上颌骨前部的A点和下颌骨前部的B点进行触诊（图5.3）
- 通过确定侧貌的中下1/3 之间的角度来评估面部的凸度（图5.4）

### 5.4.2 垂直向评估

用两种方法评估面部垂直向：

- 使用三等分法则
- 测量下颌骨下缘与上颌骨之间的角度

面部可以分为三部分（图5.5）。若面部比例正常，面部三部分尺寸大约相等。这三部分存在任何差异都可能表现在面部垂直向的不协调。正畸医生尤其关注面部下1/3比例的增加或减少。面下1/3也可分为三部分，上唇位于上1/3，下唇位于下2/3的顶部（图5.5）。

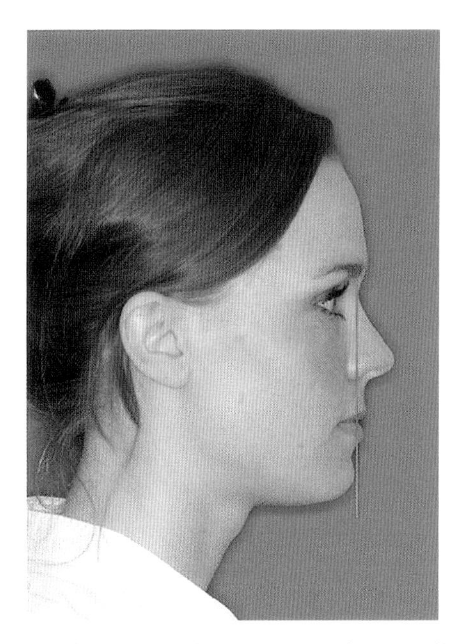

图5.2 用零子午线来评估前后关系。零子午线是从软组织鼻根点所作的垂直于水平面的垂线。在“Ⅰ类”关系中（如图所示），上唇位于这条线上或稍前于此线，而颏点位于此线的稍后方。

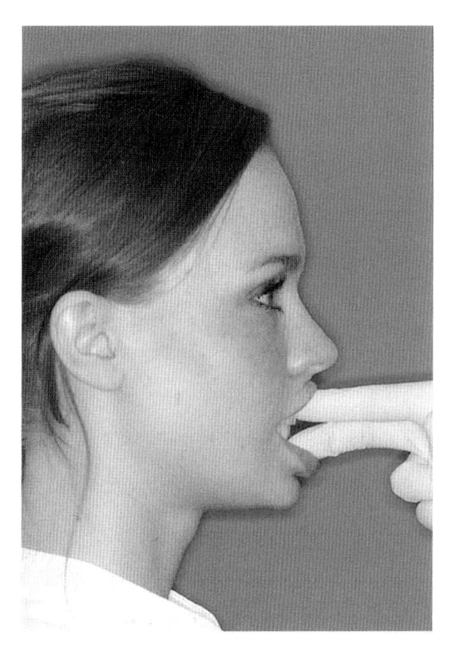

图5.3 触诊上颌骨前部的A点和下颌骨前部的B点，以明确被掩饰的前后向颌骨关系。如图所示，在正常（Ⅰ类）骨骼关系中，上颌骨位于下颌前方2～4mm。在Ⅱ类关系中，下颌骨在上颌骨后方超过4mm。在Ⅲ类关系中，下颌骨在上颌骨后方不超过2mm（在更严重的Ⅲ类病例中，下颌骨可能在上颌骨前方）。

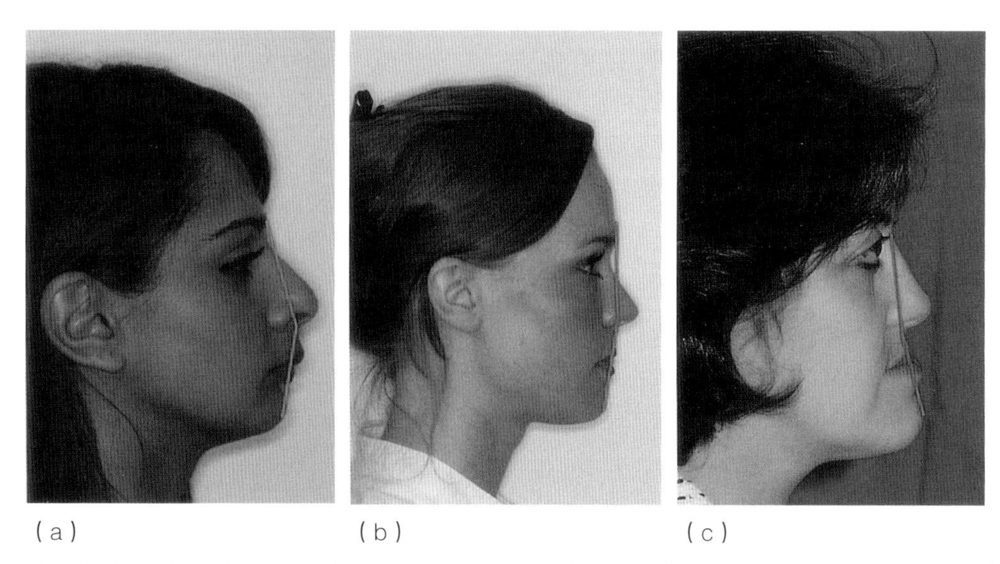


图5.4 卜颌骨的前后关系也可以使用面部凸度进行评估。这是通过面上部（眉间点到鼻下）和面下部（鼻下到颏前点）之间的角度评估的。平均值为12° ±4°。（a）凸面型患者，面凸角增加，表明其为Ⅱ类骨型。（b）直面型患者，面部凸度正常，表明其为Ⅰ类骨型。（c）凹面型的患者，表明其为Ⅲ类骨型。

用另一种临床评估方法来确定垂直向关系，评估下颌骨下缘和上颌骨之间的夹角（图5.6）。沿着下颌骨的下缘用手指或牙科器械的手柄代表临床下颌平面角。

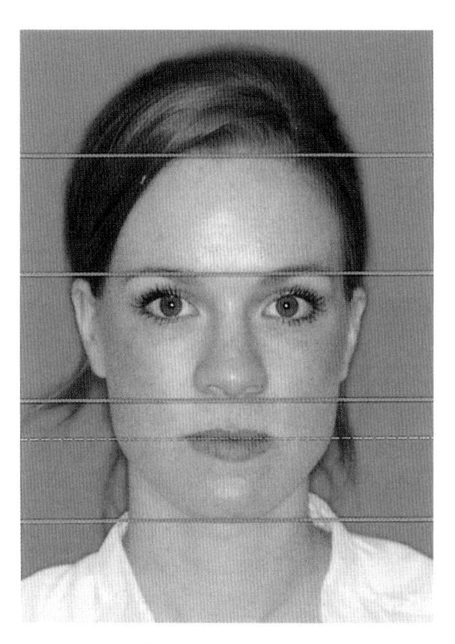

图5.5 面部可分为三等分：发际线至眉间，在眉毛之间（额部）、眉间至鼻下（中部1/3）和鼻下至颏部（下1/3）。面下1/3可以进一步三等分，上唇位于上1/3，下唇位于下2/3的顶部。

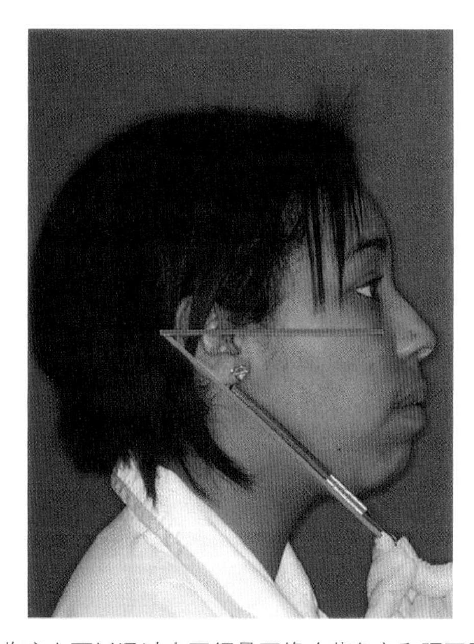

图5.6 临床上可以通过由下颌骨下缘（蓝色）和眶耳平面（红色）组成的相交线，评估下颌平面的角度。眶耳平面实际上是在头颅侧位片上（在耳点和眶点之间）测量的，临床上可以通过触诊眼眶的下边界进行定位。如果两条线在枕骨处相交，则该角度被视为正常。对于本病例来说，线在枕骨前相交，则角度增加，表明垂直向比例增加。如果线在枕骨后方相交，则角度减小，表明垂直向比例减小。

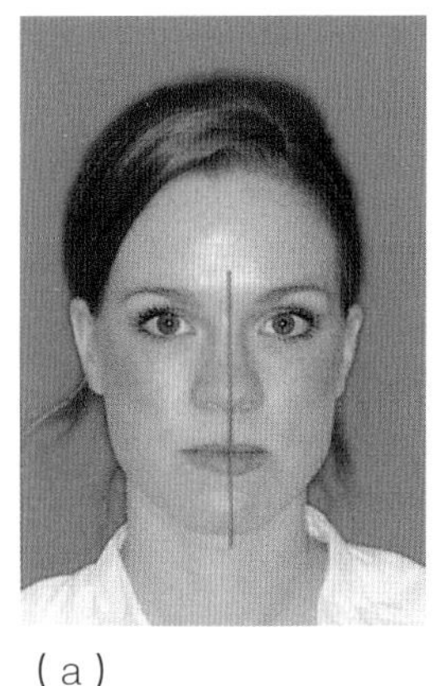
(a)

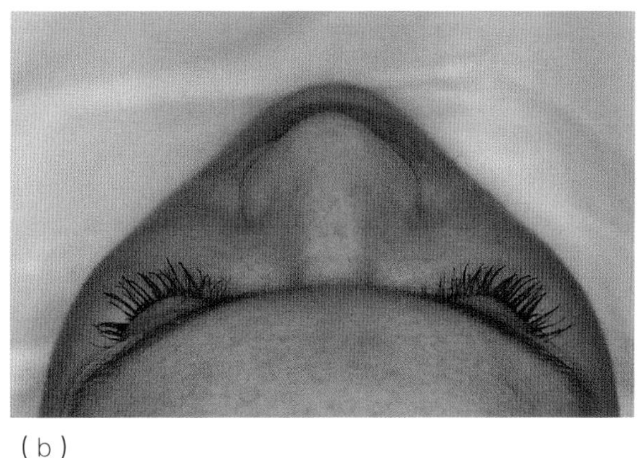
(b)

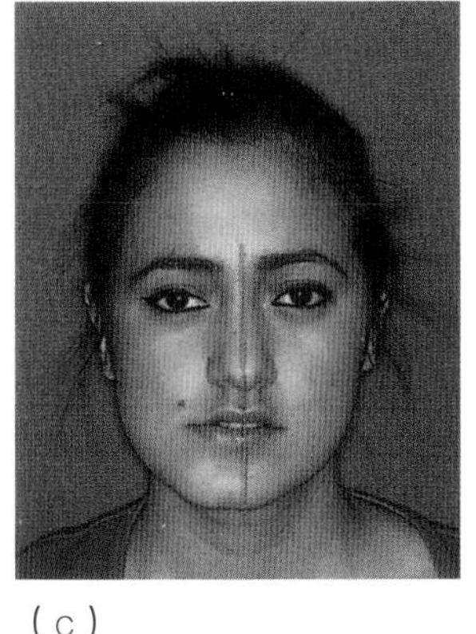
(c)

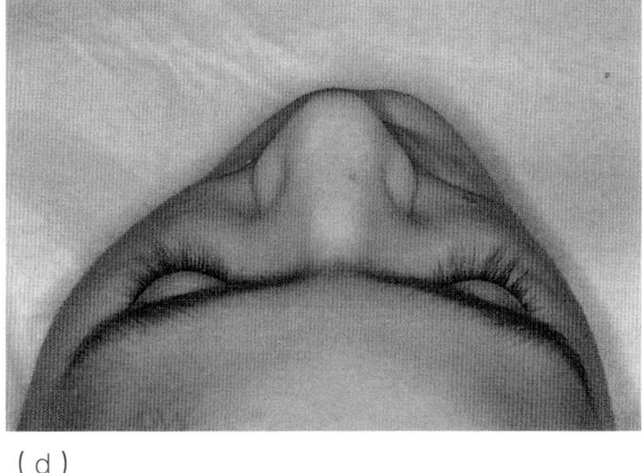
(d)

图5.7 面部的横向检查应从患者的前部和上方进行（当患者坐在牙椅上时，应站在患者的后上方）。（a）患者面部对称，面部中线与软组织的鼻根点、上唇唇红边界的中部和颏点对齐。（b）从后方看同一位患者，确认其对称性。（c，d）患者下颌明显向右偏斜。

### 5.4.3 横向评估

可以从正面观察面部的横向比例，也可以站在患者的后上方向下观察面部（图5.7）。没有面部是绝对对称的，但是明显的不对称需要记录。软组织的鼻根点、上唇唇红边界的中部和颏点应对齐。面部也可以五等分，每个部分大约等于一只眼睛的宽度（图5.8）。

### 5.4.4 微笑美学

多数患者希望通过正畸治疗来改善笑容，因此认识到笑容的不同组成部分将会提升美观度（请参阅“参考文献和拓展阅读”部分）。

正常的笑容应显示以下内容（图5.9）：

- 在大笑时可见上切牙的完整高度。对于牙龈，此时只能观察到牙齿邻面间的牙龈。女性的笑线通常高1～2mm
- 上切牙切缘应与下唇平行
- 上切牙应靠近但不接触下唇
- 微笑时上前牙的牙龈边缘是十分重要的，中切牙和尖牙的龈缘大致在同一水平，侧切牙的龈缘低于尖牙和中切牙龈缘1mm
- 笑容的宽度应该是可见颊廊，但面积很小。颊廊是口角与最远端可见牙齿的颊面之间的空间

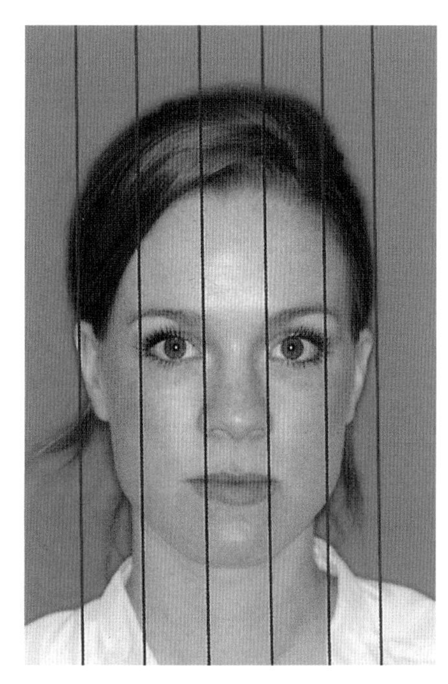

图5.8 在正常横向比例的面部中，面部可以分为大约5个相等的部分，每个部分等于一只眼睛的宽度。

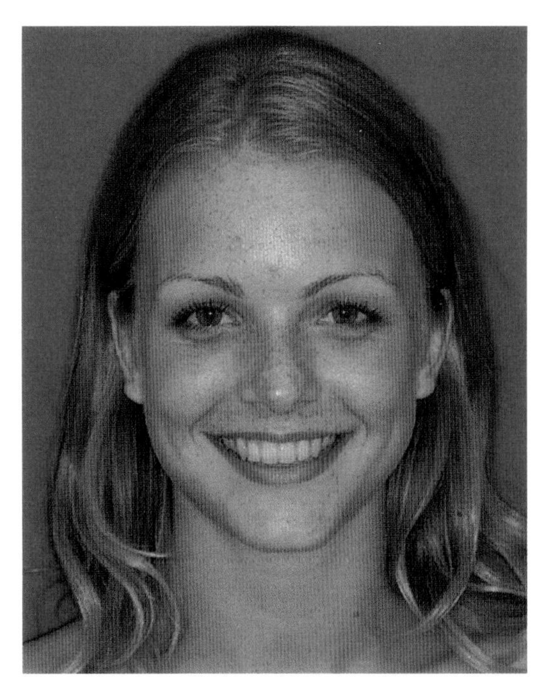

图5.9 患者展示出正常笑容的一些特征：①所有上切牙均可见，同时可见牙齿邻接区的牙龈；②上切牙边缘与下唇平行，表示“协调的”微笑弧线；③上切牙不接触下唇；④中切牙和尖牙的龈缘约位于同一水平，侧切牙龈缘相较前者低1mm；⑤颊廊可见，但面积很小；⑥对称的牙齿排列。在这个病例中，微笑审美与正常情况唯一不同的是，上牙列中线稍微位于面部中线的右侧。

- 牙齿排列对称
- 上牙列中线与面部中线一致

面部或微笑美学的许多方面都不只受正畸治疗的影响，或者根本就不会受到影响。这一方面需要与患者讨论，如果可行，可能需要考虑手术和修复的方法。

### 5.4.5 软组织检查

除了评价微笑的美观之外，软组织检查还应评价：

- 唇（要点框5.3）
- 舌

双唇可以自然闭合（即息止位双唇闭合）、能够闭合（在息止位时切牙的位置阻止唇自然闭合，但患者可以自行将双唇闭合），或闭合不全（需要大量的肌肉活动才能使双唇闭合）。唇闭合不全在青春期前常见，由于软组织的垂直向生长，唇闭合不全情况将

**要点框5.3 评估唇的特点**

- 唇闭合程度
- 唇丰满度
- 鼻唇角
- 唇闭合方式

随着年龄增长进一步恶化。实现唇自然闭合减少前牙覆盖在治疗Ⅱ类1分类错𬌗畸形中尤为重要。如果治疗结束时上切牙位置不影响双唇自然闭合，那么这会很大程度提高病例的稳定性。

息止位时，唇应由其根部向外翻，并可见唇红的边缘。唇的凸度在不同种族之间有所不同，非洲裔加勒比人比高加索人更加突出（图5.6）。使用Ricketts的美学线（E线）可为唇在面部中的合适位置提供参考（请参阅第6章，图6.14）。

鼻唇角是鼻底和上唇前缘之间的角度，应为90°～110°（图5.10）。鼻的形状及上唇前缘会影响该角度。上切牙的支撑可影响上唇前缘位置。如果鼻的形状正常，那么大的鼻唇角则表示唇后缩，而小的鼻唇角表示唇突出。

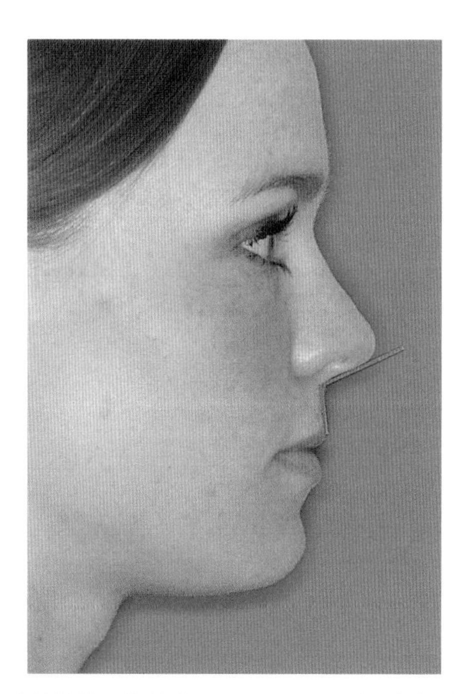

图5.10 鼻唇角的正常值为90°～110°。这一点很重要，因为上切牙的正畸移动会影响该角度。

在口外检查时进行舌评估的原因是要确定患者在吞咽过程中前部闭合的方式以及息止位时舌的位置。在一些唇闭合不全的患者中，舌向前伸与上下唇接触形成前部闭合。这种情况与潜在的错殆畸形是相适应的，因此当治疗完成时，我们可以看见双唇不存在唇闭合不全，吐舌习惯也消失了。在有些患者中，存在一种所谓的内源性吐舌，这种吐舌习惯在治疗后会自行恢复，从而导致错殆畸形的复发。如果能在临床工作中，鉴别出这种极易复发的病例是很有帮助的。然而，区分适应性吐舌和内源性吐舌是很有难度的。内源性吐舌的患者多表现出上下切牙的向前倾斜，前牙开殆，相应的口齿不清很难发清楚“s”和“th”音，并且舌在息止位时位于上下切牙之间。在功能上，息止位时舌的位置比舌运动更为重要。

### 5.4.6 颞下颌关节检查

在正畸学评估时，TMJ和咀嚼肌中存在的病理性表现要重点记录。任何的压痛、弹响、捻发音、关节绞锁、运动范围和最大张开度都应如实记录。如第1章所述（请参阅第1.4.6节），没有强有力的证据表明TMJ紊乱与错殆畸形相关或可以通过正畸治疗治愈。但如果检查到相应的体征或症状，则必须记录下来，必要时在开始正畸治疗之前将患者转诊给关节专科医生。

## 5.5 口内检查

口内检查要求临床医生评估：

- 牙齿发育阶段（记录牙齿现状）
- 软组织和牙周病理学表现
- 口腔卫生
- 全口牙齿健康状况，包括确定龋齿和修复体
- 牙弓内和牙弓之间的牙齿位置

### 5.5.1 口腔健康评估

明确黏膜表面、牙周或牙齿的病理性问题是十分重要的。通常情况，在进行正畸治疗之前，病理性疾病都应被治愈或控制。

虽然牙周疾病在儿童患者中不常见，但在成年人中相对普遍。任何黏膜或牙周问题都应仔细记录。第20.4节讨论了鉴别和控制牙周疾病的重要性，为我们调整治疗计划提供了帮助。

良好的口腔卫生对于正畸治疗是十分必要的，在没有良好口腔卫生的情况下进行正畸治疗，牙齿脱矿和牙周附着丧失的可能性将大幅提升。所以在患者不能保证维持高水平的口腔卫生之前，不应开始正畸治疗。

口腔病理性病变会极大地影响治疗计划，此时我们需要影像检查和特殊检查（例如牙髓活力测试）。我们尤其要检查以下内容：

- 龋病
- 矿化不良的区域
- 牙外伤的后续影响
- 死髓牙
- 牙齿磨耗
- 牙齿形态异常
- 现有的修复体可能会影响托槽粘接的方式，当需要间隙时，还要考虑拔牙的模式

### 5.5.2 牙弓评估

牙弓评估包括：

- 拥挤（要点框5.4）或间隙
- 牙齿排齐程度，包括牙齿的错位或扭转
- 唇倾度（前突、直立或后缩）
- 尖牙牙轴倾斜角度（近中、直立、远中），这将影响未来的支抗评估
- 牙弓形态和对称性
- Spee曲线的深度（请参阅第7章，第7.7.1节）

### 5.5.3 咬合评估

评估牙弓现有的咬合情况。首先评估切牙关系：切牙的分类，深覆盖或前牙反殆（前后向），深覆殆或开殆（垂直向）和中线（横向）。然后根据颊侧信息评估其他咬合关系：尖牙关系和磨牙关系（前后向），后牙开殆（垂直向）和后牙反殆（横向）。

**要点框5.4 描述现有拥挤度**

0～4mm=轻度拥挤
4～8mm=中度拥挤
>8mm=重度拥挤

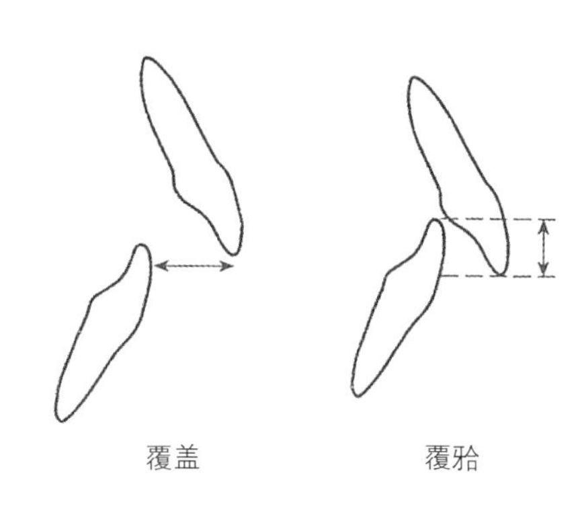


图5.11 覆𬌗和覆盖的测量。

## 切牙分类

第2.3节对此进行了讨论。

## 覆盖

测量上切牙唇面最突出的部分到下切牙的唇面的距离（图5.11）。通常为2～4mm。如果下切牙位于上切牙的前面，则覆盖为负值。

## 覆𬌗

测量上颌切牙与下颌切牙垂直向上重叠的程度（图5.11）。评估覆𬌗时要注意三个特征：

- 覆𬌗量
- 下牙是否与对颌的牙齿或软组织接触（完全覆𬌗）或它们没有接触（不完全覆𬌗）
- 是否引起软组织损伤（外伤）

正常值为上切牙覆盖下切牙唇面1/3。如果重叠大于1/3，则称为深覆𬌗；如果重叠小于1/3，则为浅覆𬌗。如果完全没有重叠，则为前牙开𬌗。

有时深覆𬌗会造成创伤，即牙齿咬在牙颈部时。这类创伤可发生于下颌切牙唇侧，或上切牙腭侧（图5.12）。

## 中线

理想情况下，上下牙弓中线应彼此重合，并与面中线一致。

## 尖牙关系

第2.3节对此进行了讨论。

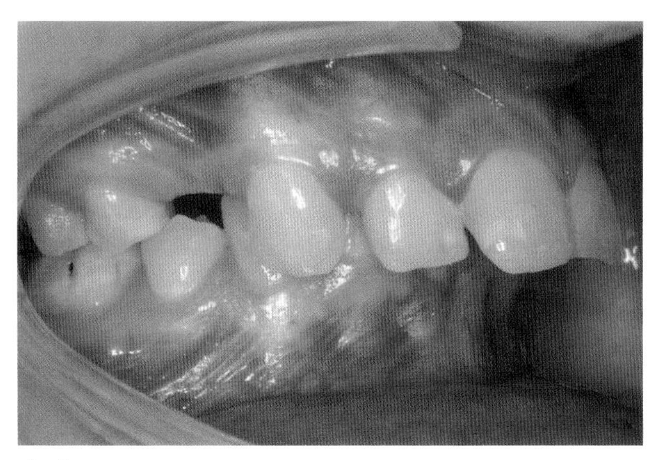

（a）

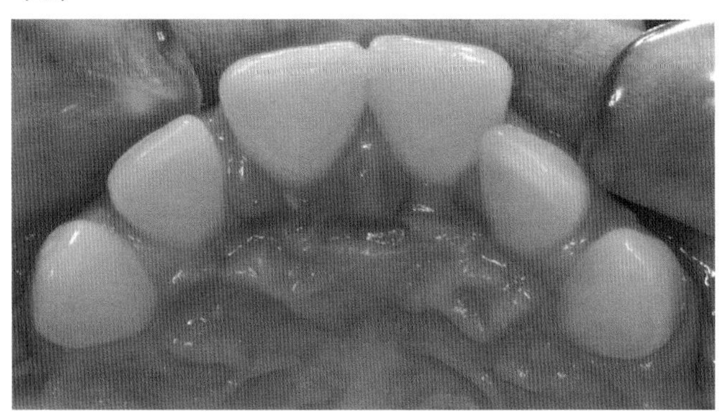

（b）

图5.12 创伤性深覆𬌗。（a）重度深覆𬌗病例。（b）表明这是完全覆𬌗且是创伤性的（上切牙腭侧牙龈损伤退缩）。

## 磨牙关系

第2.3节中进行了讨论。

## 反𬌗

反𬌗是上下牙颊舌向关系异常。这些关系将在第13章中更详细地描述。

- 位置（前牙或后牙）
- 反𬌗的性质（要点框5.5）

当存在反𬌗时，要注意下颌骨在闭口过程中是否发生错位，即当患者闭口时，由于个别牙齿的早接触，而为了获得最大牙尖交错位或一个相对舒适的咬

**要点框5.5 反𬌗的描述**

后牙反𬌗
下颌牙齿的颊尖咬在上颌牙齿颊尖的颊侧
正锁𬌗
下颌牙齿的颊尖咬在上颌牙齿舌尖的舌侧

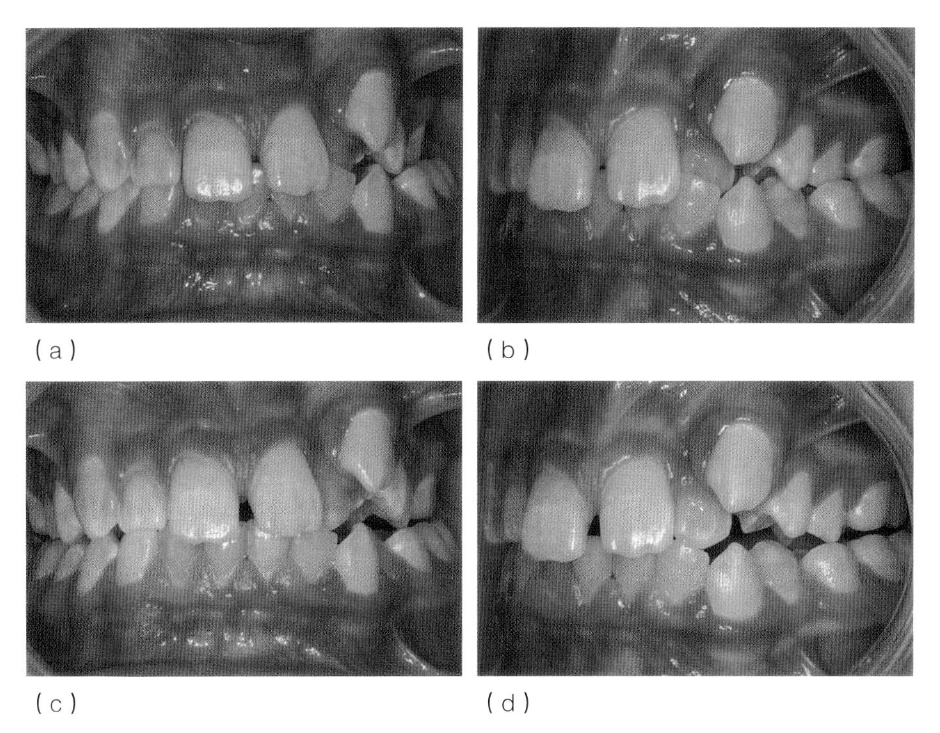


图5.13 该患者左上侧切牙，左上第二前磨牙和左上第一磨牙反𬌗。仔细检查后，患者闭口时下颌骨明显向前、向左移动，这是由左上侧切牙早接触引起的。(a，b)牙齿处于最大牙尖交错𬌗(牙尖交错位)的患者。(c，d)侧切牙产生干扰之前。由于下颌骨移位，要注意咬合关系，尤其是中线的差异。

合，导致下颌骨被迫向前、向左侧或右侧移动。这会造成后退接触位和牙尖交错位不一致(图5.13)。明确下颌骨这种位移是很重要的，因为此时的反𬌗是人为原因造成下颌骨错误位移，这也将导致其他的咬合测量的不准确。正畸治疗计划应基于后退接触位，因为该位置是纠正了反𬌗和消除下颌骨不良位移后，下颌骨应回到的位置。

## 5.6 诊断记录

出于多种目的，可能需要的正畸记录包括：

- 诊断和治疗计划
- 生长监测
- 治疗监控
- 医疗法律记录
- 与患者的交流和对患者的教育
- 审查和科学研究

### 5.6.1 研究模型

研究模型应显示所有萌出的牙齿，并延伸到颊侧前庭沟。传统方法，模型通常由藻酸盐印模制取，然后灌注牙科石膏。关于咬合记录，则可借助蜡片或硅橡胶。通过“Angle模型修整法”修整模型，该技术将模型放置在水平桌面上，从不同角度观察正确的咬合(图5.14)。

数字化模型不会随时间推移而损坏，更易于传输，并且不会占用实体空间，这种方式正在逐渐取代传统石膏模型。在第5.6.5节中有关正畸记录的技术进步中讨论了虚拟研究模型。

### 5.6.2 照片

提供重要记录。通常拍摄角度如下。

4张口外照(处于自然头位)：

- 正面自然放松像
- 正面微笑像
- 45° 像
- 侧面像

5张口内像：

- 正面咬合像
- 侧方咬合像(左和右)
- 上下牙弓𬌗像

一些操作者会记录患者说话和微笑的视频短片，因为这样可提供有关牙齿和微笑功能的更多有用信息。

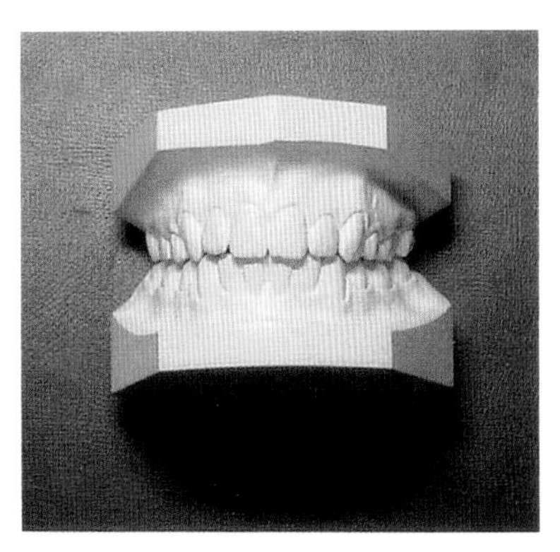

（a）

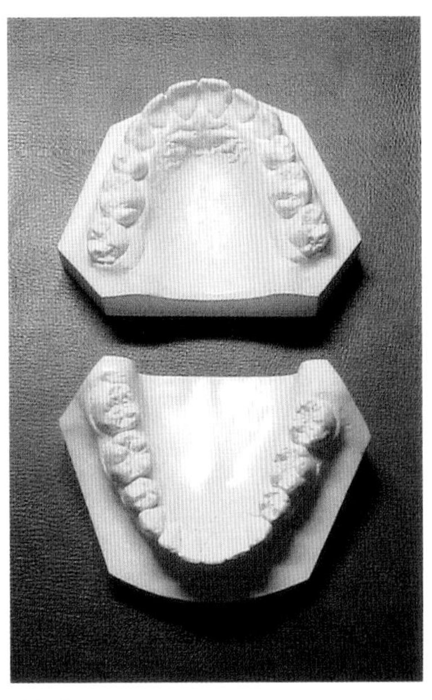

（b）

图5.14 研究模型应使用“Angle模型修整法”来制作。这种方法可将模型从不同切割面放置于水平桌面上，进而从不同角度观察正确的咬合。（a）显示牙齿的咬合关系，此时模型依靠切割面直立于桌面上。（b）两牙弓分开观察。

## 5.6.3 X线片

X线片的辐射虽低，但开立每张X线片都必须有足够的临床依据。只有在临床全面检查后，确定无法通过其他损伤较小的方法获得信息时才开立X线片检查（要点框5.6）。在阻断矫治或主动正畸治疗时，X线片可以提供以下额外信息：

- 现存牙齿及缺失牙
- 恒牙列发育情况
- 牙根形态，包括牙根长度和现有的牙根吸收
- 异位萌出或多生牙
- 存在的口腔疾病

要点框5.6 正畸学评估中常用的X线片

- 全口曲面断层片（DPT）
- 头颅侧位片
- 上颌殆片
- 根尖片
- 咬合翼片

- 牙齿与牙槽基骨的关系以及它们与颅底的关系

### 全口曲面断层片（DPT）

这对确认未萌出牙齿的存在、位置、形态以及牙齿及其支持结构的总体概况是很有用的。切牙区域的牙槽骨很薄，因此有些患者在该区域还需要其他方法辅助检查（图5.15）。

DPT应在特定的体征和症状的情况下应用，因此不应将其用作临床筛查。

### 头颅侧位片

有时称为“头侧”，在第6章中有更详细的讨论。

### 上颌殆片

上颌殆片提供了上切牙区域的影像信息，评估切牙的牙根形态，检查多生牙的存在以及定位异位萌出的尖牙（图5.16）。X线片上牙齿的位置通常要求使用平行投照技术以不同角度进行拍摄（请参阅第14章，第14.5节）。

### 根尖片

可以在口腔的任何部位使用，用于评估牙根形态和局部病变，以及定位未萌出的牙齿（可以与其他X线

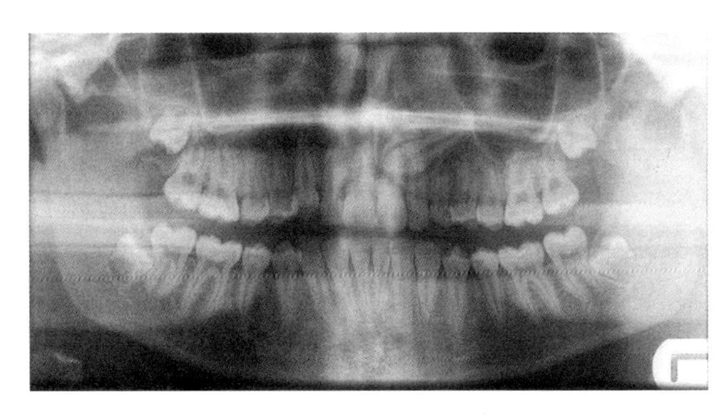

图5.15 DPT显示左上尖牙和所有第三恒磨牙未萌出。

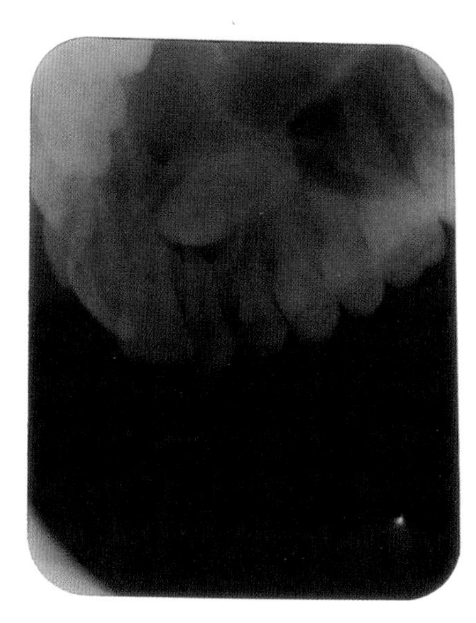

图5.16 用上颌殆片来检查图5.15所示的阻生尖牙。有迹象表明，上颌侧切牙的根部可能已经吸收，这与阻生的左上尖牙的牙冠有关。

片一起使用，如上颌殆片，使用平行投照技术来确定这些牙齿的位置）。

咬合翼片

有助于评估龋齿和现有修复体的状况。

### 5.6.4 锥形束计算机断层扫描（CBCT）

常规计算机断层扫描（CT）成像是应用螺旋X线设备与数字计算机相结合来获取人体影像学图像。使用CT成像，可以生成人体器官和组织的横截面图像。CBCT比传统CT速度更快，同时具备更简洁快速的扫描数据，以及更低的辐射剂量。相比于常规CT，CBCT使用的扫描仪的尺寸、辐射剂量和扫描所需的时间也都大大减少。CBCT生成的三维（3D）视图在一些正畸病例中可有以下作用：

- 准确定位阻生牙，更准确地评估一些相关的病变，尤其是相邻牙齿牙根的吸收（图5.17）
- 评估牙槽骨附着情况
- 腭裂
- 评估牙槽骨的高度和体积（这可能与种植病例有关）
- TMJ或气道分析
- 设计一些复杂的正畸正颌联合治疗病例

尽管辐射剂量比常规CT扫描小得多，但仍比第5.6.3节中讨论的常规X线片高。因此，目前仅当常规X线片不能提供必要的诊断信息时（例如阻生牙病例），才应使用CBCT。

其他3D成像技术也可以用于正畸诊断，例如光学激光扫描和立体摄影测量。

在第22.10.1节正畸正颌联合治疗中介绍了使用3D成像的方法。

3D成像是正畸学中目前发展最快的领域之一，读者可参考“参考文献和拓展阅读”部分以获取更多详细信息。

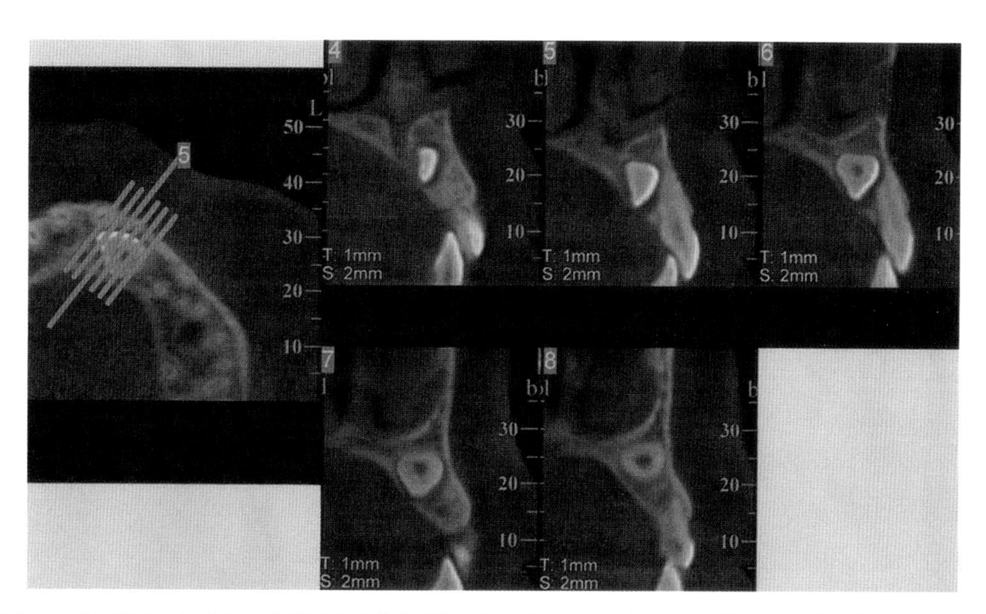


图5.17 图5.15和图5.16所示阻生尖牙的患者的锥形束计算机断层扫描（CBCT），表明左上侧切牙的腭侧近根尖点处有少量牙根吸收。

### 5.6.5 正畸记录和治疗技术的进步

数码摄影和X线照相已经存在很多年。可以使用计算机软件来整合从照片和X线片获得的二维硬组织和软组织信息，以合成图像来模拟正畸和/或外科治疗的结果。这不仅有助于制订治疗计划，还有助于医患沟通，为患者知情同意提供更多信息。在第22章中将对此进行更详细的讨论。近年来，正畸行业正朝着3D数字化记录方向迈进。

现在可以使用口内扫描代替传统的印模来生成虚拟的研究模型。通过相应软件可有效地测量牙弓长度、牙齿大小差异以及提供所谓的“虚拟治疗”，如预测治疗结束后的咬合关系。当其与CBCT获得的信息相结合时，则可以更好地了解从牙冠到牙根及周围牙槽骨的三维空间关系，从而有助于确定正畸治疗中牙槽骨生理结构上的限制。随着技术的进步，它也将有助于预测正畸治疗对牙齿与周围软组织关系的影响（微笑美学）以及对面部外观的影响。

3D成像技术在正畸学中也可用于打印3D模型，然后将其用于制造矫治器。这种3D模型已经在制作隐形矫治器的过程中应用得十分成熟（请参阅第21章）。此外该技术还可以用于制作正颌外科的固定装置（请参阅第22章）。

数字化技术还引领了CAD/CAM（计算机辅助设计和制造）固定式矫治器的兴起，可生产针对患者牙齿的个性化定制矫治器。这可以通过两种方式完成：

- 对戴有传统托槽的牙齿进行口内扫描，由机器人弯制定制弓丝（请参阅“参考文献和拓展阅读”部分）
- 对口腔内的牙齿扫描来生产具有个性化底板和个性化数据的定制托槽，目的是获得更加有效和可预测的结果

也可以将定制的弓丝与托槽结合，来生产完全由CAD/CAM制作的固定矫治器。这项技术在舌侧矫治中使用得更为广泛，第20.6.3节对此进行了详细讨论。

## 5.7 建立问题列表

从病史来看，检查和记录中获得的信息会形成一个数据库，通过该数据库确定问题列表。临床医生根据问题列表做出诊断（图5.1）。图5.18给出了正畸患者评估的示例。

第7章将讨论问题列表形成治疗目标列表的过程。一旦明确了治疗目标，便可以与患者讨论不同的治疗方案，并解释每种方案的风险和益处。当患者了解所有选择后，便可以商定最终的治疗计划。

## 5.8 病例研究：实例演示正畸学评估

病例（LM）由西蒙·利特伍德（Simon Littlewood）监督，泰亚卜·拉贾（Taiyab Raja）博士治疗。

LM问题清单

病理性问题

口腔卫生差。所有第一恒磨牙均有较大的修复体，会影响预后效果。

发育性（正畸）问题

患者的主诉：LM关注她的上颌牙齿突出且排列不齐。她有良好的治疗动机和切合实际的期望。

面部和微笑美学：右上侧切牙缺失影响她的笑容。这导致了异常的牙龈边缘关系和不对称的牙齿排列。她的下颌骨有些后缩，但可以接受。唇不能自然闭合，只能用力牵张唇部肌肉才能闭合。

单个牙弓的整齐和对称性：下牙弓对称且呈U形，有7mm拥挤。上牙弓是对称的，呈V形，有1mm拥挤。右上侧切牙先天缺失，而左上侧切牙为锥形。上切牙唇倾120°，左上尖牙严重扭转。

横向的骨骼和牙齿问题：没有骨骼不对称。上中线在面部中线右侧2mm，下中线正常。左上第二前磨牙反殆趋势。

前后向的骨骼和牙齿问题：下颌骨略为后缩，但在临床上可以接受。深覆盖约8mm。磨牙和尖牙两侧均为3/4个牙单位的Ⅱ类关系。

垂直向的骨骼和牙齿问题：患者的垂直向骨骼比例正常。覆殆正常，下牙弓Spee曲线深3mm。

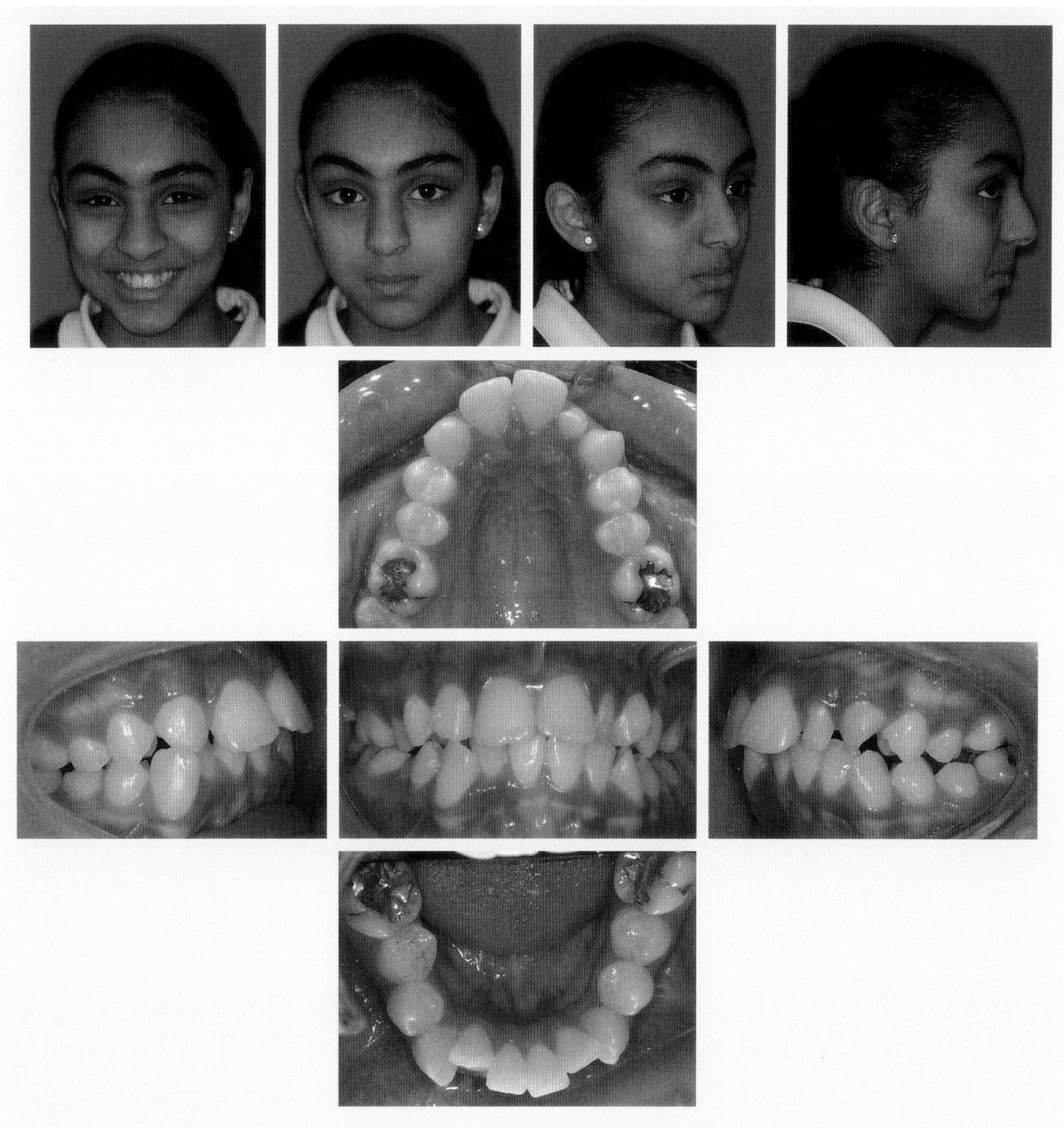

图5.18（a）　LM初始照片。

LM的治疗目标

治疗目标与问题列表直接相关。

患者的主诉：通过小幅度减小上切牙的凸度并排齐牙齿来解决患者的主诉。

面部和微笑美学：建立正常的牙龈边缘关系来改善她的微笑，中切牙高于相邻牙齿。平衡上唇左右两侧的牙齿比例，提高微笑的对称性。通过较小程度地回收上牙列，让她在息止位获得唇部自然闭合的能力。

单个牙弓的整齐和对称性：解决上下颌牙弓的拥挤。维持下牙弓形态，使上牙弓与之协调。改善上颌牙弓的对称性，减少上切牙的凸度和倾斜度，并排齐牙齿，包括扭转的左上尖牙。

## 正畸评估表

### 患者详情

姓名

地址

联系方式

年龄： 12岁11个月

转诊人

转诊原因
侧切牙缺失

### 病史

患者主诉
上牙前突和牙排列不齐

不良习惯
未发现

生长发育阶段
仍处于生长期

医疗病史
身体状况良好

治疗动机
有良好的治疗动机和切合实际的期望

口腔病史（包括牙外伤史和既往的治疗史）
无牙外伤史，定期进行口腔检查，有恒牙修复史

社会行为因素
家长支持，并能够按时复诊。没有行为上的问题

### 口外检查

前后向
中度Ⅱ类错殆

微笑美学
右上侧切牙缺失影响她的笑容。这导致了异常的牙龈边缘关系和不对称的牙齿排列

垂直向
均面型

软组织
息止位时，唇不能自然闭合，下唇位于上唇上方
吞咽模式正常

水平向
对称

颞下颌关节
无症状

### 口内检查

牙列情况

| 7 6 5 4 3 2 1 | 1 2 3 4 5 6 7 |
|---|---|
| 7 6 5 4 3 2 1 | 1 2 3 4 5 6 7 |

下牙列
重度拥挤（约7mm）
下颌尖牙稍近中倾斜

口腔卫生
不理想，需要改善

牙周健康
唇侧牙龈探诊出血

上殆牙弓
右上侧切牙缺失，左上侧切牙为畸形牙
右上尖牙腭向扭转90°

牙齿情况
第一恒磨牙的修复体较大

### 咬合关系

切牙关系
Ⅱ类1分类

磨牙关系
右3/4个单位的Ⅱ类关系 左3/4个单位的Ⅱ类关系

覆盖=8mm

尖牙关系
右3/4个单位的Ⅱ类关系 左3/4个单位的Ⅱ类关系

覆殆
深覆殆和不完全覆殆

反殆
左上第二前磨牙有反殆趋势

中线
上中线相对面中线向右偏2mm
下中线与面中线一致

移位
未发现

图5.18（续） （b）本表为LM完整的正畸评估表格。在本书的末尾附上这个表格的空白版本（见“正畸评估表”）。

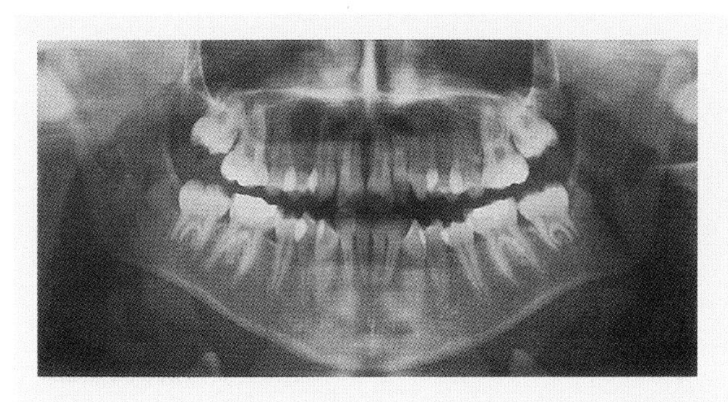

图5.18（续）　（c）LM的DPT。DPT证实右上侧切牙和所有第三恒磨牙均不存在。在所有第一恒磨牙，特别是左上和右下第一恒磨牙中也有较大的修复体。

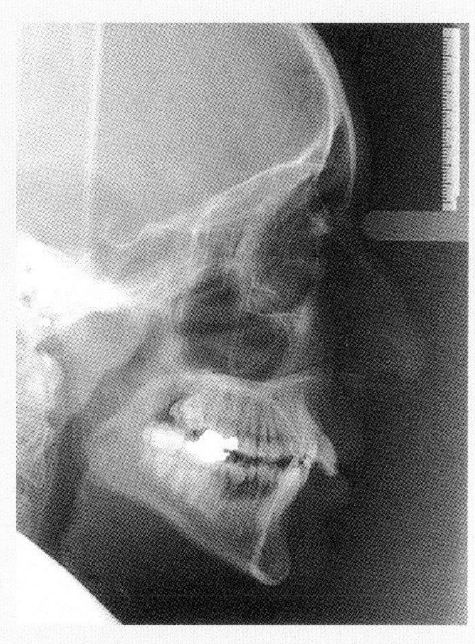

图5.18（续）　（d）LM的头颅侧位片。对该X线片的分析显示以下值：蝶鞍－鼻根点-A点角（SNA）=75°，蝶鞍-鼻根点-B点角（SNB）=73°，A点-鼻根点-B点角（ANB）=2°，上切牙到上颌=120°，下切牙到下颌=90°，上颌－下颌平面角=28°。通过Eastman校正方法对ANB进行校正得出ANB=5°。头颅侧位片分析将在第6章中进一步解释。该X线片证实了临床发现的轻度Ⅱ类骨型、具有正常的垂直向比例和前突的上切牙。

横向的骨骼和牙齿问题：纠正上中线，与面部中线一致，并扩大上牙弓以解除左上第二前磨牙的反殆倾向。

前后向的骨骼和牙齿问题：主要通过回收上切牙来减小深覆盖。下唇部分的一些较小倾斜可以接受。

尖牙关系纠正为Ⅰ类关系。下颌骨有轻微后缩，可以通过正畸掩饰治疗。

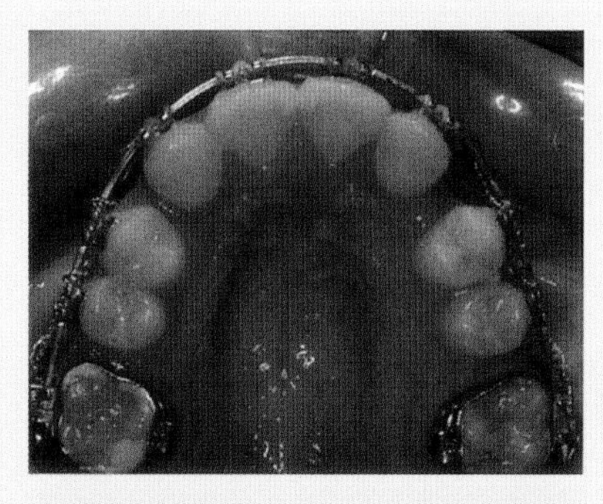

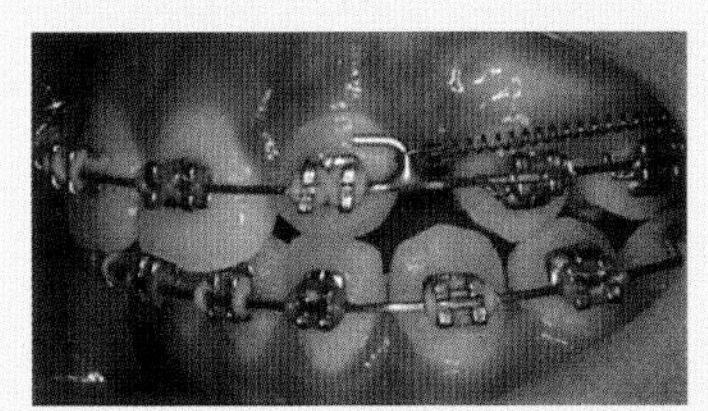

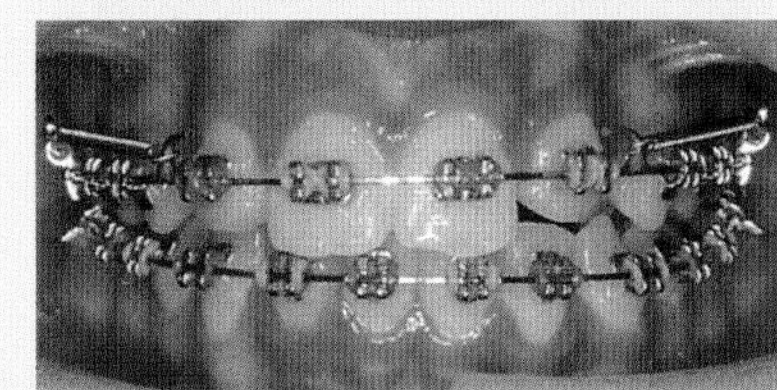

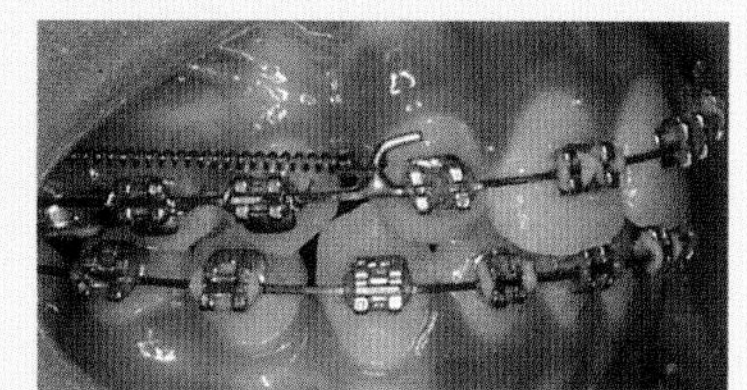

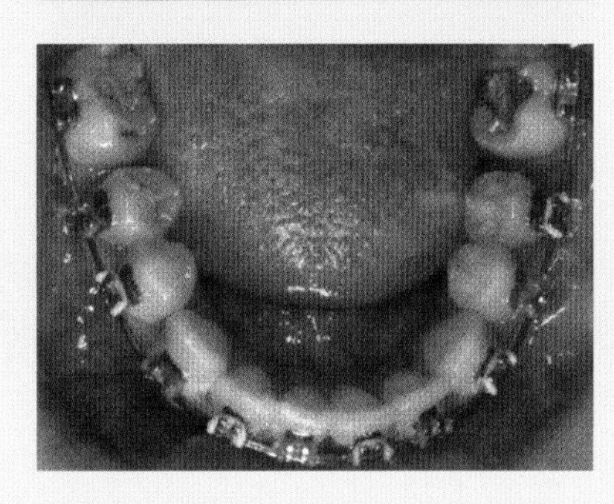

图5.18（续）　（e）LM的固定矫治器。

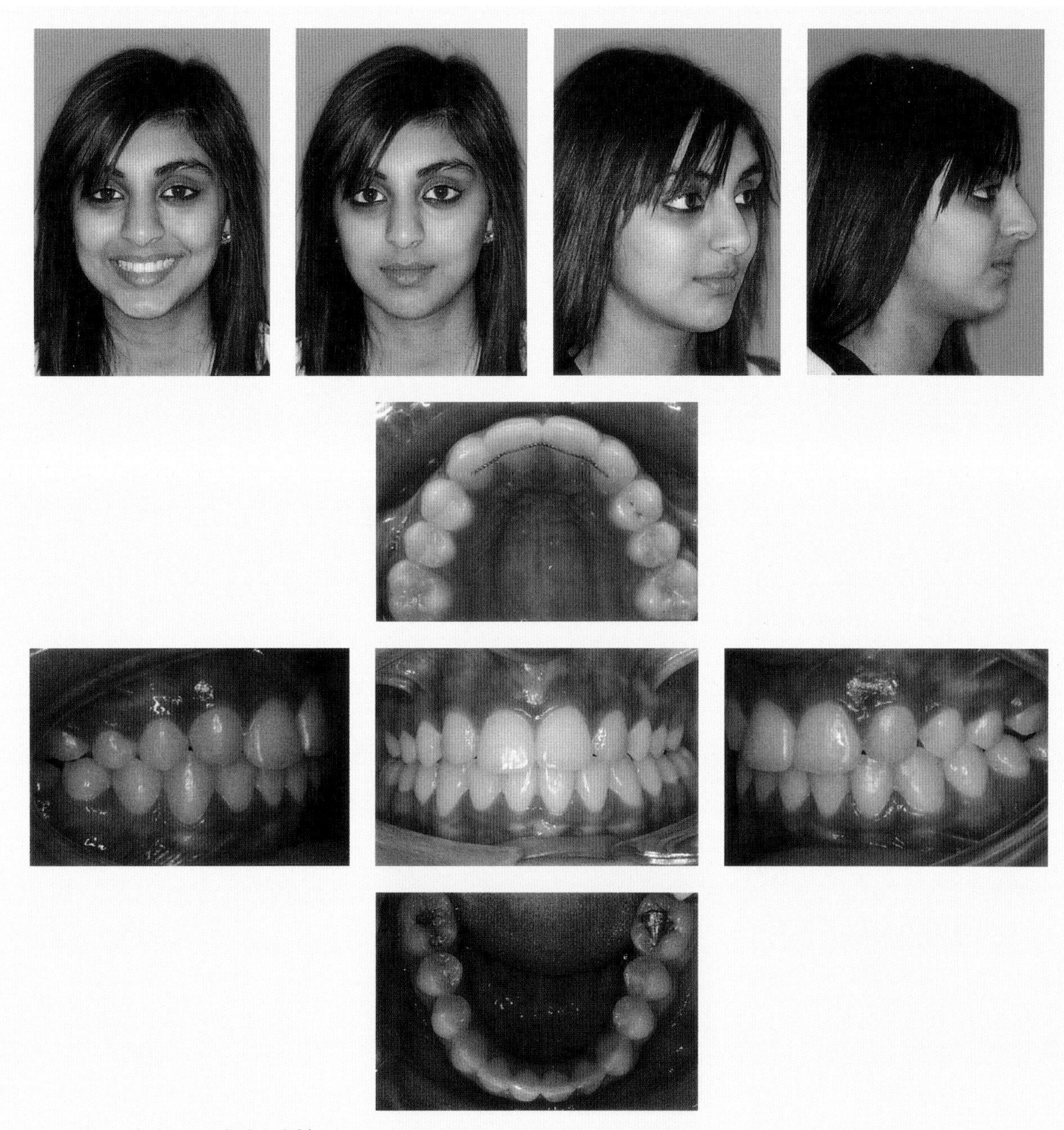

图5.18（续） （f）LM治疗结束资料。

垂直向的骨骼和牙齿问题：整平下颌Spee曲线。

### LM的治疗计划

（第7章中讨论了制订治疗计划过程）

- 改善口腔卫生，使其达到正畸治疗要求
- 拔除锥形的左上侧切牙和所有第一恒磨牙
- 第二恒磨牙放置横腭杆（请参阅第15章）
- 上下颌固定矫治装置，目标是关闭上颌侧切牙间隙，用尖牙代替侧切牙，第一前磨牙代替尖牙，这会给人以更加对称和美观的笑容
- 左上尖牙行嵴上环切术以减少复发（请参阅第16章，第16.7.1节）
- 上颌使用粘接式保持器，上下颌制作压膜保持器（请参阅第16章）

正畸学评估要点

- 正畸学评估包括采集病史、进行临床检查并收集适当的诊断记录
- 病史应包括患者的主诉、医疗病史、口腔病史（包括外伤史和既往治疗史）
- 临床检查应从三维方向对面部和牙列进行系统评估
- 除了对患者进行口外三维方向评估外，评估微笑的美学和软组织也很重要
- 口内检查评估全口牙齿健康状况、单个牙弓以及咬合情况
- 病史和检查确定需要哪些诊断记录。这可包括研究模型、照片、合格的X线片以及3D成像
- 数字化正畸技术的进步不仅正在改变正畸学评估记录收集的方式，还会影响相应的治疗方法

## 参考文献和拓展阅读


Drage, N. (2018). Cone beam computed tomography in orthodontics. *Ortho Update*, **11**, 27–30. [DOI: 10.12968/ortu.2018.11.1.27]

提供了当代正畸学CBCT的概述，重点是选择标准，辐射剂量减少的方法以及最新指南。

Isaacson, K. G., Thom, A. R., Atack, N. E., Horner, K., and Waites, E. (2015). *Guidelines for the Use of Orthodontic Radiographs in Clinical Orthodontics* (4th edn). London: British Orthodontic Society.

X线照相指南是专门为正畸学编写的，它们为在正畸学中恰当地使用X线照相记录提供了很好的概述。

Larson, B. E., Vaubel, C. J., and Grunheid, T. (2013). Effectiveness of computer-assisted orthodontic treatment technology to achieve predicted outcomes. *Angle Orthodontist*, **83**, 557–62. [DOI: 10.2319/080612-635.1] [PubMed: 23181776]

Grauer, D. and Proffit, W. R. (2011). Accuracy in tooth positioning with a fully customized lingual orthodontic appliance. *American Journal of Orthodontics and Dentofacial Orthopedics*, **140**, 433–43. [DOI: 10.1016/j.ajodo.2011.01.020] [PubMed: 21889089]

两篇论文为读者提供了正畸技术进步的发展和应用。

Patel, A., Burden, D. J., and Sandler, J. (2009). Medical disorders and orthodontics. *Journal of Orthodontics*, **36**, 1–21. [DOI: 10.1179/14653120722851] [PubMed: 19934236].

这篇全面的文章对可能影响正畸治疗的医学疾病进行了的深入研究。

Sarver, D. M. (2001). The importance of incisor positioning in the esthetic smile: the smile arc. *American Journal of Orthodontics and Dentofacial Orthopedics*, **120**, 98–111. [DOI: 10.1067/mod.2001.114301] [PubMed: 11500650].

本文对微笑美学的话题进行了概述。

Sarver, D. M. (2016). Special considerations in diagnosis and treatment planning. In: Graber, L., Vanarsdall, R., Vig, K., and Huang, G. (eds) *Orthodontics: Current Principles and Techniques* (6th edn), pp. 245–88. St. Louis, MO: Elsevier.

本章详细介绍了正畸治疗的诊断和治疗计划，重点是美学。


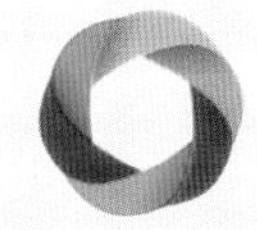

本章的参考资料也可以在www.oup.com/uk/orthodontics5e找到。在可能的情况下，该链接将为您提供该作品的英文电子版本，以帮助您进行进一步的学习。如果您为该网站的订阅用户（个人或机构注册皆可），根据您的登录权限，可细读网站所提供的摘要或完整文章。

# 第6章

# 头影测量

## Cephalometrics

*S. K. Barber*

## 章节内容

**本章学习目标**

- 了解头影测量分析的标志点
- 了解头影测量分析的概念
- 理解头影测量分析的局限性
- 能够对头影测量结果进行分析

头影测量是针对面部骨骼的标准化X线分析和评价方法。在临床操作中，头影测量技术通常指与头颅侧位片相关的测量分析（图6.1）。头颅正位片有时也用于测量，但是由于其观察测量角度较难，只用于骨骼不对称病例的分析。

## 6.1 头颅定位仪

确立标准化可以实现同一患者不同时间点或不同患者之间的头颅侧位片的差异比较，因此在第一次世界大战后B.Holly Broadbent发明了头颅定位仪。头颅定位架固定于患者外耳道，因此X线机与耳点之间的距离恒定。X射线中心线指向可以稳定患者头部的耳塞（图6.2）。通过确保Frankfort平面（定义请参阅第6.5.2节）保持水平，可以使头部在垂直向的位置标准化。可以手动定位患者，或者在水平距离患者头部一定距离处放置一面镜子，让患者看着自己的眼睛完成此操作。上述就是自然头位的确定方法。通常缩小曝光区域，使X射线中不包括颅顶。

由于X线管球到患者的距离（通常1.5～1.8mm）与患者到胶片的距离（通常30cm）的存在，意味着头颅侧位片不可避免地出现7%～8%倍的放大，增加了标准化的难度。为了使不同的胶片具有可比性，在视图中标明了可以估算放大倍率的比例尺。如果要在X线图像之间进行比较，必须对头颅定位架的放大比例进行标准化。为了更好地定义面部的软组织轮廓，放置了铝梯以衰减该区域中的光束，但在新的数字系统中使用频率较低。

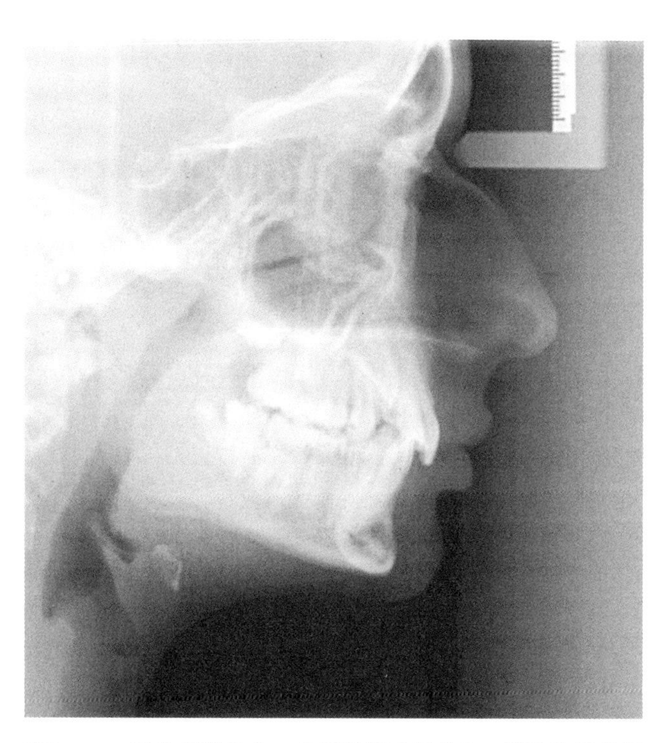

图6.1 一张头颅侧位片。放置铝梯减弱光束，增强软组织视野；比例尺可以估算放大倍数。

### 6.1.1 数字化X线影像

通常，在将X射线束照射到胶片上之后，对胶片进行处理以生成单独的X线片。数字化X线片，图像则以电子方式存储并可以直接在计算机屏幕上查看。这种方法的优点是消除了处理错误，并使图像的存储和传输更为容易。

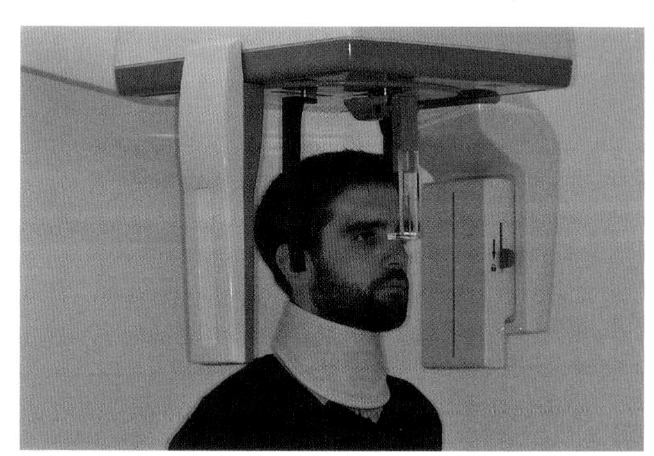

图6.2 患者处于自然头位，用耳塞稳定头部的头颅定位仪。甲状腺项圈用于降低电离辐射损害的风险。

要点框6.1 数字化X线片的类型

使用固态传感器的直接数字化X线照相

- 传感器由电荷耦合设备（CCD）或覆盖有闪烁晶体层的互补金属氧化物半导体（CMOS）组成
- X射线能量撞击闪烁晶体层并转换为可见光，该可见光与CCD或CMOS相互作用以产生电荷
- 对于口腔内X线，将传感器放置在口中；对于口外X线，传感器代替胶片
- 传感器通过电缆连接到计算机，计算机将电荷转换为数字图像
- 信息实时显示在计算机屏幕上

使用光激发荧光粉（PSP）板的计算机X线照相

- 将PSP放入盒中
- X线对磷的活化将电子激发到更高的能级，该能级一直存储到读取板
- 当激光束扫描印版时，将存储的能量释放为荧光，然后将其转换为数字信号
- 这会导致屏幕上显示的图像出现延迟

目前，主要有两种方法可用于生成数字X线照片（要点框6.1）。可以将头颅侧位片直接数字化，或者使用专门的软件对计算机图像进行数字化和分析。

## 6.2 头影测量分析的适应证

人们越来越意识到电离辐射有对人体组织造成损害的风险，临床医生逐渐减少使用头颅侧位片的频率。以下被认为是拍摄头颅侧位片的有效指征。

### 6.2.1 辅助诊断和制订治疗计划

虽然有不拍摄头颅侧位片就能进行正畸治疗的情况，尤其是安氏Ⅰ类错𬌗畸形。然而，头影测量分析能为评估错𬌗的病因和制订治疗计划提供有用的信息。必须控制辐射剂量，权衡获得的相关信息对患者的益处（表6.1）。最好只对上下颌骨不协调及切牙需要前后移动的患者拍摄治疗前的头颅侧位片。小部分患者可能需要连续拍摄头颅侧位片监测生长发育情况，以优化治疗计划和时机。对辐射剂量必须控制，并且在可能的情况下，应使用不产生电离辐射的其他监测生长的方法。头颅侧位片的另一用途是帮助确定未萌出牙齿的位置及其他病理情况（请参阅第14章，图14.2）。

表6.1 不同类型的X线的近似有效剂量

| X线片 | 近似有效剂量（μSv） |
|---|---|
| 上颌咬合片 | 8 |
| 全口牙位曲面体层片 | 3～38 |
| 头颅侧位片 | <6 |
| CBCT 小视野（牙-牙槽骨）<br>大视野（颅面） | 10～670<br>30～1100 |

### 6.2.2 治疗前记录

头颅侧位片可以记录矫治前的基本情况，特别是涉及生长改良或上下切牙移动的时候。

### 6.2.3 监控治疗进度

在治疗严重错𬌗畸形时，牙齿移动可能涉及3个空间平面（例如功能矫治或全颌固定矫治时），治疗过程中拍摄头颅侧位片可能有助于监测切牙倾斜度和了解支抗需求。治疗过程中拍摄的头颅侧位片用于评估治疗进展，也可能提供有关未萌牙齿的移动和上颌切牙牙根吸收的信息。

### 6.2.4 正畸治疗结束

对于严重错𬌗畸形的患者，可以在治疗即将结束时拍摄头颅侧位片，以检查是否达到了治疗目的，并有助于制订保持方案。治疗后的头颅侧位片通常仅在不确定患者的治疗稳定性或担心将来的不利生长时再拍摄。

### 6.2.5 研究目的

对从出生到青少年或以后的头颅侧位片进行纵向研究，已经获得了大量有关生长发育的信息。由于存

在电离辐射的相关风险，从伦理上讲，不再可能重复此类研究，仍参考以前的研究数据。但是，如果获得必要的同意和伦理上的认可，可以使用头颅侧位片作为正畸诊断和治疗过程中的常规手段用于研究生长和治疗的效果。

## 6.3 头颅侧位片的评估

在描记之前，重要的是检查X线片是否存在任何异常或病理改变。例如，垂体瘤可能会导致蝶鞍增大。

### 6.3.1 手绘描记

为了能够得出有意义的信息，需要一种准确且系统的描记方法，包括为了达到目的而选择正确的条件和设备。

- 描记应该在较黑的房间里的观片灯上进行
- 专用的硫酸纸是最好的描记材料，因为它们的透明性有助于标志点的识别
- 应该使用锋利的铅笔。建议使用0.3mm的铅质铅笔，以免去使用卷笔刀再磨尖
- 使用胶带将硫酸纸固定在X线片上，且去除后不会留下黏性残留物。描记的定位方向应该与拍摄X线时相同，即Frankel平面是水平的
- 可以用模板获得切牙和磨牙整齐的轮廓。但是，过多的艺术处理可能会导致误差，尤其是牙齿的冠根角存在个体差异时，可能会产生这种情况
- 对于双侧都有的标志点，除非直接重叠，否则应取二者的平均值
- 通过仔细精确的测量，对于线性指标，描记误差应在0.5mm左右，对于角度指标，描记误差应该在0.5°左右
- 这是一次宝贵的“学习经验”，可以对同一X线片多次描记的图像进行比较。这同时可以减小因过度关注测量数值与标准值之间的差异而产生的个人测量倾向

各个标志点和参考平面的定义请参阅第6.5章节。

### 6.3.2 数字化

可以通过数字化仪器将传统的硬盘拷贝的头颅侧位片胶片上的信息输入计算机，该数字化仪器包括连接到计算机的观察屏幕和记录测量点的水平、垂直（x，y）坐标以及骨骼、软组织轮廓的光标。对于数字X线片，可以通过单击鼠标直接输入测量点，然后使用专门软件生成测量图及进行选择分析。数字化测量的例子请参阅图6.3和表6.2。

研究表明，数字化的准确性与手工描记X线片一致，并且随着数字化X线照相的使用越来越多，这已经成为一种常规手段。由于数字化X线片可以不限数量地被输入叠加和/或进行统计比较，所以对研究特别有用。

## 6.4 头影测量分析：总体观点

正畸义献中大量的头影测量分析结果表明，没有一种方法可以满足所有测量目的，所有方法都有其缺点。本书中，深入地分析一种测量方法比较合适。因此，考虑英国常用的一种方法，即Eastman头影测量标准（表6.3）。有关其他分析的详细信息，请参阅“参考文献和拓展阅读”部分。

头影测量分析是将特定个体（或一组个体）的测量值与其总体平均值进行比较（例如高加索人）。围绕平均值的一个标准差范围将包含总体的66%，两个标准差范围包含总体的95%。

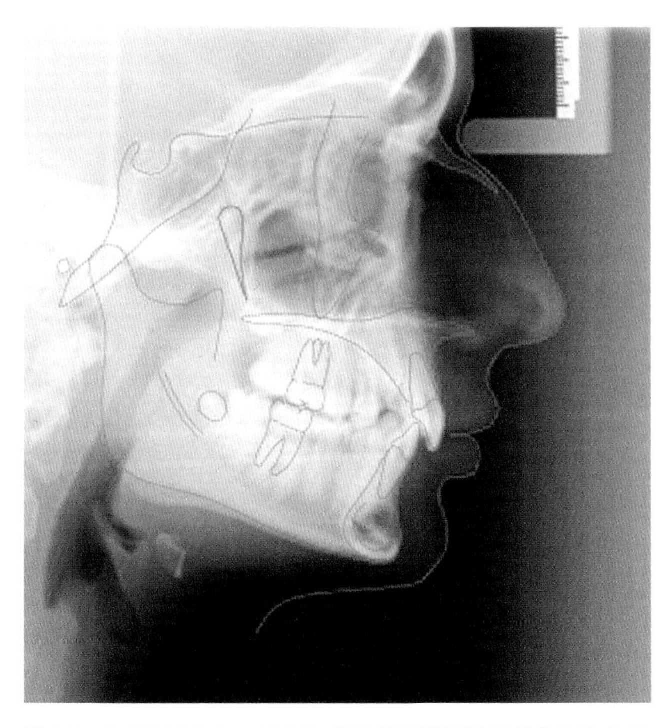

图6.3 患者MH（女，13岁）描记后并测量数值的数字化头颅侧位片。

表6.2　患者MH（图6.3）的头影测量数值

| | MH | 平均值 |
|---|---|---|
| SNA | 83° | 81° ±3° |
| SNB | 77° | 78° ±3° |
| ANB | 6° | 3° ±2° |
| U1–PP | 103° | 109° ±6° |
| L1–MP | 96° | 93° ±6° |
| MMPA | 20° | 27° ±4° |
| L1–APog | –0.7mm | （1±2）mm |
| LAFP | 53.3% | 55%±2% |

头影测量对于错殆畸形的分类及病因的分析具有重要价值，可以反映错殆畸形的发生机制。同时，不要过度相信头影测量分析的结果。应该始终记住，它是临床诊断的辅助工具。测量值与平均值的差异本身并不代表要进行治疗，尤其是与正常值之间的差异可能通过面部骨骼或颅底等其他部位进行弥补。此外，由于患者拍摄时的位置和测量标志点定位不准确，都可能会导致头影测量产生错误（请参阅第6.11节）。

## 6.5　常用标志点和参考平面

标志点和参考平面在图6.4中标注。

### 6.5.1　标志点

**上齿槽座点（A. subspinale）：**上颌前轮廓上最凹点。代表上颌骨的前界。要精确定位“A点”可能很困难，根据上颌中切牙根部轮廓并去除多余的干扰可以帮助识别。“A点”位于牙槽骨上，随着牙齿的移动和生长其位置可能会发生变化。

**前鼻棘（Anterior Nasal Spine，ANS）：**上颌前突的尖端，位于鼻孔的下边缘。

**下齿槽座点 （B. Supramental）：**下颌骨联合前表面最凹点。B点也位于牙槽骨上，并可能随着牙齿的

表6.3　高加索人头影测量正常值（Eastman标准）

| 测量值 | 平均值 | 标准差 | 测量值 | 平均值 | 标准差 |
|---|---|---|---|---|---|
| SNA | 81° | 3° | U1–L1 | 135° | 10° |
| SNB | 78° | 3° | MMPA | 27° | 4° |
| ANB | 3° | 2° | 面高比 | 55% | 2% |
| U1–PP | 109° | 6° | L1–APog | +1mm | 2mm |
| L1–MP | 93° | 6° | SN–PP | 8° | 3° |

定义见章节6.5

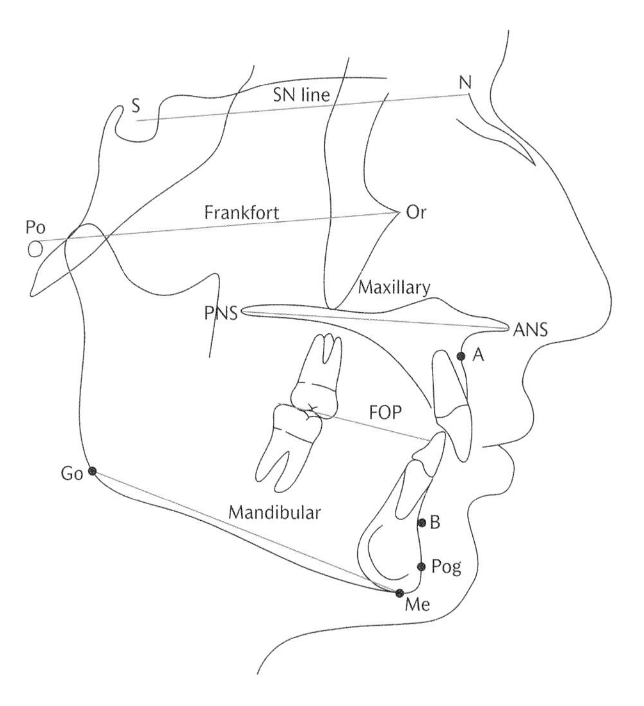


图6.4 常用标志点和参考平面。

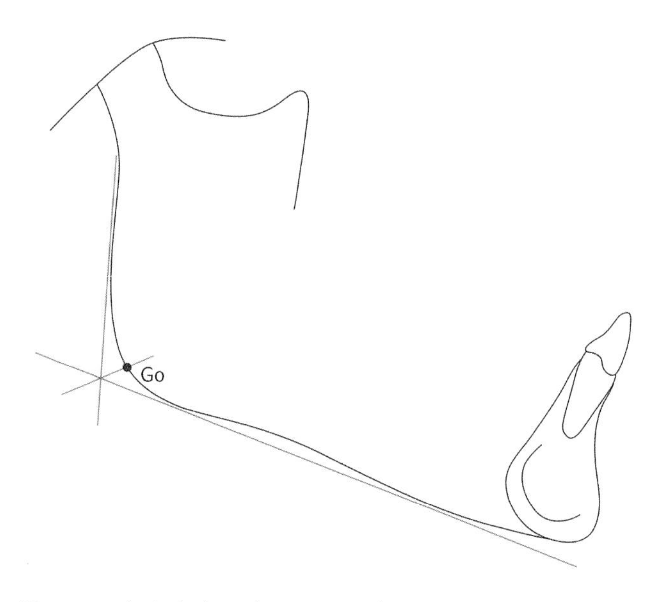


图6.5 下颌角点（Go）：可以通过绘制下颌骨的后边界和下边界的切线，两条切线的交角的角分线与下颌的交点来确定。注意：如果两侧的下颌轮廓都可见，需要分别描记出两侧的Go点，然后取两个标记点的中点记为下颌角点。

移动和生长而改变。

**下颌角点（Gonion，Go）**：下颌角的最下后点，这个点是可以猜测的，也可以通过下颌骨的后边界和下边界的切线形成的交角的角分线来更准确地确定（图6.5）。

**颏下点（Me. Menton）**：下颌骨的最下点。

**鼻根点（Nasion，N）**：鼻额缝的最前点。如果难以定位N点，可以使用额骨和鼻骨相交的最深凹点代替。

**眶点（Orbitale，Or）**：眶缘的前下点。根据定义应该使用左侧眶缘确定眶点，然而这在放射线上可能会有些棘手，因此通常会取左右两侧的中间点。

**颏前点（Pogonion，Pog）**：下颌骨的最前点。

**耳点（Porion，Po）**：外耳道最上外点。这个标志点可能会被定位仪耳塞掩盖，有些学者因此建议将此机械耳点作为Po点。但是不建议这样做，因为它们不同于真正的外耳道的位置。

**后鼻棘（Posterior Nasal Spine，PNS）**：硬腭后部骨棘之尖。这一点经常被正在发育的第三磨牙所掩盖，直接位于翼上颌裂的下方。

**蝶鞍点（Sella，S）**：蝶鞍影像的中心。

## 6.5.2 头影测量平面

**前颅底平面（SN Line）**：由蝶鞍点和鼻根点的连线组成，代表颅底的位置。

**眶耳平面（FH. Frankfort Horizontal Plane）**：由耳点与眶点连线组成。由于眶点和解剖耳点的原因，眶耳平面难以准确定位。

**上颌平面/腭平面（Maxillary Plane）**：前鼻棘与后鼻棘的连线。当ANS和BNS无法准确定位的时候，可以作一条平行于鼻底的线代替。

**下颌平面（Mandibular Plane）**：下颌角点与颏下点的连线。这是几个有关下颌平面的定义中应用最多的一个。其他的相关定义请参阅“参考文献和拓展阅读”部分。

**功能殆平面（Functional Occlusal Plane，FOP）**：通过均分后牙接触点确定，常使用第一恒磨牙及第一前磨牙或第一乳磨牙的接触点。很难确定如何画这条线，尤其是Spee曲线较深及替牙期仅萌出了第一恒磨牙的时候。功能殆平面可以随着生长和/或治疗而改变方向，因此对于纵向比较不是特别可靠。

# 6.6 矢状向骨型

## 6.6.1 ANB角

为了比较上下颌骨的位置，需要有一个固定的点或者平面。通过头影测量SNA与SNB角度，可以确定上下颌骨与颅底的位置关系，从而判断矢状向骨型。SNA与SNB之差即ANB的角度，分类见表6.4。

表6.4 ANB角的分类

| | |
|---|---|
| ANB＜2° | 安氏Ⅲ类 |
| 2°≤ANB≤4° | 安氏Ⅰ类 |
| ANB＞4° | 安氏Ⅱ类 |

表6.5 当N点改变时，SNA、SNB、ANB数值的变化（图6.6）

| N点处于原位（黑色） | N点向前移动（红色） |
|---|---|
| SNA=83° | SN*A=81° |
| SNB=77° | SN*B=76° |
| ANB=6° | AN*B=4° |

然而，这种方法有两个假设条件：①通过SN平面表示的颅底位置基本不变。②A点和B点代表了上、下颌骨基骨的位置。正如前面所说的，A点和B点的位置可以随切牙牙根的移动发生变化，而这一点需要在评价治疗变化的时候考虑在内。N点发生变化，尤其是前后向的改变，将会影响SNA和SNB角，进而对ANB角产生影响（图6.6，表6.5）。因此，SNA角大于或小于正常平均值可能是由于上颌骨（A点）或鼻根点（N点）产生的差异。

为了弥补N点异常对ANB角产生的影响，推荐使用Eastman校正方法（图6.7）。这种方法仅用于N点发生变化的病例，用上颌平面与SN平面的角度（8°±3°）表示。测量角度超出这个范围表示蝶鞍点（S点）位置有误，由于SNA角和SNB角对数值产生的影响相同，此时ANB角并不需要改变。矢状向测量实例见表6.6。

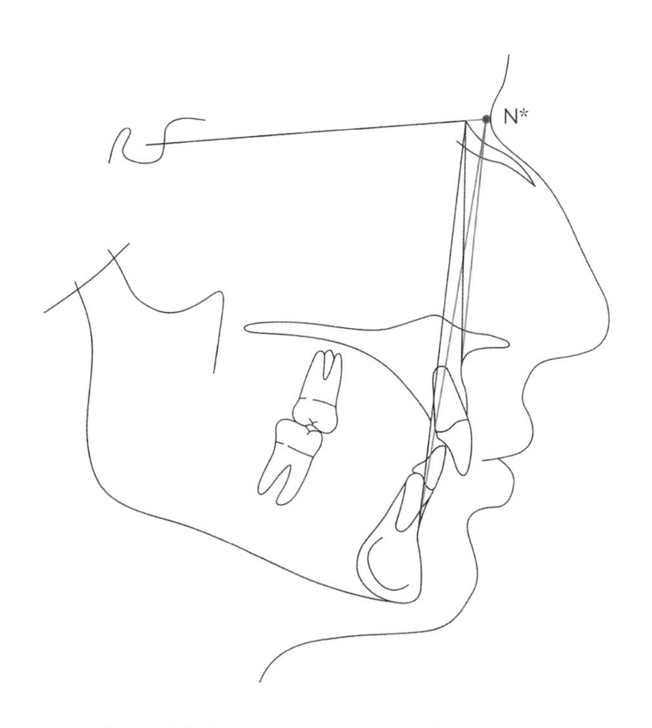


图6.6 当N点改变时，SNA、SNB、ANB数值的变化。N*代表N点向前移动。

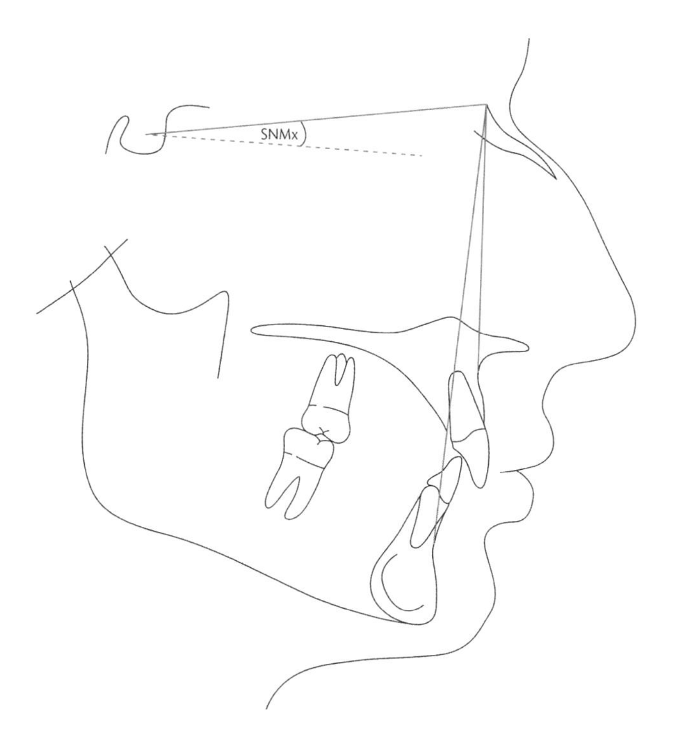


图6.7 应用Eastman校正方法，通过SNA、SNB角度得到ANB值，评价矢状骨型。SNA的角度增加，同时SN与上颌平面的角度处于正常范围内，可以进行校正：

$$ANB+\frac{(81°-83°)}{2}=6°-1°=5°$$

ANB角6°表示轻度骨性Ⅱ类，然而校正以后，ANB角5°表示基于Eastman标准测量值的骨性Ⅰ类错殆畸形。

表6.6 患者MH的矢状向测量值

| | MH | 平均值 |
|---|---|---|
| SNA | 83° | 81° ±3° |
| SNB | 77° | 78° ±3° |
| SNMx | 9° | 8° ±3° |
| ANB | 6° | 3° ±2° |

校正方法：

- 当SNA角增加时：当SNA角>81° 时，每增加1°，ANB角减少 0.5°
- 当SNA角减小时：当SNA角<81° 时，每减小1°，ANB角增加0.5°

## 6.6.2 鼻根点垂线

另一种较为常用的测量颌骨矢状向关系的方法是McNamara分析法。过N点作垂直于眶耳平面的垂线，通过测量A点和颏前点到这条线的距离，确定上下颌骨矢状向关系。具体方法如下：

（1）鼻根点垂线是通过N点作垂线，垂直于眶耳平面。

（2）测量A点到该垂线的距离以评价上颌骨的位置。

（3）测量颏前点到该垂线的距离以评价下颌骨的位置。

图6.8和表6.7这个测量方法与临床中使用的零子午线的方法（请参阅第5章，第5.4.1节）类似。这个方法的局限性在于需要作垂直于眶耳平面的垂线，并且鼻根点的位置需要恒定不变。

或者可以使用不基于前颅底平面或鼻根点的测量方法，例如 Ballard 转换（请参阅第6.6.3节）或Wits分析（请参阅第6.6.4节）作为测量结果与临床评估不一致时的补充分析。

## 6.6.3 Ballard转换

Ballard使用切牙作为上下颌骨位置关系的参考。通过将牙齿置于正常的倾斜角度上（去除牙-牙槽骨的骨性代偿），形成的覆盖关系代表了上下颌骨的关系。具体方法如下（图6.9）：

（1）描绘出上下颌骨、上下切牙及上颌平面、下颌平面的轮廓（黑色标记）。

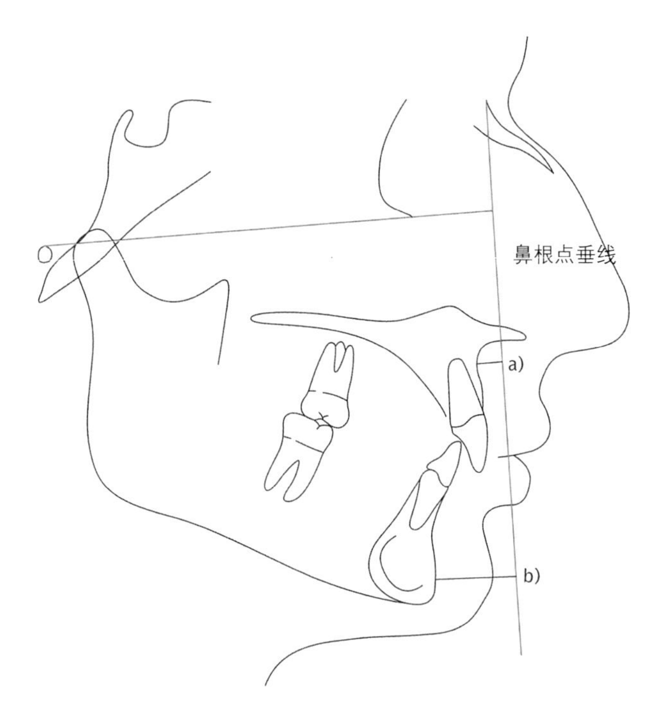


图6.8 通过鼻根点垂线测量颌骨矢状向关系。

表6.7 鼻根点垂线测量方法的均值

| | 标准范围 |
|---|---|
| 垂线到A点的距离 | 0～1mm |
| 颏前点到垂线的距离 | -2～4mm |

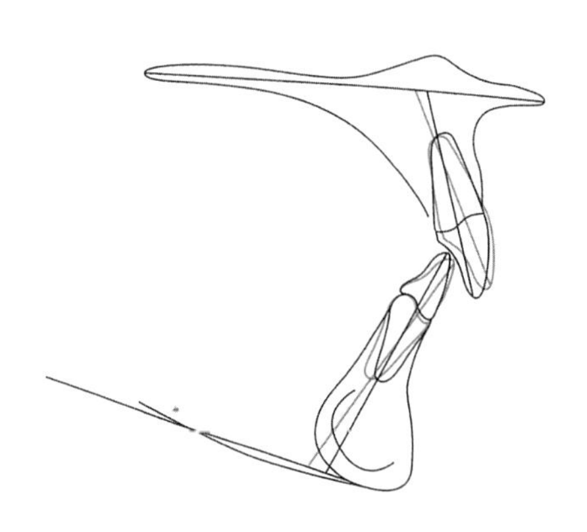

图6.9 患者MH（女，13岁）Ballard测量值：上颌切牙与上颌平面交角：109°。下颌切牙与下颌平面交角：120° - 20° =100°。

（2）在根尖1/3标出牙体的旋转中心。

（3）将上颌切牙绕着标记点旋转，使其与上颌平面成109°（红色标记）。

（4）下颌切牙做类似旋转，在这个病例中使下颌中切牙的角度为100°，下颌平面角为20°（红色标记）。牙齿去代偿后的覆盖关系反映了上下颌骨的骨面型。

图6.9显示的病例中，下颌切牙的切端在上颌切牙舌隆突的远中，覆盖较大，表明是轻度骨性Ⅱ类。

不能将Ballard分析法与评价骨骼畸形患者代偿正畸治疗范围的预后描记分析相混淆（请参阅第6.8.1节，图6.13）。

### 6.6.4　Wits分析

Wits分析是通过𬌗平面分析上下颌骨的关系。关于𬌗平面存在几种定义，但是对于Wits分析来说，𬌗平面是指均分第一恒磨牙及第一前磨牙或第一乳磨牙的接触点的功能𬌗平面。分别从A点和B点向功能性𬌗平面作垂线，两垂足分别为AO点和BO点，AO与BO之间的距离即为测量值。具体方法如下（图6.10）：

（1）建立功能𬌗平面。

（2）分别从A点和B点作垂直于功能𬌗平面的垂线于AO和BO。

（3）测量AO与BO之间的距离。男性的均值为－1mm（±1.9mm），女性的均值为0mm（±1.77mm）。

Wits分析的缺点在于功能𬌗平面的确立比较困难，从而影响了分析的准确性和重复性。功能𬌗平面角度的一点儿偏差都会严重影响AO和BO位置。

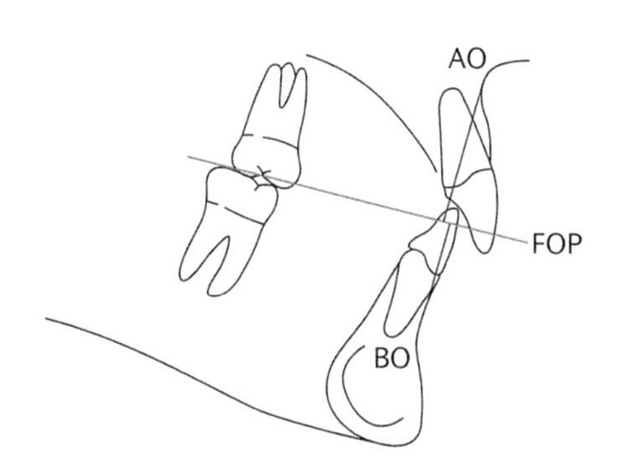


图6.10　Wits分析。对于患者MH（女，13岁），AO与BO之间的距离是0.3mm，表明该患者是骨性Ⅰ类错𬌗畸形。

## 6.7　垂直向骨型

有许多测量垂直向骨型的方法，常见的方法如下：

- 上颌平面－下颌平面角（MMPA）（图6.11，表6.8）。MMPA的均值为（27°±4°）
- 眶耳平面－下颌平面角（FMPA）（图6.11，表6.8）。FMPA的均值为（28°±4°）。由于上颌平面更容易确定，因此应用更加广泛
- 下前面高比（图6.12）：下前面高（上颌平面至颏下点）与全面高（鼻根点至颏下点）之比，计算结果记为百分比：

$$\text{下前面高比}=\frac{\text{下前面高}}{\text{全面高}}\times 100$$

MMPA和面高比的测量结果差异可能源于后面高的改变，因为MMPA既影响后下面高，也影响前下面高（图6.12）。例如，在患者MH这一病例中，图6.12显示MMPA减小，而面部比例适中，则后下面高看起来有所增加（而不是前下面高减小了）。

表6.8　患者MH的垂直向测量

| | MH | 平均值 |
|---|---|---|
| 上颌平面－下颌平面角（MMPA） | 20° | 27°±4° |
| 眶耳平面－下颌平面角（FMPA） | 25° | 28°±4° |

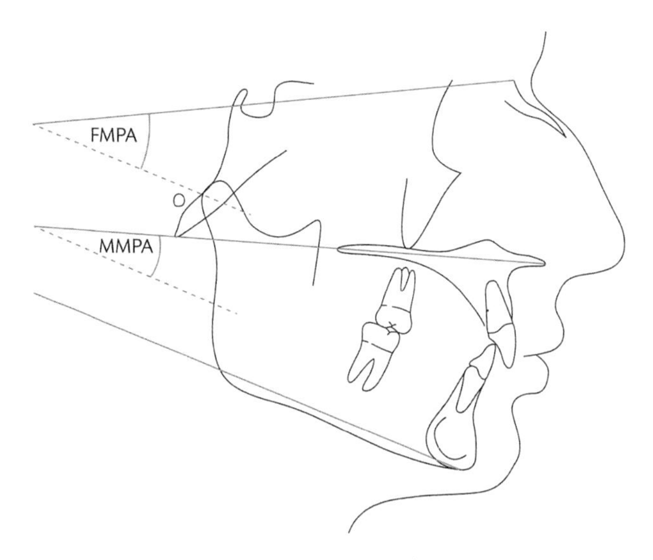


图6.11　通过MMPA和FMPA测量患者MH（女，13岁）的垂直骨面型。MMPA减小，这可能是由于下前面高减小或下后面高增加。

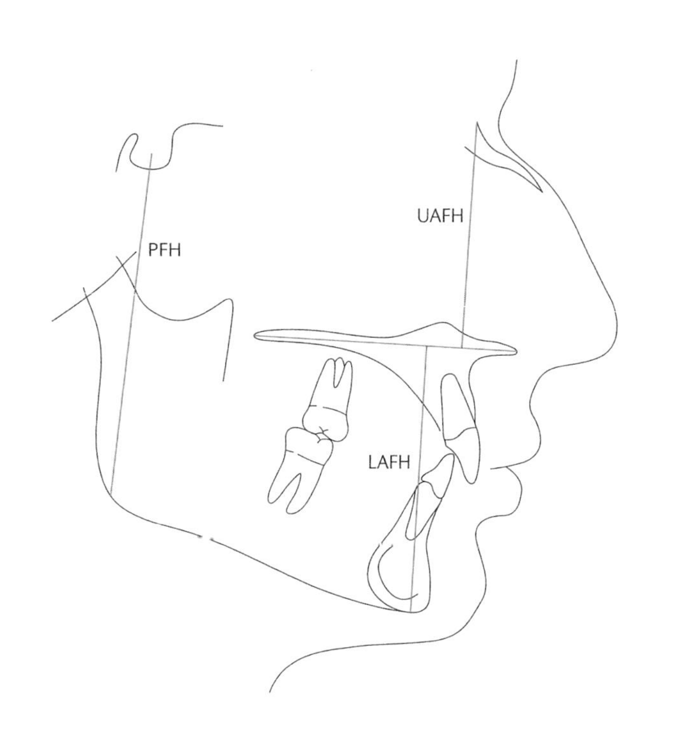


图6.12 面部比例也可用于垂直向评估。对于患者MH（女，13岁）来说，其下前面高处于正常范围（53.3%）。

上前面高（鼻根点至上颌平面）=44mm

下前面高（上颌平面至颏下点）=51.5mm

总面高（下前面高+上前面高）=95.5mm

下前面高比=下前面高/总面高×100=51.5/95.5×100=53.3%

这与MMPA20°表示的垂直向测量值较小不符。如果后面高（S-Go）不在正常值范围内，前面高、MMPA、FMPA之间可能会存在差异。

对于患者MH来说，后面高增加，表明其有水平（顺时针）生长趋势。

后面高（S-Go）=66.2mm

后前面高比（Jarabak比值）=后面高（PFH）：前面高（AFH）=66.2mm：95.5mm=69.3%

>65%表明有顺时针生长趋势

<62%表明有逆时针生长趋势

## 6.8 切牙的位置

在高加索人中，上颌中切牙与上颌平面形成角度的平均值为109°±6°，下切牙与下颌平面的角度为93°±6°。应该记住的是，这些标准值存在种族差异，其他种族群体的数值更大。由牙体长轴所在直线相交形成的上下切牙之间的角度，对纠正覆殆有重要意义（请参阅第10章）。

“标准”下颌切牙角度适合MMPA为27°的个体。有研究表明MMPA与下颌切牙角度之间存在关联：MMPA值增大，则下颌切牙越舌倾。MMPA的均值（27°）与下颌切牙角度（93°）之和等于120°。可以通过120°减去MMPA角度得到个体“理想”的下颌切牙角度：下切牙角度=120°－MMPA。

### 6.8.1 预后描记

有时，能够确定为了改善覆盖关系而使切牙产生移动的方式和移动量比较有用。尽管有时候骨面型会有助于判断，切牙的代偿性唇倾或舌倾（即牙-牙槽骨的代偿）会对确定牙齿移动范围带来挑战。当出现这种情况时，绘制预后描记比较有帮助。模拟不同治疗方法可以实现的切牙移动方式，帮助患者确定最佳的方案。图6.13展示了一个例子，上颌切牙整体回收导致回收超出了上颌骨的限度。这显然不是一个切实的治疗方案，同时表明需要其他治疗方法，在此病例中则需要外科手术。

另一个粗略的评估牙齿移动的方法是上颌切牙每改变2.5°（以根尖1/3作为旋转参考点），则对应切端产生1mm的移动量。

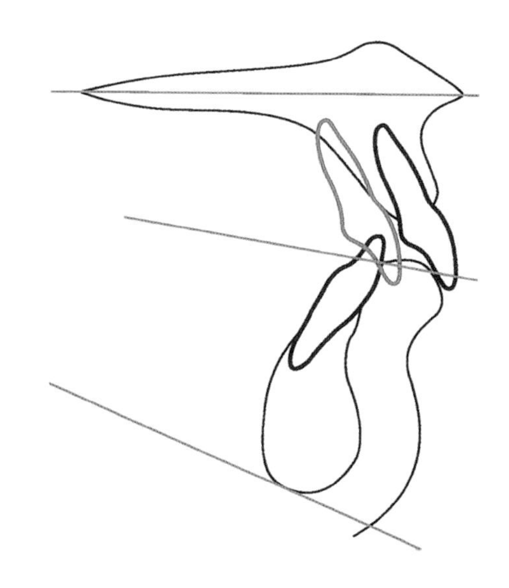

图6.13 预后描记：患者CP（女，18岁）。从这个图可以得知通过上颌切牙整体回收减小覆盖关系是不可行的。因此，推荐其采取手术方式治疗。

### 6.8.2 上齿槽座点–颏前点连线

Raleigh Williams 分析侧貌较好的个体的头颅侧位片时注意到：通常情况下，下颌切牙的切端恰好位于A点与Pog点的连线，或在连线的稍前方。他主张下颌切牙的这个位置作为治疗目标，以帮助确保良好的侧貌。尽管这条线在制订正畸治疗计划时很有用，但是必须记住，这只是良好侧貌的建议指标，而不是稳定性指标。如果下颌切牙从治疗前较为稳定的舌侧位置产生了移动，则在拆除矫治器后很可能会复发。

## 6.9 软组织分析

认真分析软组织很重要，尤其是计划改变切牙的位置以及正颌手术前进行诊断、制订计划的时候（请参阅第22章）。与其他方面的头颅测量分析类似，软组织测量分析也存在许多不同复杂程度的分析方式。其中比较常用的分析方法包括：

- Holdaway 线：软组织颏点到上唇的连线
- Rickett' s E平面：软组织颏点到鼻尖的连线
- 面平面：软组织鼻根点到软组织颏点的连线

这些分析如图6.14。

与其他头影测量分析的方法一样，这些测量分析方法应该作为临床检查的补充。同时应该记住，每个人对于美的认知是不一致的。

## 6.10 评估生长和治疗变化

头颅侧位片标准化的优势在于可以对研究的一组患者或相同患者不同生长、治疗阶段进行比较。在一些病例中，在确定治疗方案前进行头影测量分析，有助于了解患者生长随时间的变化。尤其在生长趋势不良，单纯正畸无法解决错殆畸形的时候。在治疗期间拍摄头颅侧位片有助于确定牙齿移动和（或）生长发育对正畸治疗的积极作用，并且有助于确保尽可能地达到一个稳定的结果。软硬组织的变化可以通过简单地比较一系列连续的头影测量值来评估，然而头影测量重叠图可以提供更加详细的变化情况（图6.15）。

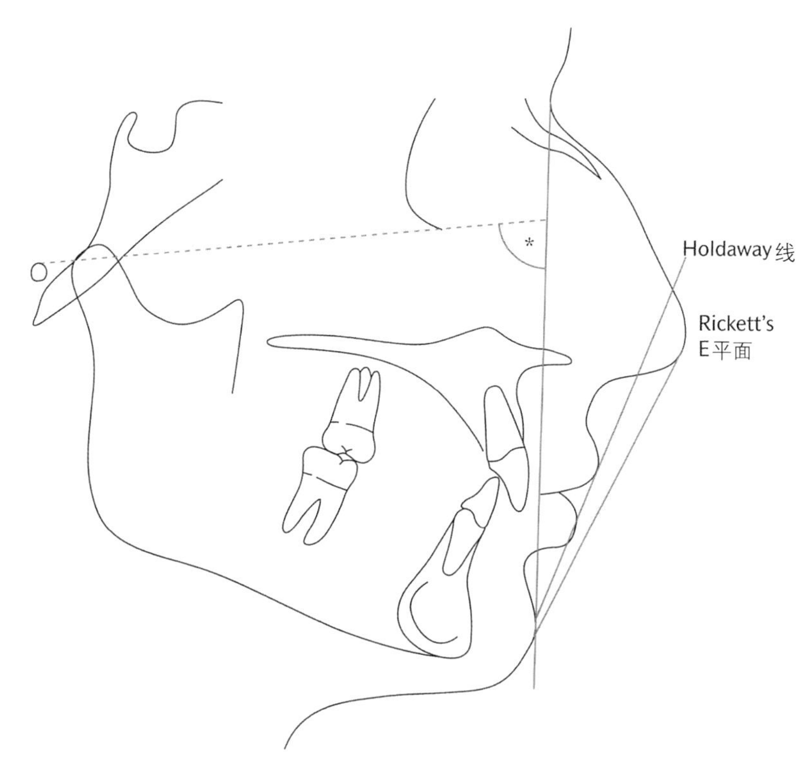


图6.14 常用的软组织分析方法。Holdaway 线：软组织颏点到上唇的连线。面部比例协调时，Holdaway的延长线将鼻部等分。Rickett' s E平面：软组织颏点到鼻尖的连线。面部比例协调时，下唇位于该线前方2mm（±2mm），而上唇位于该直线的稍后方。面平面：软组织鼻根点到软组织颏点的连线。面部比例协调时，眶耳平面与面平面成角约86°（*标识），且A点处于面平面上。

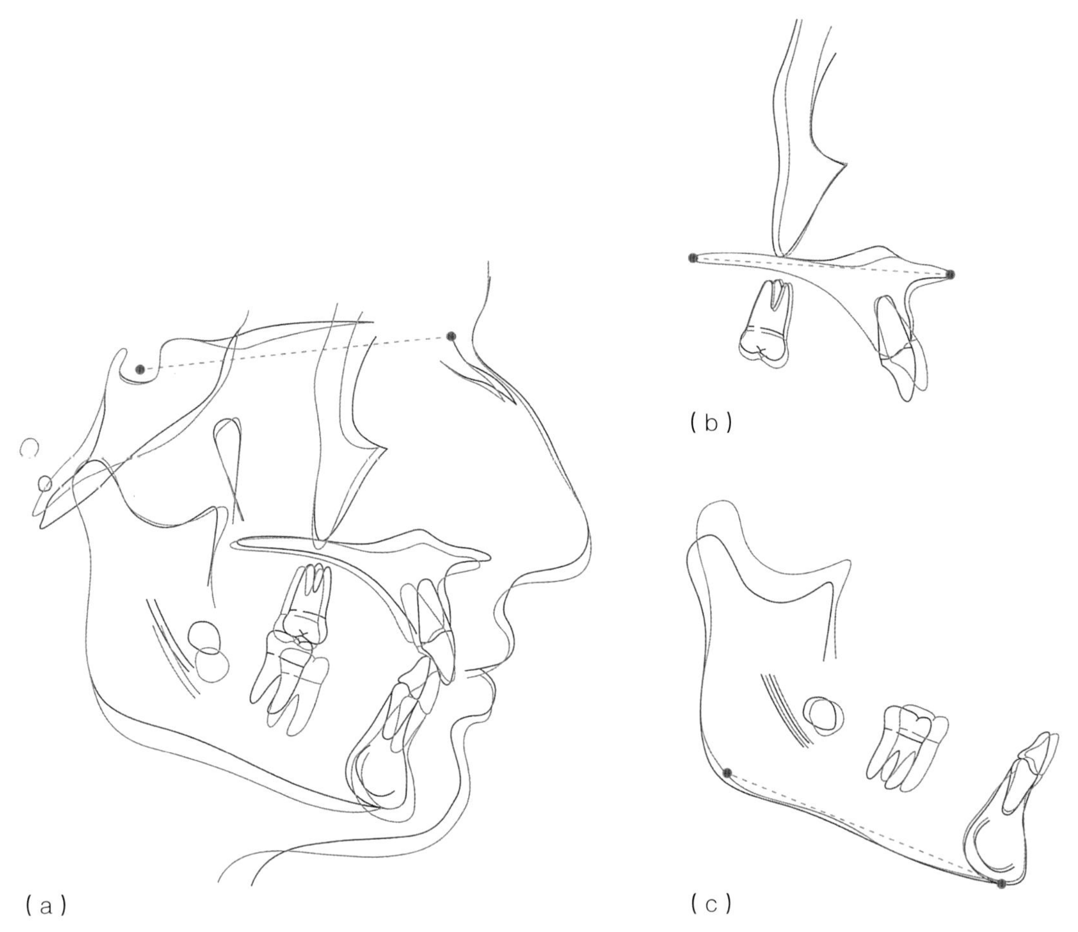


图6.15 头影测量重叠图提供了由于生长或治疗引起的变化的详细情况。黑色：治疗前；蓝色：治疗后。用于重叠的解剖结构可以评估变化情况。（a）以前颅底平面（SN平面）为基准进行重叠。可用于评估相对于颅底的面部整体变化。（b）以上颌平面为基准进行重叠。可用于评估上颌牙齿和骨骼的变化。（c）以下颌平面为基准进行重叠。可用于评估下颌牙齿和骨骼的变化。

为了确保比较的准确性，需要确定一个不会随时间和生长发育移动的标志点或参考平面。在分析重叠图差异时应该牢记这一点。

Björk的研究克服了面部和颅骨缺少自然稳定的参考点的问题，他在骨骼中插入了金属标记钉以提供固定参考点。尽管这种方法显然不适用于患者的治疗，但确实提供了有关面部生长方式的大量信息。Björk进行头影测量重叠的方法基于已知的解剖结构，通常认为这是最准确的方法。关于重叠图的进一步了解，请参阅“参考文献和拓展阅读”部分。

## 6.10.1 颅底

SN平面是在头影测量中得到的近似颅底的平面。然而，鼻根点确实存在生长，为了评估随时间的变化，重叠图应该以蝶鞍点为基准。但是，鼻根点的生长并不是自然地沿着SN平面，如果鼻根点向上或向下生长，将会使以SN为基准的重叠图产生旋转误差。使用颅底（又称作Coster’s 线）轮廓会更精准，因为7年之后前颅底平面仅发生了很小的改变（请参阅第4章）。这种方法比较困难，需要清晰的X线片和良好的解剖学知识才能较为可靠地完成。

## 6.10.2 上颌

上颌骨通过骨缝的间质增生进行生长。如果为了解释生长和/或治疗产生的变化，受影响最小的表面是颧突的前界，可以作为重叠的首选解剖结构。但是通常选择PNS作为上颌平面的标志点，因为它更易于识别。

### 6.10.3 下颌

下颌平面有时被用于下颌的重叠，但是由于下颌骨的下边界和下颌角度产生巨大的改变，可能会产生极大误差。随着生长发育变化较小，可以用作重叠的标志点有以下几个（按照有用性排序）：

- 正中联合下边界的皮质骨内表面
- 颏部前轮廓
- 下颌管的轮廓
- 从牙冠矿化到牙根形成期间发育中的第三恒磨牙牙槽陷窝

## 6.11 头影测量误差

正如前面所述，头影测量分析存在一定局限性，仅作为临床评估的补充。头影测量误差可以分为以下几类：由投影引起的误差，识别标志点困难而造成误差，测量误差。

### 6.11.1 投影误差

头颅侧位片是将患者的三维（3D）结构略微放大显示的二维影像。因此，一些投影误差是无法避免的。角度测量通常优于线性测量。

### 6.11.2 标志点的识别

准确地定位头颅标志点通常很困难，特别是如果X线片的质量较差时。正如第6.5节中所述，一些标志点比其他点更难定位，例如耳点的确定常常具有争议。在两点之间构造参考平面的情况下，确定参考平面的固有误差变得复杂。

### 6.11.3 测量误差

所有分析都与头影测量标志点和参考平面相关，因此，任何标志点产生的误差都会翻倍。此外，操作者的错误可能会导致测量误差。

## 6.12 3D头影测量分析

随着CBCT的应用越来越广泛，临床上对3D头影测量的兴趣也日益增加。3D视图的优点显而易见，可以在三维方向上更准确地体现颅面结构、更详细地进行形态学诊断以及进行生长发育的监控，制订治疗计划。头影测量的标志点的识别及使用其进行测量通常是准确的，然而在三维方向上，目前没有标准的方法进行测量。目前而言，最常使用3D头影测量分析的是正颌治疗计划的确定（请参阅第21章，第21.10.1节），尤其是针对面部不对称的患者。关于3D头影测量的进一步了解，请参阅“参考文献和拓展阅读”部分。

---

要点

头影测量分析是临床评估的辅助手段，从分析获得的结果应结合临床观察。正畸治疗的目的在于改善患者的外貌，而不是使其头影测量值更接近标准值。

---

## 参考文献和拓展阅读


Björk, A. (2010). Guide to superimposition of profile radiographs by "The Structural Method". http://www.angle-society.com/case/guide.pdf
进行头影重叠的综合指南。

Björk, A. and Skieller, V. (1977). Growth of the maxilla in three dimensions as revealed radiographically by the implant method. *British Journal of Orthodontics*, 4, 53–64. [DOI: 10.1179/bjo.4.2.53] [PubMed: 273440]

Björk, A. and Skieller, V. (1983). Normal and abnormal growth of the mandible. A synthesis of longitudinal cephalometric implant studies over a period of 25 years. *European Journal of Orthodontics*, **5**, 1–46. [DOI: 10.1093/ejo/5.1.1] [PubMed: 6572593]
两篇关于使用金属钉研究面部生长发育的文献。

Drage, N., Carmichael, F., and Brown, J. (2010). Radiation protection: protection of patients undergoing cone beam computed tomography examinations. *Dental Update*, **37**, 542–8. [DOI: 10.12968/denu.2010.37.8.542] [PubMed: 21137846].
有关辐射防护的内容。

Ferguson, J. W., Evans, R. I. W., and Cheng, L. H. H. (1992). Diagnostic accuracy and observer performance in the diagnosis of abnormalities in the anterior maxilla: a comparison of panoramic with intra-oral radiography. *British Dental Journal*, **173**, 265–71. [DOI: 10.1038/sj.bdj.4808024] [PubMed: 1449856].

Gaddam, R., Shashikumar, H. C., Lokesh, N. K., Suma, T., Arya, S., and Swetha, G. S. (2015). Assessment of image distortion from head rotation in lateral cephalometry. *Journal of International Oral Health*, **7**, 35–40. [PubMed: 26124597]
定位误差对线性和角度测量的影响的说明。

Houston, W. J. B. (1979). The current status of facial growth prediction. *British Journal of Orthodontics*, **6**, 11–17. [PubMed: 396940].

Houston, W. J. B. (1986). Sources of error in measurements from cephalometric radiographs. *European Journal of Orthodontics*, **8**, 149–51. [DOI: 10.1093/ejo/8.3.149] [PubMed: 3464438]

Isaacson, K. G., Thom, A. R., Horner, K., and Whaites, E. (2015). *Guidelines for the Use of Radiographs in Clinical Orthodontics* (4th edn). London: British Orthodontic Society.
解释了进行射线拍照的法律背景及每次曝光的理由。它包含几个有用的流程图，可帮助您决定是否要进行射线照相。

Jacobson, A. and Jacobson R. L. (2006). *Radiographic Cephalometry: From Basics to 3-D imaging* (2nd edn). Chicago, IL: Quintessence Publishing, USA.
这是一本权威的书籍，其第二版包括对许多分析方法的全面描述，以及带有手动和数字方式描记头颅侧位片的CD–ROM、对数字和3D成像方法的详细描述。

Kamoon, A., Dermaut, L., and Verbeek, R. (2001). The clinical significance of error measurement in the interpretation of treatment results. *European Journal of Orthodontics*, **23**, 569–78. [DOI: 10.1093/ejo/23.5.569] [PubMed: 11668876].
将头影测量分析的误差纳入治疗变化的解释文献。

McNamara, J. A. (1984). A method of cephalometric evaluation. *American Journal of Orthodontics*, **86**, 449–69. [DOI: 10.1016/S0002-9416(84)90352-X] [PubMed: 6594933]
描述鼻根点垂线的原始文献。

Millet, D. and Gravely, J. F. (1991). The assessment of antero-posterior dental base relationships. *British Journal of Orthodontics*, **18**, 285–97. [DOI: 10.1179/bjo.18.4.285] [PubMed: 1782187]
针对Eastman转换、Ballard分析和Wits分析的可靠性与有效性的讨论。

Sedentexct Project (2011). *Radiation Protection: Cone Beam CT for Dental and Maxillofacial Radiology (Evidence Based Guidelines)*. Luxembourg: European Commission. http://www.sedentexct.eu/files/radiation-protection_172.pdf
一份重要且权威的文件，其中包含通过对现有证据进行系统的审查而准备的详细指南。


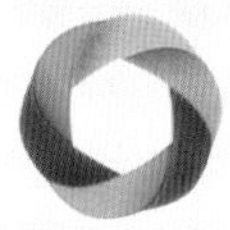

本章的参考资料也可以在www.oup.com/uk/orthodontics5e找到。在可能的情况下，该链接将为您提供该作品的英文电子版本，以帮助您进行进一步的学习。如果您为该网站的订阅用户（个人或机构注册皆可），根据您的登录权限，可细读网站所提供的摘要或完整文章。

# 第7章

# 治疗计划
## Treatment planning

*S. J. Littlewood*

## 章节内容

**本章学习目标**

- 了解如何根据正畸检查所收集的信息形成合乎逻辑的问题列表
- 认识到根据问题列表确定治疗目标的重要性
- 熟悉针对存在潜在骨性畸形患者的不同治疗方法
- 了解制订正畸治疗方案的基本过程
- 认识到如何通过拥挤度分析，制订规范的治疗计划、评估治疗计划的可行性，以及指导支抗设计和选择治疗机制
- 了解治疗计划和有效知情同意的重要性

## 7.1 前言

正畸治疗中最复杂的部分是治疗计划。为了合理地制订治疗计划，临床医生需要具备病史采集、临床检查和恰当的记录收集的能力。此外，临床医生还需要了解生长发育规律、面部及牙齿美学、殆学、错殆畸形的病因、不同矫治器及其作用机制、牙齿移动的生理学基础、矫治的优缺点、保持以及复发。因此，本章需与其他相关章节一起阅读。本章的目的是学会制订合乎逻辑的矫治方案。

## 7.2 正畸治疗的总体目标

制订矫治计划时，需要考虑以下几个方面：

- 美观
- 健康
- 功能
- 稳定

理想情况下，无论是面部还是牙齿，正畸治疗都应确保良好的美学效果；不能损害牙齿健康；应促进良好的功能；矫治结果应尽可能稳定。正畸治疗决不能危及口腔健康及功能，但有时，可能无法制订一个兼顾美观和稳定的治疗方案，需要做出妥协，必须作为知情同意的一项与患者商讨，解释矫治目标的有限性（请参阅第7.8节）。

## 7.3 制定问题列表

临床医生可以依照有逻辑性的顺序，写出一份问题列表，有助于为制订治疗计划提供所需信息。这一过程如图7.1所示。

对于任何病例来说，为了确定问题所在，病史、检查、相关记录收集都是必不可少的。问题列表有助于做出诊断。患者的口腔问题可分为病理性问题和发育性问题。病理性问题是与疾病相关的问题，如龋齿和牙周病，需要在正畸之前治疗。发育性问题包括与错殆畸形相关的因素，也是问题列表的一部分。为了使问题列表更易理解，可分为以下6个部分：

①患者主诉。

②面部和微笑美学。

③牙列整齐度及对称性。

④颌骨及牙列的横向关系。

⑤颌骨及牙列的矢状向关系。

⑥颌骨及牙列的垂直向关系。

### 7.3.1 患者主诉

正畸治疗能否成功，患者的作用至关重要。医生需要考虑以下几个方面：

- 患者的主诉
- 患者的期望值
- 患者的治疗动机

只有矫正了患者关心的错殆畸形，才会使其感到满意。一份完整的病史应包括患者不满于外貌的原因，重要的是，他们希望或期待的治疗结果是什么。如果可能，医生制订的治疗计划应解决患者的主诉。然而，有时患者的问题或期待是不切实际的。此时，医生的作用是仔细地询问患者，并解释什么是可以实现的，什么不可以实现。如果患者的预期不合实际，

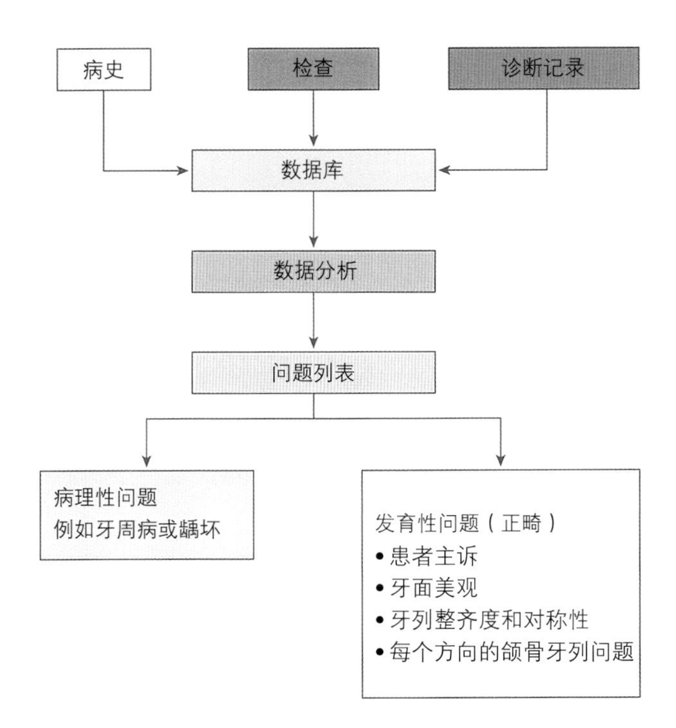


图7.1　问题列表可分为病理性问题和发育性问题。

那么应拒绝为其治疗。

正畸医生可以向患者解释哪些咬合是正常的、不会被调整的，这对于医患沟通也很有帮助。无论正畸医生技术有多熟练，正畸治疗都需要患者积极地参与和配合。患者需要有足够的动力配合治疗的方方面面，治疗才会成功。如果患者没有充分的治疗动机，就不应对其展开治疗。

### 7.3.2　面部和微笑美学

牙齿直立对面部和微笑美观不是必需的。需要考虑牙齿在面部的位置，以及移动牙齿对于软组织的影响。由于影响因素较多，导致这一领域错综复杂。

人们对于美观的认知既受个人和文化因素的影响，也受时尚和潮流的感染。最近流行的面容是较凸的侧貌，上下牙列前突，为唇部提供更大的支撑。倡导者认为，这种治疗方法会增加嘴唇凸度，让人看起来更年轻，但也确实伴随着一些潜在的风险。首先，前牙唇倾可能会使牙齿移动至不稳定的区域，唇颊肌有推牙齿向舌侧的趋势，导致复发。此外，过度扩弓和唇倾可能会导致牙槽骨颊侧穿孔，发生骨开裂，并可危及以后的牙周健康。同样重要的是，要让患者明白事实上牙齿过度唇倾并不美观。

牙齿移动对软组织的影响是不可预测的。拔牙和回收上前牙会自行改善面部美学的说法是不确切的。然而，应小心前牙过度舌倾，避免产生过于平直的侧貌。特别对于鼻唇角过大、大鼻子，以及下颌后缩的患者尤为禁忌（图 7.2）。

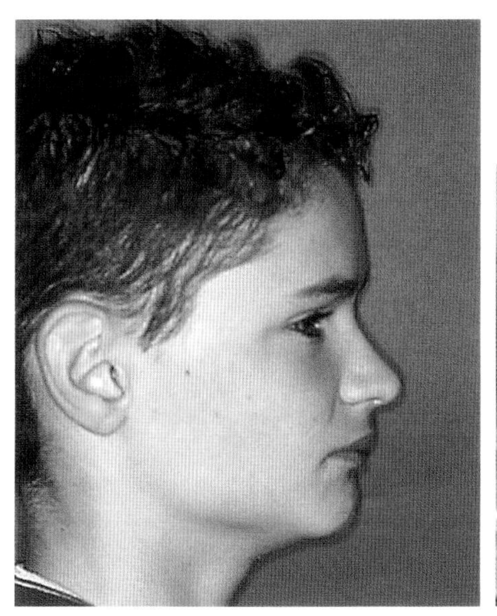

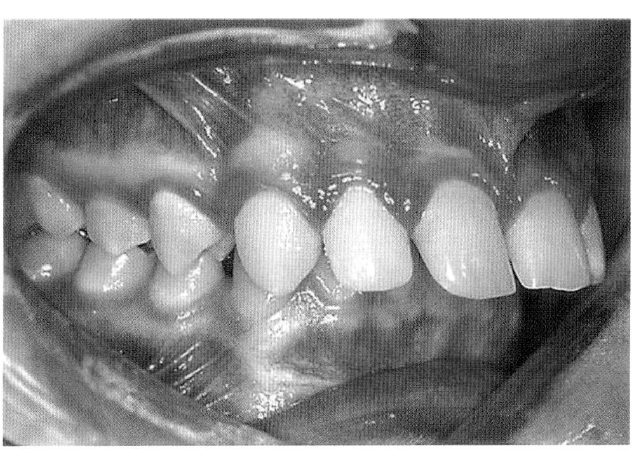

图7.2　正畸治疗计划中关于面部美学的考虑。该患者明显覆盖过大，达到12mm。虽然患者主诉为上牙突出，但其很大一部分的问题在于下颌后缩。单纯回收上前牙可减少覆盖，但会对美观产生不利影响。牙齿移动对软组织的影响是不可预测的，但对于该病例，由于所需的牙齿移动量及下颌骨后退量如此之大，仅通过回收上前牙来减少覆盖必将导致侧貌过于平直而影响美观。该病例的治疗过程请参阅第19章。

微笑美学将在第5.4.4节中讨论。

面部及微笑美学在很多方面仅靠正畸无法改善，需要与患者讨论，若合适可考虑选择手术和整形。

### 7.3.3 牙列整齐度及对称性

需要测量上下牙列的拥挤度或间隙，以及上下前牙的倾斜度和牙齿大小协调性，这对测量治疗所需间隙十分重要。确定所需间隙大小的过程称为“间隙分析”（请参阅第7.8节）。还应注意上下牙弓的形状及对称性。

### 7.3.4 三维方向的骨性/牙性关系

第5章强调了在三维方向（横向、矢状向和垂直向）分析患者的重要性。其目的在于记录咬合关系，区分每个方向导致错殆畸形的骨性/牙性因素。一般来说，仅仅由于牙齿问题而导致的错殆畸形更易于矫正，如果有潜在的颌骨问题通常较难治疗。治疗骨性畸形患者的方法将在第7.5节中讨论。

## 7.4 正畸治疗的目的

正畸问题列表是对病史、检查和诊断记录所收集的信息进行逻辑性总结。下一阶段是通过问题列表决定哪些问题可以解决，而哪些应该接受。所有的病理性问题都需要解决，对于发育性问题，可以对其进行优先级排序，确保患者的主诉可以解决。虽然最理想的是能够解决列表中的每一个问题，但这有时是不切实际的，特别是成年人。通过制定问题列表的优先顺序，确保患者和医生都能接受所做出的妥协。

随后，按所定的优先顺序形成治疗目标的基础。一旦目标确定，就可以考虑可行的解决方案，并导向最终的治疗计划（图 7.3）。对于每位患者来说，通常可供选择的治疗方案不止一种。临床医生必须商讨出对患者来说切实可行的选择，要向患者解释每种方案的风险及优势，包括不治疗的影响。这些构成了有效的知情同意的基础（请参阅第7.8节）。

## 7.5 骨性问题及治疗计划

治疗潜在骨性问题的错殆畸形有以下3种选择：

- 正畸代偿治疗
- 生长改良
- 正畸正颌联合治疗

### 7.5.1 正畸代偿治疗

接受正畸代偿治疗说明患者接受存在的骨性畸形，但要纠正前牙咬合关系。错殆畸形的骨性因素越小，代偿治疗的可能性就越大。矢状向的骨性问题要比垂直向更易代偿，而垂直向的问题又比横向更易代偿。

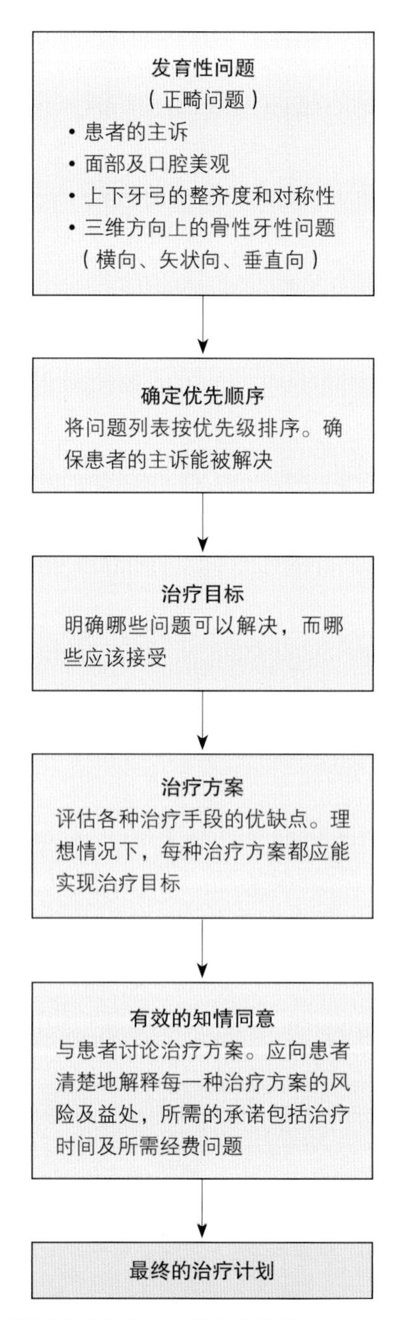


图7.3 将问题列表转变为最终的治疗计划。

### 7.5.2 生长改良

这种类型的治疗也被称为颌面矫形，只能应用在处于生长发育期的患者。通过使用某些矫治器，对骨骼生长型进行微小的调整。大多数生长改良是用来矫治矢状向问题的，因为垂直向很难改变，而横向问题更难解决。

越来越多的证据表明，外力所致的生长改良微乎其微。多数情况，通过使用头帽装置（请参阅第9章和第15章）和功能矫治器（请参阅第19章）治疗安氏Ⅱ类错𬌗畸形，也可以使用前方牵引器早期矫治伴上颌发育不足的骨性Ⅲ类错𬌗畸形（请参阅第11章）。

### 7.5.3 正畸正颌联合治疗

手术矫正颌骨不调，结合正畸调整牙列，以得到最佳的牙齿及面部美观。这种矫治方法要在发育完成的患者身上进行。适用于有严重骨性畸形或牙槽问题、超出正畸治疗范围的患者。有时也适用于年龄过大无法进行生长改良治疗，或正畸代偿治疗不利于面部美观的患者。正畸正颌联合治疗将在第22章进一步讨论。

## 7.6 制订正畸治疗计划的基本原则

一旦确定了治疗目标，就可以开始制订治疗计划。以下为治疗计划的基本原则。

### 7.6.1 口腔健康

任何正畸治疗计划的首要目标是建立和维持良好的口腔健康。不良修复体，如牙冠和固定桥，可以在牙列排齐后再处理，但所有的进展性疾病，都应在开始正畸治疗之前得到充分的治疗。

### 7.6.2 下颌牙弓

一般正畸治疗计划根据下前牙确定。一旦确定了下前牙的位置，其余的牙位就可以随之进行规划。大多数情况下，建议保持下前牙的当前位置。因为此时下颌前牙位于舌体与唇颊肌之间相对稳定的区域。下颌前牙过度移动会增加复发的风险。在当代正畸中，由于对于咬合目标及面部软组织美观的要求日益增加，制订治疗计划时对于下前牙位置的要求不再那么严格（要点框7.1）。

有些特殊情况，可以将下前牙唇倾或舌倾：

- 存在下颌前牙轻度拥挤的病例
- 深覆𬌗，特别是在Ⅱ类2分类病例中（请参阅第10章，第10.3节）
- 患者有吮指习惯（下颌前牙因不良习惯而舌倾）
- 矫治深覆盖时，若没有手术指征或拒绝手术的情况下，为减少对面部美观的影响，可以唇倾下颌前牙

为代偿Ⅲ类错𬌗畸形，或治疗双牙弓前突时，可以考虑回收下颌前牙。

必须让患者意识到，改变下颌前牙的前后向位置及过度倾斜移动，可能会影响治疗的稳定性，并让患者明白保持的意义。

### 7.6.3 上颌牙弓

上颌牙弓应定位在现有骨骼和软组织范围内，能提供最佳面部及牙列美观的位置。实现前牙关系正常的秘诀是先得到Ⅰ类尖牙关系。

一旦下颌前牙已经排齐且位置合理，可以提前预测下颌尖牙的位置，这样就可以在头脑中重新定位上颌尖牙位置，使其与下颌尖牙处于Ⅰ类关系。从而了解需要多大的间隙，以及上颌尖牙需要移动多远的距离。也可以指导选择移动方法、所需矫治器以及设计所需支抗。

### 7.6.4 后牙

虽然矫治目标多为Ⅰ类尖牙关系，但不一定总要获得Ⅰ类磨牙关系。如果仅在上颌拔牙，而下颌没有拔牙，磨牙将处于Ⅱ类关系。相反，如果仅在下颌拔

**要点框7.1 上颌切牙位置如何影响当代治疗计划**

所有正畸治疗目标都是美观、健康、功能、稳定。传统正畸治疗计划侧重于下颌牙列，保持其初始位置以增加稳定性。然而，随着大众对面部及微笑美学认识的提高，很明显，在某些情况下，传统方法可能会导致上颌切牙的位置不够美观。如若下颌前牙保持现状并不影响美观，则为最佳方案。但有些时候可能需要对下颌牙弓的稳定做出妥协，以便更好地定位上颌切牙，从而最大限度地提高美观度，并需要与患者商讨该方案对稳定性的影响，得到患者认同。

牙，而上颌没有拔牙，磨牙将处于Ⅲ类关系。是否需要拔牙是根据上下牙弓所需间隙而定的。通常在Ⅱ类病例中，更可能在上颌拔牙，以允许回收上颌前牙，代偿潜在的骨性畸形。然而对于Ⅲ类病例，更有可能在下颌拔牙，以允许回收下颌前牙。影响拔牙需求和牙位选择的因素将在获得间隙一节中详述（请参阅第7.7.1节）。

### 7.6.5 支抗

设计支抗是为了抵抗不需要的牙齿移动。每当牙齿移动时，总会产生一个大小相等、方向相反的力。这意味着同一牙弓的其他牙齿会产生不需要的移动。因此，在设计方案时，确定如何限制不需要的牙齿移动是很重要的。了解和正确地规划支抗对于治疗计划的实施至关重要。支抗是正畸中最难掌握的问题之一，将在第15章详细论述。

### 7.6.6 治疗机制

一旦明确了治疗目标，大多情况可以选择不同类型的矫治器和治疗机制达到最终的结果。当缺乏高质量的证据支持选择特定类型的矫治器时，治疗机制的选择通常取决于临床医生对不同技术掌握的知识量和经验。临床医生应选择最有效，并且可预测性高的方法实现理想的结果，同时应避免任何风险及不良副作用，并选择对依从性要求较低的方案。

值得一提的是，首先应该确定治疗目标，然后选择合适的矫治器和治疗机制实现目标。不能本末倒置，根据矫治系统和治疗机制确定治疗目标。

### 7.6.7 保持

正畸治疗结束时，几乎每个病例都需要保持，以防止复发。在治疗开始时，就应考虑、计划和讨论保持的重要性。应在治疗开始前，让患者意识到需要佩戴保持器，并承诺会遵从医嘱（请参阅第16章）。不愿意或不能承诺长期佩戴保持器的患者可能不适合开始治疗。

## 7.7 间隙分析

间隙分析是评估上下牙弓为实现治疗目标所需间隙大小的过程。虽然间隙分析不十分精准，但确实是一种严谨的指导诊断和制订治疗计划的方法，对于经验较少的临床医生更是如此。间隙分析可以帮助确定治疗目标是否可行，协助选择合适的治疗机制和支抗设计。

间隙分析可分为两步进行：第一步确定所需间隙，第二步计算矫治过程中可以获得的间隙量，包括为修复保留的间隙量。

必须强调的是，间隙分析只能起到指导作用（尽管很有效），因为正畸过程中许多方面无法预测，如生长、患者的生物学反应和依从性。间隙分析应与病史、检查和诊断记录中的其他信息结合使用。然而，它确实有助于制订缜密的治疗计划，特别是对于缺乏经验的临床医生，或者是针对较为复杂的病例。在进行间隙分析之前，应确定治疗目标，因为这将影响计算所需间隙量及获得间隙量。

间隙分析在制订治疗计划中的作用将在本章末尾体现（请参阅第7.10节）。

### 7.7.1 计算所需间隙

治疗以下问题时需要间隙：

- 牙列拥挤
- 切牙前后向移动（通常目标是达到2mm的正常覆盖）
- 整平殆曲线（Spee曲线）
- 牙弓狭窄（扩弓会获得间隙）
- 矫正上切牙轴倾角（近远中向倾斜）
- 矫正上切牙倾斜度（转矩）

纠正切牙轴倾角和倾斜度所需的间隙通常较小，这里不再进一步讨论（更多细节请参阅“参考文献和拓展阅读”一节）。下面将简要讨论其他方面。

#### 牙列拥挤

拥挤度可以通过测量所有错位牙齿的近远中宽度相对于牙弓可用间隙的差值进行计算（图7.4）。

拥挤度通常分为：

- 轻度（<4mm）
- 中度（4~8mm）
- 重度（>8mm）

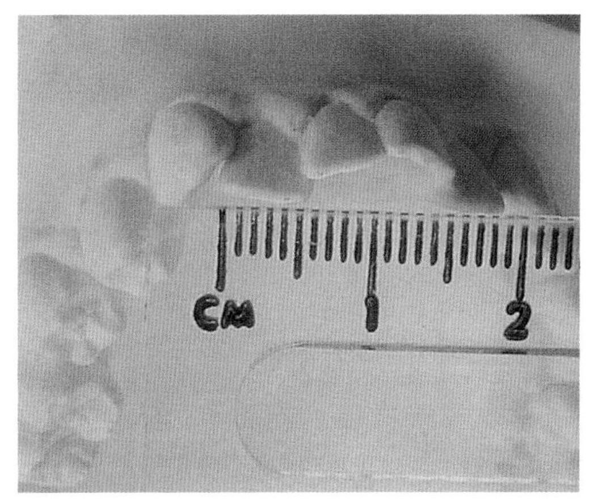
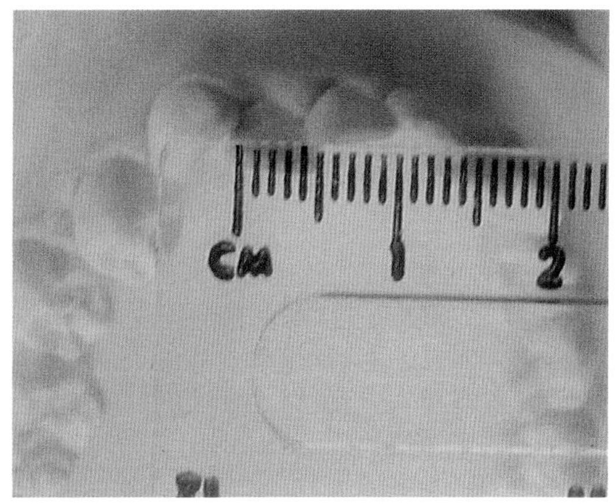

图7.4　拥挤度分析。以上图片说明了通过测量错位牙齿的宽度与牙弓中可用间隙大小来评估拥挤度。在例子中，第一张图显示了错位牙齿的牙冠宽度为6mm，第二张图显示该牙齿在牙弓中可用间隙量为4mm，表明这颗牙的拥挤量为2mm。对牙弓中所有不齐的牙齿重复此过程，得出总拥挤度。如果两颗相邻牙齿错位，则可以通过测量每颗牙齿的近远中宽度及综合可用间隙来评估拥挤度。如果使用数字化模型，可以使用软件有效地辅助计算拥挤度。

### 切牙前后向移动

上颌切牙的前后向位置常需改变，特别是为减少覆盖的时候。如果切牙向舌侧移动，则需要额外间隙；如果切牙向唇侧移动，则会提供间隙。通常治疗目的是达到2mm覆盖。切牙每内收1mm则需要2mm的间隙。相反，切牙每唇展1mm，则会提供2mm间隙；这有助于估计不拔牙矫治拥挤病例时，切牙的倾斜度会有多大。

例如，如果患者有6mm覆盖，切牙需要内收达到2mm的正常覆盖，那么就需要额外的间隙。每内收1mm需要2mm间隙，因此，要减少4mm的覆盖，将需要8mm间隙。

### 整平𬌗曲线

下切牙与对颌牙若没有咬合接触可能会过度萌出，导致从磨牙到切牙的咬合曲线（Spee曲线）加深（图7.5）。因受很多因素影响，整平Spee曲线所需的间隙量是有争议的，比如牙弓和牙齿的形状。表7.1估计了所需间隙，可以指导临床。曲线深度可由前磨牙牙尖到第一恒磨牙远中尖与切牙连线的距离估算（图7.5）。

表7.1　整平Spee曲线所需间隙的近似值

| 曲线深度（mm） | 所需间隙（mm） |
|---|---|
| ≤3 | 1 |
| 4 | 1.5 |
| ≥5 | 2 |

## 7.7.2　创造间隙

治疗过程中获得的间隙量也可提前估计，从而平衡所需间隙量和获得间隙量。以下方法可以获得间隙：

- 拔牙
- 磨牙远移
- 邻面去釉

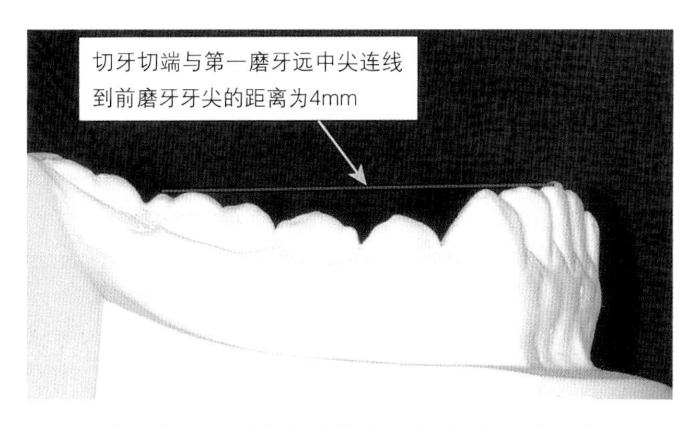


图7.5　整平Spee曲线所需间隙的评估。该病例需要整平Spee曲线，需要额外间隙。曲线深度为4mm，需要1.5mm间隙。

- 扩弓
- 切牙唇倾
- 以上几项结合

### 7.7.3 拔牙

在计划拔除任何恒牙之前，必须确保剩余牙齿均存在且发育正常。影响选择拔牙牙位的因素有：

- 牙齿健康状况
- 牙位
- 所需间隙量及位置
- 切牙覆殆覆盖关系
- 支抗需求
- 使用的矫治器（如果有）
- 患者侧貌及治疗的目的

选择合适的拔牙牙位是一个复杂的决定，需要了解正畸治疗的各个方面。

#### 切牙

因为会影响美观，切牙很少作为拔牙的第一选择。而且很难调整一个牙弓的4颗切牙与对颌牙弓的3颗切牙的咬合匹配。然而存在一些下切牙拔除指征：

- 切牙预后不佳或牙周组织受损
- 后牙为Ⅰ类关系，但下切牙中度拥挤
- 轻度Ⅲ类骨性畸形，后牙排列整齐的成人患者

拔除切牙后需要使用固定矫治器排齐牙齿，并需要粘接式保持器保持。

上前牙缺失或拔除后的治疗将在第8章中详细讨论。

#### 尖牙

尖牙是牙弓的基础，在美观和功能上都很重要（在侧方运动中提供尖牙引导）。但是如果尖牙严重移位或阻生，可能需要将其拔除。侧切牙与第一前磨牙之间可以实现合理的邻接关系，特别是在上颌。但如果拔牙后不使用固定矫治器，很难实现良好的邻接关系。如果尖牙缺失，还需要检查咬合，以确保没有因缺少尖牙引导而产生殆干扰。

#### 第一前磨牙

通常是中到重度拥挤时的首选拔牙牙位。此外，一般拔除上下颌第一前磨牙后会发生自动排齐。尤其是在下颌，如果下尖牙近中倾斜，拔除第一前磨牙后可能会使下颌前牙自动排齐。这种自发性改善在拔牙后的前6个月最快。在上颌，第一前磨牙通常早于上尖牙萌出，所以如果在尖牙萌出前拔除第一前磨牙，就可使其自发改善萌出位置，但需要间隙保持器为尖牙保留间隙。

通常，使用固定矫治器，40%～60%的拔牙间隙用于排齐前牙时无须加强支抗。拔牙后可用间隙有所减少的原因在于后牙的近中移动。

#### 第二前磨牙

以下为拔除第二前磨牙的适应证：

- 轻到中度拥挤（3～8mm的间隙需求）
- 采用磨牙前移关闭拔牙间隙，而不是回收前牙
- 第二前磨牙预后不佳或严重移位

当有轻到中度拥挤时，拔除第二前磨牙比拔除第一前磨牙更合适，可改变支抗平衡，有利于通过磨牙前移关闭间隙。因此，只有25%～50%的拔牙间隙可用于前牙排齐。使用固定矫治器治疗时需要确保第一磨牙和第一前磨牙的邻接关系正常，特别是在下颌。第二乳磨牙早失通常会导致上颌第二前磨牙腭向萌出、下颌第二前磨牙舌向萌出。在上颌，可能需要拔除正在萌出的第二前磨牙。相反在下颌，拔除第一前磨牙通常更容易，在大多数情况下，拥挤解除后下颌第二前磨牙可自发直立。

#### 第一恒磨牙

拔除第一恒磨牙通常会使正畸治疗变得更加困难漫长。然而，如果其长期预后不佳，可能需要拔除第一恒磨牙（请参阅第5章，图5.18）。第一恒磨牙的拔除在第3.3.8节中有更详细的讨论。

#### 第二恒磨牙

以下情况建议拔除第二恒磨牙：

- 为促进上颌磨牙远移
- 缓解轻度的前磨牙区拥挤

- 为第三恒磨牙提供萌出空间，避免其阻生

拔除上颌第二磨牙无法缓解由于磨牙前移导致的前磨牙或前牙拥挤。但在下颌不仅可以缓解前磨牙区轻度拥挤，同时也为第三恒磨牙的萌出提供了间隙，通常也无法保证第三恒磨牙的萌出，但在恰当的时机拔除第二恒磨牙可以提高其萌出的可能性，理想情况下具有以下特征（图 7.6）：

- 第三恒磨牙牙胚与第二恒磨牙长轴之间的角度为10° ~30°
- 发育中的第三恒磨牙牙槽隐窝与第二磨牙牙根重叠
- 第三恒磨牙发育至根分叉

应该让患者清楚地了解，即使满足这些条件，也不能保证下颌第三恒磨牙可以萌出建𬌗，需要一段时间的固定矫治直立排齐第三磨牙。

## 第三恒磨牙

以往，一直提倡早期拔除下颌第三恒磨牙，以防止下前牙拥挤。然而，下切牙拥挤更有可能是一生持续发生的细微生长和软组织变化引起（请参阅第16章）。仅仅以防止下前牙拥挤为理由拔除第三恒磨牙是不可接受的（请参阅第8章，第8.2.1节）。

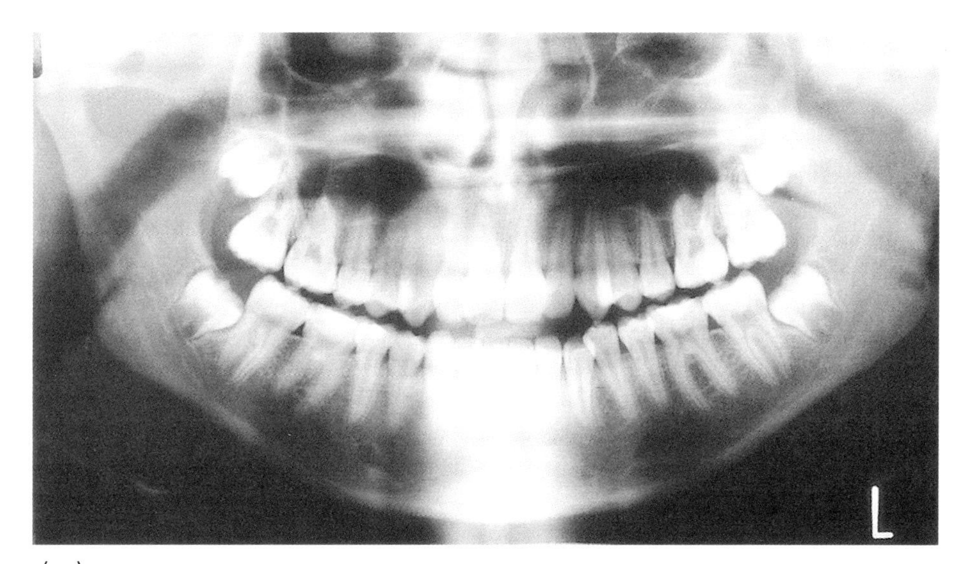

（a）

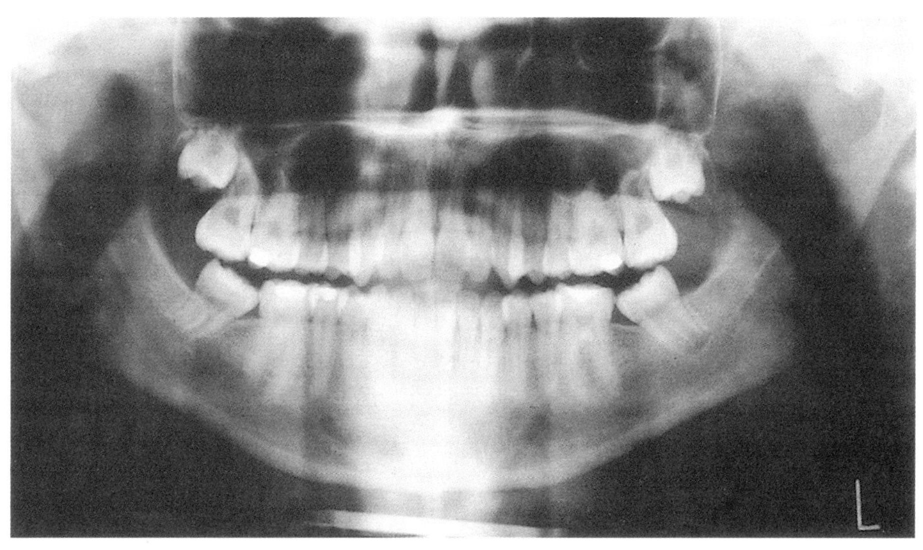

（b）

图7.6　拔除第二恒磨牙的病例。下颌轻度拥挤。为矫治下颌前磨牙区的轻度拥挤，拔除2颗下颌第二恒磨牙。（a）拔除2颗下颌第二恒磨牙前的全口曲面断层片（由于担心上颌第一恒磨牙的预后，没有拔除上颌第二恒磨牙）。（b）拔牙2年后的全口曲面断层片，显示2颗下颌第三恒磨牙已萌出。

### 7.7.4 磨牙远移

上颌磨牙可以通过佩戴口外弓、使用种植钉支抗或板状支抗实现磨牙远移（请参阅第15章）。使用口外弓通常可在每侧产生2～3mm间隙（共产生4～6mm间隙），也可以通过隐形矫治实现。

对于轻度拥挤病例，因为拔牙提供的间隙过多，所以通常倾向于选择磨牙远移。若对间隙的需求量很大，磨牙远移也可作为拔牙后获得额外间隙的辅助手段。

可适用的临床病例包括：

- 前牙关系正常，上颌牙列轻度拥挤
- 安氏Ⅱ类Ⅰ分类错𬌗，前牙轻度深覆盖，磨牙的Ⅱ类关系小于半个牙位
- 拔除第一前磨牙依旧没有足够间隙排齐牙列
- 单侧乳磨牙早失导致第一恒磨牙近中移动

### 7.7.5 邻面去釉

邻面去釉（IPR）或称“片切”是指在牙齿的近远中去除少量的釉质，有时也被称为成形术。除了获得治疗间隙外，邻面去釉也可用于改善牙齿形状和接触点，并可在治疗结束时增加稳定性。前牙可去除釉质量约为0.5mm（近远中各0.25mm）而不影响牙齿健康。后牙可安全去除的釉质稍多一些。临床可使用手动砂条（图7.7）、砂盘或车针（气动涡轮片切）小心地去除釉质。砂条片切后，可用浮石抛光，使牙面更为光滑。

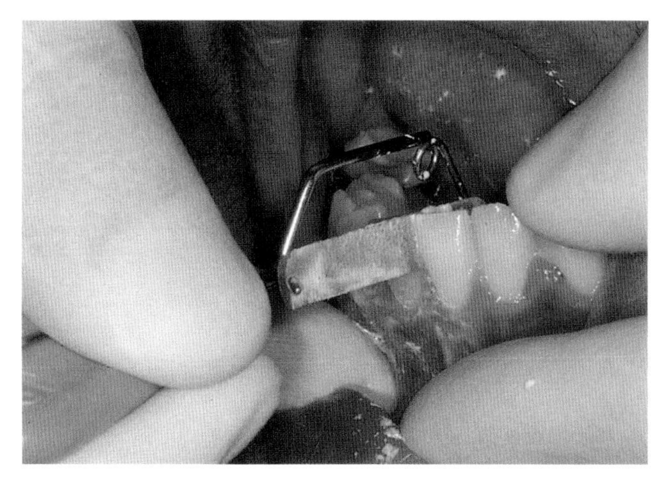

图7.7 使用砂条片切。

一般认为，邻面去釉可在每个牙弓中获得3～6mm间隙。IPR应小心操作，以免伤及牙体及牙周组织。更重要的是，在邻面去釉之前，牙齿应有合适的邻接关系，可以使用分牙装置或固定矫治器打开邻接点，方便片切（图7.8）。

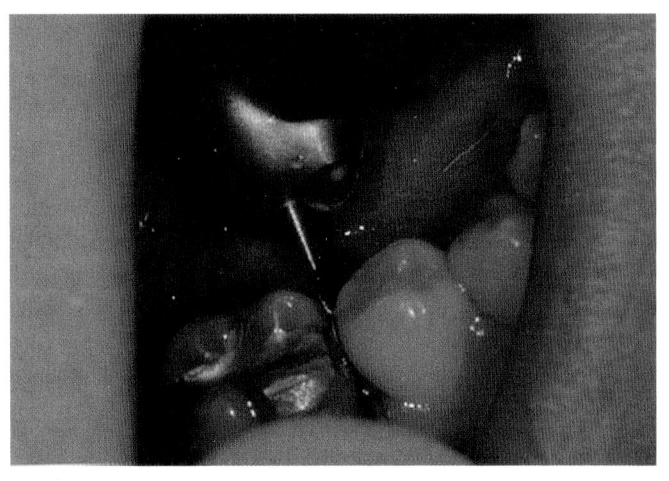

（a）

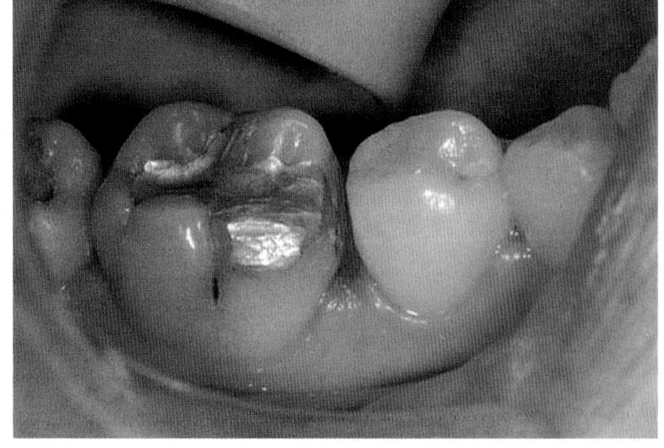

（b）

图7.8 气动涡轮片切（ARS）。这项技术可用于邻面去釉，主要应用于后牙。（a）邻接点下方放置排龈线，以保护牙龈软组织。片切之前应确保牙齿已充分排齐，且应先使用分牙装置打开邻接点。小心地使用车针去除第一恒磨牙的近中面以及第二前磨牙的远中面的釉质。在本病例中，第一恒磨牙近中的银汞合金也被去除。（b）间隙已获得，仔细修饰牙齿外形，确保邻接关系合理。

### 7.7.6 扩弓

上颌可以通过横向扩弓获得间隙，牙弓后段每扩开1mm可获得约0.5mm的间隙。应在牙槽骨支持的范围内扩弓，否则牙齿会移出牙槽骨，形成骨开裂，影响牙周组织健康。如果下颌前磨牙和/或磨牙锁𬌗，则需要扩展下颌牙弓，但其治疗结果不稳定，特别是下颌尖牙间的宽度。

### 7.7.7 切牙唇倾

切牙唇倾可获得间隙，但需要考虑治疗目的。切牙每唇倾1mm，牙弓内可产生大约2mm间隙。

## 7.8 正畸治疗计划与有效的知情同意

### 7.8.1 共同决策

有时错𬌗畸形的治疗方案不止一种，也可以选择不治疗。临床团队需要与患者及家属合作，根据临床表现和患者的价值观以及偏好确定最佳治疗方案。选择不治疗则需要患者理解并接受他们的错𬌗畸形，以及错𬌗畸形可对口腔健康的不良影响。

共同决策是患者、家属和正畸团队共同努力，选择最合适治疗方案的协作过程，认为正畸医生和患者在决定最佳治疗方案起同样重要的作用。正畸医生是诊断错𬌗畸形的专家，可以通过以往研究和临床证据解释治疗方案，并向患者说明这些信息。患者清楚错𬌗畸形对日常的影响、自己对治疗的期待值、治疗的价值观、偏好以及配合治疗的意愿和能力。只要治疗方案不止一个，就需要共同决策。在研究证据和临床经验都不能确定“最佳”治疗方案的情况下，最好是根据患者的价值观和偏好指导选择。已证实患者积极参与方案选择可以提高满意度、依从性和治疗结果。

### 7.8.2 正畸过程的知情同意

有效的知情同意，即为自愿知情的，且签署的患者必须有能力做出决定。在正畸治疗中，知情同意是指向患者提供以下信息，并帮助他们理解：

- 错𬌗畸形
- 建议的治疗方案及其他选项
- 治疗承诺
- 治疗周期
- 所需费用

应注意，不接受治疗可以作为替代方案之一，且必须清楚地解释，仔细地讨论每种方案的风险及收益。英国蒙哥马利案件发生后，于2015年患者的知情同意书发生了变化（详见“参考文献和拓展阅读”）。对于临床医生来说，将医生认为重要的风险告知患者已不再是明智之举，现在知情同意的重点是医生找出患者想知道的，以便为患者制定个性化知情同意书解释说明。

目前认为，16岁及以上的患者有能力为自己做决定。正畸患者大多小于16岁，但只要他们完全理解了治疗过程，就可以做出决定。如果一个有理解能力的孩子同意治疗，那么其父母不能否定这一决定，这就是所谓的“Gillick行为能力”。然而如果可能的话，对于治疗过程，最好是有父母的全面支持。如果出现相反的情况，父母想要治疗但孩子不想，那么最好不要继续治疗。正畸治疗需要很高的依从性，除非患者承诺完全配合，否则最好推迟至他们同意时再进行治疗。

建议医生获取治疗的书面同意，并向患者提供一份复印件，其中清楚说明治疗的目的、风险和收益、使用矫治器的类型、拔牙细节、治疗承诺、治疗周期、所需费用以及后期对保持的要求。在估计治疗周期时，最好是比预计时间稍长一些（“留有余地”）。如果治疗比最初承诺的更快完成，患者会很满意。然而，如果治疗时间延长，患者可能会失去耐心，出现依从性问题。

除了提供治疗目标和治疗计划的书面记录外，还应有对于患者的要求。这不仅包括良好的口腔卫生、正确的饮食习惯和定期就诊，还应包括与患者治疗相关的具体要求，如头帽装置佩戴时间、扩弓器的旋转周期和橡皮圈的佩戴，以及对于特殊患者的特别的风险告知。患者若做好充分准备并做出承诺则更有可能获得更好的治疗效果。

同样重要的是，要记住，知情同意是一个持续的过程，而不是治疗前的一次性程序，所以在整个治疗过程中应与患者及时沟通。这在正畸学中尤为重要，因为不同的患者对于同一治疗措施的反应往往各不相同，因此治疗过程中可能需要与患者重新商讨治疗计划。

### 7.8.3 有限矫治

“有限矫治”或“LTO”是指治疗目标有限的情况下折中正畸治疗，而不是试图矫治错𬌗畸形的各个方面。这在成人患者中更为常见，对于成人正畸，其目标是尝试解决患者的主诉，而不是尝试提供完美的结果。有限矫治也被称为“短期正畸”，这个名字是为了反映治疗周期的有限性（而不是治疗结果稳定性的有限性）。最近有限治疗得到了更多的关注，越来越多的成年患者希望改善其微笑美观度，通常是矫治前6颗牙齿（有时称为“6颗社交牙”），而不要求费用更高且治疗周期更长的全面治疗。

想要使患者接受有限矫治，正畸医生必须确保患者理解治疗目的和目标的有限性，理解可能做出的妥协。使用有限矫治尝试解决成人患者的美观问题当然可以接受。关键是要与患者充分讨论所有可供选择的治疗方法，包括修复治疗以及全面的正畸治疗，并且使患者理解每种治疗所不能满足的方面。若对患者进行正畸治疗可能损害口腔健康、导致牙齿磨耗、引发颞下颌关节并发症，或损坏牙齿修复体，那么不可以对其进行正畸治疗。

## 7.9 结论

本章讨论了如何利用病史、检查和记录中所收集的信息为每位患者制定问题列表。应确保任何病理性问题都会在正畸前得到治疗，然后再解决发育或正畸问题。正畸问题分为患者的主诉、面部和微笑美观问题、上下牙列的排齐和对称性问题以及横向、矢状向和垂直向的咬合问题。确定构成咬合问题的骨性/牙性因素。骨性问题可以通过正畸代偿、生长改良或正畸正颌联合治疗解决。

一旦确定了问题列表的优先顺序，就可以写出一份目标列表，决定哪些问题可以解决，哪些应该接受。在整个计划过程中，临床医生必须考虑美观、功能、健康和稳定性，然后才应该考虑使用何种治疗方案达到治疗目标。

间隙分析包括评估所需间隙和可获得间隙两方面，虽然并不十分精准，但可为经验较少的正畸医生提供一种严谨的诊断和制订治疗计划的方法。它还可以帮助临床医生评估治疗目标是否可行，也有助于计划治疗所需的力学机制和支抗。

在制订最终治疗计划之前，应与患者讨论可选方案，共同决策，从而产生有效的知情同意，既患者完全理解其正畸问题、如何解决这些问题、治疗方案的风险和收益、治疗费用、治疗承诺，以及大约的治疗周期。

制订治疗计划完整过程如图7.9所示。

关于治疗计划的几个要点

- 利用从病史、检查和记录中所收集的信息制定问题列表及诊断
- 问题列表分为病理性问题和发育性（正畸）问题。应首先解决病理性问题
- 骨性错𬌗可用以下方法进行治疗：正畸代偿、生长改良及正畸正颌联合治疗
- 通过决定哪些问题可以解决，哪些应该接受，制定治疗目标列表，再考虑选择何种治疗方案
- 间隙分析有助于形成一种严谨的诊断和制订治疗计划的方法，并可辅助评估治疗目标的可行性、设计支抗以及选择治疗机制
- 应与患者充分讨论所有可选的治疗方案，并共同决策，其中包括不治疗
- 应为患者制定个性化知情同意书，并确保患者准确理解治疗所涉及的内容（包括风险及益处、治疗费用、治疗承诺以及治疗周期）
- 有限矫治是指目标有限的正畸治疗，患者必须充分了解到其不足之处以及其他的治疗选项

## 7.10　病例研究：展示如何制订治疗计划

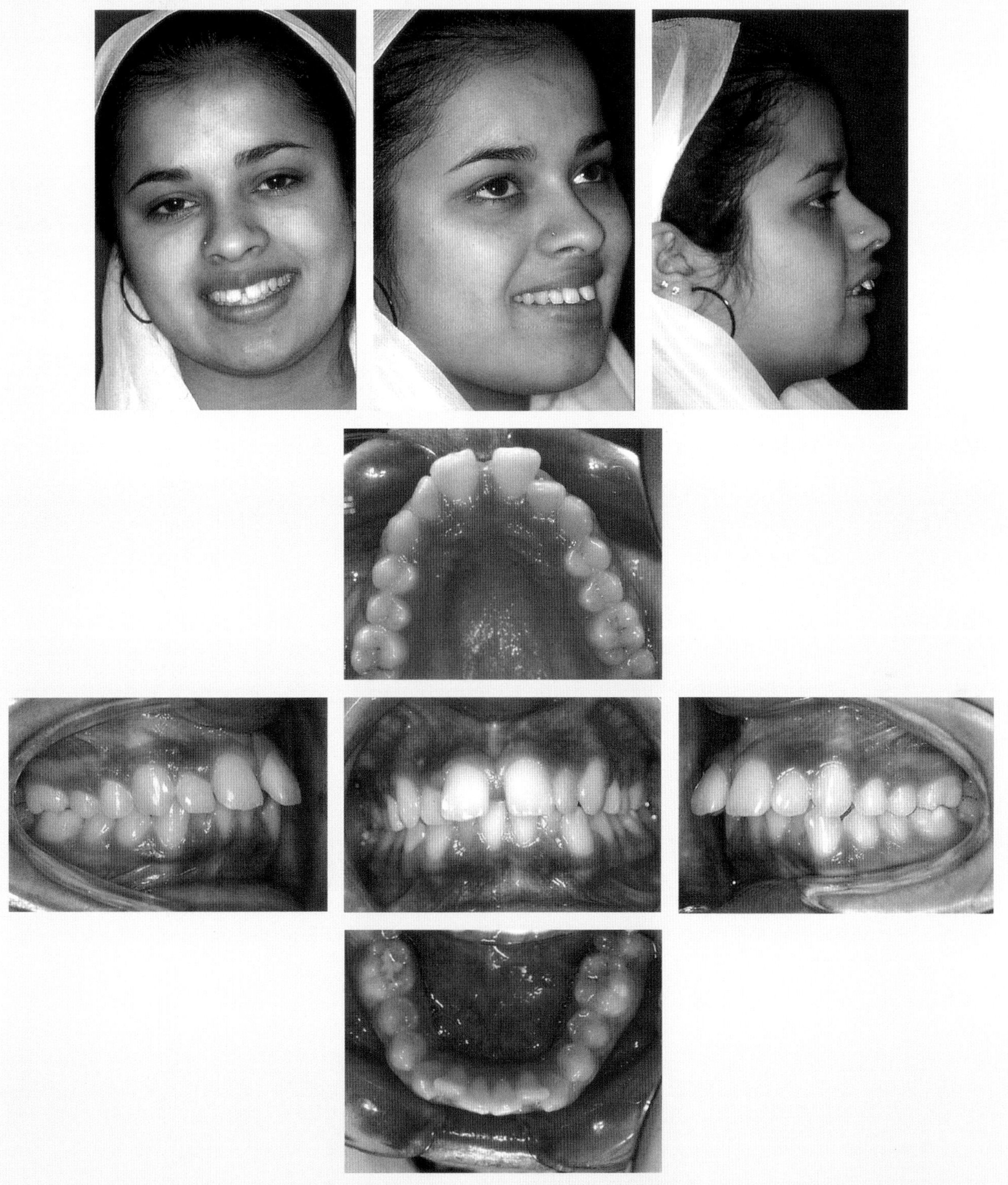

图7.9（a）　患者SB的初诊口内像。患者SB，13岁，主诉上颌牙齿突出，上门牙间有缝。该患者病史清晰，且愿意佩戴固定矫治器。患者经常进行口腔护理，口腔健康状况良好。X线片显示存在第三恒磨牙，但没有病理性改变。头颅侧位片显示轻度Ⅱ类骨性畸形（ANB=5.5°），垂直向比例正常，上颌切牙唇倾（117°），下颌切牙角度正常（92°）。

## 患者SB的问题列表

### 病理性问题

无

### 发育性（正畸）问题

患者主诉：上颌牙齿突出，上门牙间有缝。患者希望这两个问题都能得到解决，如果需要的话，患者也愿意佩戴矫治器。患者期望合理，治疗动机良好。

面部和微笑美学：上唇前突，轻度外翻。微笑时切牙的暴露量可以接受（几乎整个切牙的高度）。下颌略有后缩，但可以接受。

上下牙弓整齐度和对称性：下颌牙弓对称，有5mm拥挤。下前牙转矩正常。上颌牙弓也对称，总体显示有2mm间隙（3mm间隙和1mm左上切牙拥挤）。上颌切牙倾斜度为117°。

颌骨和牙列的横向问题：没有骨性不对称。下颌牙列中线左偏1mm，上中线正常。后牙无反殆。

颌骨和牙列的矢状向问题：下颌骨轻度后缩，但临床上可以接受。深覆盖8mm。左侧磨牙为轻度Ⅱ类关系，右侧为Ⅰ类关系。

## SB的治疗目的

与问题列表直接相关。

患者主诉：解决患者关于上前牙前突和上中切牙间间隙的主诉。

面部和微笑美学：接受轻度下颌后缩（换句话说，正畸代偿）。正畸治疗对软组织的影响不可预测，但如果上前牙明显前突，且必须回收上前牙，不会对面部美观产生不良影响。该患者切牙垂直向位置可保持原样。

上下牙弓的整齐度和对称性：缓解下牙弓的拥挤，矫正上切牙的角度，并关闭上牙弓的剩余间隙。

颌骨和牙列的横向问题：纠正下中线。

颌骨和牙列的矢状向问题：通过回收上颌前牙减小覆盖。下颌切牙的前后向位置可以接受，因为其倾斜度正常，保持下切牙位置不会影响面部美观，且下切牙最稳定的位置是初始位置。

骨骼和牙齿的垂直向问题：整平Spee曲线，减少覆殆。

表7.2 为实现矫治目标每个牙弓的间隙需求量

| | 上颌（mm） | 下颌（mm） |
|---|---|---|
| 拥挤或有间隙 | −2 | 5 |
| 整平Spee曲线 | 0 | 1 |
| 切牙的矢状向移动量 | 12 | 0 |
| **总间隙需求量** | **10** | **6** |

## 间隙分析

表7.2的间隙分析显示了每个牙弓实现治疗目标所需间隙量。负值表示剩余间隙，正值表示所需间隙。

此间隙分析显示，由于覆盖增加，上颌需要更大的空间回收前牙。患者为8mm覆盖，为矫治到2mm的正常覆盖，每侧需要6mm间隙（总共12mm）。下颌Spee曲线深度为4mm，需要1mm的间隙进行整平。

现在，每个牙弓所需的间隙量已知，需要考虑如何获得间隙。

## 间隙获得

治疗目的为通过正畸代偿治疗实现2mm的覆盖（即接受现有的骨性畸形）。其间隙可以通过拔牙、上颌磨牙远中移动、邻面去釉、扩弓或唇倾切牙实现。

下颌需要6mm的间隙，下颌扩弓和唇倾切牙疗效不稳定，邻面去釉无法提供足够的间隙，因此需要拔牙。拔除下颌第一前磨牙提供的间隙过多，因此决定拔除下颌第二前磨牙。每颗前磨牙可提供7mm间隙，但若支抗较弱（第二颗前磨牙远中的牙齿近中移动），拔除两颗第二前磨牙所提供的间隙合适。

上颌10mm的间隙要求超出磨牙后移和邻面去釉的范围，而且上颌不能扩弓或唇倾切牙。因此，上颌也需要拔牙。本病例上颌所需间隙量较大，所以建议拔除第一前磨牙。虽然拔除后牙可获得14mm间隙，但磨牙前移会占据一部分间隙。为了抵抗上颌磨牙过多前移，需要增强支抗。本病例使用腭弓限制上颌第一恒磨牙前移。

## 该患者的最终治疗方案

（1）在上颌第一磨牙使用固定腭弓，用于增强支抗。

（2）拔除上颌第一前磨牙和下颌第二前磨牙。

（3）上下颌佩戴压膜保持器，上切牙舌侧使用粘接式保持器。

（本病例考虑到上中切牙间间隙有复发风险，需额外使用粘接式保持器。保持计划的制订将在第16章中详细讨论）

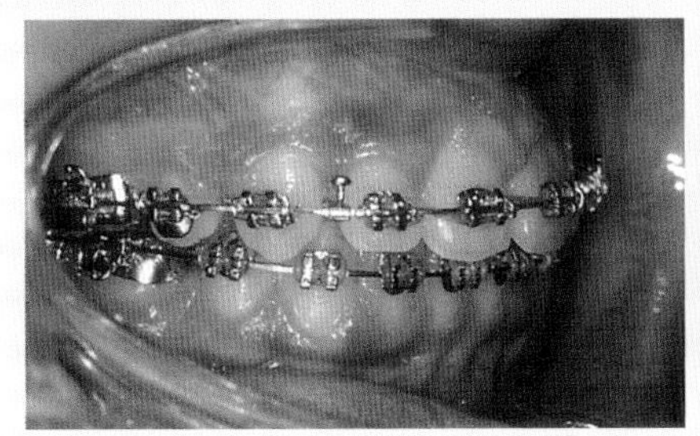
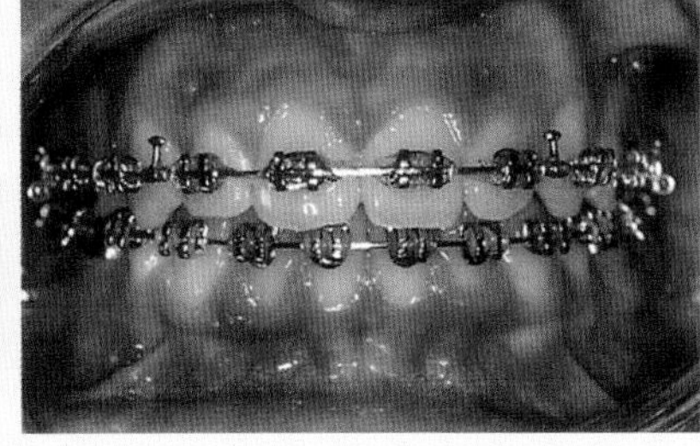
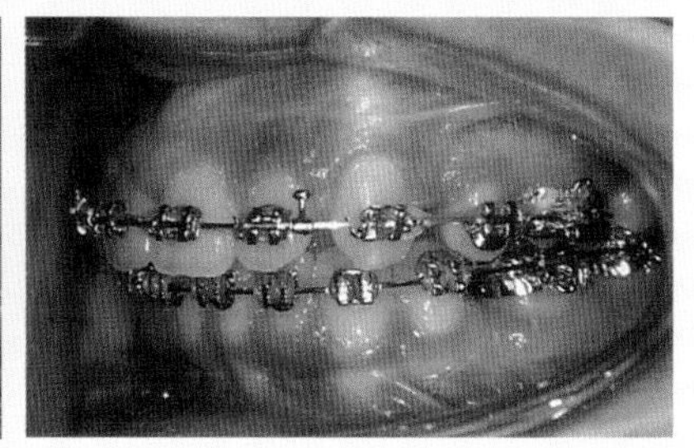

图7.9（续） （b）粘接固定矫治器后。

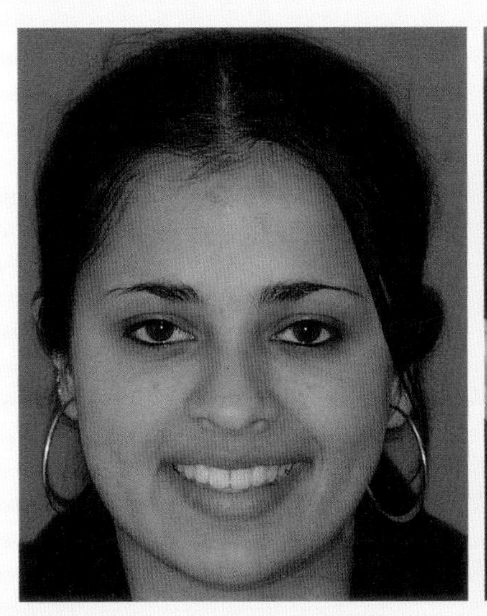
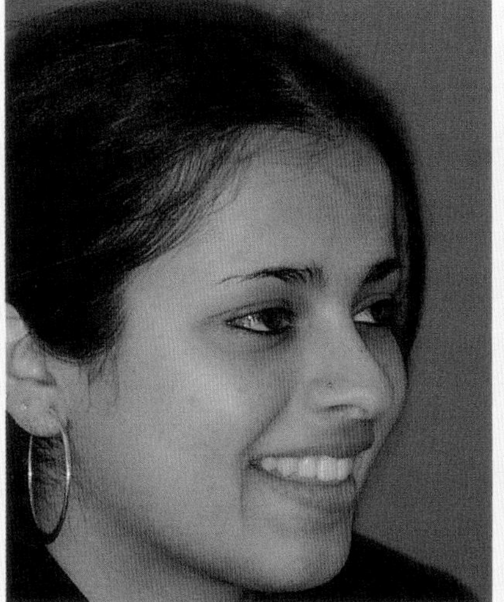
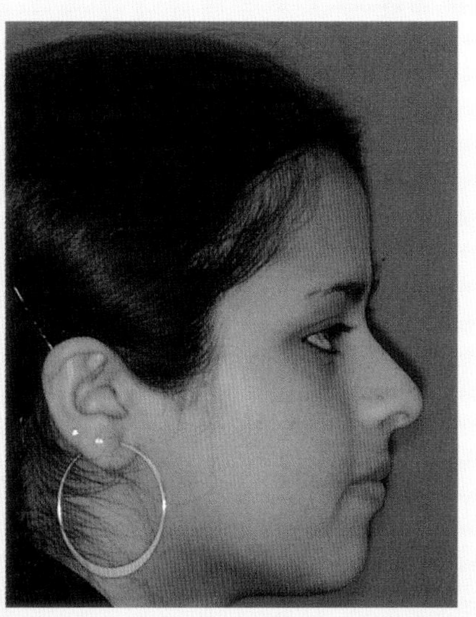

图7.9（续） （c）治疗后面像。

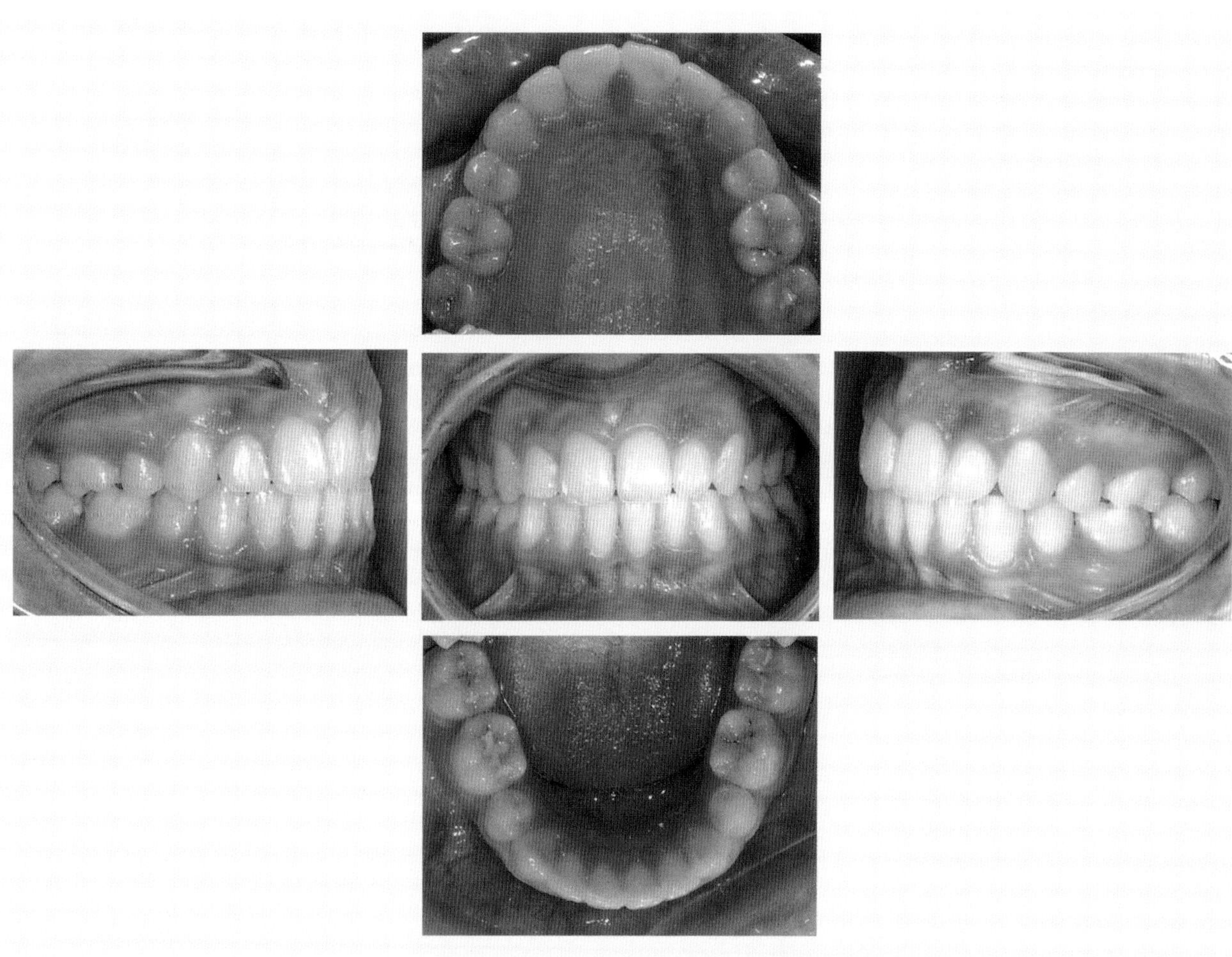

图7.9（续） （d）治疗后口内像。

## 参考文献和拓展阅读


Bayliss, C. L. (2017). Informed consent: what's new? *Dental Update*, **44**, 109–13.

Dibiase, A. T. and Sandler, P. J. (2001). Does orthodontics damage faces? *Dental Update*, **28**, 98–102. [DOI: 10.12968/denu.2001.28.2.98] [PubMed: 11819964].

该正畸研究可能对面部产生的不利影响进行了讨论。与本章密切相关的是关于拔牙对侧貌影响的不可预测性的讨论。

Kirshen, R. H., O'Higgins, E. A., and Lee, R. T. (2000). The Royal London Space Planning: an integration of space analysis and treatment planning. Part 1: assessing the space required to meet treatment objectives. Part II: the effect of other treatment procedures on space. *American Journal of Orthodontics and Dentofacial Orthopedics*, **118**, 448–55, 456–61. [DOI: 10.1067/mod.2000.109031] [PubMed: 11029742] and [DOI: 10.1067/mod.2000.109032] [PubMed: 11029743]

该研究提供了一种可用于间隙分析的方法。

Proffit, W. R., Fields, H. R., and Sarver, D. M. (2018). *Contemporary Orthodontics* (6th edn). St. Louis, MO: Mosby.

正畸诊断和治疗计划的第二节，讨论了更多关于制订治疗计划中问题列表的形成的内容。


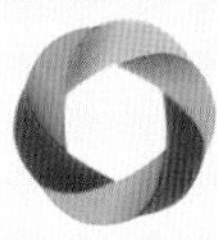

本章的参考资料也可以在www.oup.com/uk/orthodontics5e找到。在可能的情况下，该链接将为您提供该作品的英文电子版本，以帮助您进行进一步的学习。如果您为该网站的订阅用户（个人或机构注册皆可），根据您的登录权限，可细读网站所提供的摘要或完整文章。

# 第8章

# Ⅰ类错殆畸形

## Class Ⅰ

*Benjamin R. K. Lewis*

章节内容

**本章学习目标**

- 了解Ⅰ类错𬌗畸形的特点
- 了解Ⅰ类错𬌗畸形中各种问题的处理方法
- 了解第一恒磨牙预后不良的处理方法
- 了解牙外伤后的正畸管理

英国标准协会分类法——切牙分类将Ⅰ类切牙关系定义如下："下切牙边缘咬在上中切牙舌隆突水平或者其正下方。"因此，Ⅰ类错𬌗畸形包括前后向咬合关系正常，但牙弓内存在异常，导致间隙、拥挤、阻生和/或牙弓之间横向或垂直关系不调的错𬌗。

## 8.1 病因

### 8.1.1 骨型

在Ⅰ类错𬌗中，通常是骨性Ⅰ类，也可以是Ⅱ类或Ⅲ类，切牙的倾斜补偿了潜在的骨性畸形（图8.1）。牙弓之间明显的横向骨性不调更常与Ⅱ类或Ⅲ类咬合相关，但较轻微的横向不调常见于Ⅰ类病例。在牙前后向关系为Ⅰ类的情况下，也可能出现垂直向增加和前牙开𬌗。

### 8.1.2 软组织

在大多数Ⅰ类病例中，软组织环境是有利的，不是病因。但双颌前突例外，即上下切牙都是倾斜的。这可能是因为种族起源，但也可能是因为唇肌张力不足，导致切牙在舌体压力下向前成形，并影响最后保持。

### 8.1.3 牙性因素

牙性因素是Ⅰ类错𬌗的主要病因。最常见的是牙齿/牙弓大小不一致，导致拥挤或者不太常见的间隙问题。

牙齿的大小是由基因决定的，颌骨的大小在很大程度上也是由基因决定的。环境因素也会造成拥挤或间隙。例如，乳牙早失可能会导致已经存在的拥挤局部化和中线偏差。

局部因素还包括牙齿异位或阻生，以及牙齿大小、数目和形状的异常。这些因素也可以与Ⅱ类或Ⅲ类错𬌗有关。

## 8.2 拥挤

当牙齿的大小和牙弓的大小不一致时，就会出现拥挤。大约60%的高加索儿童表现出不同程度的拥

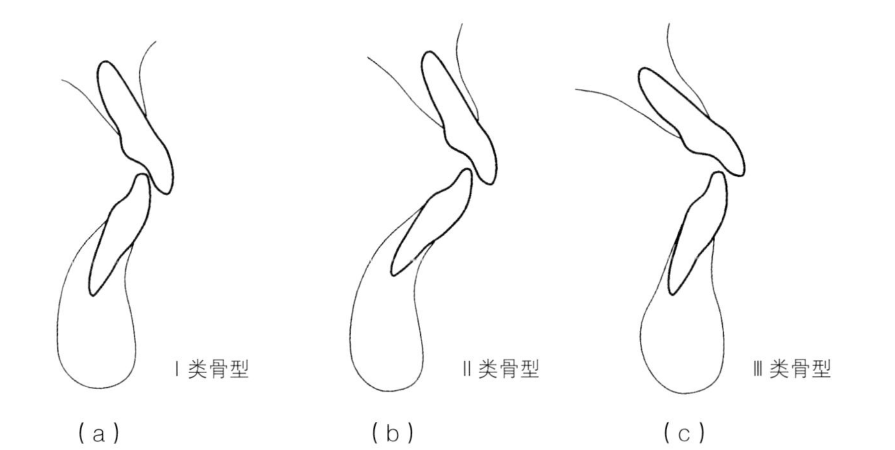


图8.1 （a）骨性Ⅰ类的Ⅰ类切牙关系。（b）下切牙唇倾的骨性Ⅱ类的Ⅰ类切牙关系。（c）上切牙唇倾、下切牙舌倾的骨性Ⅲ类的Ⅰ类切牙关系。

挤。选择性拔牙是缓解拥挤的一种方法。在拥挤的牙弓中，失去一颗恒牙或乳牙会导致剩余的牙齿倾斜或者倒向间隙侧。当相邻的牙齿正在萌出时，这种倾向最大。

当为管理拥挤而计划拔牙时，应考虑以下几点：

- 剩余恒牙的位置、现状和预后
- 拥挤程度，通常以毫米为计算单位
- 患者的错殆类型和任何正畸治疗计划，包括支抗需求（请参阅15章）
- 患者的年龄，拥挤程度随年龄增长而增加/减少的可能性
- 患者的侧貌

治疗计划的这些方面将在第7章中更详细地讨论。

在拥挤缓解之后，将会发生一定程度的自然自发移动。通常，在以下情况下可能性更大：

- 生长发育期的孩子
- 如果拔牙是在邻近牙齿萌出之前进行的
- 如果有空间的话，相邻的牙齿被顺利地直立。例如，如果下颌尖牙向近中倾斜，可以直立到远中存在的间隙中，那么拥挤的下颌前牙段通常会有相当大的改善
- 在没有咬合干扰的情况下预期的牙齿移动

大多数自发的改善发生在拔牙后的前6个月。如果1年后仍未完成排齐，则需要使用矫治器主动移动牙齿才能进一步改善。图8.2所示病例，拔除了4颗第一前磨牙，没有使用正畸矫治器治疗。图8.3显示一位患者的治疗需要拔除第一恒磨牙并使用固定矫治器。对于大多数患者来说，解除拥挤将是他们整个主动正畸治疗计划中不可或缺的一部分（请参阅第7章）。

### 8.2.1 晚期下切牙拥挤

在大多数个体中，尖牙间宽度增加到12～13岁，然后在整个成人阶段中非常缓慢地减少，在青少年的中后期减少的速度最为明显。尖牙间宽度的减少会导致已经存在的下前牙拥挤的加重，或者在青少年早期排列整齐甚至有间隙的牙弓中出现拥挤现象。因此，在某种程度上，下切牙拥挤可以认为是自然增龄性变化的结果。

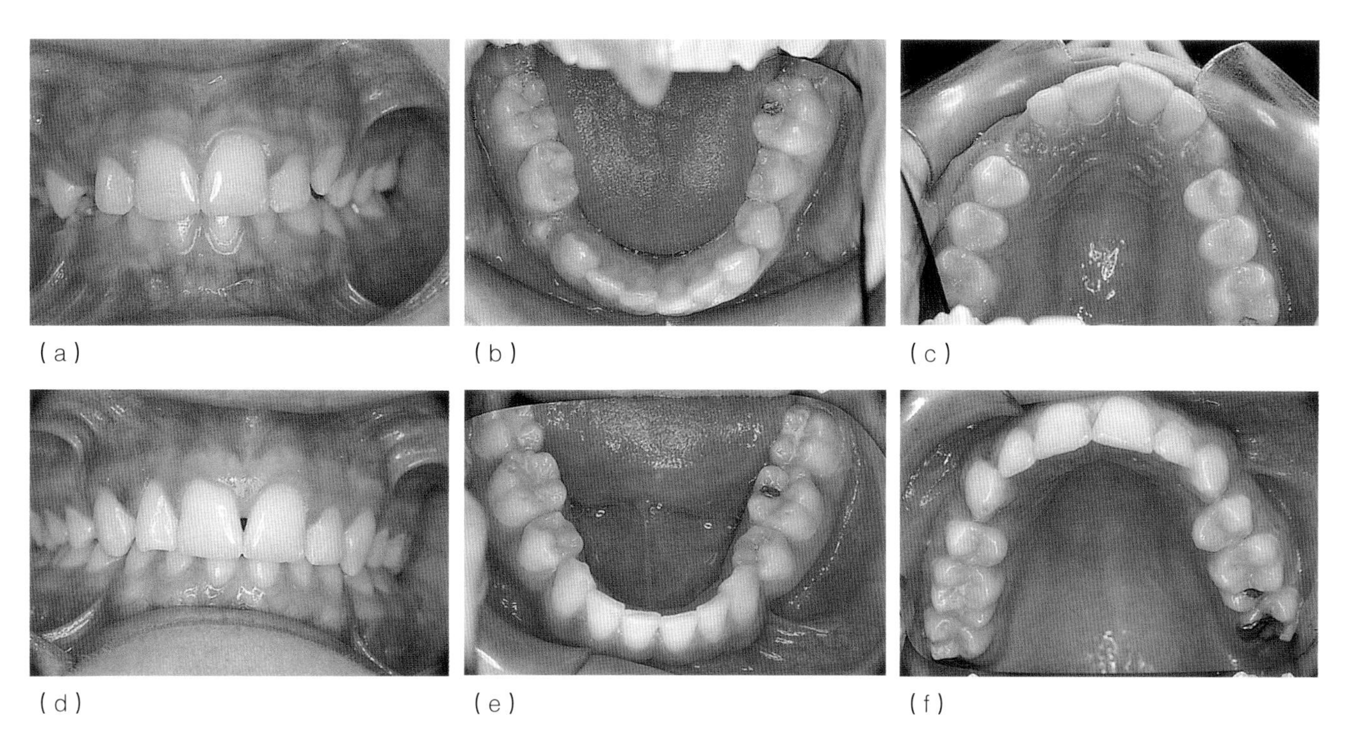

(a) (b) (c) (d) (e) (f)

图8.2 拔除4颗第一前磨牙，不使用矫治器治疗Ⅰ类错殆。（a～c）拔牙前。（d～f）拔牙3年后。

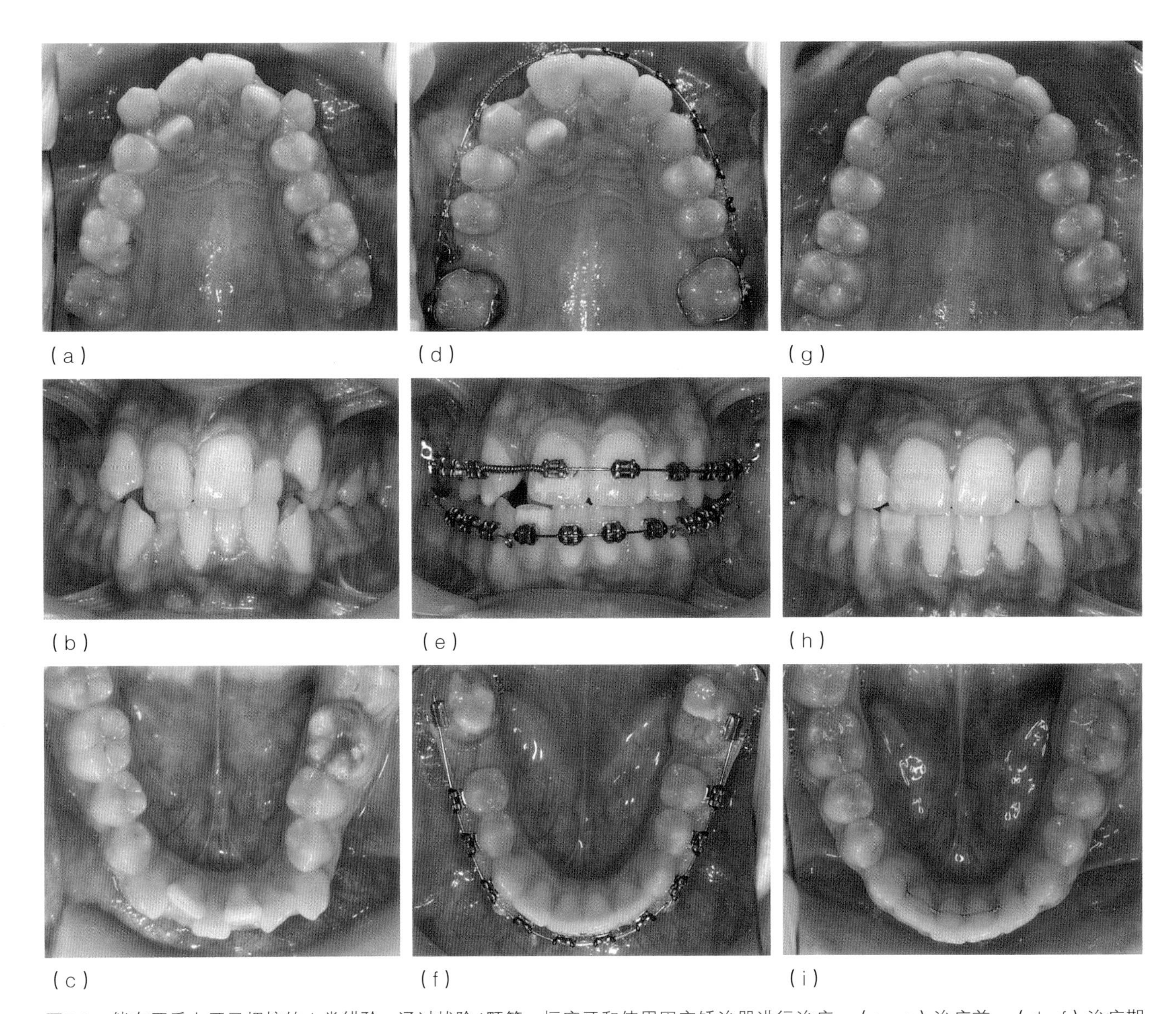


图8.3 伴有严重上牙弓拥挤的Ⅰ类错䪼，通过拔除4颗第一恒磨牙和使用固定矫治器进行治疗。（a~c）治疗前。（d~f）治疗期间。（g~i）治疗结束。

晚期下切牙拥挤的病因是多因素的。以下所有的观点都对这一现象的发展起到了推波助澜的作用：

- 当上颌生长减慢，加上软组织压力时，下颌向前生长（水平生长或表现为生长旋转——请参阅第4章，第4.6节），导致下牙弓周长减少和下前牙拥挤
- 软组织成熟改变对切牙的作用力
- 由于咬合力的前向分力和/或中隔纤维的力引起的后牙近中前移
- 第三磨牙的存在阻止了前面的压力（由于下颌生长或软组织压力）向远中牙弓周围分散，也就是说，第三磨牙起到了消极的作用
- 正畸治疗对原有牙弓形态的改变。人们普遍认为，在正畸治疗过程中，应该保持原来的下切牙位置和弓形，因为原来的位置可能是最稳定的，因为它位于软组织力量的平衡区之间
- 过去一直主张拔除无症状的下颌第三磨牙，以防止下前牙拥挤。然而，对证据的分析表明，第三恒磨牙与晚期下切牙拥挤没有显著统计学关系，而且这

种拥挤仍然可以发生在先天缺失第三磨牙的患者中

目前的观点是，预防性拔除下颌第三磨牙以防止下前牙拥挤是不合理的，特别是考虑到这种手术的并发症发生率。

## 8.3 间隙

广泛性间隙是罕见的，通常是由于发育良好的牙弓中缺牙或过小牙所致。广泛性间隙的正畸管理通常是困难的，因为除非永久保留，否则这些间隙有复发的趋势。在较轻的病例中，更明智的做法可能是鼓励患者接受间隙，或者只是将前牙聚集在一起，这可以通过固定保持器更容易地保持，并接受后牙间隙。或者，如果牙齿比平均水平窄，可以使用酸蚀复合添加剂或瓷贴面来加宽牙齿，从而改善美学和牙冠的高宽比。在严重缺牙的情况下，可能需要正畸和修复联合治疗的方法，合理分配提供义齿或种植体的间隙（图8.4；请参阅第23章，第23.7节）。

局部间隙可能是由于先天性缺牙、外伤性牙齿脱落，或者因为异位、形态学或病理学原因导致的拔牙。

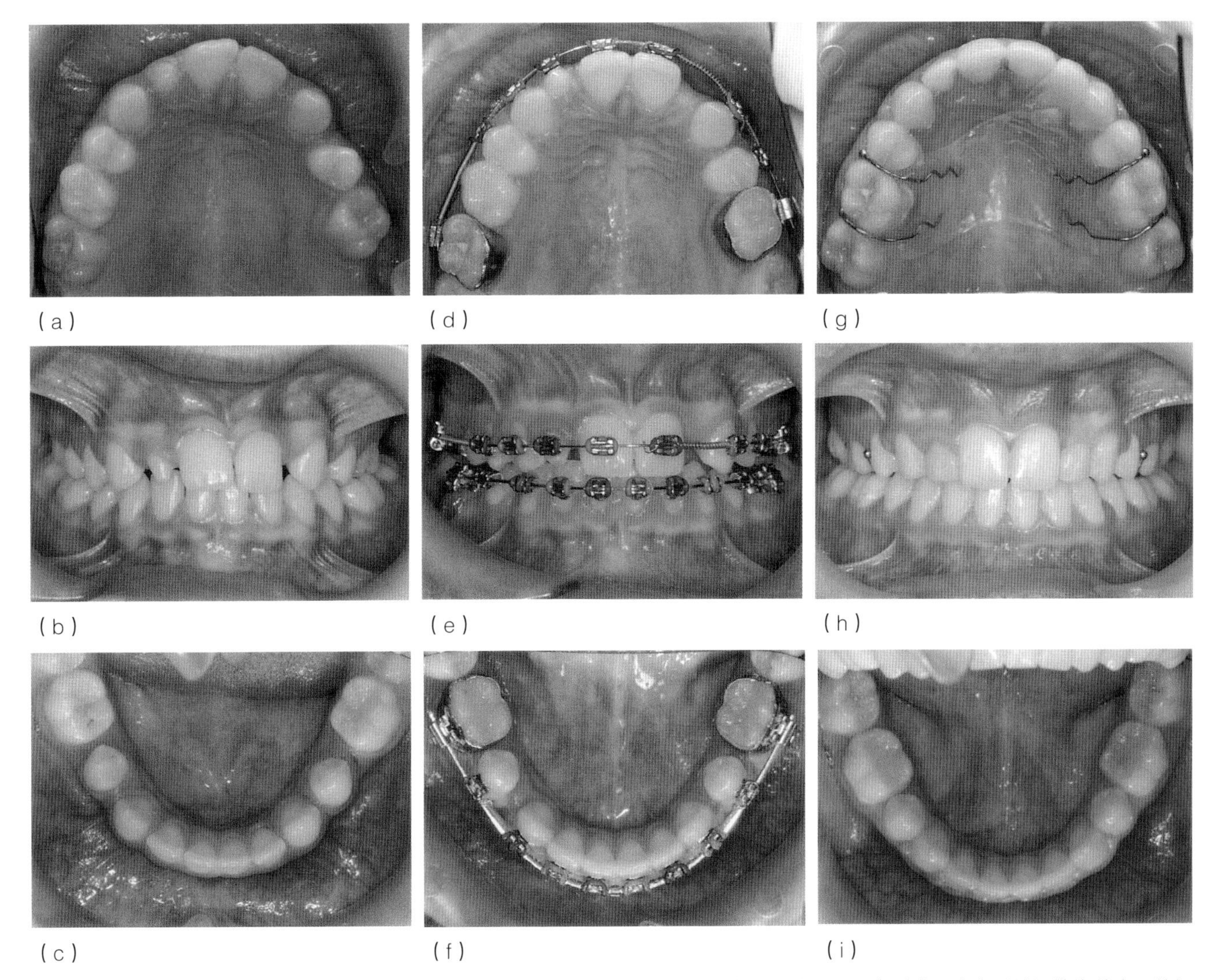


图8.4 缺牙患者（左上侧切牙和4颗第二前磨牙均缺失），右上侧切牙较小，存在间隙。用固定矫治器治疗以关闭缺失前磨牙的间隙，纠正上中线，并分配间隙用于左上侧切牙和过小的右上侧切牙的修复。（a~c）治疗前。（d~f）固定矫治器治疗中；（g~i）完成正畸治疗和最终修复性治疗前。

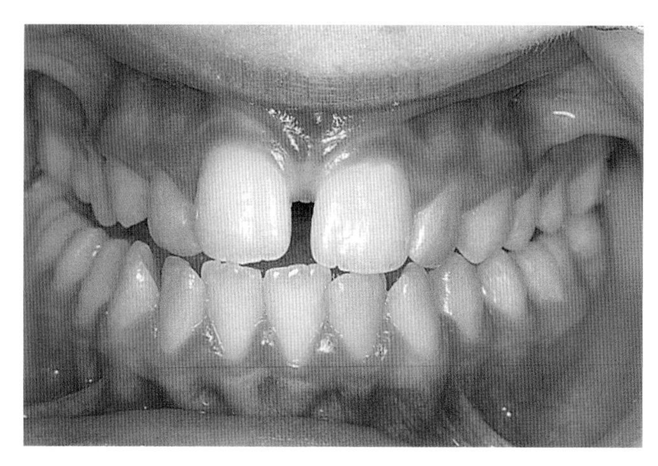

图8.5 上中线间隙伴低位系带附着。

### 8.3.1 正中间隙

正中间隙是中切牙之间的间隙，在上牙列更常见（图8.5）。正中间隙是混合牙列早期的一个正常生理阶段，此时，系带附着穿通上中切牙之间附着在腭侧切牙乳头。

在正常发育中，随着侧切牙和尖牙的萌出，这个间隙会关闭，而系带附着会唇向移动迁移到附着龈上。如果上牙列存在间隙，或者侧切牙过小或缺失，则促使上中切牙聚拢的压力较小，间隙可能会持续存在。少数情况下，系带附着似乎会阻止中切牙聚拢。在这些情况下，如果对系带施加张力，可以观察到切牙乳头的变白，在X线检查中可以看到切牙之间的骨存在V形缺口，显示的是系带附着（请参阅第3章，图3.26）。第3章第3.3.9节讨论了正中间隙的病因和处理。

## 8.4 第一恒磨牙早失

临床中，在发育的牙列中，决定预后不良的第一恒磨牙的最佳治疗方案可能是一个具有挑战性、经常出现的两难境地。第一颗磨牙在6～7岁时萌出，有时孩子或他们的父母没有注意，使他们面临着更高的患龋风险。此外，由于这些牙齿的牙冠是从出生到3岁间形成，它们对一系列釉质缺陷的易感性更高。据报道，全球磨牙–切牙低矿化（MIH）的合并患病率为14.2%，男女分布均匀。MIH的病因尚不清楚，然而，人们怀疑它是多因素的，有证据表明它与儿童早期疾病，特别是发烧有关。预后不良的第一恒磨牙的处理取决于许多因素，包括年龄、相关的错殆畸形、是否适合将来的修复和正畸治疗以及是否需要全身麻醉。

拔除第一磨牙的时机以及是否需要拔除同一牙弓内的对侧牙齿（对称拔牙）和/或对颌牙弓内的第一磨牙（补偿拔牙）通常是正畸相关的最基本的决定。第二磨牙对相邻第一磨牙早失的萌出反应因人而异。然而，人们认为，为了在不使用正畸矫治器的情况下使发育中的第二磨牙萌出到最佳位置，拔除下颌第一恒磨牙的最佳时间是在8～10岁，并且在第二磨牙萌出之前。有人建议下颌第二磨牙根分叉处钙化标志着拔除第一磨牙的最佳时机。拔除上颌第一磨牙的时机通常不那么关键，因为发育中的第二磨牙有向近中移动并萌出到合理位置的自然倾向。如果要拔除下颌第一磨牙，则应考虑拔除相对的上颌第一磨牙，以防止其过度萌出而造成咬合干扰。下颌第一磨牙不太可能过度萌出，因此，当拔除预后较差的上颌第一磨牙时，不推荐常规拔除与其相对应的下颌第一磨牙。对称拔除牙弓内另一健康第一恒磨牙通常不会出现，因为单侧拔牙对中心线的影响通常微乎其微。

患者的错殆畸形会影响拔牙的时机。在拥挤程度最小的Ⅰ类病例中，将获得最好的自发解决拥挤的结果。如果患者有较多的中度拥挤，那么拔除第一磨牙可以缓解后牙拥挤，但对前牙拥挤几乎没有自发的益处。在这种情况下，作为协调正畸治疗的一部分，第一磨牙可以保留直到一旦第二磨牙萌出再拔除。在Ⅱ类病例中，上颌第一磨牙可以保留，因为它们可能被用来减少覆盖。Ⅲ类病例更具挑战性，通常需要专家意见。

如果对最好的选择有疑问，特别是对骨性畸形或中度到重度拥挤的患者，应该考虑正畸专家的意见。

## 8.5 异位的牙齿

牙齿异位的原因有很多，包括以下原因：

- 牙胚位置异常：尖牙（请参阅第14章）和第二前磨牙是最常受影响的牙齿。处理方式取决于异位的程度。如果是轻微的，拔除相关的乳牙加上间隙保持，可能会出现位置的改善。暴露和应用正畸牵引

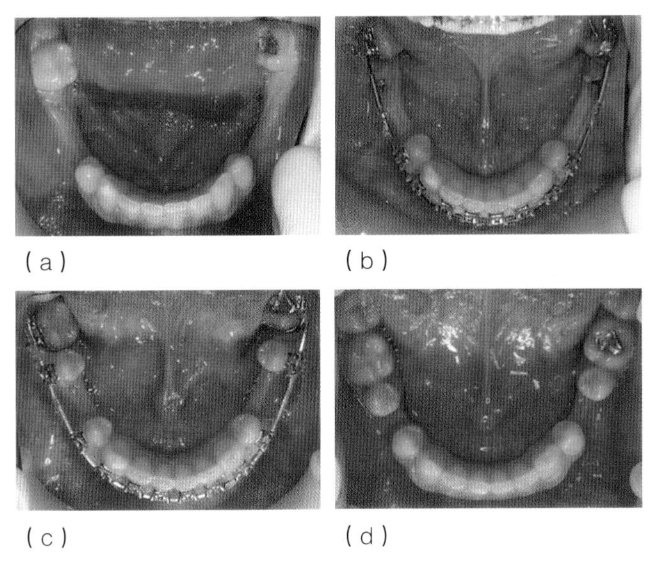


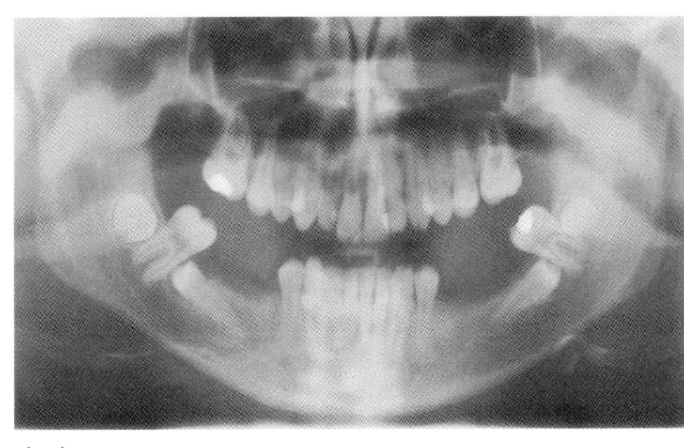
(e)

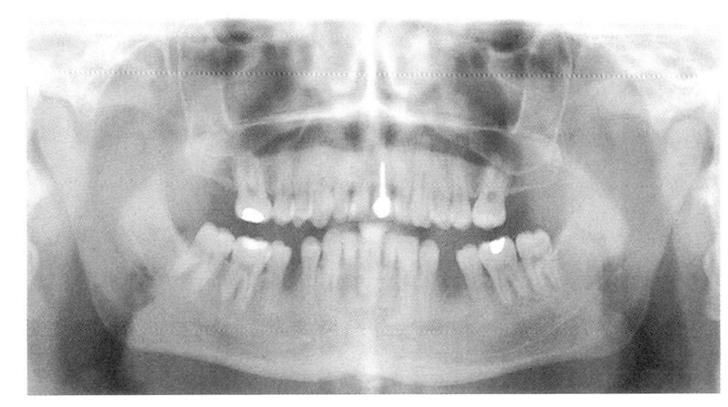
(f)

图8.6 (a~f)下颌第二前磨牙严重异位。这是由于下颌第一恒磨牙和第二乳磨牙过早丧失、牙间隙过大、缺乏引导所致。由于可供选择的修复方式有限，这些牙齿通过手术暴露并正畸排齐。关闭全部间隙是不可能的，因为初始的严重异位导致牙槽骨发育不足。

可以使轻微异位的牙齿进入牙弓。如果异位严重，可能需要拔除受影响的牙齿。偶尔，如果选择有限，可以尝试对异位非常严重的牙齿进行正畸牵引。然而，在这种情况下，必须让患者充分意识到治疗的潜在局限性和治疗不成功时的替代方案（图8.6）

- 拥挤：恒牙缺少在牙弓内萌出的空间可能会直接导致异位或与异位相关的问题。那些最后萌出的牙齿，例如上颌侧切牙、上颌尖牙（图8.7）、第二前磨牙和第三磨牙，最常受到影响。处理方式包括先解除拥挤，然后在必要时主动移动牙齿。然而，如果异位严重，拔除异位的牙齿可能是明智的
- 乳牙滞留：在继承恒牙没有发生严重异位的情况下，应尽快拔除滞留的乳牙
- 继发于1颗或多颗多生牙的存在（请参阅第3章）：处理方式包括拔除多生牙，然后排齐牙齿，通常使用固定矫治器。由于多生牙导致的异位有复发的趋势，因此需要长时间保持
- 由不良口腔习惯引起的（请参阅第9章）
- 继发于病理状态，例如含牙囊肿

## 8.6 垂直向不调

垂直向的变化可能伴随任何前后向的骨性关系变化。垂直向增加的讨论在第9章中与Ⅱ类1分类相关，在第11章中与Ⅲ类相关，在第12章中与前牙开𬌗相关。

## 8.7 横向不调

牙弓之间的横向不调会导致反𬌗，并可与Ⅰ类、Ⅱ类和Ⅲ类错𬌗一起发生。反𬌗的分类和处理将在第13章中讨论。

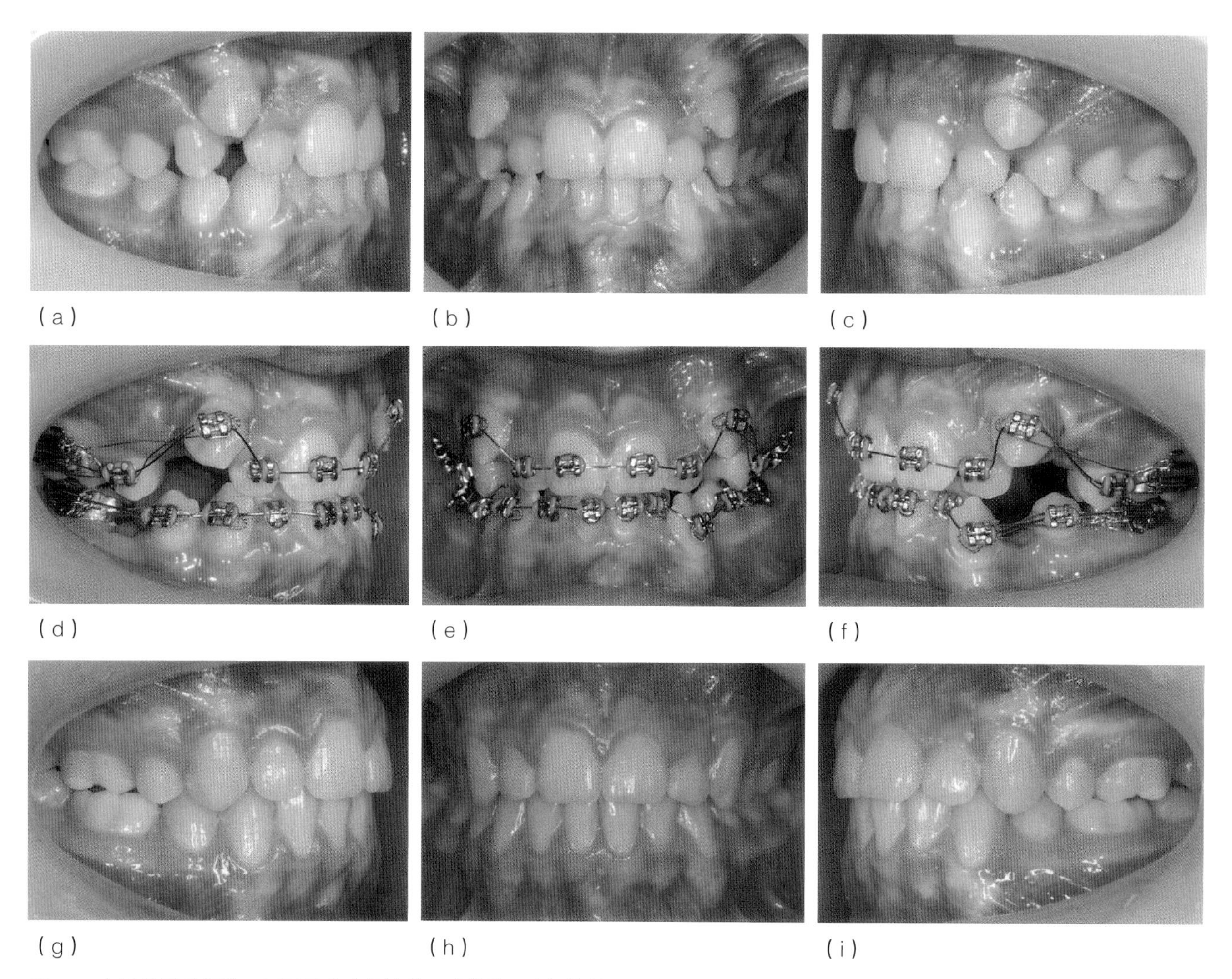


图8.7 上牙弓严重拥挤，下牙弓中度拥挤的Ⅰ类错殆。在拥挤的牙弓中，最后萌出的牙齿，在这种情况下是上尖牙，最有可能缺乏空间。(a~c)原始状态。(d~f)原位固定矫治器。(g~i)治疗后。

## 8.8 双颌前突

顾名思义，双颌前突是用来描述上下切牙都唇倾的咬合。

双颌前突在一些种族群体中更为常见（例如非洲加勒比人），在评估（包括头影测量分析）和治疗计划时需要牢记这一点。

当Ⅰ类错殆出现双颌前突时，覆盖通常会因为切牙所成的角度而增加（图8.8）。因为上下切牙都需要回收以减小覆盖，处理起来是困难的。下前牙回收会

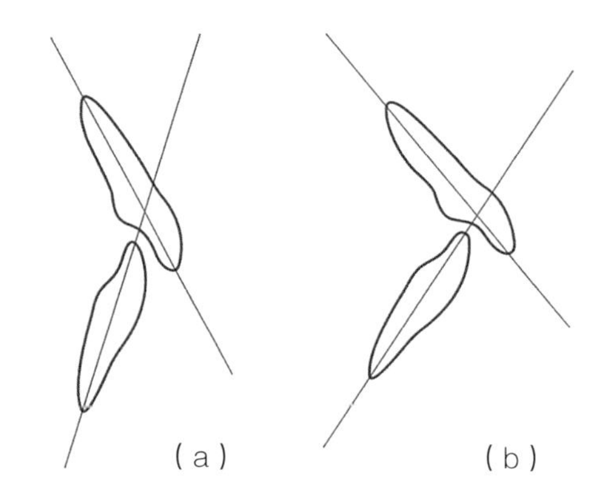


图8.8 （a）具有正常轴向倾斜度的Ⅰ类切牙关系（切牙间角为137°）。（b）双颌前突覆盖增加的Ⅰ类切牙关系（切牙间角为107°）。

侵占舌体的空间，因此拆除矫治器后复发的可能性很高。

由于这些原因，治疗双颌前突应慎重，并应考虑接受切牙关系。如果开唇露齿，但肌肉紧张度良好，切牙回收很可能实现上下唇的封闭，那么得到稳定结果的机会就会增加。然而，仍然应该警告患者，稳定的预后是需要监控的。双颌前突与唇肌功能相关，如果唇肌功能不足不能保持正确的切牙位置，则建议永久保持。

## 8.9 外伤

牙外伤是一种常见的事件，大约11%的患者在12岁开始正畸治疗之前就受到了影响。男孩比女孩受影响的程度更大，在覆盖超过9mm的个体中，切牙外伤的发生率几乎翻了1倍，特别是在唇肌功能不全的群体中。有了这些知识，一些临床医生倾向于尽早进行正畸干预，以降低这种创伤风险。关于早期治疗益处的证据是有争议的。最近的一项系统性回顾研究表明，早期使用功能矫治器可将新外伤的发生率从29%降至20%，但对10位患者进行治疗只有一位患者能防止新外伤的发生。与青春期的单期治疗相比，双期治疗的时间明显延长，从而失去了患者的积极性和合作性，同时增加了费用，这就平衡了风险的降低。

由于外伤的发生率很高，所有正畸患者都应该询问和检查过去发生的外伤。病史应包括事件的详细情况、受伤的程度和提供的任何治疗，以及任何长期并发症。任何有或怀疑有外伤的牙齿都应该用平行投照根尖片进行评估，并进行全面的临床检查，包括牙齿的颜色、活动度、叩诊敏感性和相关软组织的压痛，以及敏感性试验。

在开始正畸治疗之前，应对受过外伤的牙齿进行监控。观察时长将取决于创伤的严重程度和咬合情况。对于冠折、牙震荡、半脱位、伸长和轻度侧方移位，应至少留出3个月的时间。然而，至少6个月，最好是12个月后，才能对已经发生了中度到严重的异位、挫入和全脱并重新植入的牙齿进行正畸移动。临床医生应该经常意识到牙固连的可能性。如果牙齿失活，则在开始正畸治疗之前，应进行根管治疗，并进行监控以确保治疗成功。有证据表明，对以前受过外伤的牙齿进行正畸治疗，无论是否接受过根管治疗，都不会增加牙根吸收的可能性，除非有先前存在的证据表明，外伤本身会导致牙根缩短。

如果牙外伤导致严重异位的牙齿干扰咬合，则可以在事故发生后立即手动复位。如果难以实现，那么可以考虑使用非常轻的力量进行正畸复位。然而，进行前必须知道任何有害的炎症恶化都会导致牙固连的潜在风险增加。挫入性损伤可能会自行萌出（对于17岁以下的患者），或者通过手术重新定位或正畸牵出。有一些证据表明，对于牙根形成不完全的牙齿的挫入性脱位，首选允许其自发再萌出。因为它与保持活力和避免边缘性骨缺损、牙固连和吸收的最佳机会有关。在根尖已经形成的情况下，当挫入程度<3mm时，可允许自发萌出。如果在2~4周内没有改善，那么在发生牙固连之前应该考虑正畸或手术复位。

牙外伤患者可以从多学科的方法中受益。例如图8.9显示了一位患者在摔倒后出现了严重的牙外伤。由于需要优先进行医学检查，牙科干预被推迟。他的上切牙和尖牙挫入并伴有活力丧失。左侧上颌侧切牙和尖牙出现牙固连，随后需要拔除尖牙。通过他的全科医生、正畸医生、牙体牙髓医生、修复医生和颌面外科医生的密切协调管理，取得了良好的结果。

### 8.9.1 外伤性切牙缺失后的处理

重要的是，这些病例要紧密结合所有涉及的专科进行管理，并且在移除正畸矫治器之前，患者应该接受修复/外科专家的检查，以确保最终牙齿的位置对于任何计划的修复治疗都是最佳的。

在外伤性切牙缺失后，可以考虑许多选择，包括正畸间隙关闭；自体移植，联合掩饰性修复；或修复性替换包括提供可摘义齿、固定义齿或种植义齿。可以利用诊断性（Kesling）计划来模拟各种选项，该装置允许在任何主动治疗之前评估不同治疗选项的可行性。这种诊断计划可以使用重复模型来实现，将要移动的牙齿从模型中切割出来，并用蜡将任意假体单位重新定位在所需位置（图8.10）。允许测试任意数量的选项，从而提供评估的机会，具体到特定选择所需的任何正畸和修复治疗的程度与性质。这通常有助于向患者描述不同选择的潜在结果。

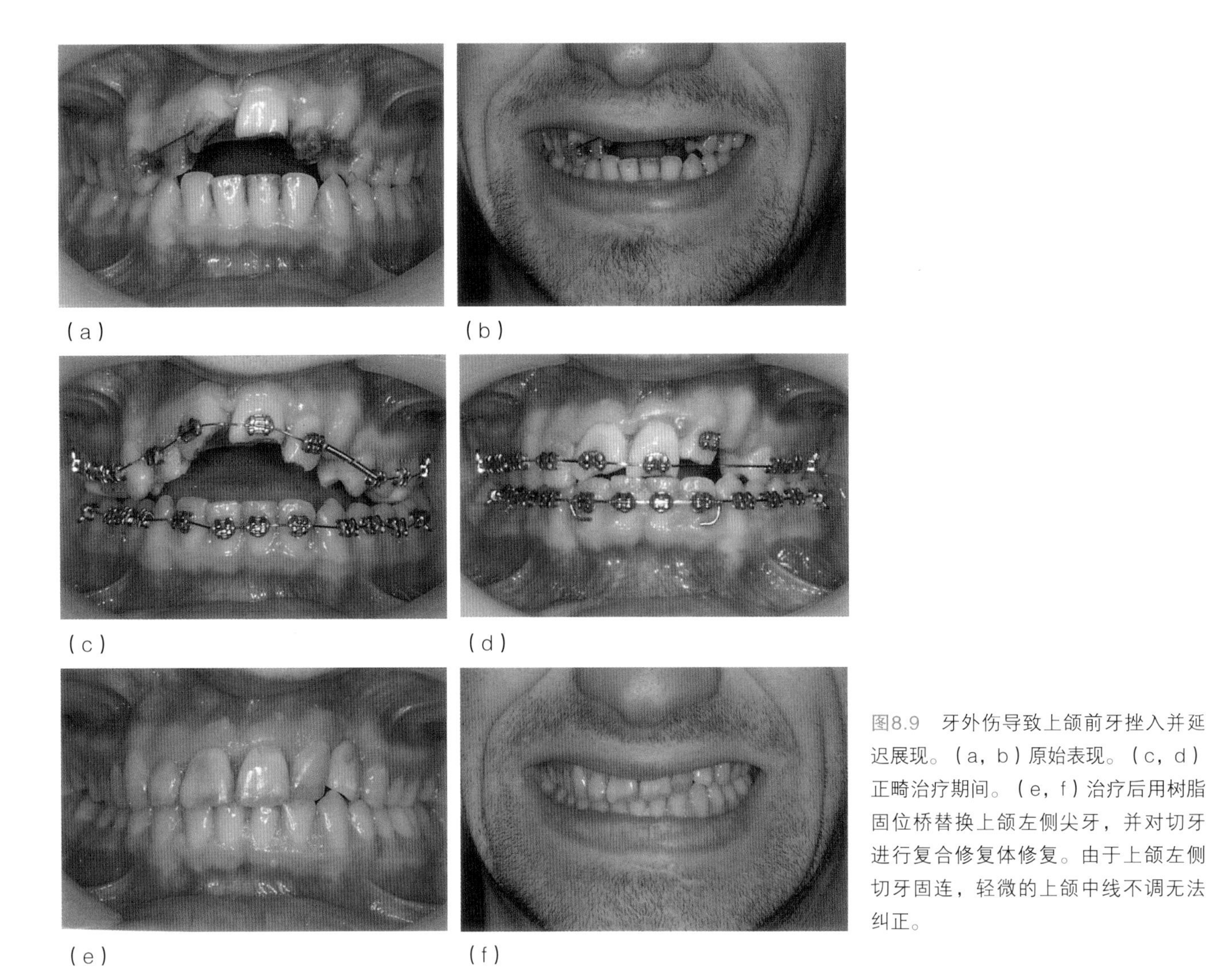

图8.9 牙外伤导致上颌前牙挫入并延迟展现。（a，b）原始表现。（c，d）正畸治疗期间。（e，f）治疗后用树脂固位桥替换上颌左侧尖牙，并对切牙进行复合修复体修复。由于上颌左侧切牙固连，轻微的上颌中线不调无法纠正。

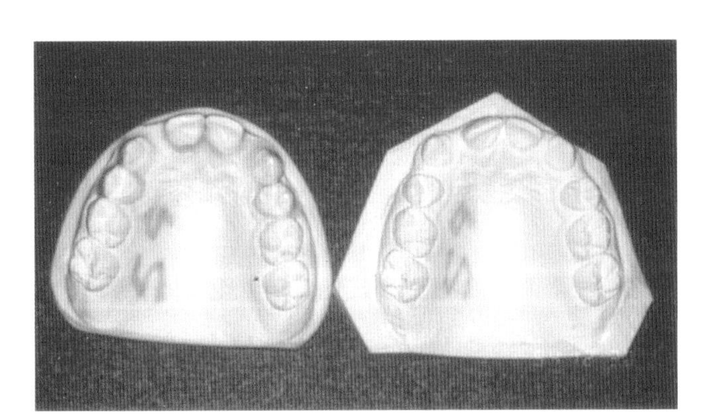

图8.10 诊断性（Kesling）计划。

在评估了上述因素后，可以与患者讨论临时计划。通常可以拟订多个方案，这些方案都应该进行彻底的讨论，包括义齿更换的相对优势和劣势，以及长期维护和相关成本。

在正畸治疗后的阶段，通常将义齿牙连接到正畸保持器上（图8.11，图8.12）以维持美观，同时使牙龈组织在进行最终修复性干预之前准备好。

种植变得越来越普遍，但对大多数患者来说，

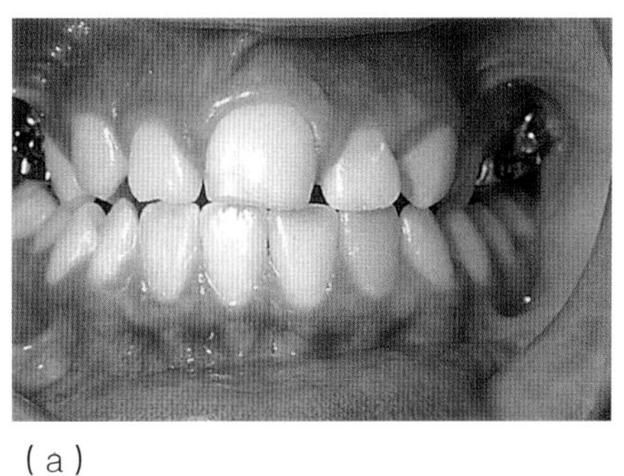
（a）

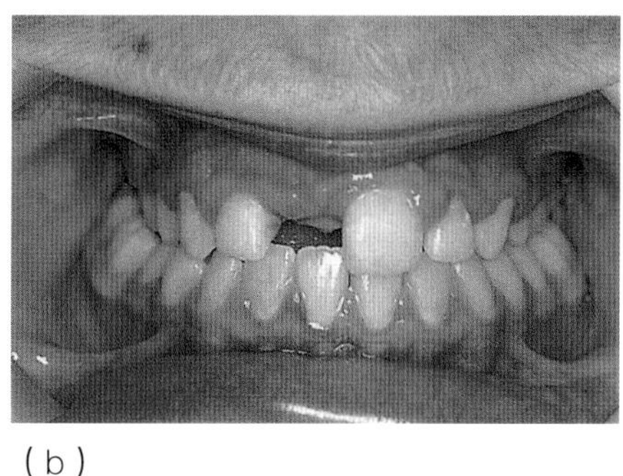
（b）

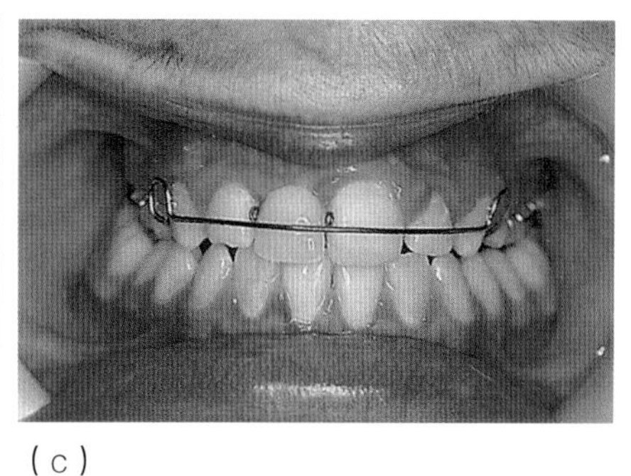
（c）

图8.11 （a）早期创伤性缺失11和部分间隙关闭的患者。使用固定矫治器获得11义齿更换的空间。（b）完成主动治疗后的结果。（c）用义齿替换11的保持器（NB停止装置被放置在12和21的近中，以防止复发）。

可能仍然相对昂贵，并且只有当垂直面部发育放慢到成人水平时才能种植。当计划为种植开辟间隙时，明智的做法是牢记一项最近的研究结果，在生长发育中的患者，11%的正畸再定位的牙根有复发（要点框8.1）。

## 自体移植

在同一患者体内，通过外科手术将牙齿重新定位到手术创建的牙槽窝中。近几年，手术的成功率随着对潜在生物学的理解而不断改进。

与其他牙齿替代方法相比，自体移植有许多优点：

要点框8.1 放置种植体以替换缺失上切牙的要求

- 生长速度放慢到成人水平
- 适当的骨高度
- 适当的骨宽度
- 相邻牙齿的牙根之间有适当的空间
- 相邻牙冠之间和咬合之间有适当的牙冠空间

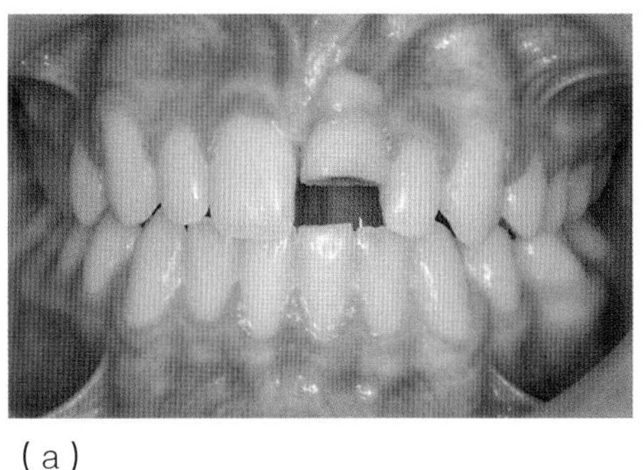
（a）

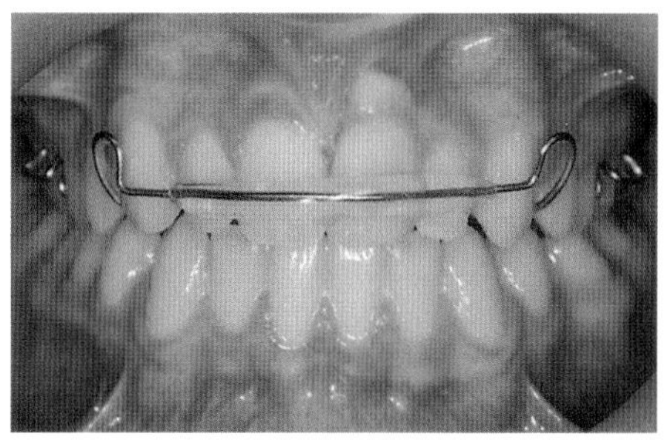
（b）

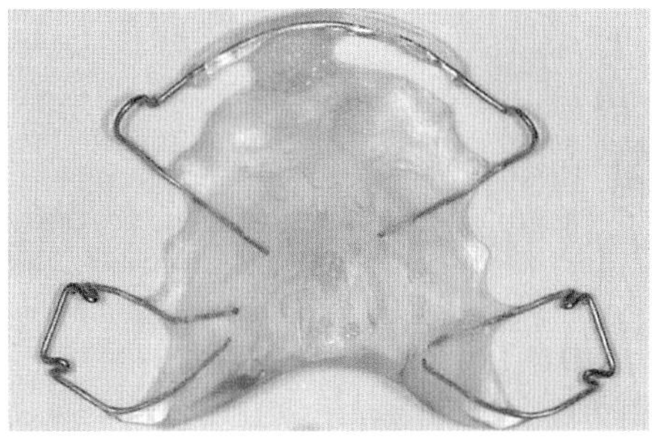
（c）

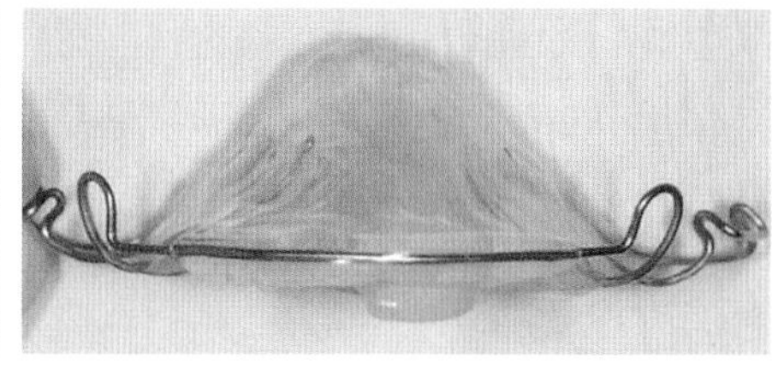
（d）

图8.12 （a）1颗外伤折断的门牙，已经被牵出以便将来修复。（b～d）改良的Hawley保持器以掩饰折断的牙齿。

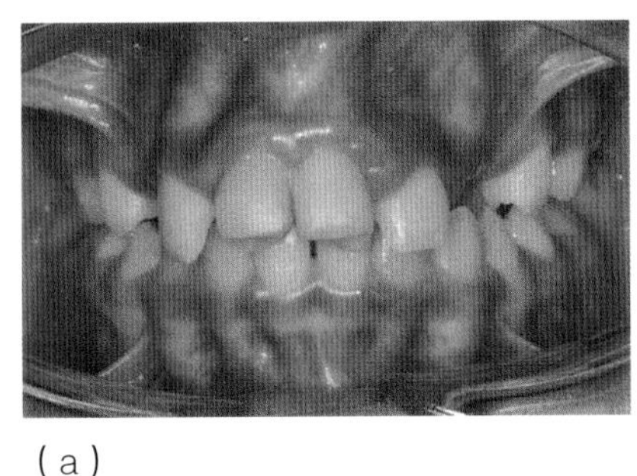
（a）

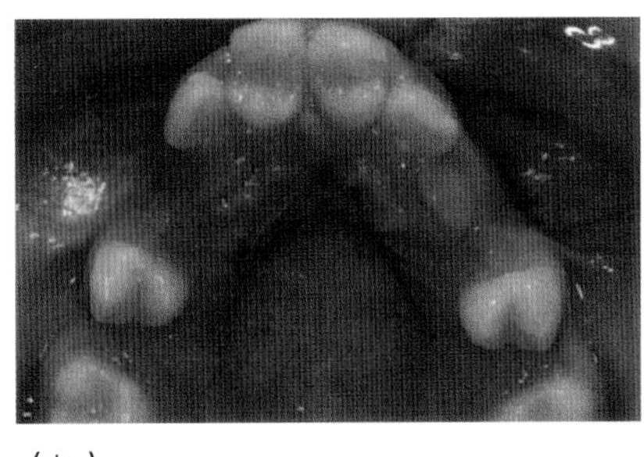
（b）

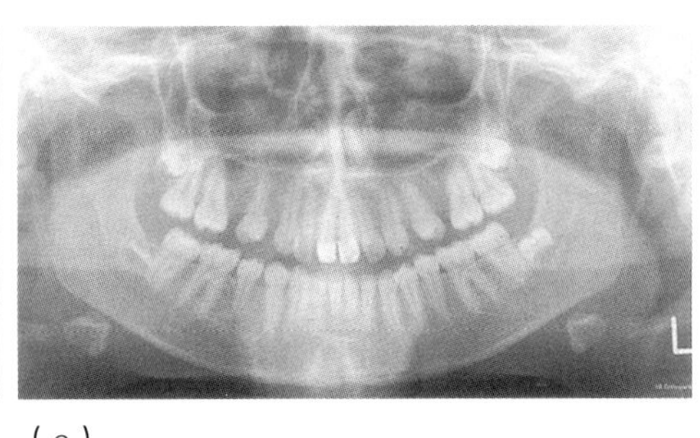
（c）

图8.13 （a~c）患者由于外伤失去两颗上颌中切牙。移植两颗上颌第二前磨牙以取代缺失的切牙。表面已经用复合材料进行了修饰以改善外观。永久的美学修复应推迟到正畸治疗完成和生长速度减慢到成人水平。经Nadine Houghton的许可后复制。

- 生物替代：避免了对修复体的需要——尽管牙齿通常需要修复性的修饰来掩饰其潜在的形态
- 维持并可以产生牙槽骨
- 有天然的牙周膜，本体感觉正常，牙龈轮廓更好
- 可以与相邻的牙齿同步萌出
- 一旦愈合完成，可以按正畸方式移动
- 适用于生长发育中的患者

然而，也有一些缺点：

- 只有在有合适的牙齿计划拔除的情况下才是可行的
- 这一过程可能需要增加护理负担，外加全身麻醉剂
- 需要熟练的外科技术
- 移植的牙齿可能会发生吸收和/或牙固连

就目前所知，移植的时机取决于被移植牙齿的根部发育情况，并且精良的外科技术也很重要（要点框8.2）。当这些条件都满足时，一些研究已经报道了85%～90%的成功率。如果患者有前磨牙拥挤，那么选择移植的牙齿是下颌前磨牙或上颌第二前磨牙，因为它们是单根牙（图8.13）。第三磨牙是可用于移植的牙齿，但通常太大，不能用于前牙段。

移植的牙齿应该用生理夹板固定7～10天，以确保没有咬合接触。根尖封闭的牙齿可以使用，但根管治疗应在移植后7～10天开始。

**要点框8.2 自体移植成功的标准**

- 待移植牙齿的牙根发育情况：完成2/3～3/4
- 牙弓和咬合上适当的间隙以容纳移植牙
- 精心准备供牙部位，确保牙根与骨的良好适应性
- 精细的手术技术避免移植牙根面损伤
- 移植牙齿定位于供牙位置同一水平，夹板固定7～10天

**要点**

- Ⅰ类切牙关系可以在任何骨性关系中出现（前后向、垂直向、横向）
- 除双颌前突外，Ⅰ类切牙关系通常与良好的软组织环境有关
- 严重的牙外伤之后，要获得最佳结果需要跨学科联合治疗

有关Cochrane综述

Belmonte F. M., Macedo, C. R., Day, P. F., Saconato, H., and Fernandes Moça Trevisani, V. (2013). Interventions for treating traumatised permanent front teeth: luxated (dislodged) teeth. *Cochrane Database of Systematic Reviews*, Issue 4. Art. No.: CD006203. DOI: 10.1002/14651858.CD006203.pub2. https://www.cochranelibrary.com/cdsr/doi/10.1002/14651858.CD006203.pub2/full

不利的是，由于目前可获得的证据资料性质不够理想，本综述中不能包括任何研究。

## 参考文献和拓展阅读


Bishara, S. E. (1999). Third molars: a dilemma! Or is it? *American Journal of Orthodontics and Dentofacial Orthopedics*, **115**, 628–33. [DOI: 10.1016/S0889-5406(99)70287-8] [PubMed: 10358244]

Cobourne, M. T., Williams, A., and Harrison, M. (2014). *A Guideline for the Extraction of First Permanent Molars in Children (Update of the 2009 Guidelines)*. London: Royal College of Surgeons of England.

Costa, L. A., Ribeiro, C. C., Cantanhede, L. M., Santiago Júnior, J. F., de Mendonça, M. R., and Pereira, A. L. (2017). Treatments for intrusive luxation in permanent teeth: a systematic review and meta-analysis. *International journal of Oral and Maxillofacial Surgery*, **46**, 214–29. [DOI: 10.1016/j.ijom.2016.08.021] [PubMed: 27649968]

对这一领域的现有文献进行综述，认为根部形成的程度和挫入的严重程度是影响这些病例结局的关键因素。作者强调需要进行更高质量的调查。

Day, P. F., Kindelan, S. A., Spencer, J. R., Kindelan, J. D., and Duggal, M. S. (2008). Dental trauma: part 2. Managing poor prognosis anterior teeth – treatment options for the subsequent space in a growing patient. *Journal of Orthodontics*, **35**, 143–55. [DOI: 10.1179/146531207225022590] [PubMed: 18809778]

正在生长的患者外伤性切牙缺失治疗方案的优秀综述。

Dental Trauma Guide (DTG): http://www.dentaltraumaguide.org

牙外伤处理的指导性指南。

Harradine, N. W. T., Pearson, M. H., and Toth, B. (1998). The effect of extraction of third molars on late lower incisor crowding: a randomised controlled trial. *British Journal of Orthodontics*, **25**, 117–22. [DOI: 10.1093/ortho/25.2.117] [PubMed: 9668994].

这本优秀的研究报告是必要的读物。

International Association of Dental Traumatology: http://www.iadt-dentaltrauma.org

Kindelan, S. A., Day, P. F., Kindelan, J. D., Spencer, J. R., and Duggal, M. S. (2008). Dental trauma: an overview of its influence on the management of orthodontic treatment. Part 1. *Journal of Orthodontics*, **35**, 68–78. [DOI: 10.1179/146531207225022482] [PubMed: 18525070]

牙外伤对正畸管理影响的优秀总结。

Little, R. M., Reidel, R. A., and Artun, J. (1981). An evaluation of changes in mandibular anterior alignment from 10–20 years postretention. *American Journal of Orthodontics and Dentofacial Orthopedics*, **93**, 423–8. [PubMed: 3163221]

经典的文章。作者发现即使在拔牙和矫治器治疗之后，下前牙拥挤也有增加的趋势。

Mittal, M., Murray, A. M., and Sandler, J. (2011). Maxillary labial frenectomy: indications and technique. *Dental Update*, **38**, 159–62. [DOI: 10.12968/denu.2011.38.3.159] [PubMed: 21667829].

National Institute for Health and Care Excellence (2000). *Guidance on the Extraction of Wisdom Teeth*. London: NICE. https://www.nice.org.uk/guidance/ta1

Shashua, D. and Artun, J. (1999). Relapse after orthodontic correction of maxillary median diastema: a follow-up evaluation of consecutive cases. *The Angle Orthodontist*, **69**, 257–63. [DOI: 10.1043/0003-3219(1999)069<0257:RAOCOM>2.3.CO;2] [PubMed: 10371432].

Thiruvenkatachari, B., Harrison, J., Worthington, H., and O'Brien, K. (2015). Early orthodontic treatment for class II malocclusions reduced the chance of incisal trauma: results of a Cochrane systemic review. *American Journal of Orthodontics and Dentofacial Orthopedics*, **148**, 47–59. [DOI: 10.1016/j.ajodo.2015.01.030] [PubMed: 26124027]

Waldon, K., Barber, S. K., Spencer, R. J., and Duggal, M. S. (2012). Indications for the use of auto-transplantation of teeth in the child and adolescent. *European Archives of Paediatric Dentistry*, **13**, 210–16. [DOI: 10.1007/BF03262872] [PubMed: 22883361]

本文通过7例临床病例说明了自体移植技术的适应证。


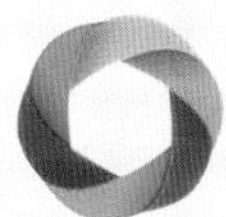

本章的参考资料也可以在www.oup.com/uk/orthodontics5e找到。在可能的情况下，该链接将为您提供该作品的英文电子版本，以帮助您进行进一步的学习。如果您为该网站的订阅用户（个人或机构注册皆可），根据您的登录权限，可细读网站所提供的摘要或完整文章。

# 第9章

# Ⅱ类1分类错��畸形

## Class Ⅱ division 1

*S. J. Littlewood*

## 章节内容

**本章学习目标**

- 理解导致Ⅱ类1分类切牙关系形成的病因学因素
- 领会治疗Ⅱ类1分类错𬌗畸形治疗目的
- 了解治疗Ⅱ类1分类错𬌗畸形的不同方法的影响因素

英国标准协会定义了Ⅱ类1分类的切牙关系：表现为下切牙的切嵴位于上切牙的舌隆突平面之后，覆盖增大，通常上颌中切牙唇倾。在高加索人群中，Ⅱ类1分类切牙关系的患病率为15%～20%。

在西方，Ⅱ类1分类错𬌗畸形是最常见的畸形，因此许多内容在其他章节中会详细讨论。本章的目的是讨论Ⅱ类1分类错𬌗畸形的病因和临床表现，并对这些病例的治疗目标和影响治疗计划的因素提供一个广泛的概述。在适当的情况下，读者可以参考书中其他相关章节以学习更多的细节。

## 9.1 病因

### 9.1.1 骨型

Ⅱ类1分类前牙关系通常与Ⅱ类的骨型有关，通常是因为下颌后缩（图9.1）。在部分病例中，Ⅱ类1分类前牙关系的患者可能是Ⅰ类骨型（甚至Ⅲ类）。这可能发生上切牙唇倾或下切牙舌倾，或者伴有软组织（请参阅第9.1.2节）或不良习惯（请参阅第9.1.3节）问题。也可能是由于上切牙唇倾或拥挤导致覆盖增大。

Ⅱ类1分类切牙关系常伴有一定程度的垂直向骨性畸形或不对称问题。一般来说，任何方向的潜在骨性畸形越严重，治疗就越困难。

### 9.1.2 软组织

舌、唇颊部的肌肉功能均被认为是Ⅱ类1分类错𬌗畸形的病因。在Ⅱ类1分类错𬌗畸形中，软组织的作用常因为前后向或垂直向骨型而被减弱。并且，患者在静息状态下的软组织的功能也同样重要。

在Ⅱ类1分类错𬌗畸形中，由于上切牙唇倾或潜在骨性前突导致唇闭合不全。如果患者唇闭合不全，可以通过多种不同的方式来完成口腔封闭。如何完成口腔封闭的方式将影响Ⅱ类1分类前牙位置的关系。以下是实现口腔封闭的不同方法：

- 唇周围肌肉运动，以达到上下唇闭合（图9.2）
- 前伸下颌，让唇部在静息状态下接触
- 把上切牙后方的下唇拉出来（图9.3）
- 舌位于上下前牙之间，以接触下唇，这通常会导致隐性开𬌗的形成
- 综合以上几点

当患者可以通过唇周围肌肉运动或前伸下颌来完成上下唇闭合时，软组织的作用往往是通过牙槽骨代偿来减弱潜在骨性畸形的影响。完成上下唇闭合的动作将有利于回收上切牙，减少覆盖。

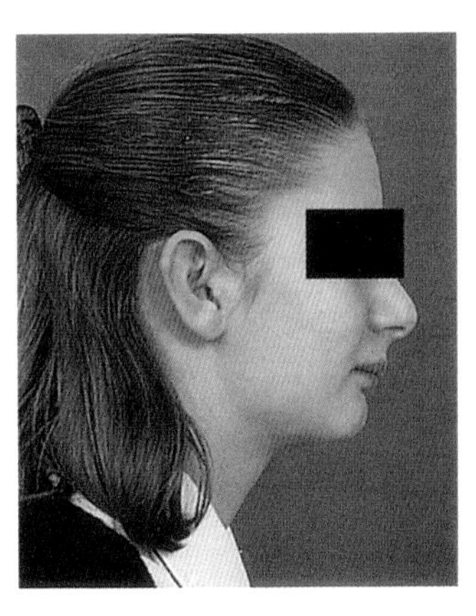
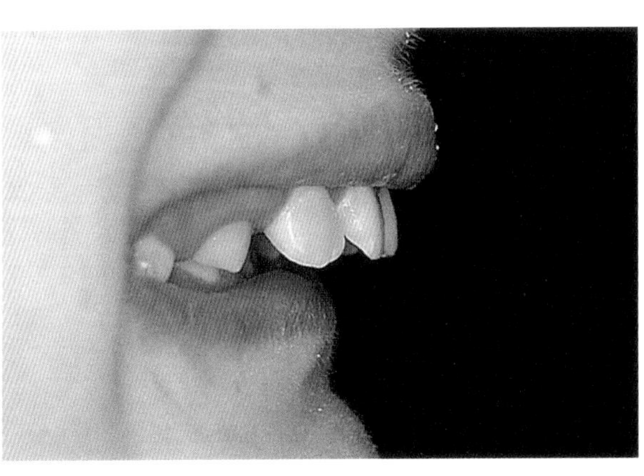

图9.1 第Ⅱ类1分类切牙关系与下颌后缩的Ⅱ类骨型。

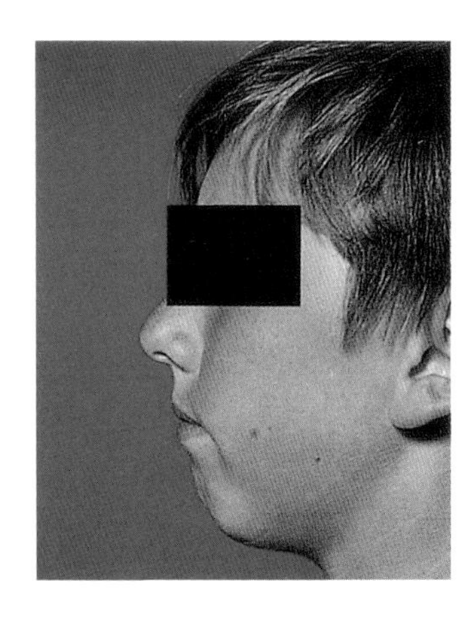

图9.2 当患者试图通过上下唇闭合而达到前部封闭时，可见明显的唇周围肌肉活动。

如果上下唇不能闭合，更有可能是因为骨性畸形更为严重，下唇的功能被限制在上切牙之后（图9.4）。其结果是下前牙段舌倾和/或上切牙的唇倾，导致形成一种比潜在的骨型更严重的切牙关系。

如果舌体习惯性地向前接触下唇，可能会出现下前牙的唇倾，这有助于代偿潜在的骨型。这种类型的软组织活动通常与垂直向高度或唇闭合不全有关，导致覆盖增大和前牙开骀。在实际中，往往很难确定舌体适应行为的程度，是否存在不常见的舌体内源性推力（请参阅第12章，第12.2.2节）。

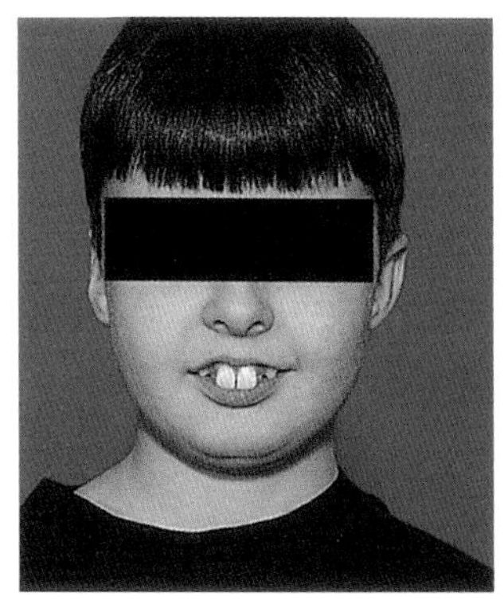

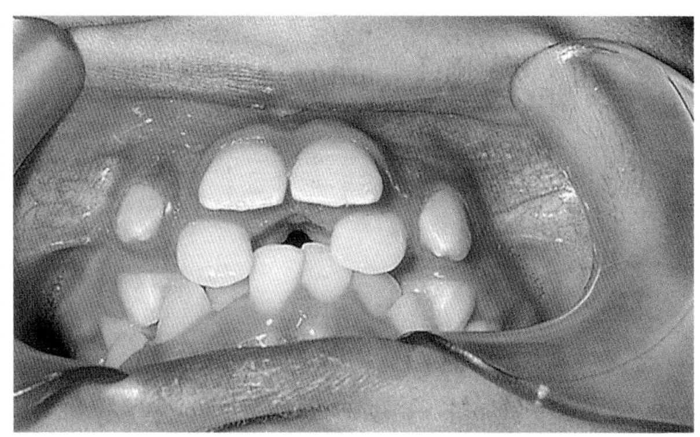

图9.3 本例Ⅱ类1分类患者错骀畸形，主要是下唇位于上中切牙的后方、侧切牙的前方。

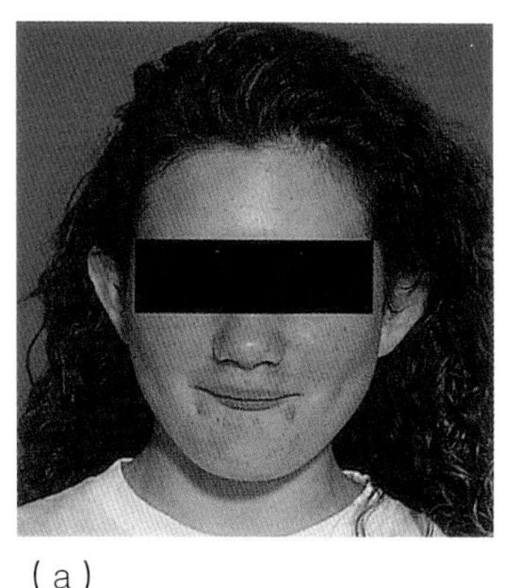

（a）

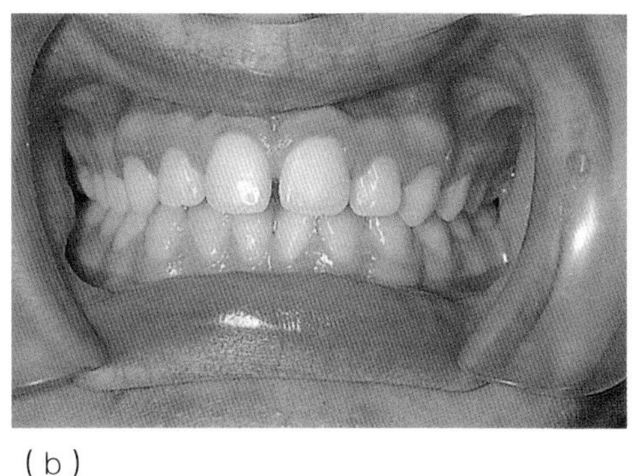

（b）

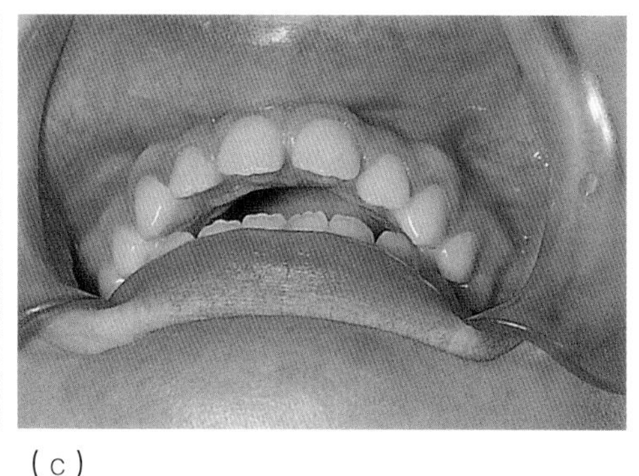

（c）

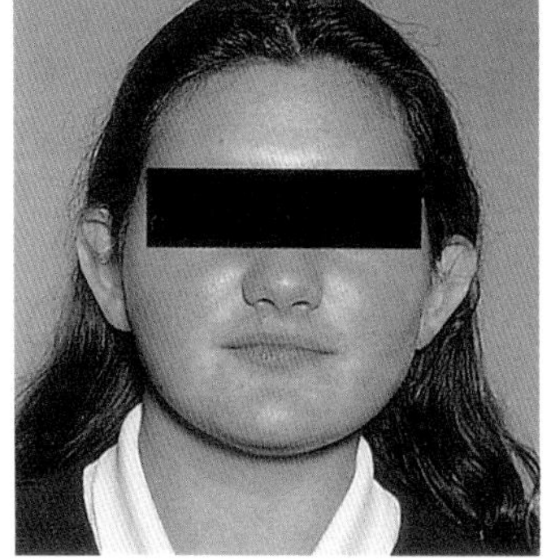

（d）

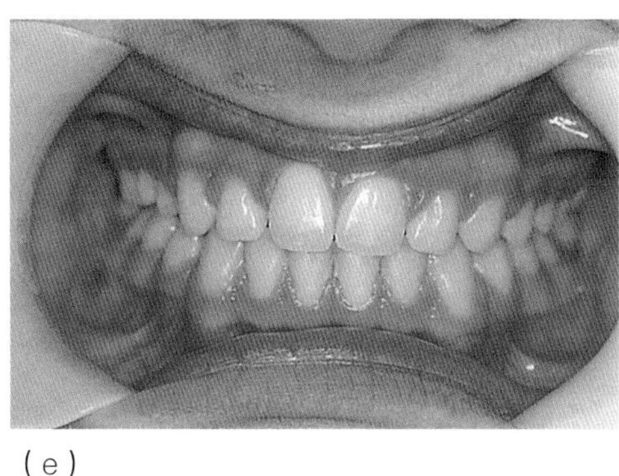

（e）

图9.4 Ⅱ类1分类错骀畸形，主要是由于下前牙段被活动的下唇限制所致。这位患者通过舌和下唇接触达到了口腔前部封闭。（a~c）治疗前。（d，e）治疗后。

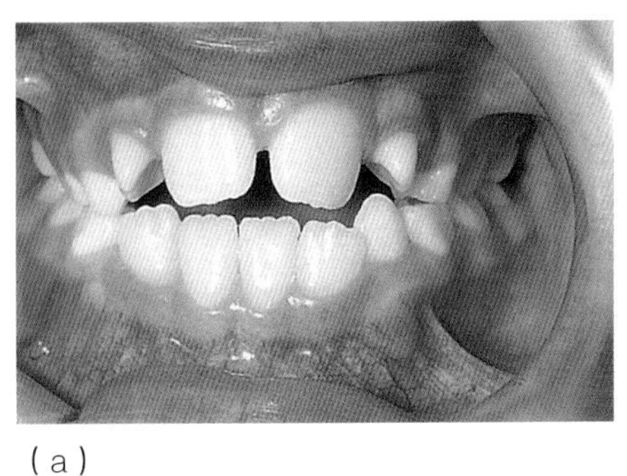
(a)

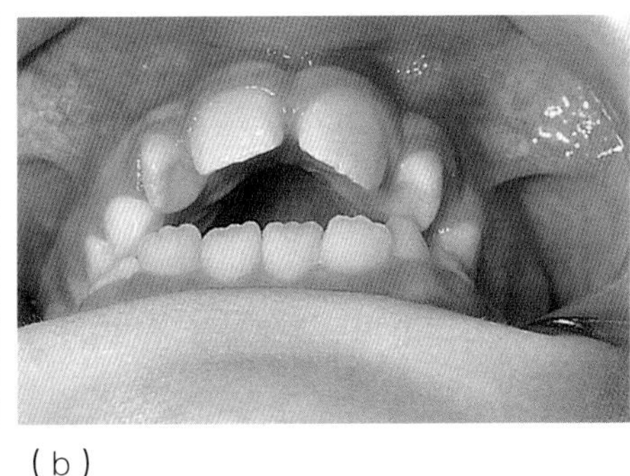
(b)

图9.5 (a，b)咬合过程中持续的吮吸习惯的影响：上切牙唇倾，下切牙舌倾。

还有一种不常见的病例，下唇肌紧张（有时成为“带状”）使下切牙舌倾，造成Ⅱ类1分类切牙关系（图9.4）。

### 9.1.3 牙性因素

牙列拥挤可能会发生在Ⅱ类1分类切牙关系中。由于间隙不足，上前牙可能向唇向错位，导致覆盖增大。同样，也有可能由于上颌切牙唇向异位萌出，导致覆盖增大。在这些情况下，对深覆盖的治疗目的是创造间隙解除拥挤及将异位的牙齿排列到牙弓内。

### 9.1.4 不良习惯

（另请参阅第12章，第12.2.3节）

持续的吮吸手指的不良习惯可能会导致覆盖增大。手指每天对牙齿持续几个小时的力足以移动牙齿。产生影响的严重程度将取决于持续的时间和强度，以下通常与确定的习惯相关（图9.5）：

- 上切牙唇倾
- 下切牙舌倾
- 隐性开骀或局部前牙开骀
- 上牙弓的狭窄是由舌体在口腔中处于一个较低的位置（因此它不再平衡来自脸颊向内的压力）以及在吮吸手指时产生的负压造成的
- 如果吮吸一根手指，可能导致不对称的错骀畸形（图9.6）

## 9.2 治疗目标

像所有的正畸病例一样，需要考虑以下几个方面：

- 美观
- 口腔健康
- 功能
- 稳定性

### 9.2.1 美观

如第7章第7.3.2节所述，为了获得良好的美学效果，考虑患者的面部和微笑美学是十分重要的。单纯地减少覆盖，不考虑牙齿相对于面部的位置及与唇部的关系，将可能不会产生美学效果。要明确Ⅱ类1分类错骀畸形的病因，并确定异常的牙齿位置是十分重要的（请参阅第5章）。例如，在第19章的病例研究中，图19.1展示了一位患者覆盖明显的增大，这是由于前牙唇倾，但也是下颌后缩造成的，所以治疗计划来解决这两个致病因素。

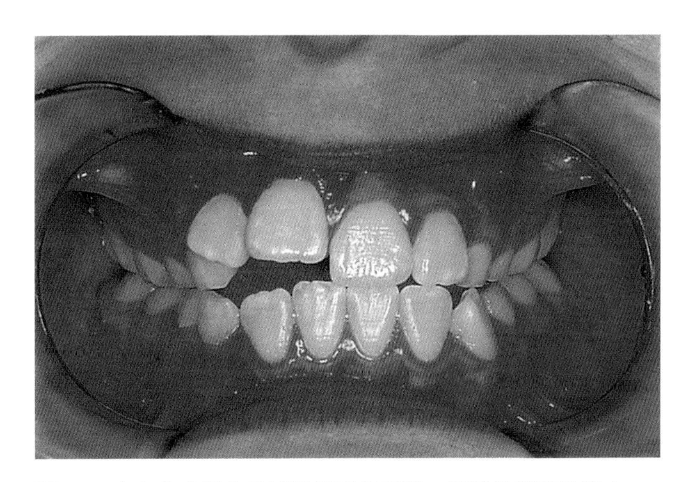

图9.6 患者有吮吸右手手指的不良习惯，呈现单侧覆盖增大。

### 9.2.2　口腔健康

治疗Ⅱ类1分类错殆畸形的一个主要目的是降低外伤风险。

覆盖大于3mm的人受外伤的风险比正常增加一倍多，受伤的风险随着覆盖的大小和唇功能不全的增加而增加。

由于覆盖和垂直向高度的增加，有时会导致唇闭合不全，在静息状态下，上下唇习惯性地分开。这可能导致牙龈暴露干燥，加重任何已存在的牙龈炎。减少覆盖来改善唇功能不全可能有助于减少这种牙龈干燥。

### 9.2.3　功能

虽然美观和健康问题可能是治疗Ⅱ类1分类错殆畸形更常见的目标，但更重要的是要使患者达到能正常切割食物的功能。

### 9.2.4　稳定性

软组织是覆盖稳定性的主要决定因素。理想情况下，在纠正覆盖后，下唇能覆盖上切牙牙冠1/3，患者能达到一个良好的口腔封闭。例如，第19章所示的患者（图19.1），Ⅱ类矢状向覆盖增大，下唇功能位于上唇后方。在使用功能矫治器和固定矫治器治疗后，覆盖减小，下唇被动地位于上切牙的切1/3以上，增加了稳定的机会。相比之下，图9.7中的患者有Ⅱ类前后向与垂直向增加和明显唇肌无力。在这种情况下，覆盖减小，结果是不太可能稳定的，因为在回收前牙后，上前牙不受下唇控制。

如果在正畸治疗结束时上前牙不能被下唇控制，可能需要额外的保持，或者在某些情况下可能需要手术治疗。

## 9.3　治疗计划

系统的收集资料、检查和专业的测量，明确问题所在，包括覆盖增大和Ⅱ类骨性畸形的相关问题。由此，可以列出一个目标列表，确定需要解决哪些问题，哪些问题能被治疗。一旦确定了目标，就可以考虑合适的治疗方案。与Ⅱ类1分类错殆畸形的治疗计划

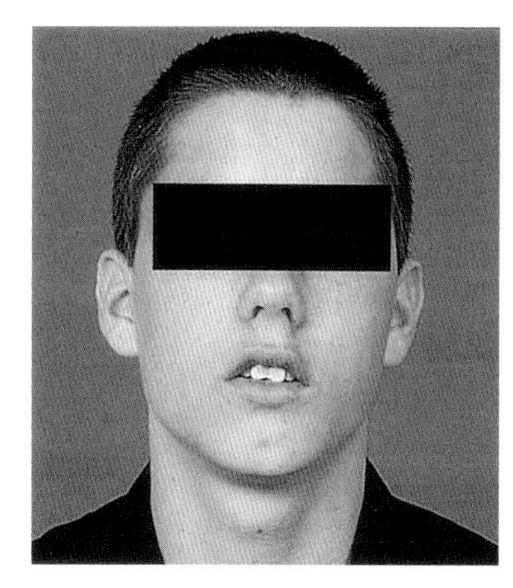

图9.7　这一类错殆畸形，由于明显的唇功能不全和垂直向高度的增加，其覆盖减少的稳定性预后较差。建议延长戴用时间。

特别相关的是：

- 病因
- 年龄
- 骨性问题
- 支抗
- 保持

### 9.3.1　病因

明确覆盖增大的病因是重要的，因为这将决定合适的治疗计划。如果存在潜在骨性因素，则需要决定是否接受潜在的骨型，将牙齿移至Ⅰ类关系（正畸掩饰治疗，请参阅第7章，图7.9），尝试骨骼生长改良（生长改良，请参阅第19章，图19.1），或使用正畸正颌联合治疗（正颌外科，请参阅第22章，图22.3）。

如果因软组织问题导致错殆畸形，那么治疗计划的目标应该是将牙齿放在这样一个位置，即在静息时，嘴唇会被动地闭合在一个合适的位置。

解决潜在牙性因素导致的覆盖增大通常更简单，因为这通常涉及解决拥挤和/或不齐的牙齿。

如果因不良习惯导致这种类型的错殆畸形，那么在任何治疗之前破除这个不良习惯是至关重要的，因为来自手指的压力可能会抑制任何正畸的矫治力。

### 9.3.2　年龄

患者的年龄是很重要的，因为它将决定是否有进

一步明显面部生长。这一点很重要，原因有二：

- 生长潜力是有利还是不利
- 利用有利的生长条件进行治疗

在“平均”生长的儿童中，下颌前向生长发生在青春期发育高峰期和青少年早期。这对治疗Ⅱ类错殆畸形是有利的。然而对纠正垂直向增加及下颌顺时针生长方向的Ⅱ类1分类切牙关系的患者预后较差。这是因为垂直向不调会随着生长加重，并且在治疗结束时增加的面下高度可能会使唇闭合不全的可能性增大。

一个正在生长期的患者，可能用生长改良纠正潜在的Ⅱ类骨性问题，而且它也可能使其他的错殆畸形变得更容易治疗，例如深覆盖。

### 9.3.3 骨性问题

有潜在骨性畸形的患者（通常为Ⅱ类），可以通过以下方式进行治疗：

- 正畸掩饰性治疗
- 生长改良治疗
- 正畸正颌联合治疗

正畸掩饰性治疗可以用来治疗Ⅱ类1分类，方法是将牙齿移动至Ⅰ类关系，但要接受潜在的骨性畸形。这通常更可能是颌骨的错殆畸形是轻度的，可能涉及让下前牙唇倾，或回收上前牙，或两者兼有。回收上切牙，有时需要留出间隙来移动切牙。这个间隙可以通过去除牙齿组织，使用拔牙（请参阅第7章，第7.7.3节）或牙釉质去釉来获得，也可以通过使用头帽对上颌磨牙施加压力（请参阅第15章，第15.5节）或暂时性支抗装置（请参阅第15章，第15.4.8节）来提供间隙。

生长改良可用于生长发育中的患者，可以使用头帽（请参阅第15章，第15.5节）或功能矫治器（请参阅第19章）。然而任何形式的骨性改建可能都是最小的，大多数的改变是牙齿在牙槽骨的改建，这些矫治器通常是治疗更为严重的Ⅱ类1分类错殆畸形的有效方法。对于这一类特殊的生长改良处理的争议是功能矫治器治疗的时机：是早于（一般是在10岁之前）还是晚于混合牙列？最好的研究证据表明，早期治疗需要更长的时间，需要患者更多的依从性，无论是牙性的还是骨性的，并不会导致更好的结果。早期治疗是为了减少切牙损伤的风险，或者因Ⅱ类1分类错殆畸形而被嘲笑或欺负时。更多详情请参阅第19章，第19.5节。

正畸正颌手术联合治疗通常适用于骨性畸形较重的成年人，骨性畸形超出了单纯正畸治疗的范围，或者正畸掩饰治疗颜面效果不理想。第22章进一步讨论正畸正颌联合治疗。

### 9.3.4 支抗

支抗是用于抵抗不需要的牙齿移动。每当牙齿移动时，总有一个大小相等和方向相反的力，可能会在口腔的其他位置造成不需要的牙齿移动，需要支抗来减少这种我们不需要的牙齿移动。在治疗Ⅱ类1分类错殆畸形时，在保持上后牙不动的同时回收上前牙以减少覆盖，这常常是一个挑战。第15章详细讨论了支抗计划、应用和监控。

### 9.3.5 保持

保持是任何正畸治疗计划的重要组成部分。对于保持Ⅱ类1分类错殆畸形矫治结果，最重要的是在治疗结束时确保上切牙在下唇的控制下，以帮助覆盖最小可能的复发。保持第16章有更详细的讨论。

---

要点

- Ⅱ类1分类错殆畸形通常与下颌骨后缩的Ⅱ类骨型相关
- 在治疗Ⅱ型1分类错殆畸形时，重要的是要确定病因，可能是骨性、软组织、牙性因素或不良习惯
- 对于潜在的骨性Ⅱ类的病例，可选择生长改良、掩饰性治疗或手术治疗
- 生长改良只能应用于有生长潜力的患者
- 如果上切牙在治疗结束时受到下唇的控制，则治疗后的Ⅱ类1分类错殆畸形的稳定性将得到改善

---

有关Cochrane综述

Batista, K. B., Thiruvenkatachari, B., Harrison, J. E., and O'Brien, K. D. (2018). Orthodontic treatment for prominent upper front teeth (Class II malocclusion) in children. *Cochrane Database of Systematic Reviews*, Issue 3, Art. No.: CD003452. DOI: 10.1002/14651858.CD003452.pub4 https://www.cochranelibrary.com/cdsr/doi/10.1002/14651858.CD003452.pub4/full

这一系列的综述讨论深覆盖患者的深层证据，并总结了使用功能矫治器的最佳质量的研究。

## 参考文献和拓展阅读

Nguyen, Q. V., Bezemer, P. D., Habets, L., and Prahl-Andersen, B. (1999). A systematic review of the relationship between overjet size and traumatic dental injuries. *European Journal of Orthodontics*, **21**, 503–15. [DOI: 10.1093/ejo/21.5.503] [PubMed: 10565091]

Petti, S. (2015). Over two hundred million injuries to anterior teeth attributable to large overjet: a meta-analysis. *Dental Traumatology*, **31**, 1–8. [DOI: 10.1111/edt.12126] [PubMed: 25263806]

这两篇论文讨论了上前牙过度唇倾的患者，前牙外伤风险会增大。

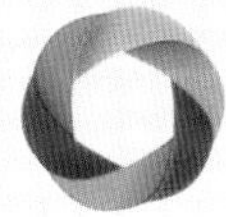

本章的参考资料也可以在www.oup.com/uk/orthodontics5e找到。在可能的情况下，该链接将为您提供该作品的英文电子版本，以帮助您进行进一步的学习。如果您为该网站的订阅用户（个人或机构注册皆可），根据您的登录权限，可细读网站所提供的摘要或完整文章。

# 第10章

# Ⅱ类2分类错殆畸形

## Class Ⅱ division 2

*S.K.Barber*

## 章节内容

**本章学习目标**

- 理解安氏Ⅱ类2分类错殆畸形的病因及临床特征
- 获得治疗目标的鉴别基于对可能的病因的理解
- 理解安氏Ⅱ类2分类错殆畸形的治疗方法

Ⅱ类2分类的切牙关系是由英国标准协会定义的，表现为下颌切牙嵴咬于上颌切牙舌隆突水平之后，并且上颌中切牙是舌倾的（图10.1）。覆盖可能是正常或者增加的。这种错殆类型在高加索人群中的患病率大约为10%。

## 10.1 病因

大多数Ⅱ类2分类错殆畸形由相关联的骨骼、软组织、牙齿等因素造成的（表10.1）。

### 10.1.1 骨型

Ⅱ类2分类错殆畸形通常伴随前后向的轻度骨性Ⅱ类，但是也可能伴随牙性的Ⅰ类甚至Ⅲ类磨牙关系。当骨性Ⅱ类关系更为显著时，上颌切牙通常位于下唇的控制之外形成Ⅱ类1分类的关系。但当下唇位置影响到上颌切牙时，则可形成Ⅱ类2分类错殆畸形。

垂直骨型对于Ⅱ类2分类错殆畸形的病因学很重要。典型的表现是，由于逆时针的生长模式，下前面高（LAFH）、下颌平面角（FMPA）和上下颌平面角（MMPA）都减小了（请参阅第4章），下颌的Ⅱ类关系伴发前下面高的减小常导致下颌切牙缺少咬合的阻挡。这就使切牙过度萌出造成覆殆增加（图10.2）。

### 10.1.2 软组织

唇的位置及活动度和咀嚼肌的活动度均被认为是Ⅱ类2分类错殆畸形的病因。唇的影响在Ⅱ类2分类错殆畸形中常被骨型所减轻。如果下面高减小了，下唇线相对于上颌切牙牙冠就处于更高的位置关系（超过正常为1/3的覆盖范围）。更高的下唇线将使上颌切牙舌倾（图10.3）。在一些病例中，牙冠较短的侧切牙将会避开下唇的作用。

表10.1 Ⅱ类2分类错殆畸形常见病因

| | |
|---|---|
| 骨骼 | 前后向骨性Ⅱ类<br>垂直向高度减小 |
| 软组织 | 较高的下唇线时上切牙舌倾<br>唇肌功能亢进导致双颌切牙舌倾<br>咀嚼肌功能亢进与垂直向高度减小有关 |
| 牙列 | 缺乏咬合止点导致覆殆加深<br>不正常的冠根成角可能是切牙交角过大的病因 |

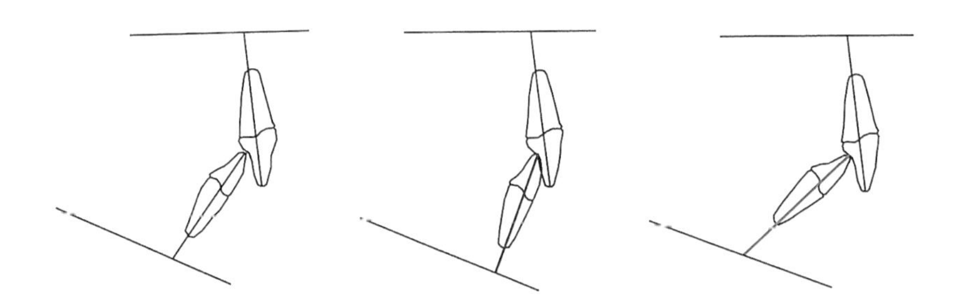

图10.1 Ⅱ类2分类错殆畸形：下颌切牙嵴咬合于上颌切牙舌隆突水平之后，并且上颌中切牙是舌倾的。下颌中切牙可能为正常倾斜度（黑色）、舌倾（蓝色）或者唇倾（绿色）。

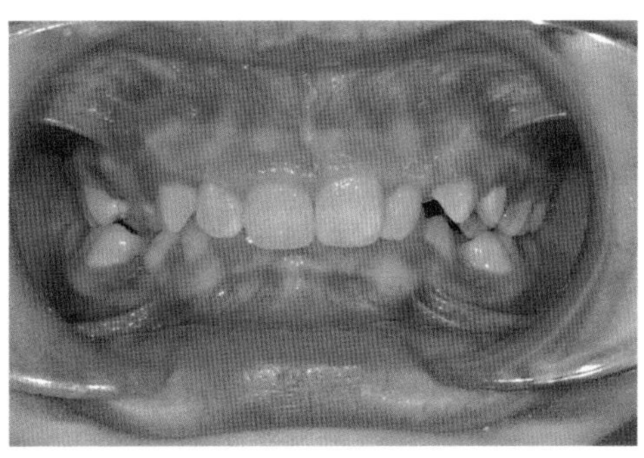

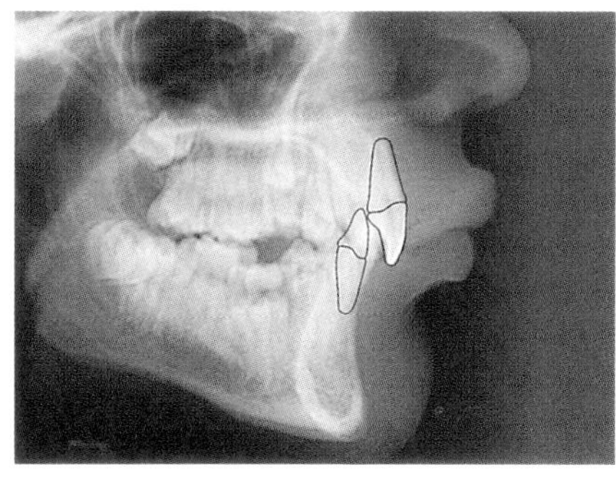

图10.2　缺乏咬合阻挡导致下颌切牙不断萌出，形成显著的深覆殆。

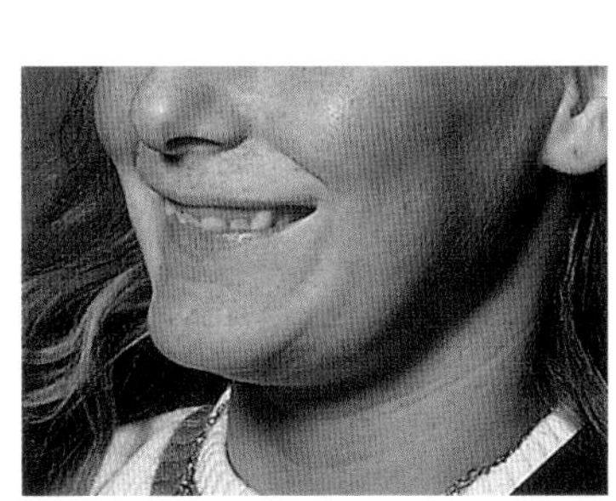

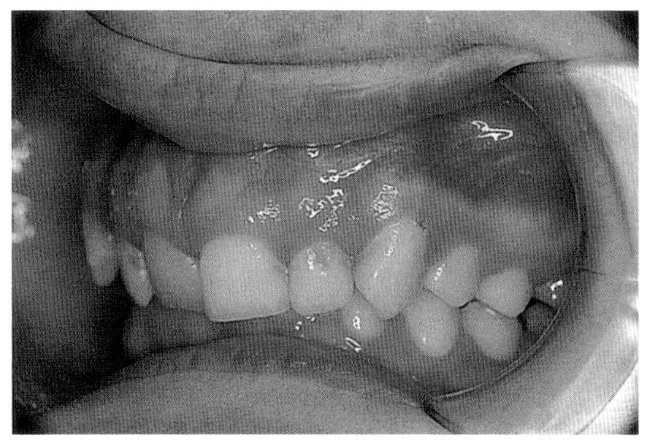

图10.3　由于较高的唇线Ⅱ类2分类错殆畸形的上切牙都是舌倾的，这在患者的微笑像中很明显。

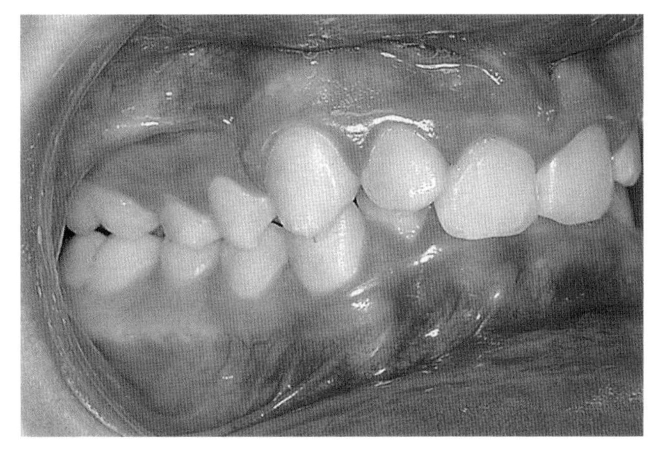

图10.4　典型的Ⅱ类2分类错殆畸形舌倾的上颌中切牙。牙冠较短的侧切牙将会避开下唇的作用，表现为正常倾斜度或者唇倾，由于拥挤的原因常伴随近中唇向的扭转。

在这些病例中，中切牙是舌倾的但侧切牙为正常倾斜度或者唇倾，由于拥挤的原因常伴随近中唇向的扭转（图10.4）。不考虑骨型，Ⅱ类2分类的切牙关系也可能是唇肌功能亢进导致的双颌切牙舌倾（图10.5）。

过大的咀嚼肌力与逆时针旋转的生长模式及垂直向的减小相关。这种因果关系并不明了，而且异常的肌肉力量的根本性原因是骨型，或者正是它加重了骨型的发展。在制订治疗计划和实施过程中，潜在的肌力亢进是一项重要的考虑因素，特别是对无生长潜力的成年人，因为这可能对深覆殆的纠正提出了挑战。

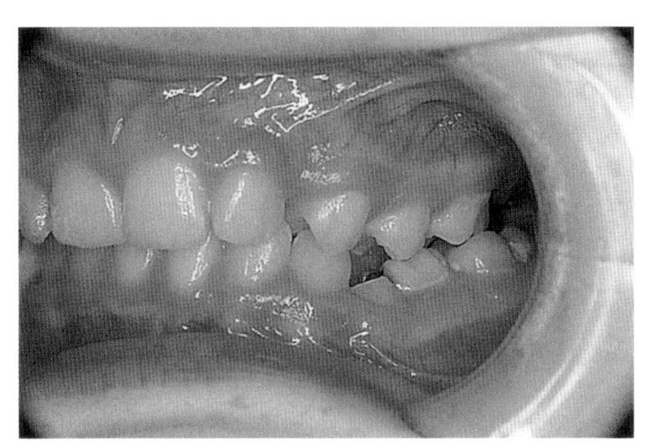

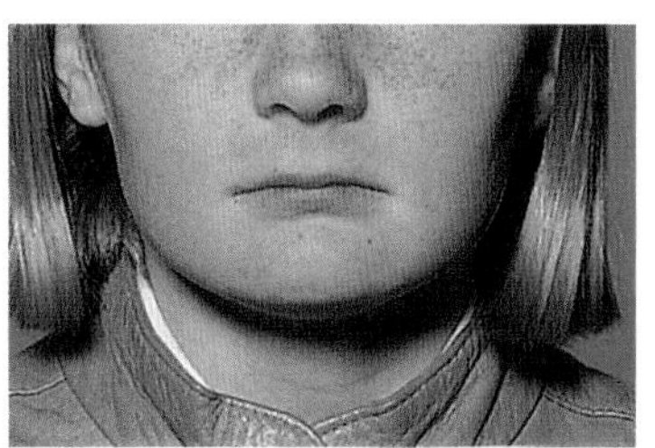

图10.5　由于唇肌作用造成双颌切牙都舌倾的患者。

### 10.1.3　牙性因素

Ⅱ类2分类错䂓畸形增加的覆䂓起源于缺少有效的咬合阻挡限制下颌切牙的萌出。

这导致了它的持续萌出及切牙交角的增大。这个作用对于Ⅱ类骨型或者是由于唇肌作用造成的切牙舌倾可能是次要的。在一些病例中过大的中切牙交角来源于中切牙不正常的冠根成角（图10.6）。但是，严重的冠根成角导致了这种切牙关系还是本身就是由于较高的下唇线导致的牙冠相对于牙根倾斜发育的结果尚无定论。

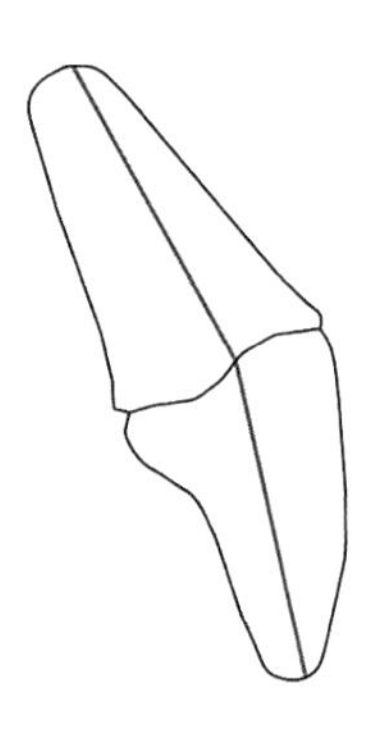

图10.6　上颌切牙异常的冠根成角被认为是Ⅱ类2分类切牙关系的病因。

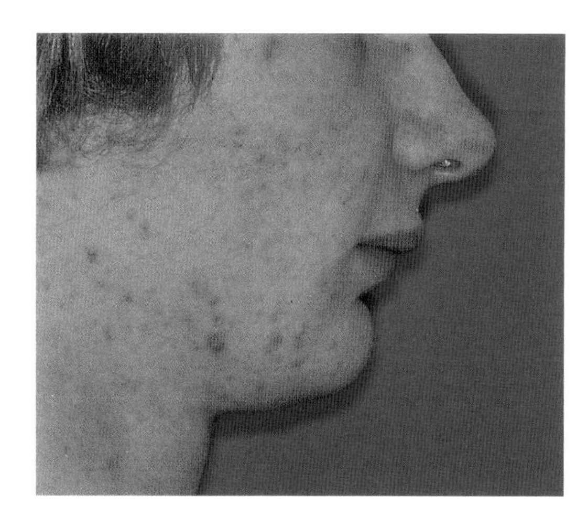

图10.7　深的颏唇沟是逆时针旋转生长形式的典型特征，在Ⅱ类2分类错䂓畸形中很常见。

要点框10.1　Ⅱ类2分类错䂓畸形常见的咬合特征

- 舌倾且过度萌出的上颌切牙
- 正常，唇倾或舌倾的侧切牙，由于拥挤常出现扭转
- 由于被上颌切牙“锁结”下颌切牙表现为舌倾
- 拥挤，可由于上颌切牙的舌倾而加重
- 增加的覆䂓
- 加深的Spee曲线
- 前磨牙正锁䂓
- 磨牙关系通常为Ⅱ类

## 10.2　基本特征

### 10.2.1　口外特征

典型Ⅱ类2分类错䂓畸形常伴有轻度的Ⅱ类骨型及垂直向减小。逆时针旋转的生长模式倾向于使下颌更加前突并且这对掩饰潜在的前后向不调是有利的。减少的前下面高及下颌的逆时针旋转通常会形成更明显的颏唇沟（图10.7）。

### 10.2.2　咬合特征

颌骨、软组织及牙性因素等病因形成了很多Ⅱ类2分类错䂓畸形的典型咬合特征（要点框10.1）。

典型的Ⅱ类2分类错䂓畸形中，上颌中切牙为舌倾，而侧切牙为正常倾斜度或者唇倾，取决于它们和下唇的垂直向位置关系。拥挤常伴发Ⅱ类2分类切牙关系表现为，任何现有间隙都会由于上颌中切牙的舌倾而被更多地占据，使切牙置于周长更小的牙弓中，导致Ⅱ类2分类切牙关系常伴随拥挤。这常表现为上颌侧切牙间隙的缺失，使其近中唇向扭转并位于牙弓外（图10.4）。由于类似的机制，下颌牙弓的拥挤因下颌前牙的舌倾而加重；在一些病例中由于加深的覆䂓下颌前牙被舌倾的上颌前牙“锁结”其中（图10.8）。咬合平面前后向的曲度，被称为Spee曲线，在Ⅱ类2分类错䂓畸形中普遍加深。

在轻度的骨性Ⅱ类患者中下颌切牙常与上牙有咬合，但在一些骨性不调更严重的患者中下切牙常咬合于腭部的黏膜。在一小部分Ⅱ类2分类切牙关系中，可能发生咬合创伤，下切牙使腭部出现溃疡，或者舌倾的上颌切牙导致下颌切牙唇侧的牙龈剥脱（图10.9）。

另一种伴随更严重骨性不调出现的第一前磨牙甚至第二前磨牙的正锁䂓（图10.10）。可能是牙弓的相对位置和宽度及舌倾的上颌前牙对下颌前牙的“锁结”导致的。

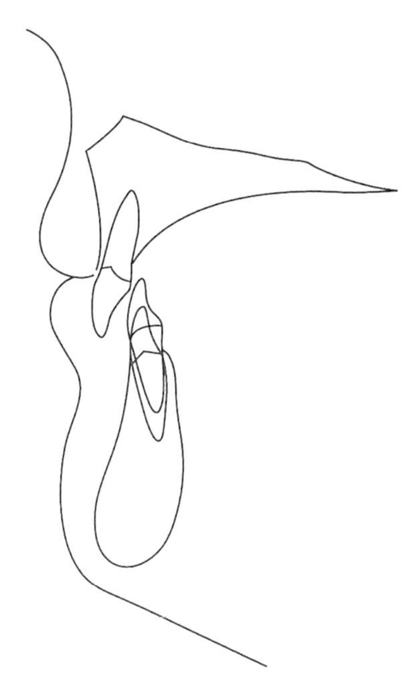

图10.8 Ⅱ类2分类错𬌗畸形中下颌切牙被“锁结”在上颌切牙舌隆突之后。注意覆𬌗减小（蓝色线）以后下颌切牙唇侧的空间在软组织环境中。

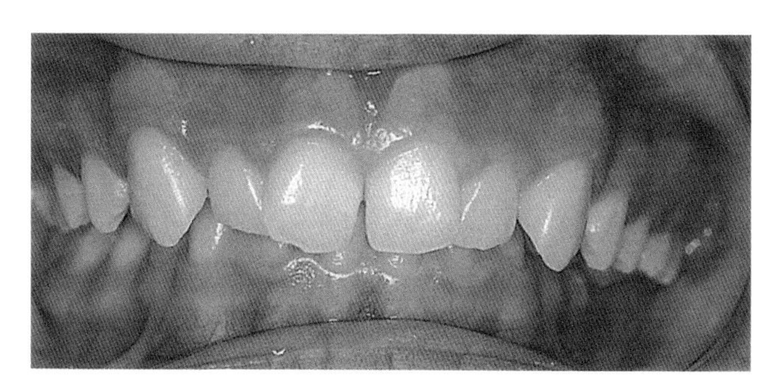

图10.10 骨性Ⅱ类导致的上颌较宽的牙弓咬合于下颌较窄的牙弓，最终形成严重的左侧后牙段全部正锁𬌗。

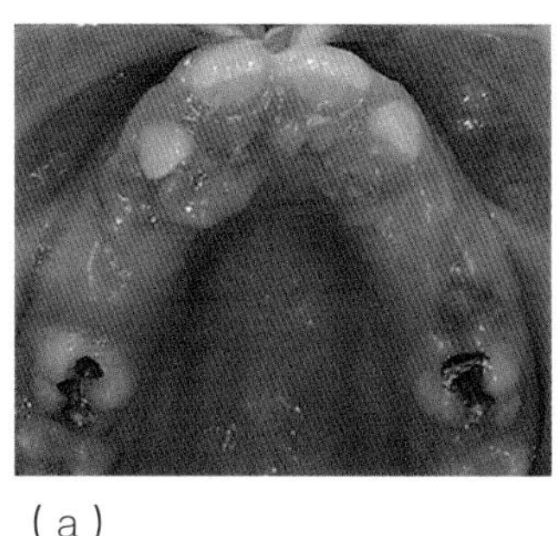

（a）

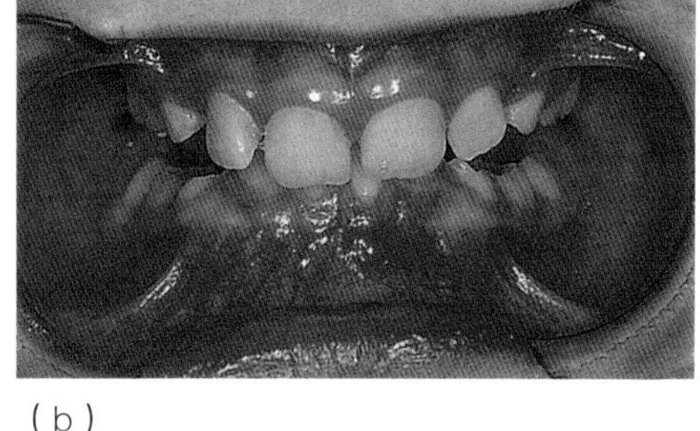

（b）

图10.9 Ⅱ类2分类切牙关系造成的“创伤性深覆𬌗”。（a）下颌切牙的切嵴造成的1/1腭侧黏膜溃疡。（b）严重的上颌切牙舌倾造成的下颌切牙唇侧牙龈剥脱。

## 10.3 治疗目标

由于潜在的骨骼及软组织病因，Ⅱ类2分类错𬌗畸形是最具挑战的咬合异常之一。一项最近的 Cochrane 综述没有发现任何高质量的证据支持一项治疗措施优于其他，并且大部分病例有效性的证据来自病例跟踪、临床经验、专家意见等。

稳定的矫正后的Ⅱ类2分类的切牙关系具有两项关键特征来阻止治疗后切牙的再度萌出（图10.11）：

（1）纠正上下切牙交角。

（2）减小过大的覆𬌗。

这些治疗目标可以与此错𬌗畸形的其他方面同时实施，但为了阐释清楚，这里将分别进行讨论。

Ⅱ类2分类错𬌗畸形常伴有潜在的骨性Ⅱ类关系，而决定纠正还是掩饰这种前后向的不协调取决于最终相对于面部及唇部理想的切牙位置。类似的，错𬌗畸形垂直向的构成将决定解除深覆𬌗时优先使用的力学机制。

### 10.3.1 中切牙交角的纠正

如果要抵抗切牙的再度萌出及覆𬌗的加深，需要减小中切牙交角，理想的角度为135°，建立一个有效的咬合止点。当治疗结束“切嵴-中心点关系”建立时，稳定性显著提高（图10.12）。下颌切牙边缘嵴位于上颌切牙长轴牙根中点的前方。

切牙倾斜度的调整可以通过牙冠移动、牙根移动或两者皆有（图10.13）。因此，有很多种可能的方法来减小中切牙交角。优先的治疗方式取决于错𬌗的病因、拥挤的严重程度、软组织侧貌及矫治后的理想切牙位置，以及患者的年龄、期望。

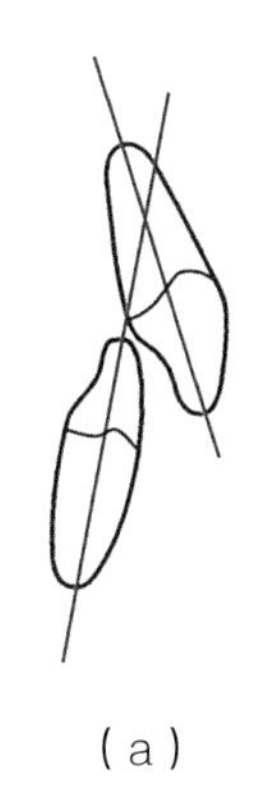
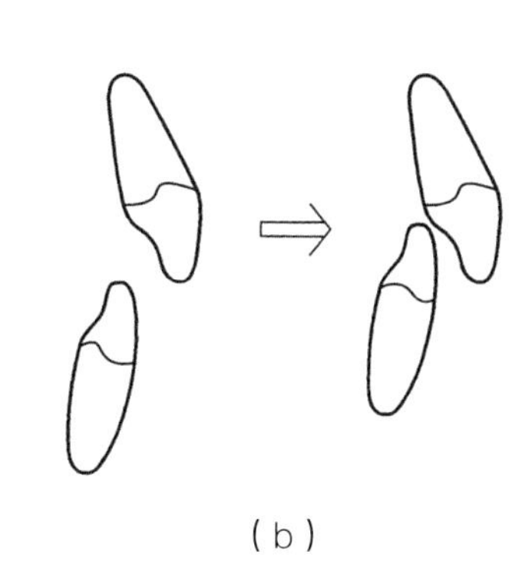
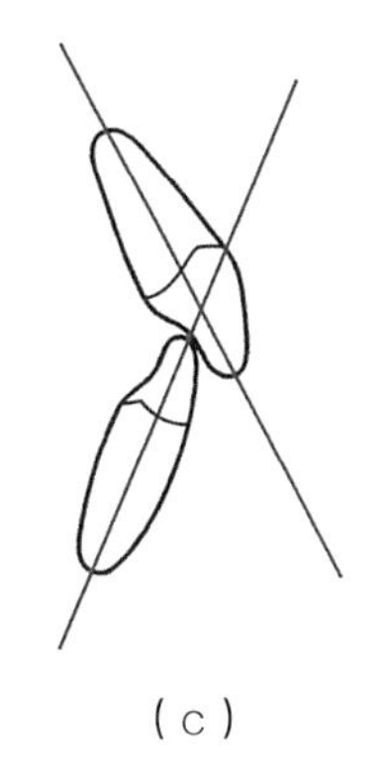


图10.11 如果要纠正Ⅱ类2分类切牙关系不仅要减小覆䍂，而且要减少切牙交角来防止治疗结束后切牙再度伸长。（a）Ⅱ类2分类切牙关系。（b）仅减小覆䍂是不稳定的，因为在拆除矫治器以后切牙会再度伸长。（c）减小切牙交角配合减小覆䍂将会有更大概率保持稳定。

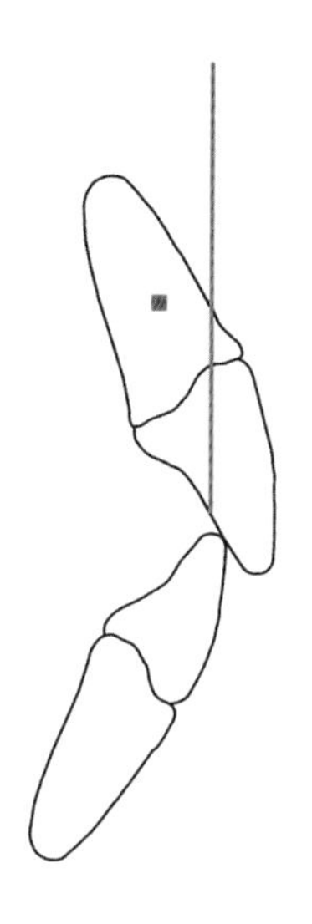

图10.12 切嵴-中心点关系：上颌切牙牙根长轴的中点位于下颌切牙切嵴的舌侧。

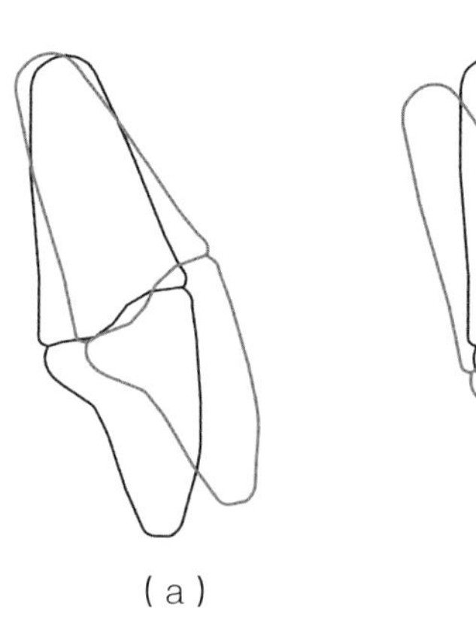


图10.13 纠正上颌切牙唇倾度有两种方式。（a）切牙冠唇倾维持牙根位置。（b）切牙牙根舌向控根移动维持牙冠位置。

中切牙交角的纠正可以通过以下方式的一种或者相互结合来实现（图10.14）：

- 对中切牙施加根舌向转矩
- 唇倾下颌前牙段
- 唇倾上颌前牙段，然后按照Ⅱ类1分类错䍂畸形处理

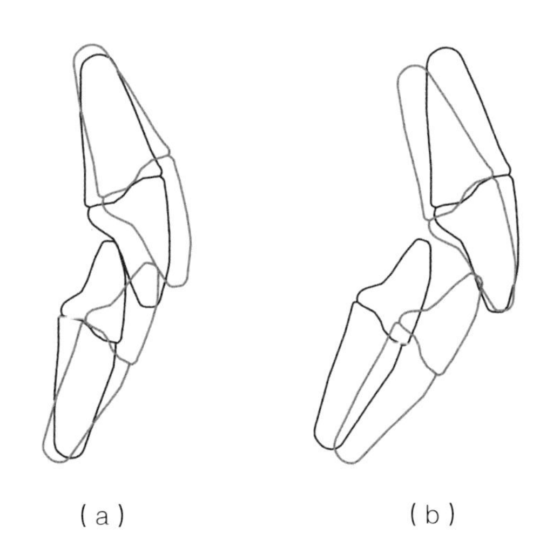
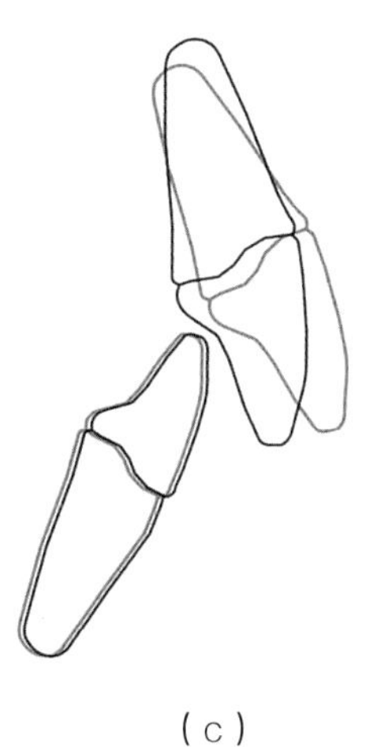


图10.14 纠正切牙唇倾度的效果。黑线=治疗前，红线=治疗后。（a）上下切牙同时唇倾纠正切牙交角并减小覆䍂（适用于双颌前牙都舌倾的情况）。（b）通过上颌切牙的控根移动及下颌切牙的唇倾调整覆䍂、覆盖（适用于较严重的骨性Ⅱ类）。（c）唇倾上颌切牙维持下颌切牙的位置，常常导致覆盖的增加。接下来可以按照Ⅱ类1分类错䍂畸形进行治疗。

### 切牙牙根施加转矩

通过固定矫治器可以对切牙施加根舌/腭向转矩，而维持牙冠位置。理论上如果切牙的牙冠位置未发生变化，那么治疗唇部的丰满度及侧貌改善不会有太好效果。对切牙根尖施加转矩，有赖于舌/腭侧存在充足的皮质骨，并且提供强有力的支抗。这种形式的移动相较于其他类型的牙齿移动增加了根尖吸收的可能。切牙根舌/腭向转矩需要牙弓的间隙，由于牙邻接点的舌/腭向移动减少了牙弓弧形的周长，并且相对减小了牙弓的长度。

### 切牙的唇倾

另一种纠正中切牙交角可选择的方式是唇倾切牙，这种移动使牙冠唇向倾斜而维持牙根的位置，通过增加牙弓周长获得间隙。上下颌切牙相对的唇倾或转矩移动决定了最终的切牙关系。

下颌切牙的唇倾可能获得间隙用以排齐牙列并辅助减小覆殆覆盖；但是，下颌切牙过度的唇倾增加了复发、唇侧骨开裂及牙龈退缩的风险（请参阅第1章，第1.6节）。下切牙唇倾将在第10.4.2节中更加详细的讨论。

在上牙弓，切牙的唇倾将会使Ⅱ类2分类的切牙关系转变为Ⅱ类1分类，通常伴随覆盖的增加。在上唇丰满度减小的病例中，上切牙的唇向移动是所期望的。上切牙唇倾导致覆盖增大，纠正颌间前后向不调达到Ⅰ类切牙关系的措施参照Ⅱ类1分类错殆畸形中相同的原则（请参阅第9章）。

## 10.3.2 覆殆的减小

在整平阶段，治疗目标为纠正Ⅱ类2分类错殆畸形伴发的深覆殆以及过深的Spee曲线。很多方法在纠正深覆殆时可以使用：

- 切牙压入
- 磨牙萌出
- 磨牙伸长
- 切牙的唇倾

由于使用正畸矫治器难以实现单一的作用效果，事实上，更有可能的是多种力学作用机制导致这些牙齿移动形式得到多方面不同程度的表现。决定前后牙

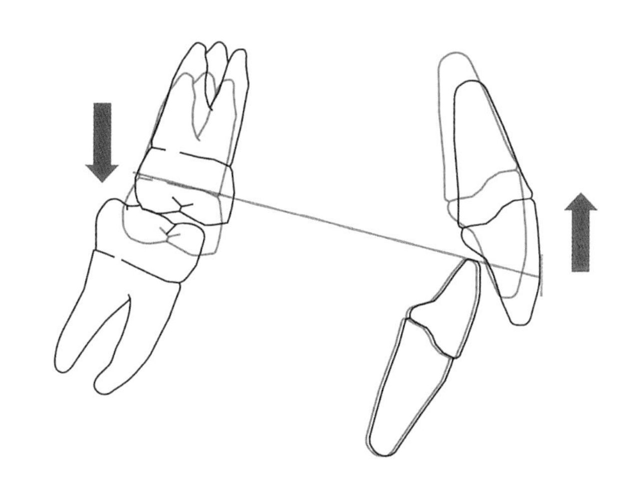

图10.15 固定矫治器通过一根连续的弓丝在压低切牙时常会产生磨牙的伸长。

垂直向移动与否首先取决于自然状态与微笑时的露龈量及前下面高度。切牙唇倾的考量将在第10.4.2节讨论。整平Spee曲线需要间隙（请参阅第7章，第7.7.1节）并可能导致下颌前牙段的唇倾，除非在牙弓中已经存在间隙。

### 切牙压低

单独使用固定矫治器很难实现切牙的真性压低，因为使切牙压低的力学原理将使磨牙伸长（图10.15）。磨牙的殆向移动比切牙压入骨内更简单，结果将是前者更为显著。在临床上，实现的是相对压低，切牙维持而面部垂直向增长伴随磨牙的萌出增加。在咬合中出现台阶的患者，可以使用多用途弓（图10.16）。它越过尖牙及前磨牙通过压低切牙能够

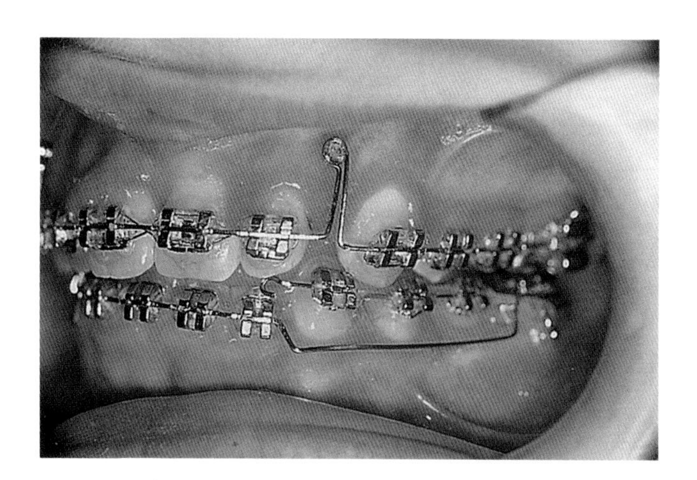

图10.16 减小覆殆使用的下颌多用途弓。注意下颌前后牙段托槽水平高度的差异。

整平前牙段并减小覆𬌗，尽管还是会出现少量磨牙的伸长。

后牙伸长伴随前牙压入是可以实现的，甚至在一些情况下是我们所期望的，例如在垂直向减少的时候。但是在那些面高比例正常或增加的病例中，磨牙升高将不是我们所期望的，并且需要采取措施调整支抗平衡及增加真正的切牙压低（图10.17）。需要增加后牙的支抗阻止切牙压低时造成的后牙伸长。两种常用的增加后牙支抗的方法如将第二磨牙结扎，以增加纳入支抗体系的磨牙数目，还可以将固定矫治器后牙段与骨性支抗结扎来限制磨牙的移动。或者，前牙区域的骨性支抗能产生对前牙段的直接压低力而对后牙的影响很小。但是，需要格外注意不要施加过大的矫治力，因为这将增加牙根吸收的风险（请参阅第4.10节）。暂时性支抗装置（TADs）是获取骨性支抗最常用的方法，并且可以与固定或活动矫治器协同使用（请参阅第15章，第15.4.8节）。

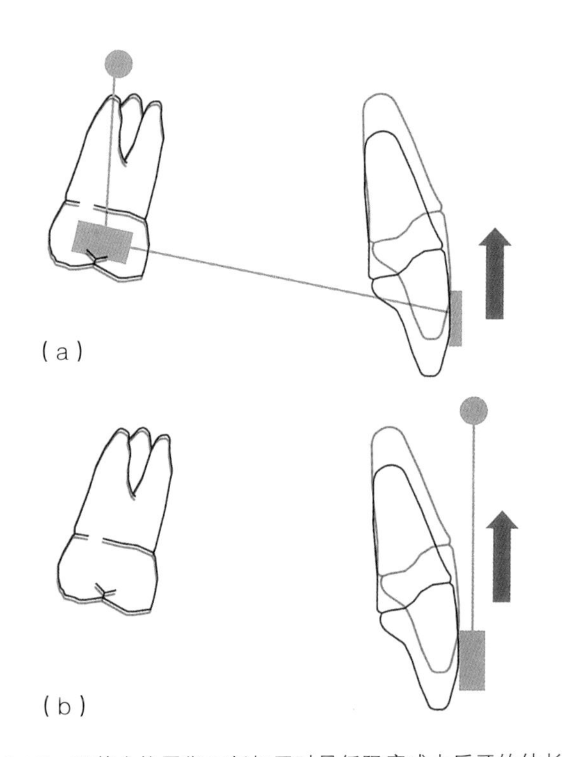


图10.17 调整支抗平衡压低切牙时最低限度减少后牙的伸长。（a）通过将更多的牙齿纳入支抗体系或通过使用后牙骨性支抗增强后牙的支抗。（b）提供稳定的压入力，比如前牙段的骨性支抗。

#### 磨牙的萌出

后牙段伸长将会有助于Spee曲线的整平及覆𬌗的减小，但这仅限于生长期的患者。可以使用措施在促进磨牙伸长的同时限制切牙的进一步伸长（图10.18）。这通常在上颌带有平面导板的活动矫治器及使后牙咬合脱离的功能矫治器中得到实现，例如中间开放式肌激动器（请参阅第19章，第19.7.3节）。如果认真佩戴，这些矫治器将会快速地减小覆𬌗。

通过磨牙伸长纠正深覆𬌗导致垂直向高度的增加。此时需要判断其对整体面部协调是否有益。另外，患者必须处于生长期以适应改变并防止在矫治器拆除以后磨牙在咬合力的作用下再度被压低。如果治疗取得了有效的咬合止点并减小了中切牙交角，将有助于防止切牙再度伸长。

#### 磨牙的伸长

如前面所说，试图使切牙压低的主要作用效果常使磨牙伸长。这对于垂直向减小的Ⅱ类2分类病例来说是有利的。如果想要已减小的覆𬌗保持稳定，垂直向的生长是需要的，而对于缺乏生长潜力的成年人来说，使处于稳定状态的磨牙伸长是很困难的。

### 10.3.3 错𬌗畸形其他方面的矫正

当决定Ⅱ类2分类错𬌗畸形的治疗目标时，对错𬌗畸形各个方面的考虑及如何进行纠正是很重要的，因为这可能蕴藏了纠正中切牙交角和深覆𬌗最好的方法。间隙需求量要在拥挤度、切牙倾斜度改变，以及一些其他前后向、垂直向或者横向不调等基础上进行判断（请参阅第7章，第7.7节）。

正锁𬌗经常只涉及第一前磨牙而且可能通过拔除第一前磨牙直接得到解决。如果没有涉及拔牙或者涉及了多颗牙齿，正锁𬌗的解除通常需要使用固定矫治器，结合上颌前磨牙间宽度的缩窄及下颌前磨牙段宽度的扩宽来解决。

## 10.4 治疗措施

是否决定正畸治疗应该基于彻底的利害分析。在一些程度较轻的Ⅱ类2分类错𬌗畸形中，覆𬌗只有轻度的增加，牙弓没有明显的拥挤，美观方面可以接受，

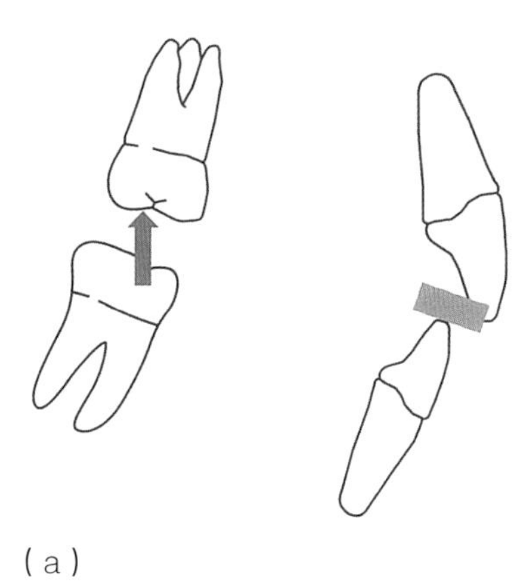

（a）

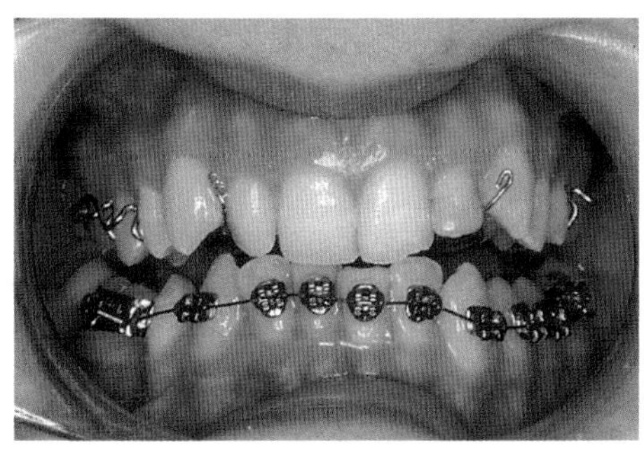

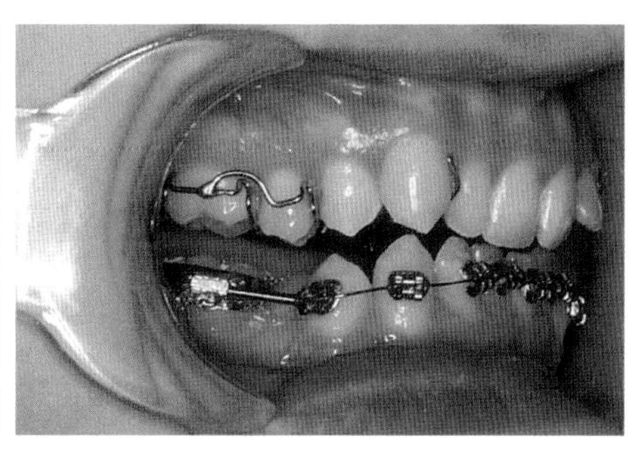

（b）

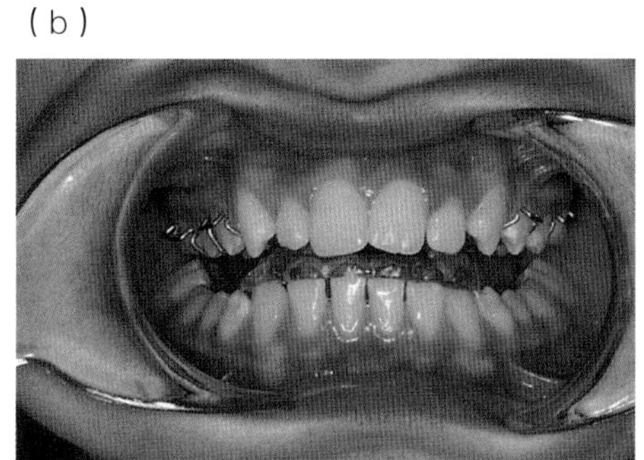

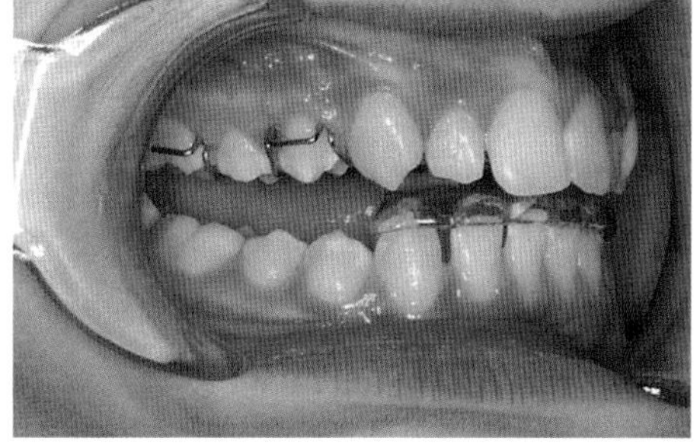

（c）

图10.18　（a）“咬合打开”的效果。限制了切牙的伸长，促进磨牙升高来减小覆𬌗。（b）上颌带有平面导板的活动矫治器。后牙咬合脱离给后牙的伸长提供了空间，下颌配合使用固定矫治器可以提高整平的效率。（c）使用后牙咬合脱离的功能矫治器也可以达到类似的效果，例如中间开放式肌激动器。

可能会考虑接受现有错𬌗状态（图10.19）。当明确要进行治疗时，全部的错𬌗问题将决定治疗的目标。Ⅱ类2分类错𬌗畸形的治疗形式包括固定矫治器、功能矫治器以及手术治疗（表10.2）。

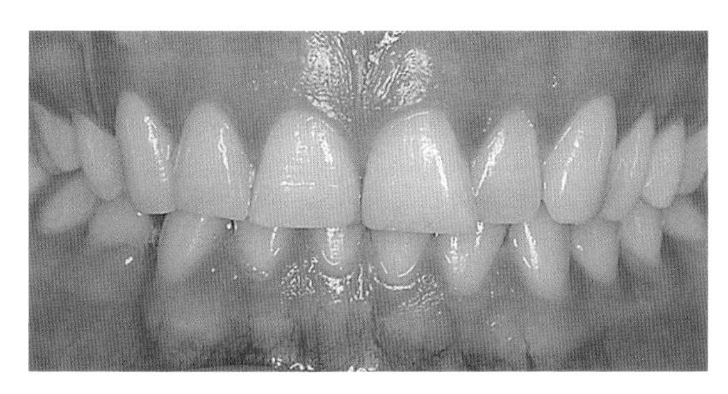

图10.19　可接受的轻度Ⅱ类2分类切牙关系。

### 10.4.1　拔牙矫治

Ⅱ类2分类错𬌗畸形是否拔牙取决于用来纠正所有的错𬌗以及基于最优面部美学的最终切牙位置的所有间隙需求量。

在下牙弓，最好限制下颌切牙的任何舌向移动以避免覆𬌗的加深。在只需要少量间隙的病例中，下切牙的少量唇倾比具有风险的回收更容易接受。根据临床经验，在垂直向面高较小的患者中拔牙间隙很不容易关闭，这是Ⅱ类2分类错𬌗畸形的常见特征，也是常建议下颌避免拔牙的原因。在一些下颌必须要拔牙的病例中，治疗的力学原理必须要保证下颌切牙在间隙关闭的设计和实行过程中不能有舌向倾斜（图10.20）。大部分情况下，拔除下颌第二前磨牙相比第

表10.2 Ⅱ类2分类错骀畸形治疗方法

| 方法 | 目标 |
|---|---|
| 固定矫治器 | 切牙控根移动纠正切牙交角<br>唇倾下颌切牙，纠正切牙交角，减小覆骀，创造间隙<br>压低切牙或伸长磨牙，减小覆骀 |
| 活动矫治器 | 前牙平面导板，伸长磨牙，并允许下颌切牙自发性唇倾<br>使用暂时性支抗装置压低上颌前牙 |
| 头帽 | 远移磨牙段<br>压低磨牙<br>支抗 |
| 暂时性支抗装置（TAD） | 为期望的牙齿移动提供支抗 |
| 颌间牵引 | 纠正前后向或垂直向<br>支抗 |
| 功能矫治器 | 纠正上颌切牙唇倾度<br>调整颌间前后向不调 |
| 正颌手术 | 处理严重的前后向及垂直向不调 |

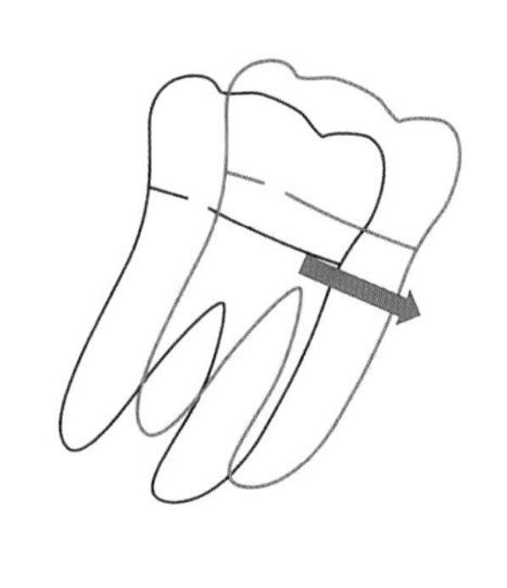
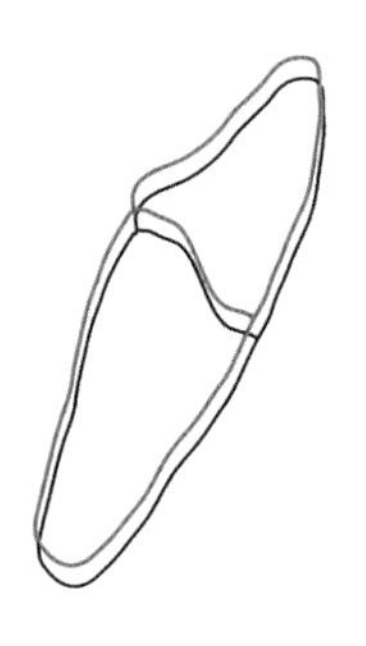

图10.20 下颌剩余的拔牙间隙理想的关闭方式是通过后牙的前移，以防止前牙的回收及覆骀加深。

一前磨牙是更好的选择。

在上牙弓，提供间隙及切牙根舌向转矩的支抗或回收前牙段需要拔牙。在理想上切牙牙冠位置确定时，需要特别注意与面部及上唇的相对位置关系防止前牙段的过度回收。

在治疗开始确定计划切牙位置能保证治疗计划的可行性，确定任何需要的额外支抗，有助于设计力学结构。

### 10.4.2 下颌切牙唇倾

下颌切牙唇倾对减小覆骀及切牙交角都有帮助。通常，下颌前牙段的唇倾常被认为不稳定，但是也有人称一些Ⅱ类2分类错骀畸形下颌前牙段由于加深的覆骀而被上颌前牙锁结在后面。这导致在生长过程中下颌切牙的舌倾并限制了尖牙间的宽度。在这些情况下，提示我们增加被限制的尖牙间宽度以及适度的唇倾下颌前牙是稳定的。在大部分病例中，下颌前牙段的唇向移动增加了复发的可能，因此认真按计划保持是非常重要的（请参阅第16章）。

如果治疗计划涉及了下颌前牙的唇倾，那么对唇侧支持组织的评估是非常关键的。唇侧牙槽骨的减少及较薄的牙龈与医源性的牙龈退缩有关，特别是牙菌斑控制不良的情况。生长发育期后并潜在骨性不调的患者，下前牙的唇倾通常是我们期望的，但是应当防止牙龈退缩的风险。

### 10.4.3 固定矫治器

固定矫治器可以用来减少切牙交角并减小覆骀，还可以纠正其他方面的错骀，例如排列不齐及反骀（图10.21）。固定矫治器可以单独使用也可以配合其他矫治器使用。

头帽可以与固定矫治器同时使用提供更多的支抗或者用于后牙段的远中移动。低于骀平面的牵引方向（颈带）在垂直向面部高度减小的Ⅱ类2分类错骀畸形中用以促进磨牙的伸长及增加面高。

暂时性支抗装置提供的骨性支抗提供了使用单纯正畸治疗矫治更严重Ⅱ类2分类错骀畸形的可能。暂时性支抗装置可以与固定矫治器及活动矫治器同时使用，以提供直接施力点或者增强支抗（请参阅第15章，第15.4.8节）。

### 10.4.4 活动矫治器

活动矫治器可以在治疗阶段单独使用，或者辅助其他矫治器使用。下切牙由十加深的覆骀被上颌前牙锁结在后面的病例中，在上颌活动矫治器中增加平面导板将会使下颌前牙自发地唇倾。

上颌活动矫治器可以与其他类型的治疗方式结合：

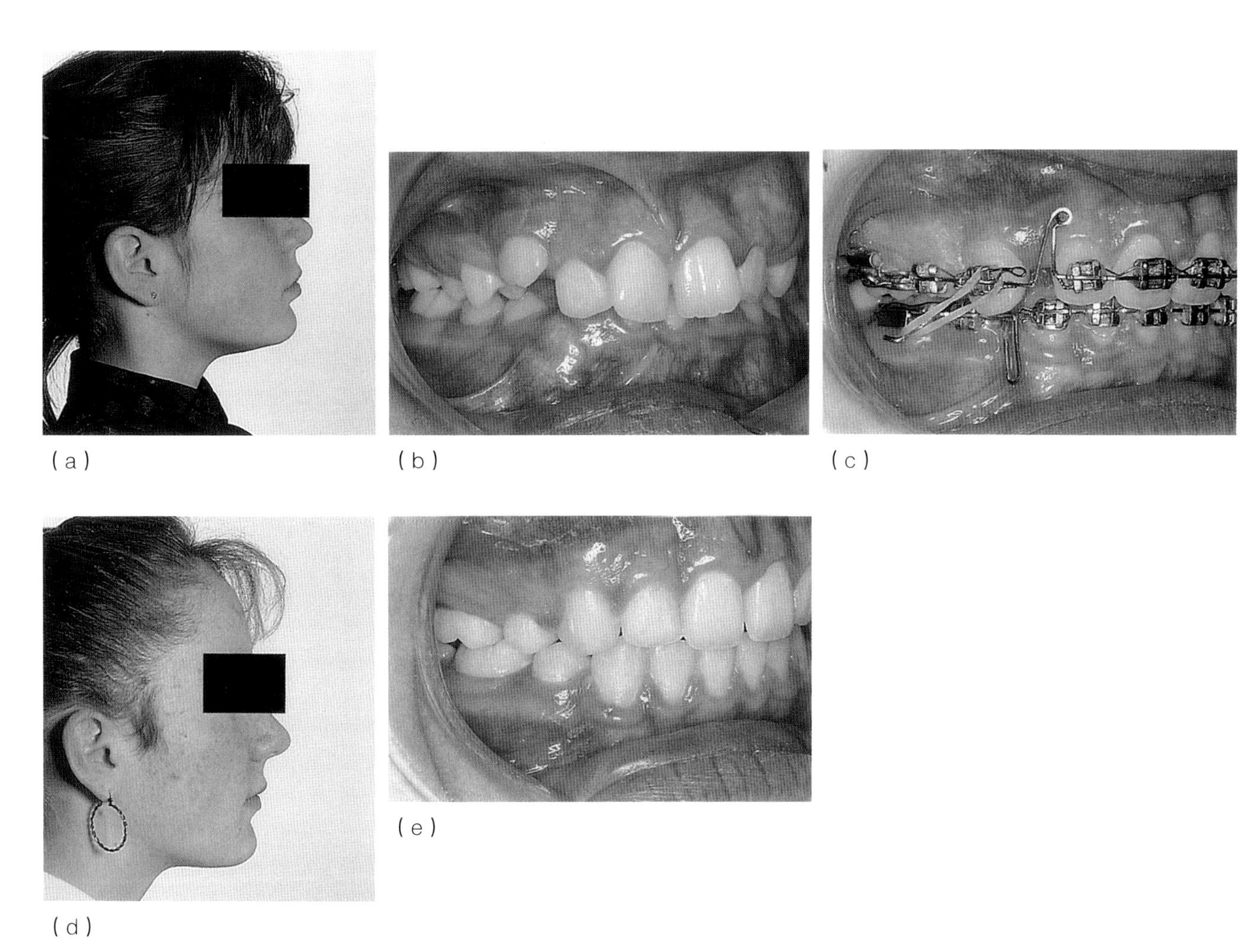

图10.21　（a）12岁的女性患者，Ⅱ类2分类切牙关系，骨性Ⅰ类，伴有拥挤及侧切牙的扭转。（b）使用固定矫治器，拔除前磨牙。（c）在治疗结束，深覆殆及拥挤得到了解除，下颌出现明显有利的生长（d，e）。

- 上颌带有平面导板的活动矫治器与下颌固定矫治器配合，减小上颌切牙对下颌在排齐整平过程中的影响
- 上颌活动矫治器配合头帽可以获得后牙的控制
- 上颌覆盖前牙的活动矫治器配合前牙暂时性支抗装置牵引用以压低前牙段

### 10.4.5　功能矫治器

请参阅第19章，第19.6.2节。

功能矫治器可以用来矫正生长发育期Ⅱ类2分类错殆的轻度骨性Ⅱ类畸形。实现切牙交角的减少主要通过上颌切牙的唇倾，尽管下颌切牙也会发生一些唇倾。在一些病例中，活动矫治器可能会先于功能矫治器使用来唇倾切牙及扩大上牙弓确保治疗后的牙弓宽度关系（图10.22）。

为了消除进一步治疗的需要，作为一种选择，在某些类型的功能矫治器中加入了改良措施。Twin-Block矫

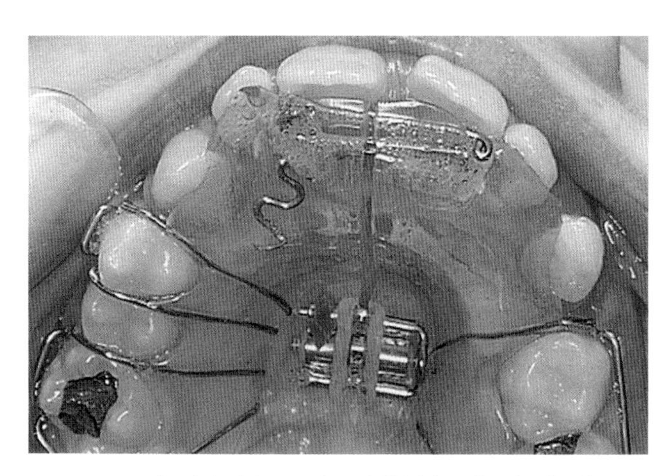

图10.22　上颌活动矫治器可先于功能矫治器使用促进上切牙唇倾及上颌扩弓，被称为ELSAA。

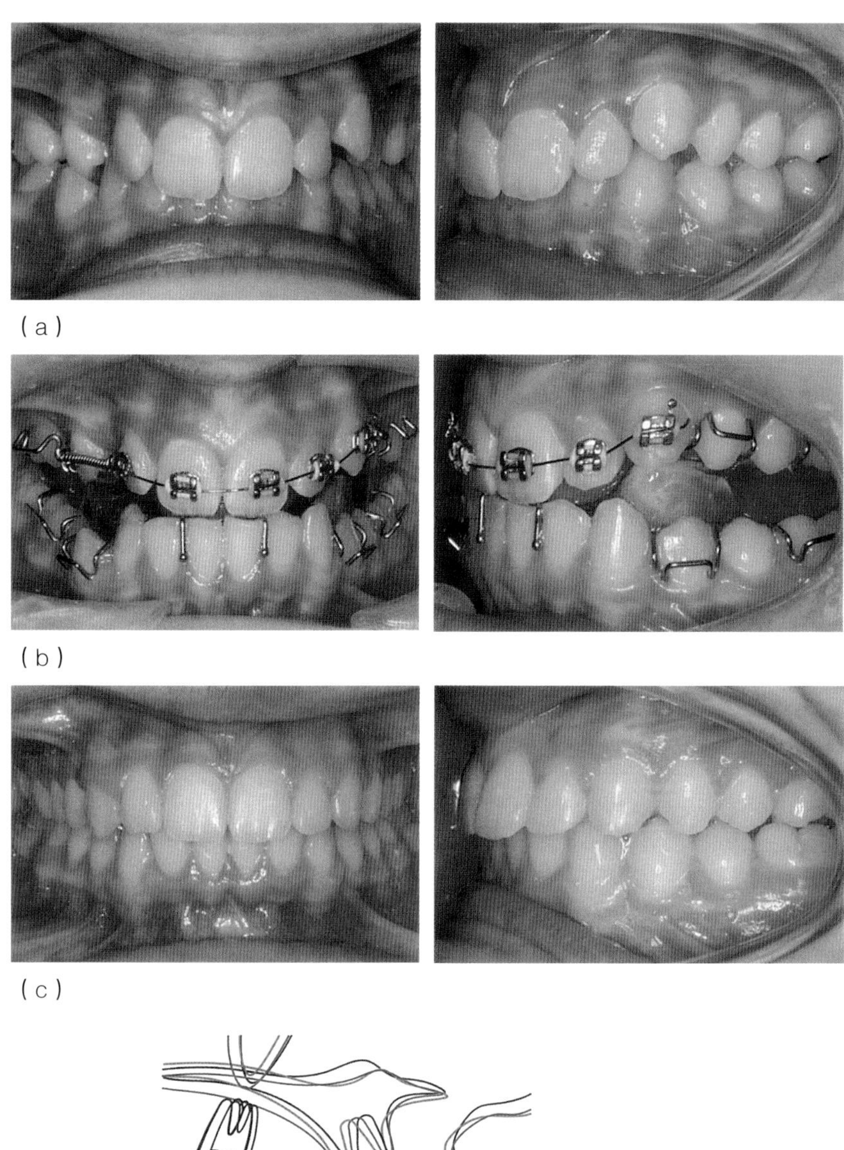

(a)

(b)

(c)

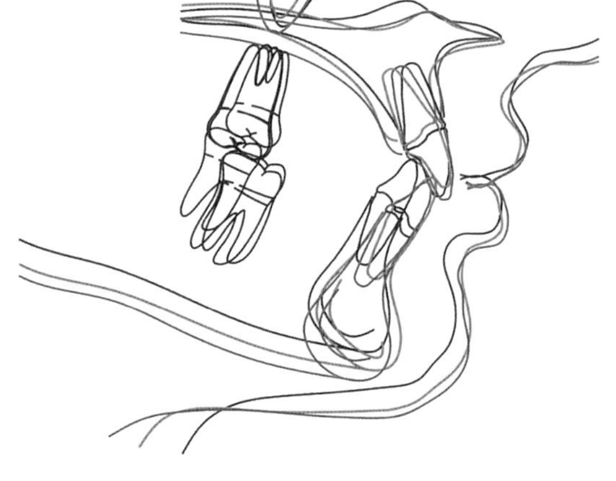

(d)

图10.23 (a)Ⅱ类2分类错𬌗畸形。(b)片段弓与Twin-Block矫治器联合使用，唇倾上切牙并纠正前后向不调。(c)接下来使用固定矫治器纠正剩余各方面的错𬌗。(d)头影测量重叠图证明上颌切牙发生了控根移动，下颌切牙发生了唇倾，同时覆𬌗减小(黑色=治疗前，绿色=功能矫治前，红色=治疗即将结束)。

治器可以设计成上颌𬌗板附加弹簧及扩弓器分别进行唇倾前牙及牙弓扩展。

或者，配合前牙部分的固定矫治器可以在功能矫治的阶段进行排齐(图10.23)。在功能矫治器纠正了前后向差异以后，固定矫治器几乎只需要用于咬合精细调整。

### 10.4.6 手术

请参阅第22章。

存在骨型前后向或者垂直向不理想的患者想获得稳定美观的正畸治疗结果是不太可能的，尤其是生长发育已经停止的患者(图10.24)。手术治疗对于这些病例是必要的。术前正畸阶段需要将牙齿排齐。但

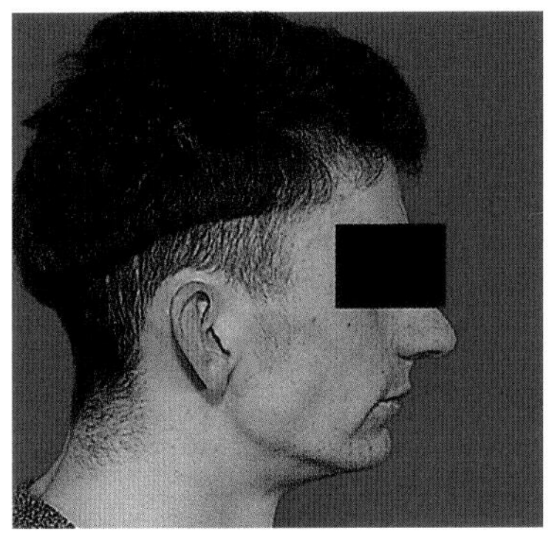
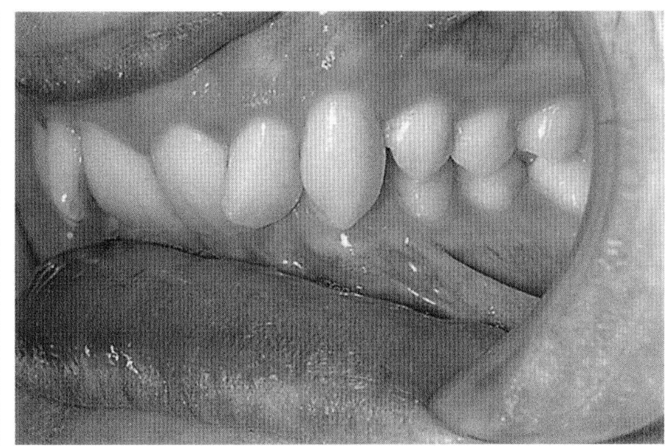

图10.24 严重Ⅱ类2分类错殆畸形成年患者，严重骨性Ⅱ类伴垂直向高度的减少。显然需要正畸正颌联合治疗来纠正这种错殆畸形。

是，牙弓通常不用完全整平，因为在手术之后再伸长磨牙更容易（请参阅第21章，第21.8.2节）。

## 10.4.7 保持

在下颌切牙已经唇倾的病例，需要评估它们的位置稳定性。

大部分正畸治疗后建议永久保持，并且在Ⅱ类2分类错殆畸形保持阶段非常重要的几点需要注意：

- 防止覆殆加深
- 稳定扭转牙，例如上颌侧切牙
- 保持排齐的下颌前牙，特别是在治疗过程中发生过唇向移动的

更多细节请参阅第16章。

---

要点

- 如果想要治疗成功的话，需要仔细评估造成这种切牙关系的病因以及能够减少或者消除这些病因的程度
- 相较于其他错殆畸形，这种错殆拔除下颌牙的阈值更高
- 需要减小切牙交角并建立充分的咬合止点来增加覆殆减小的概率

---

有关Cochrane综述

Millett, D. T., Cunningham, S. J., O'Brien, K. D., Benson, P. E., and de Oliveira, C. M. (2018). Orthodontic treatment for deep bite and retroclined upper front teeth in children. *Cochrane Database of Systematic Reviews*, Issue 2, Art No.: CD005972. DOI: 10.1002/14651858.CD005972.pub4 https://www.cochranelibrary.com/cdsr/doi/10.1002/14651858.CD005972.pub4/full

作者的结论是不可能为这种错殆畸形的儿童提供循证医学的指导。

---

## 参考文献和拓展阅读

Baccetti, T., Franchi, L., and McNamara, J. (2011). Longitudinal growth changes in subjects with deepbite. *American Journal of Orthodontics and Dentofacial Orthopedics*, **140**, 202–9. [DOI: 10.1016/j.ajodo.2011.04.015] [PubMed: 21803258]

一篇报道了生长过程中覆殆的变化的文献。

Burstone, C. R. (1977). Deep overbite correction by intrusion. *American Journal of Orthodontics*, **72**, 1–22. [DOI: 10.1016/0002-9416(77)90121-X] [PubMed: 267433].

对于有使用固定矫治器有经验的医生是有用的文献。

Dyer, F. M., McKeown, H. F., and Sandler, P. J. (2001). The modified twin block appliance in the treatment of Class II division 2 malocclusions. *Journal of Orthodontics*, **28**, 271–80. [DOI: 10.1093/ortho/28.4.271] [PubMed: 11709592]

使用精美的插图描述了两例使用功能矫治器及固定矫治器进行治疗的Ⅱ类2分类错殆畸形。

Houston, W. J. (1989). Incisor edge-centroid relationships and overbite depth. *European Journal of Orthodontics*, **11**, 139–43. [DOI: 10.1093/oxfordjournals.ejo.a035976] [PubMed: 2767146]

讨论切嵴、中心点及其与覆殆关系的初始文献。

Lee, R. T. (1999). Arch width and form: a review. *American Journal of Orthodontics and Dentofacial Orthopedics*, **115**, 305–13. [DOI: 10.1016/S0889-5406(99)70334-3] [PubMed: 10066980]
一篇经典的文献。

Leighton, B. C. and Adams, C. P. (1986). Incisor inclination in Class II division 2 malocclusions. *European Journal of Orthodontics*, **8**, 98–105. [DOI: 10.1093/ejo/8.2.98] [PubMed: 3459666]
一篇历史上很重要的文献，研究了牙齿移动过程中切牙的倾斜。

Kim, T. W. and Little, R. M. (1999). Post retention assessment of deep overbite correction in Class II division 2 malocclusion. *Angle Orthodontist*, **69**, 175–86. [DOI: 10.1043/0003-3219(1999)069<0175:PAODOC>2.3.CO;2] [PubMed: 10227559]

Lapatki, B. G., Mager, A. S., Sculte-Moenting J., and Jonas, I. E. (2002). The importance of the level of the lip line and resting lip pressure in Class II, Division 2 malocclusion. *Journal of Dental Research*, **85**, 323–8. [DOI: 10.1177/154405910208100507] [PubMed: 12097445]
为"较高的下唇线异常的压力是Ⅱ类2分类错殆畸形的病因"提供了证据。

Melsen, B. and Allais, D. (2005). Factors of importance for the development of dehiscence during labial movement of mandibular incisors: a retrospective study of adult orthodontic patients. *American Journal of Orthodontics and Dentofacial Orthopedics*, **127**, 552–61. [DOI: 10.1016/j.ajodo.2003.12.026] [PubMed: 15877035]
即使这是一项回顾性研究，但它依然有150例成人作为样本。作者的结论是治疗前较薄的牙龈、牙菌斑的附着及炎症的存在对术后牙龈退缩是有用的提示因素。

Millett, D. T., Cunningham, S., O'Brien, D., Benson, P., and de Oliveira, C. M. (2012). Treatment and stability of Class II division 2 malocclusion in children and adolescents: a systematic review. *American Journal of Orthodontics and Dentofacial Orthopedics*, **142**, 159–69. [DOI: 10.1016/j.ajodo.2012.03.022] [PubMed: 22858324]
作者提供了Ⅱ类2分类错殆畸形的治疗指导，但需要强调的是目前尚缺乏可靠的依据。

Mills, J. R. E. (1973). The problem of overbite in Class II division 2 malocclusion. *British Journal of Orthodontics*, 1, 34-48 [DOI: 10.1179/bjo.1.1.34]
一篇经典的文献讨论了错殆畸形的病因及治疗目标。

Ng, J., Major, P. W., Heo, G., and Flores-Mir, C. (2005). True incisor intrusion attained during orthodontic treatment: a systematic review and meta-analysis. *American Journal of Orthodontics and Dentofacial Orthopedics*, **128**, 212–19. [DOI: 10.1016/j.ajodo.2004.04.025] [PubMed: 16102407]
作者发现在生长发育停止的患者中有限的切牙真性压低。

Selwyn-Barnett, B. J. (1991). Rationale of treatment for class II division 2 malocclusion. *British Journal of Orthodontics*, **18**, 173–81. [DOI: 10.1179/bjo.18.3.173] [PubMed: 1931851]
这篇文章提供了详细的论点，通过唇倾下颌前牙段而不是拔牙治疗Ⅱ类2分类错殆畸形，从而减少了对侧貌的破坏。

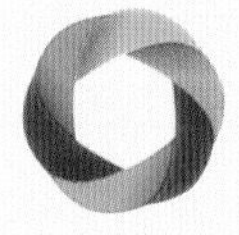

本章的参考资料也可以在www.oup.com/uk/orthodontics5e找到。在可能的情况下，该链接将为您提供该作品的英文电子版本，以帮助您进行进一步的学习。如果您为该网站的订阅用户（个人或机构注册皆可），根据您的登录权限，可细读网站所提供的摘要或完整文章。

# 第11章

# Ⅲ类错殆畸形

## Class Ⅲ

*Benjamin R. K. Lewis*

章节内容

**本章学习目标**

- 了解导致Ⅲ类错𬌗畸形发生的病因
- 了解Ⅲ类错𬌗畸形的现代治疗方法

Ⅲ类切牙关系的英国标准定义为：下颌切牙切缘咬在上颌切牙唇面前方的错𬌗畸形。Ⅲ类错𬌗畸形约占高加索人的3%。

## 11.1 病因

### 11.1.1 骨型

骨性关系通常是最重要的病因，大多数Ⅲ类切牙关系与潜在的Ⅲ类骨性关系密切相关。头影测量研究表明，相对于Ⅰ类错𬌗畸形，Ⅲ类错𬌗畸形具有以下特点：

- 下颌长度增加
- 关节窝位置靠前以至于髁突头的位置更靠前，进而导致下颌前突
- 上颌骨长度较小
- 更加后位的上颌骨导致上颌骨相对后缩

其中前两个因素是最重要的。图11.1显示了一位下颌前突的Ⅲ类错𬌗患者。图11.2显示了一位上颌后缩的Ⅲ类错𬌗患者。为了帮助确定到底是上颌后缩还是下颌前突导致的Ⅲ类错𬌗面型，我们使用了零子午线。当患者处于自然头位时，这是一条过软组织鼻根点垂直于自然水平头位的假想线。骨性Ⅰ类关系者，颏前点应该位于线上或稍位于线后（请参阅第5章，图5.2）。

Ⅲ类错𬌗存在一定范围的骨骼垂直向比例异常。一个向后开张旋转模式的面部生长型将会导致覆𬌗减小、下面高增大，但是下颌凸度减小。反之，一个向前旋转模式的面部生长型将会导致颏部前突更加明显。

有证据表明，相对于骨性Ⅰ类者，骨性Ⅲ类者存在更少的上颌生长量和更多的下颌生长量。

### 11.1.2 软组织

在大多数Ⅲ类错𬌗中，软组织不是主要的病因。实际上情况恰恰相反，软组织使上下切牙向彼此倾斜，以至于切牙的关系比骨骼的关系看起来要轻。这种发生在Ⅲ类错𬌗患者中的牙-牙槽骨代偿是因为口腔

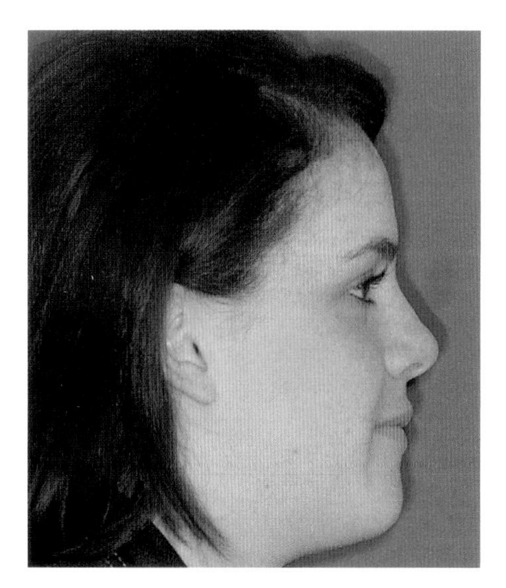

图11.1 下颌前突的患者。

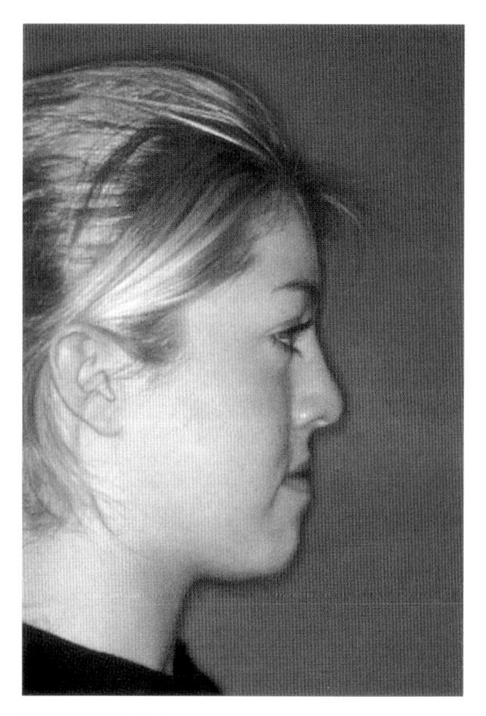

图11.2 上颌后缩的患者。

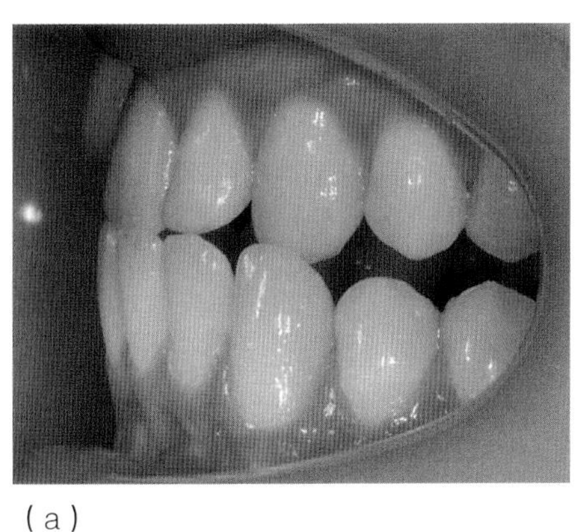
（a）

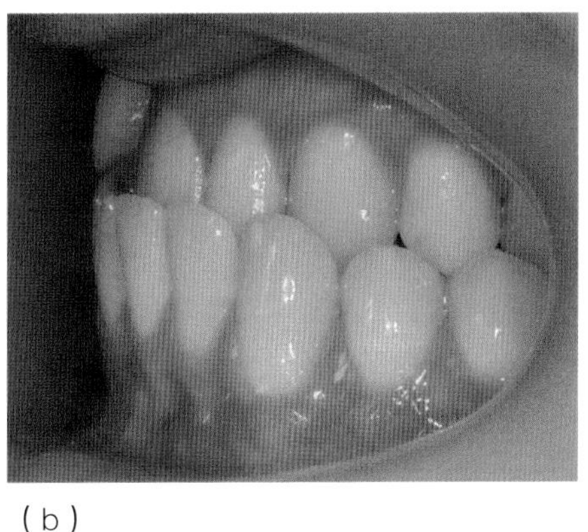
（b）

图11.3 （a）切牙刚刚接触，处于反𬌗位置。（b）在最大牙尖交错位，前牙移位导致完全反𬌗。

前部的封闭是由上下唇的接触而达成的。牙–牙槽骨代偿是为了使上下唇缘可以尽量接近。特例主要发生在垂直向发育过度的患者，他们的唇更不容易接触，且口腔前部的封闭通常是通过舌头和下唇的接触来完成的，进而导致牙–牙槽骨代偿减小。

### 11.1.3 牙性因素

Ⅲ类错𬌗经常伴随着狭窄的上牙弓和宽阔的下牙弓，这通常导致上颌牙弓相对于下颌牙弓看起来更加拥挤。常见下牙弓牙齿排列得更整齐甚至存在间隙。

## 11.2 咬合特征

根据定义，当下切牙的位置相对于上切牙更靠唇侧时发生Ⅲ类错𬌗。因此，一颗或多颗切牙反𬌗通常是Ⅲ类错𬌗的特征。通常，切牙反𬌗的数量越多，骨性Ⅲ类的可能性更大。与任何反𬌗一样，有必要在闭口状态从早接触到牙尖交错位检查下颌骨的位置（图11.3）。在Ⅲ类错𬌗中，可以通过要求患者试图达到前牙切对切的位置来判断是不是骨性错𬌗。如果下颌可后退至对刃，切牙关系的矫治预后更好。在过去，有学者认为下颌骨的前移位将导致反覆盖和下颌骨前突，伴随着髁突位置靠前。事实上，头影测量研究表明，在大多数病例中，虽然存在下颌骨的前移位，但为了使切牙脱离早接触，当闭合到牙尖交错位时，下颌会随着向后移位直到髁突在关节窝内恢复到正常位置为止（图11.4）。

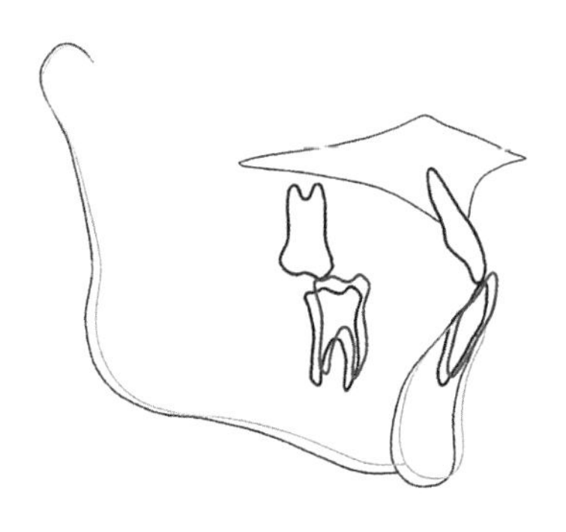

图11.4 图片说明Ⅲ类错𬌗的闭合道，从切牙切对切到最大牙尖交错位。从原始的切对切关系到最大牙尖交错位，虽然下颌骨向前移位，但髁突并没有移出关节窝。

Ⅲ类错𬌗的另一个常见特征是后牙反𬌗，出现这种情况主要有两个原因。由于上下颌骨之间的位置关系，在Ⅲ类错𬌗中下颌骨的位置关系更加靠前。此外，由于上颌骨在矢状向和横向可能更小一些，因此经常导致上颌拥挤（图11.5）。

正如前面所提到的，Ⅲ类错𬌗经常存在牙–牙槽骨代偿，上前牙唇倾和下前牙舌倾将使切牙关系相对于其下方的骨骼关系看上去没有那么严重（图11.6）。

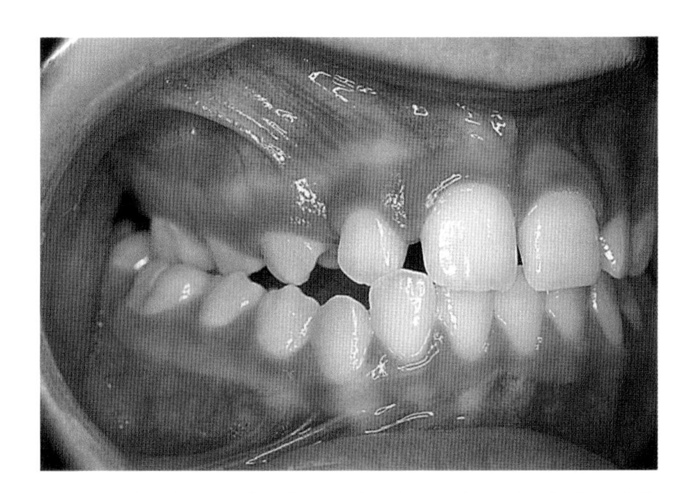

图11.5 Ⅲ类错𬌗有着狭窄且拥挤的上牙弓和宽阔且拥挤较少的下牙弓，伴随后牙反𬌗。

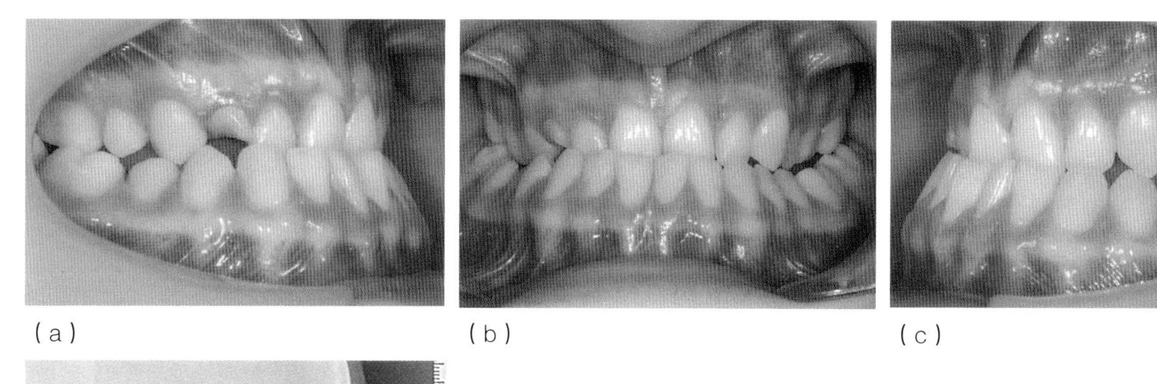

（a） （b） （c）

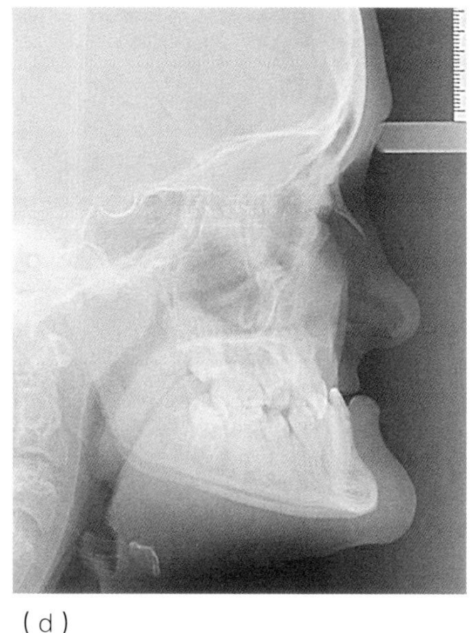

（d）

图11.6 （a~c）牙-牙槽骨代偿。（d）头颅侧位片显示骨性畸形严重。

## 11.3 治疗计划

当制订治疗计划时应考虑以下几个因素：

必须考虑到患者对咬合和面型的要求，因为对于面型的要求与是否选择正颌手术有重要的关系。因此这个问题需要巧妙地加以处理。

骨骼畸形的严重性，应该从矢状向、横向、垂直向这3个空间平面上加以评估。这是决定正畸治疗难度和预后的主要因素。

在矢状向和垂直向都应该考虑到未来增长量和预期生长模式。需要记住“平均的增长量将导致牙弓之间关系的恶化”这点是非常重要的。因为上颌骨在下颌骨之前完成生长。并且如果生长型不好，可预期到畸形将发生严重的恶化（请参阅第4章，第4.5节）。当评估面部可能的生长方向和量时，应该考虑患者的年龄、性别、面型和Ⅲ类错殆的家族史（请参阅第4章）。垂直向发育过度的儿童可能会继续呈现垂直生长型，这通常会导致下颌长度的增加，即在矢状向和垂直向的角平分线上的投影增加，进而导致下颌前突相对减小，但是下面高的增加将伴随着切牙覆殆的减小。对于处于不同治疗方案边界的患者，偏向保守是比较明智的（因为生长往往会证明这是正确的），并且一段时间的监控也是较为明智的（图11.7）。

在Ⅲ类错殆中，覆殆正常或较大是有利的。因为上下切牙在治疗后有足够的覆殆对矫治效果的稳定性至关重要。

如果患者的下颌可以后退至切牙对刃，然后前移形成反覆盖。可以预判切牙关系的矫治和正畸代偿矫治的预后更好。

一般情况下，Ⅲ类错殆的矫治目标是加大牙-牙槽骨代偿。因此，如果考虑到已经存在的牙-牙槽骨代偿，试图去进一步增加代偿可能不是一个基于美学

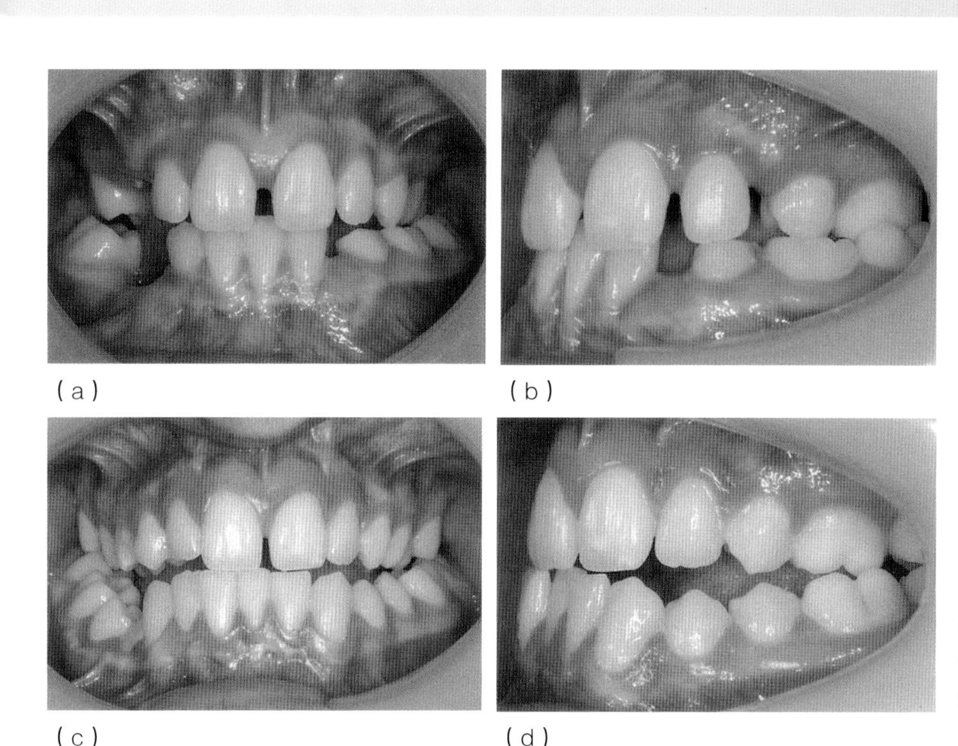

图11.7　矢状向和垂直向咬合关系恶化。（a，b）最初的状态。（c，d）4年后的状态。

和稳定方面考虑的治疗目标。在头影测量上，有人认为，大多数患者上颌切牙与上颌平面的角度为120°、下颌切牙与下颌平面的角度为80°是一个可接受的代偿的极限。

应该考虑上下牙弓的拥挤度。在Ⅲ类错骀中，上颌牙弓比下颌牙弓发生拥挤的概率更高，且程度更重。仅上颌拔牙是不可取的，因为这将导致切牙关系的恶化。如果上颌牙弓必须拔牙，建议下颌牙弓尽量靠前拔牙。以至于在矫治结束后可以最大限度地建立一个良好的覆盖。使用头帽远中移动上颌后牙以获得牙齿排列的间隙在Ⅲ类错骀的矫治中是不适合的。因为这可能会影响上颌骨的生长，进而使骨骼关系更加恶化。

功能矫治器在Ⅲ类错骀中应用较少，因为对于患者来说，要想获得有效的咬合，保持靠后位的姿势是很困难的。但在混合牙列期，畸形较轻需要配合上切牙唇倾和下切牙舌倾的病例中是可以使用的。

严重的骨性Ⅲ类错骀和/或覆骀较小的患者，必须考虑到最终可能需要手术治疗，尤其是在进行拔牙之前（请参阅第11章，第11.4.4节）。

要点框11.1总结了Ⅲ类患者在制订治疗计划时需要考虑的因素。

**要点框11.1　制订治疗计划时要考虑的因素总结**

- 患者对矫治的要求和动机
- 骨骼畸形的严重程度
- 未来生长的量和方向
- 患者切牙能否达到切对切关系
- 覆骀
- 牙-牙槽骨代偿的量
- 拥挤度

## 11.4　治疗方案选择

### 11.4.1　可接受的切牙关系

在轻度Ⅲ类错骀中，尤其是覆骀较小的病例，最好是接受目前的切牙关系，以排齐牙列为目标直接治疗。

对于表现为严重Ⅲ类切牙关系且上牙列拥挤的青少年患者，一开始的牙齿矫治可能是为了矫治上牙弓。在青少年早期改善了牙齿的外观，有利于青少年心理健康。矫治之后再等待面部发育完成。面部发育完成后的方案选择有：接受仍存在部分错骀畸形，采取正畸代偿矫治；或继续进行全面的综合治疗，包括进一步的正畸治疗和正颌手术。最适当的选择取决于不良生长的程度和患者的要求。

### 11.4.2 早期矫形治疗

Ⅲ类错𬌗矫形治疗的目标是促进、刺激上颌骨的生长和/或抑制与调整下颌骨的生长。虽然已有研究证明，一些不同的治疗方法在短期到中期是成功的。但考虑到骨性Ⅲ类的不良生长倾向，结果的长期跟踪和观察是有重要意义的。

越来越多的证据表明，如果在青春生长高峰期之前进行矫形治疗，则成功的可能性更大。最常用的技术如下：

- 前牵引面具，用于促进上颌骨生长。这项技术所施加的力为每侧400g左右，并且患者必须配合，每天需要佩戴14小时（图11.8）。最近的一项针对10岁以下患者的多中心随机对照试验显示，在15个月

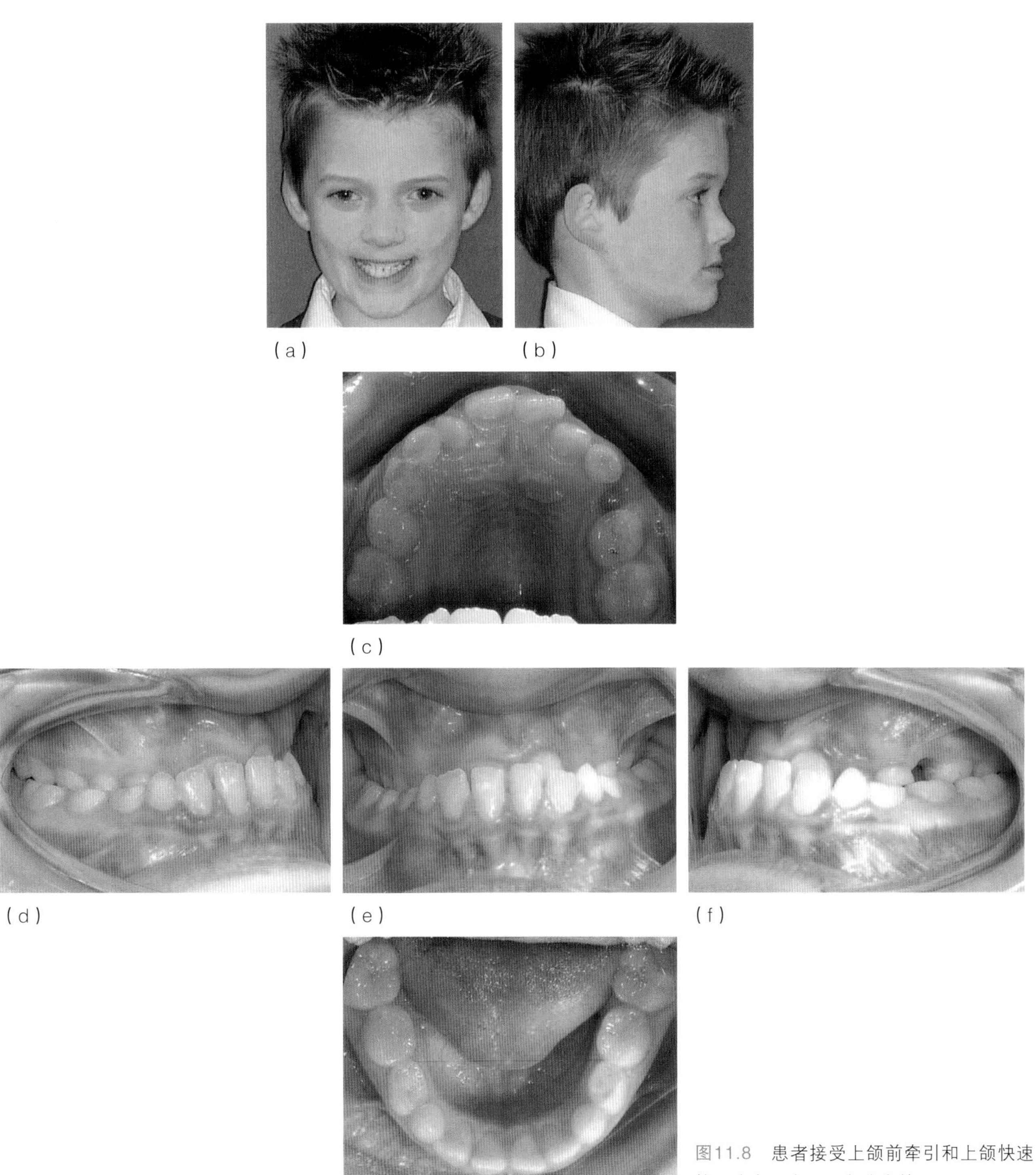

图11.8 患者接受上颌前牵引和上颌快速扩弓治疗。（a~g）治疗前。

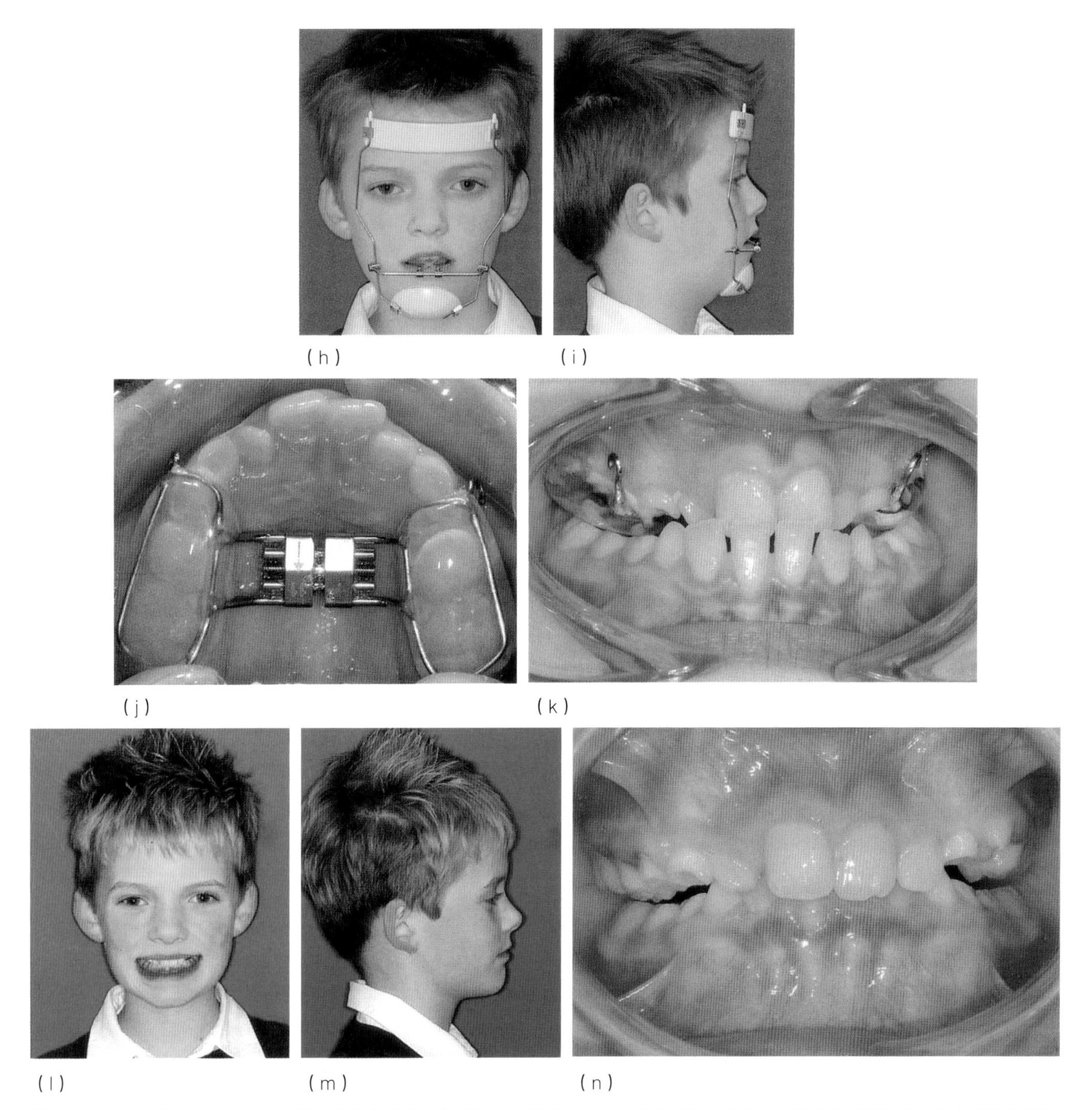


图11.8(续) (h~k)显示上颌前牵引和上颌快速扩弓矫治器结合。从口内矫治器第一乳磨牙附近的钩到面具上的钩之间施加弹性牵引。(l~n)治疗10个月之后。

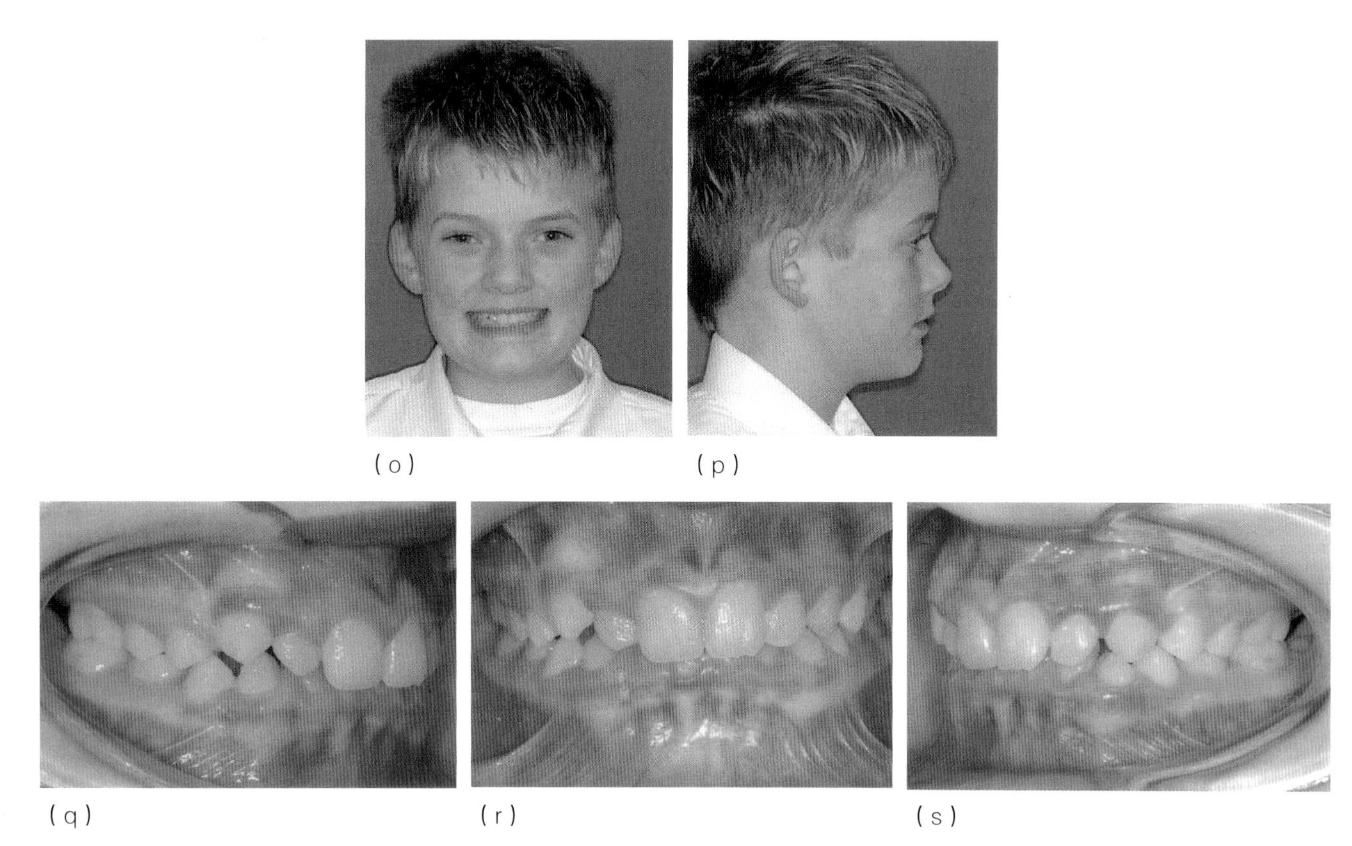

图11.8（续） （o～s）治疗结束2年后稳定性良好。

的随访期内，获得良好覆盖的成功率为70%。据报道，在平均年龄为15岁时，尽管没有保持矫治结束时的骨性优势，但68%的患者仍保持着较好的覆盖。并且在接受前牵引治疗的患者中，只有1/3的患者在这个年龄需要接受正颌手术。而对照组中有2/3的患者需要正颌手术。据推测，这种手术需求的差异可能是由于前牵引使上下颌骨出现顺时针旋转。而且在前牵引治疗组，增加了良好覆盖的比例且消除了下颌骨的前移位。许多研究者主张，即使不存在后牙反殆，仍推荐上颌快速扩弓器（请参阅第13章，第13.4.6节）与前牵引面具配合使用。人们认为扩弓会打开上颌骨的骨缝并增加骨性效应。虽然最近的研究表明这种额外的矫治器不一定是矫治成功的必要因素。但有一些研究表明，在前牵引阶段使用上颌扩弓器在短期内可能更有利于上颌骨的选择性扩张和收缩。

- 骨支抗上颌前牵引（称为BAMP）。通过螺钉种植体或微型板种植体进行Ⅲ类牵引，前移上颌骨和后退下颌骨。有证据表明，与单独使用前牵引面具治疗相比，上颌骨的前移程度更大，但在这一领域还需要进一步的研究
- 以上两种技术相结合——骨支抗种植体配合弹性牵引和上颌前牵引面具
- 颏兜，它具有向下和向后旋转下颌骨的作用，可以减小覆殆，但是没有矫形治疗的效果，因此这仅是一项历史悠久的技术

### 11.4.3 正畸代偿矫治

在混合牙列中，当未萌出的恒尖牙位置高于上颌侧切牙的牙根时，可以纠正骨性Ⅰ类和轻度骨性Ⅲ类错殆的前牙反殆。这通常是通过上颌活动矫治器实现的，这种矫治器将使上前牙唇倾以纠正前牙反殆。这也有利于使上前牙的牙根向腭侧移动，进而使其远离发育中的尖牙（图11.9）。上颌固定矫治器也可以达到这个效果。使用固定矫治器可能更经济快捷，且相比活动矫治器对发音的影响更小，但患者在最初佩戴固定矫治器时可能会抱怨咀嚼困难。拔除下颌乳磨牙的同时可能会使下颌唇倾的前牙轻微向舌侧移动。早

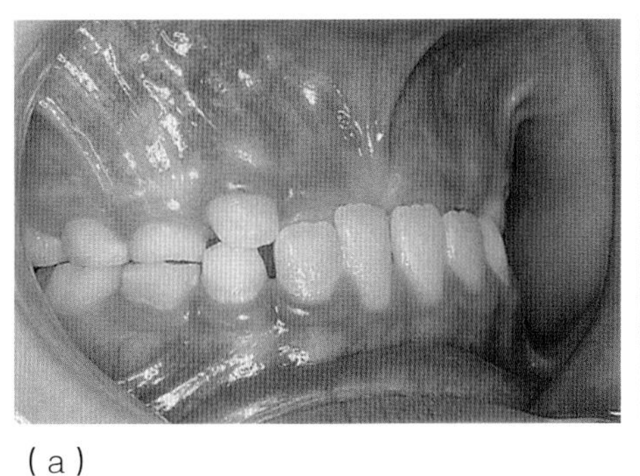


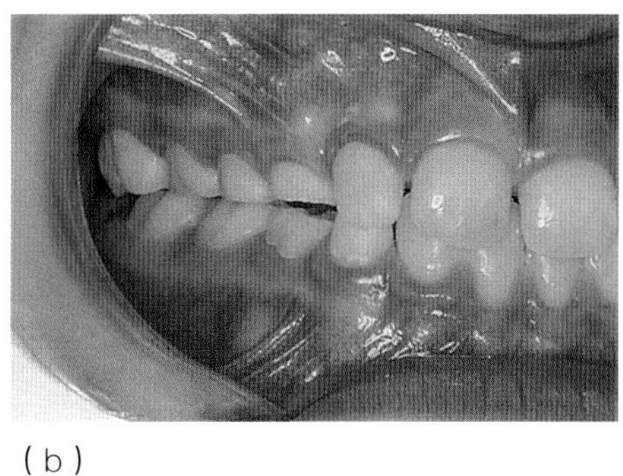


图11.9 轻度的Ⅲ类错殆畸形，在混合牙列期通过使用活动矫治器唇倾上颌前牙进行矫治。（a）治疗前。（b）治疗后。

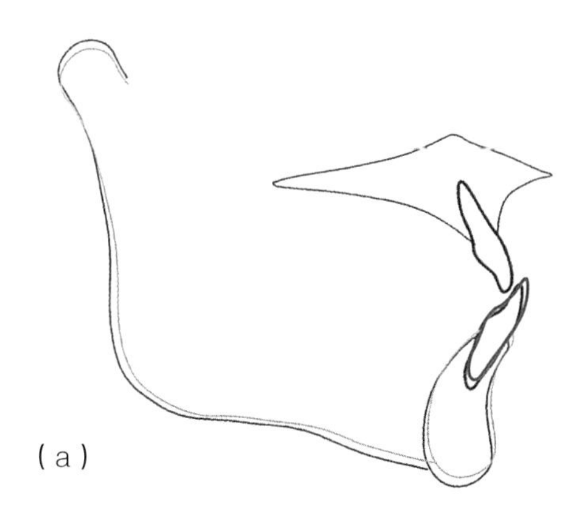


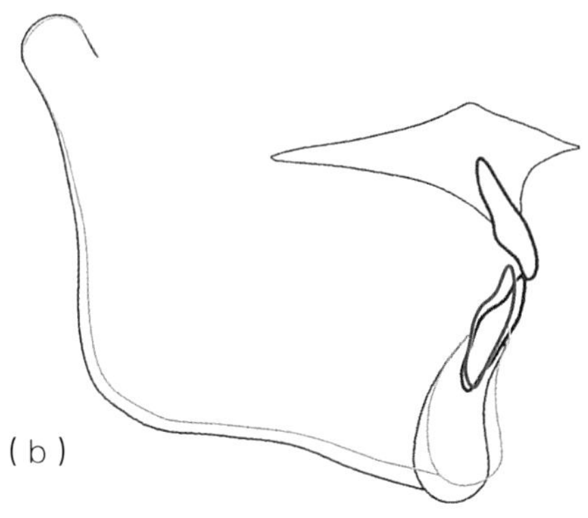


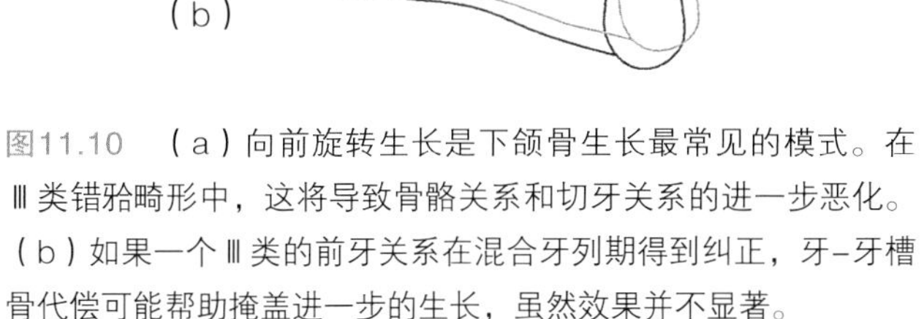

图11.10 （a）向前旋转生长是下颌骨生长最常见的模式。在Ⅲ类错殆畸形中，这将导致骨骼关系和切牙关系的进一步恶化。（b）如果一个Ⅲ类的前牙关系在混合牙列期得到纠正，牙-牙槽骨代偿可能帮助掩盖进一步的生长，虽然效果并不显著。

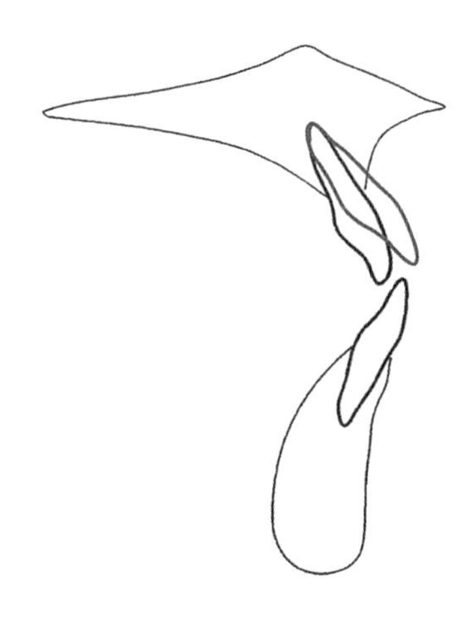

图11.11 上切牙的唇向倾斜导致了覆殆的减小。

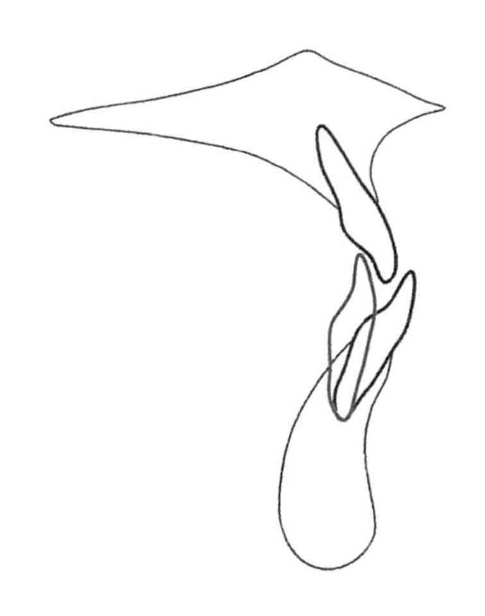

图11.12 下切牙的舌向倾斜导致了覆殆的增加。

期矫治Ⅲ类切牙关系的优势在于，进一步的牙-牙槽骨代偿可能抵消掉下颌骨的生长（图11.10）。在混合牙列末期，如果发育中的尖牙下降到侧切牙牙根的颊侧，这时切牙向唇侧移动可能会有吸收的风险。这种情况下，矫治最好推迟到在恒尖牙萌出后。

可以通过唇倾上切牙、舌倾下切牙，或两者相结合的方法来实现Ⅲ类切牙关系的正畸治疗。唇倾上切牙将减小覆殆（图11.11），然而舌倾下切牙将增加覆殆（图11.12）。虽然在前面的章节中已经强调了单纯下切牙移动有明显的不足，但在Ⅲ类错殆的矫治中，如果有足够的覆盖并且未来的生长是有利的，这样在软组织平衡区内调整上下切牙的位置，可使矫治后的切牙关系有机会获得良好的稳定性。虽然可以使用功能矫治器使上切牙前移并后退下切牙，但实际上，使用固定矫治器可以更有效地获得这种牙齿的移动。

通常可以通过以下方式获得解除上颌拥挤的空间：扩大牙弓前段以纠正切牙关系和/或颊倾后牙以纠正后牙反骀。

因此，谨慎的做法是在反骀纠正和拥挤度重新评估之后再考虑拔牙（图11.13）。利用上颌扩弓纠正反骀将使覆骀减小，这对于Ⅲ类错骀的患者是不利的。发生覆骀减小的原因是上颌扩弓主要是通过上颌前磨牙和磨牙的颊倾实现的。这将导致这些牙齿的腭尖下垂而“撑开”咬合。因此，如果采用上颌扩弓出现了

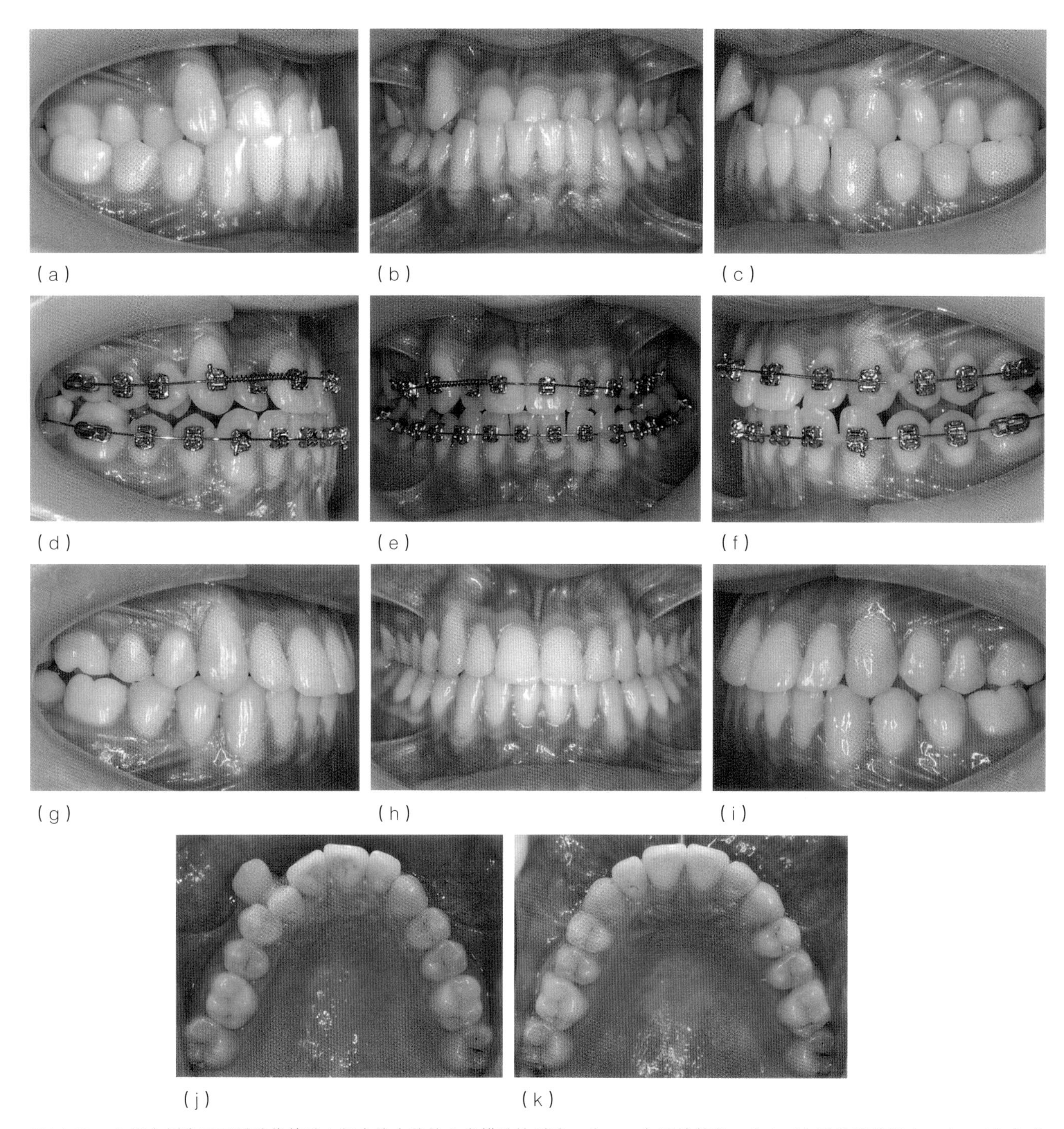

图11.13 上颌右侧尖牙严重移位伴随上颌中线右移的Ⅲ类错骀的矫治。（a~c）原始状态。（d~f）矫治器戴用中。（g~i）完成矫治排齐牙弓并纠正前后牙反骀。（j，k）上牙弓排齐前后。

覆殆减小，则应该在扩弓的同时配合使用方丝加根颊向转矩，以尽量减小这种副作用。

下颌需要间隙以舌倾下前牙，除非牙弓内存在自然的间隙，否则可能需要拔牙。下颌使用圆丝，上颌使用方丝，并且下颌间隙的关闭可以帮助纠正切牙关系（图11.14）。

可以使用从下颌前段牙齿到上颌磨牙间的颌间Ⅲ类牵引（请参阅第15章，第15.4.6节）帮助前移上颌牙弓和后移下颌牙弓。但应避免磨牙伸长而造成的覆殆变浅。

图11.14展示了一位正畸代偿矫治的患者。

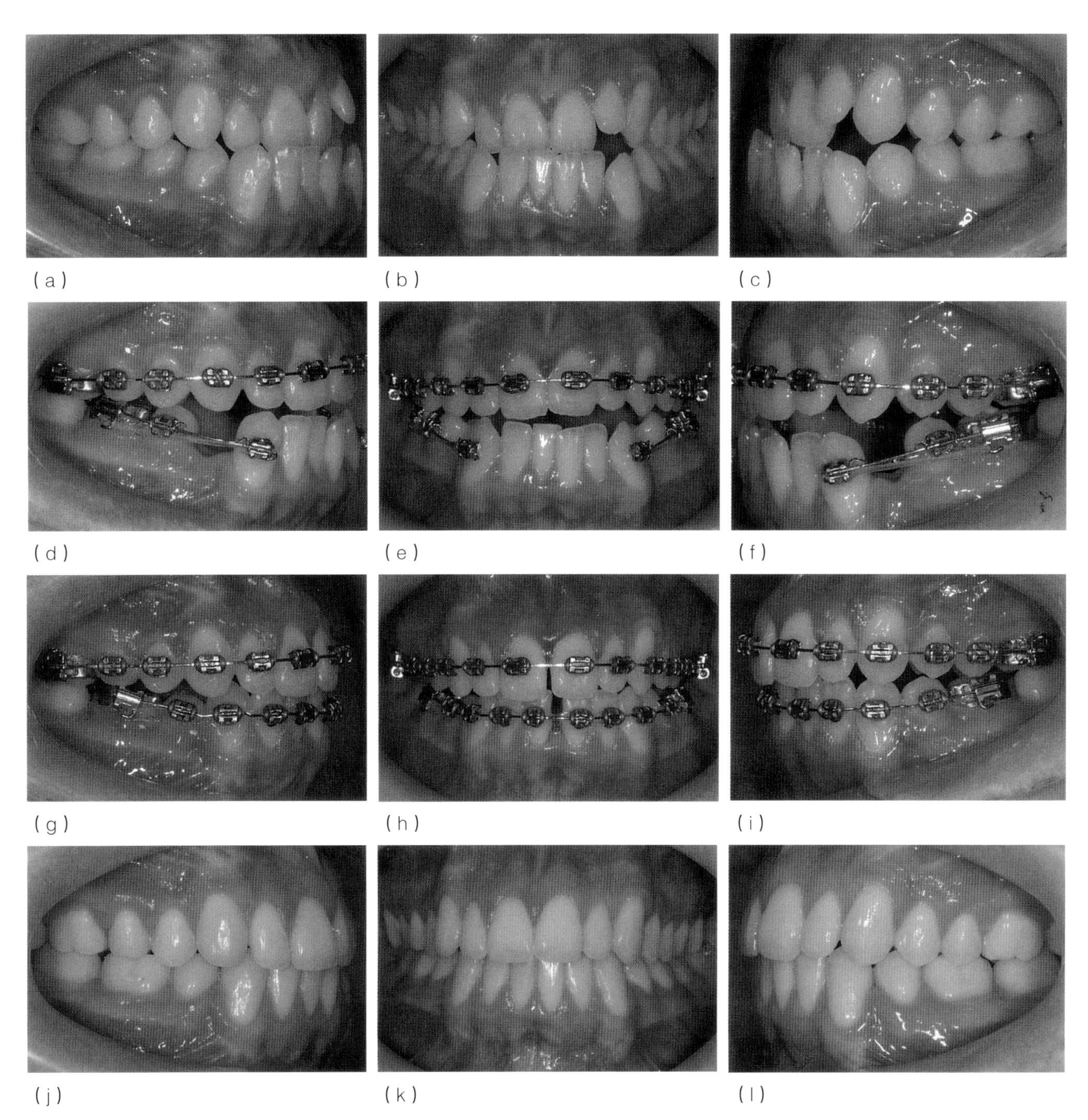

图11.14　骨性Ⅲ类的Ⅲ类错殆患者，其垂直向发育过度伴随拥挤。采用正畸代偿矫治，使用固定矫治器拔除下颌第一前磨牙。（a～c）原始状态。（d～f）上颌固定矫治器，下颌片段弓保护下颌后段的支抗。（g～i）双颌固定矫治，下颌使用圆丝有利于反覆盖的纠正。（j～l）矫治后。

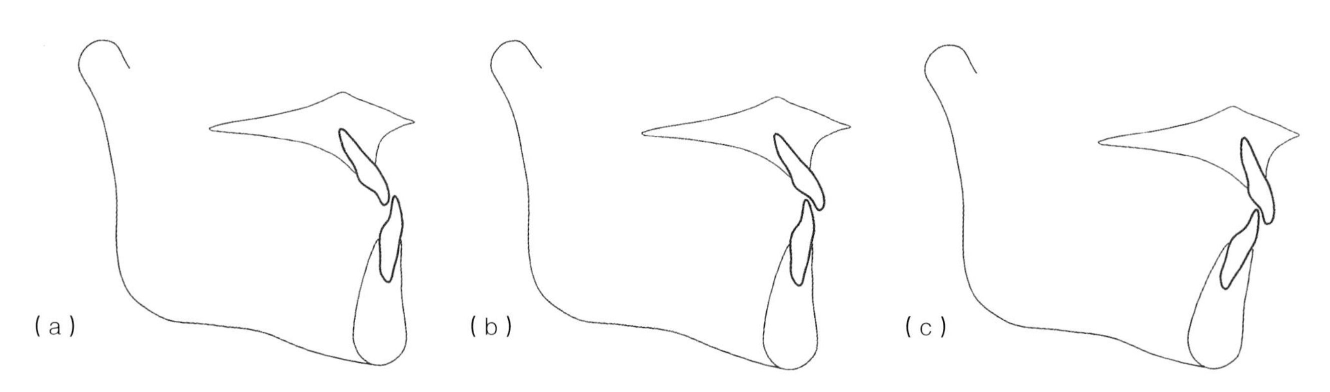


图11.15 (a)严重的Ⅲ类错𬌗伴随着牙-牙槽骨代偿。(b)如果不去除牙-牙槽骨代偿，矫治到Ⅰ类切牙关系的手术只能对其下方的骨骼进行有限的矫治，从而使整体美学效果受限。(c)切牙的去代偿使其更倾向于获得正常的轴向倾斜度，可以使其下方的骨骼获得完全的纠正。

### 11.4.4 手术

在某些情况下，严重的骨性畸形和/或覆𬌗较小或前牙开𬌗可以排除单纯采用正畸治疗的方法，必须进行手术以纠正潜在的骨性差异。对于何时应该选择手术而不是正畸代偿，不可能制定出严格的指导方针。但有研究者建议，如果ANB角<-4°，并且下切牙相对于下颌平面的倾斜度<80°，则很有可能需要手术。无论如何，三维平面上的头影测量和临床观察应与患者的要求和面部特征相结合综合考虑。

对于那些由于骨性畸形严重和/或覆𬌗较小而导致正畸代偿困难的患者，在永久性拔牙和选取任何矫治器治疗之前，应该考虑采用外科手术的方法。其原因是单纯通过正畸治疗只是在骨骼的基础上进行牙-牙槽骨代偿。然而，为了通过外科手术的方法获得满意的咬合和面型，必须首先去除或减小牙-牙槽骨代偿（图11.15）。例如，如果拔除下颌前磨牙回收下颌前牙，但是矫治失败了，之后又需要采取手术治疗，那么术前正畸可能会涉及将切牙倾斜到正常的角度，这将重新打开拔牙间隙，并且后期可能需要修复已经拔除的牙齿。这对于患者和医生来说，都是一个不愉快的经历。

由于需要将实际的手术推迟到生长速率下降到成人水平时，因此最好将正畸正颌联合治疗的计划和开始时间推迟到16岁左右。这样做的优点是，患者已经到了自己可以决定是否愿意继续采取正畸正颌联合治疗的年龄。由于术前正畸治疗可能需要18~24个月，这将允许更多的不利的面部生长在18岁左右的术前表现出来。术后患者将接受6~12个月的术后正畸治疗，以优化最终的咬合。图11.16是一位通过正畸正颌联合治疗的患者。在第22章中讲到了通过外科手术的方法矫治Ⅲ类错𬌗。

要点

- 在Ⅲ类错𬌗中，生长通常是不利的
- 如果可以选择矫形治疗，则必须在10岁之前将患者转给专科医生

有关Cochrane综述

Watkinson, S., Harrison, J. E., Furness, S., and Worthington, H. V. (2013). Orthodontic treatment for prominent lower front teeth (Class III malocclusion) in children. *Cochrane Database of Systematic Reviews* Issue 9, Art. No.: CD003451. DOI: 10.1002/14651858.CD003451.pub2 https://www.cochranelibrary.com/cdsr/doi/10.1002/14651858.CD003451.pub2/full

该综述包括7项随机对照实验，其中一些证据显示，使用面具纠正Ⅲ类前牙关系在短期内是有效的。没有证据表明当孩子完全发育成熟后是否还会维持这种短期的益处，并且不建议使用上颌快速扩弓器作为辅助手段来改善面具治疗的有效性。这些研究大体上质量较差，需要进一步的研究。

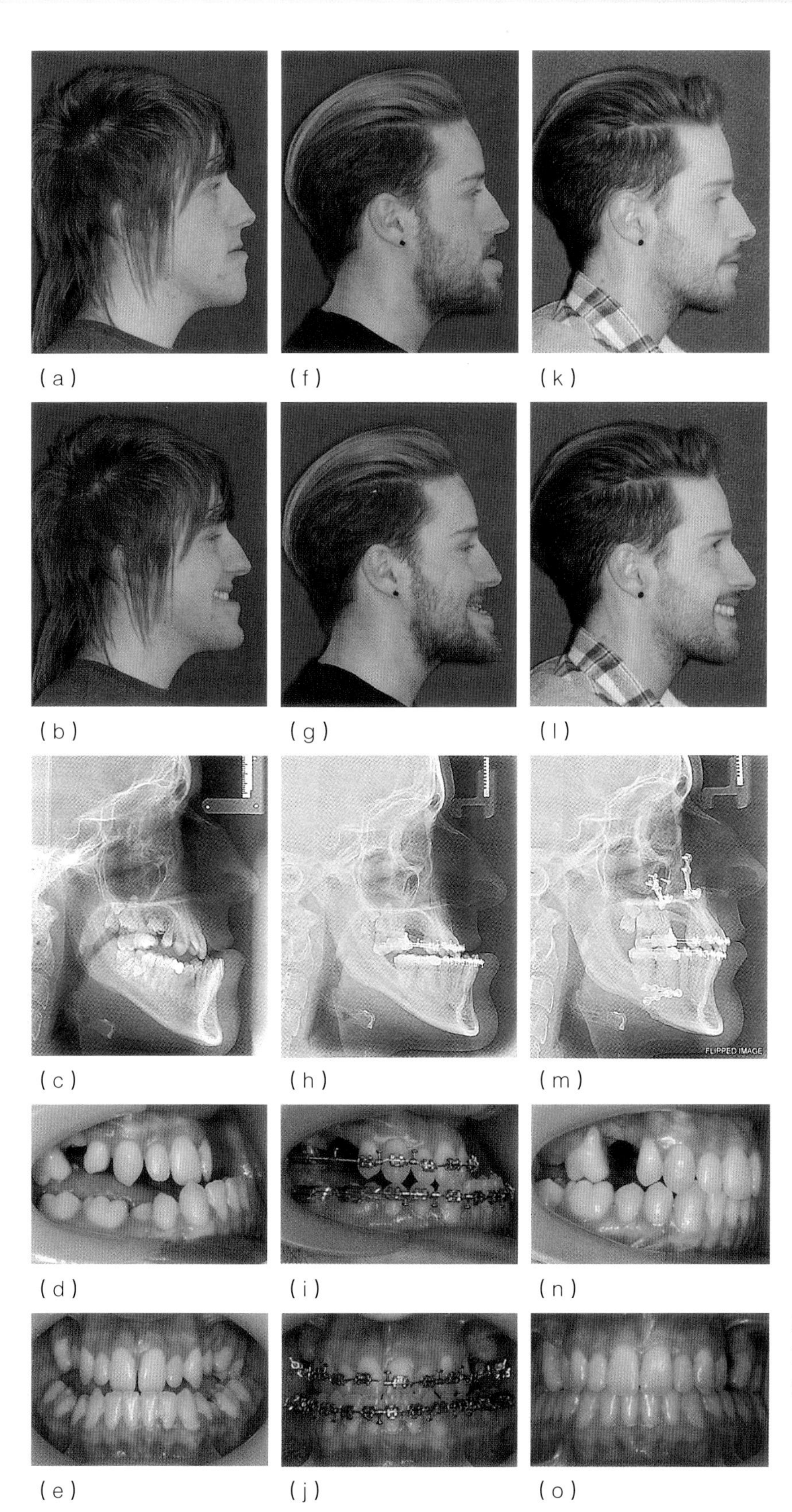


图11.16　严重的骨性Ⅲ类患者，由于上颌第二前磨牙缺失和严重的乳牙固连使矫治难度增大，采用正畸和双颌正颌手术联合治疗。（a~e）原始状态。（f~j）正畸去代偿后。（k~o）治疗结束后。

## 参考文献和拓展阅读


Baccetti T., Rey, D., Oberti, G., Stahl, F., and McNamara, J. A. (2009). Long-term outcomes of Class III treatment with mandibular cervical headgear followed by fixed appliances. *Angle Orthodontist*, **79**, 828–34. [DOI: 10.2319/111408-580.1] [PubMed: 19705951].
治疗组患者随访了5年以上。所观察到的有利的牙性改变得以保持。

Battagel, J. M. (1993). The aetiological factors in Class III malocclusion. *European Journal of Orthodontics*, **15**, 347–70. [DOI: 10.1093/ejo/15.5.347] [PubMed: 8223970].

Bryant, P. M. F. (1981). Mandibular rotation and Class III malocclusion. *British Journal of Orthodontics*, **8**, 61–75. [DOI: 10.1179/bjo.8.2.61] [PubMed: 6942886].
这篇文章的前言是值得阅读的，其中对生长旋转进行了很好的讨论。该研究本身着眼于生长旋转和治疗对Ⅲ类错𬌗的影响。

Cevidanes, L., Baccetti, T., Franchi, L., McNamara, J.A., and De Clerk, H. (2010). Comparison of two protocols for maxillary expansion: bone anchors versus face mask with rapid maxillary expansion. *Angle Orthodontist*, **80**, 799–806. [DOI: 10.2319/111709-651.1] [PubMed: 20578848]
**An interesting paper.**
一篇有趣的文章。

De Toffol, L., Pavoni, C. Baccetti, T., Franchi, L., and Cozza, P. (2008). Orthopedic treatment outcomes in Class III malocclusion. *Angle Orthodontist*, **78**, 561–73. [DOI: 10.2319/030207-108.1] [PubMed: 18416617]
然而，像许多系统评价一样，在本研究中，有关该主题的可用证据并不充分。

Fareen, N., Alam, M. K., Khamis, M. F., and Mokhtar, N. (2017). Treatment effects of reverse twin-block and reverse pull fask mask on craniofacial morphology in early and late mixed dentition. *Orthodontics & Craniofacial Research*, **20**, 134–9. [DOI: **10.1111/ocr.12179**] [PubMed: 28440029]
这项研究表明，反向面具治疗比反向双𬌗垫矫治器治疗产生更有利的颅面变化，尤其是在混合牙列晚期。

Gravely, J. F. (1984). A study of the mandibular closure path in Angle Class III relationship. *British Journal of Orthodontics*, **11**, 85–91. [DOI: 10.1179/bjo.11.2.85] [PubMed: 6587912].
一篇非常易读且精练的文章，探讨了Ⅲ类错𬌗的位移因素。

Kerr, W. J. S., Miller, S., and Dawber, J. E. (1992). Class III malocclusion: surgery or orthodontics? *British Journal of Orthodontics*, **19**, 21–4. [DOI: 10.1179/bjo.19.1.21] [PubMed: 1562575]
一项研究，比较了两组单独通过手术或正畸治疗的Ⅲ类病例的治疗前的头颅侧位片。作者报道了3个头颅测量值的阈值，这些阈值指示何时需要手术。

Kim, J. H., Viana, M. A., Graber, T. M., Omerza, F. F., and BeGole, E. A. (1999). The effectiveness of protraction face mask therapy: a meta-analysis. *American Journal of Orthodontics and Dentofacial Orthopedics*, **115**, 675–85. [DOI: 10.1016/S0889-5406(99)70294-5] [PubMed: 10358251]

Mandall, N., DiBiase, A., Littlewood, S., Nute, S., Stivaros, N., McDowall, R., et al. (2010). Is early Class III protraction facemask treatment effective? A randomized, controlled trial: 15-month follow-up. *Journal of Orthodontics*, **37**, 149–61. [DOI: 10.1179/14653121043056] [PubMed: 20805344]
一项设计良好的多中心随机对照试验，这是该领域为数不多的，研究与患者相关的结局的研究之一。但是，早期矫治并没有产生临床上显著的社会心理益处。

Mandall, N., Cousley, R., DiBiase, A., Dyer, F., Littlewood, S., Mattick, R., et al. (2016). Early class III protraction facemask treatment reduces the need for orthognathic surgery: a multi-centre, two arm parallel randomized controlled trial. *Journal of Orthodontics*, **43**, 164–75. [DOI: 10.1080/14653125.2016.1201302] [PubMed: 27564126]
一项出色的多中心随机对照试验，表明了带有前牵引面具的Ⅲ类错𬌗畸形阻断治疗的潜在中长期益处，可减少将来对正颌外科手术的需求。

Vaughan, G. A., Mason, B., Moon, H. B., and Turley, P. K. (2005). The effects of maxillary protraction therapy with or without rapid palatal expansion: a prospective randomized clinical trial. *American Journal of Orthodontic and Dentofacial Orthopedics*, **132**, 467–74. [DOI: 10.1016/j.ajodo.2005.04.030] [PubMed: 16168327]

Wiedel, A. and Bondemark, L. (2015). Fixed versus removable orthodontic appliances to correct anterior crossbite in the mixed dentition – a randomised controlled trial. *European Journal of Orthodontics*, **32**, 123–7. [DOI: 10.1093/ejo/cju005] [PubMed: 25114123]

Woon, S. C. and Thiruvenkatachari, B (2017). Early orthodontic treatment for CIII malocclusion: a systematic review and meta-analysis. *American Journal of Orthodontics and Dentofacial Orthopedics*, **151**, 28–52. [DOI: 10.1016/j.ajodo.2016.07.017] [PubMed: 28024779]


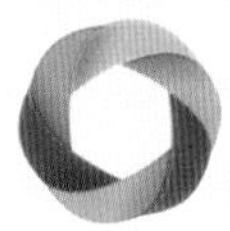

本章的参考资料也可以在www.oup.com/uk/orthodontics5e找到。在可能的情况下，该链接将为您提供该作品的英文电子版本，以帮助您进行进一步的学习。如果您为该网站的订阅用户（个人或机构注册皆可），根据您的登录权限，可细读网站所提供的摘要或完整文章。

# 第12章

# 前牙开骀与后牙开骀

## Anterior open bite and posterior open bite

*Benjamin R. K. Lewis*

## 章节内容

本章学习目标

- 了解导致前牙开骀和后牙开骀的病因学因素
- 了解病因的基础上，理解并掌握前牙开骀的处理方法

## 12.1 定义

- 前牙开骀（AOB）：当后牙咬合时切牙无垂直向的重叠（图12.1）
- 后牙开骀（POB）：咬合状态下后牙区存在间隙（图12.2），有时可被视为侧方开骀（LOB）
- 不完全覆骀：当后牙咬合时下切牙与对颌上切牙或者腭黏膜无接触（图12.3）。覆骀可能是加重或者减轻的

## 12.2 前牙开骀的病因学

与其他类型的错骀畸形相同，前牙开骀的病因都涉及遗传及环境因素。这些因素包括骨型、软组织形态、不良习惯、局部发育障碍和创伤。许多的病例中病因是多样的。实践过程中，由于错骀畸形的表现往往相似，因此很难确定每一个潜在因素的影响程度（要点框12.1）。不过，全面的检查及病史收集，或者配合一段时间的观察可能会有帮助。

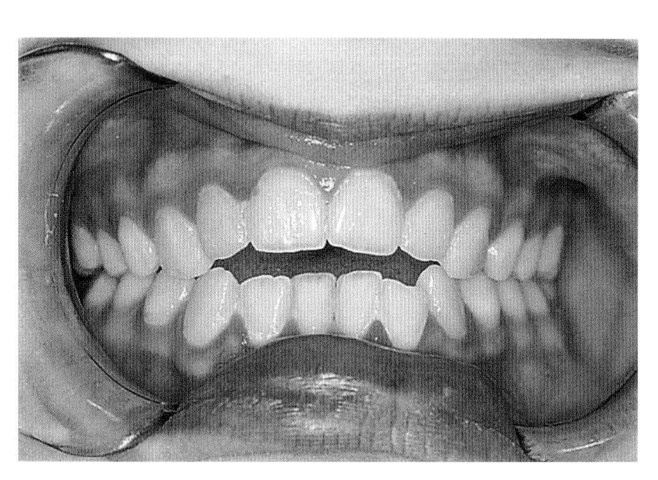

图12.1 前牙开骀。

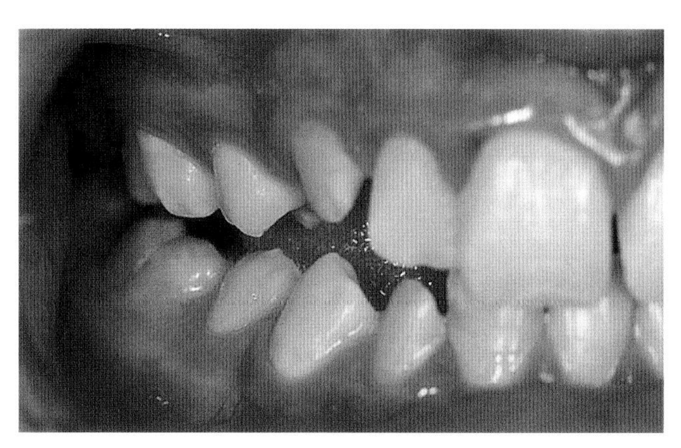

图12.2 后牙开骀。

### 12.2.1 骨型

倾向于垂直向而不是水平向生长的个体表现出垂直向骨性发育过度。当下面高增加时，上下颌骨的颌间距离也在增加。

虽然前牙能够在某种程度上通过进一步的牙齿萌出来补偿缺陷，但当颌间距离超过它的补偿能力时就会产生前牙开骀。假设垂直向后下的生长趋势一直持续，那么前牙开骀就会变得更明显。

在这些患者中，前牙开骀往往是对称的并且情况更严重者可能向远中继续开大，以至于处于最大牙

要点框12.1 关于各种族开骀的患病率

- 高加索人：2%~4%。
- 加勒比黑人：5%~10%。
- 中国人：1.5%~6%。

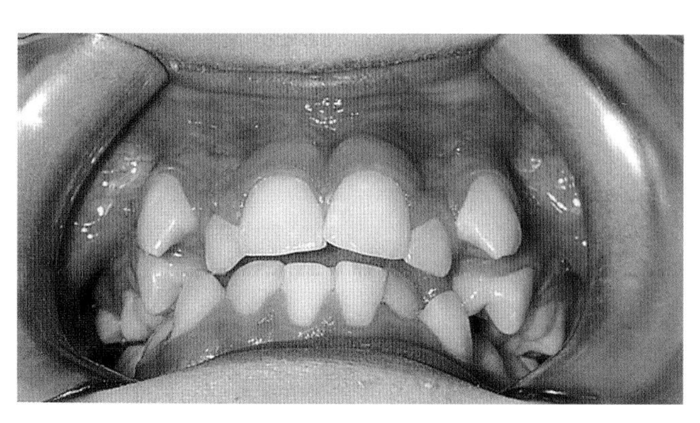

图12.3 不完全覆骀。

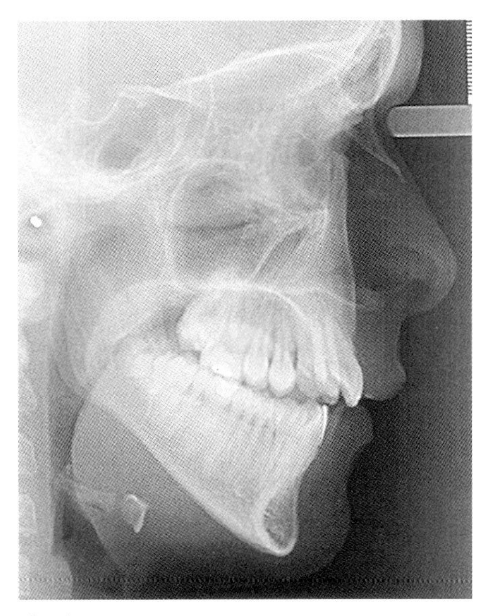

（a）

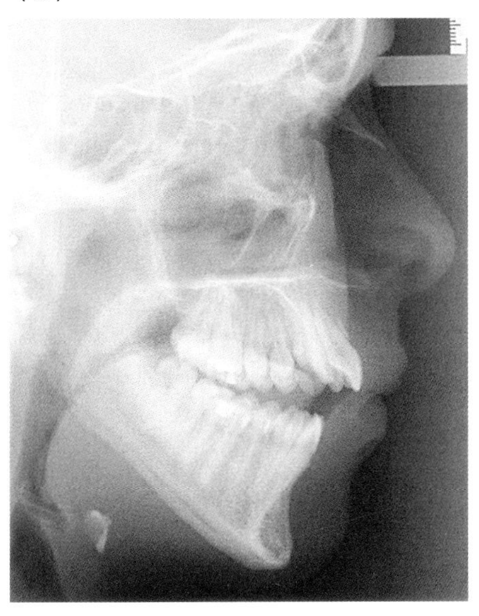

（b）

图12.4 前牙开骀伴有垂直向骨性发育过度患者。（a）初诊表现。（b）2.5年后由于垂直向生长和第二磨牙萌出而恶化。

尖交错位时只有最后一颗磨牙互相接触。前牙开骀也会随着第二和第三磨牙的萌出以及垂直向生长进一步恶化（图12.4）。从头颅侧位片中可以观察到前牙的垂直向生长会导致典型的下颌骨正中联合过长（图12.5）。

在个体中前牙开骀还可能是由于局部因素（例如骨关节炎、坏死和创伤或结缔组织相关的系统性疾病，或自身免疫病如类风湿性关节炎）导致的髁突解剖结构破坏的结果。

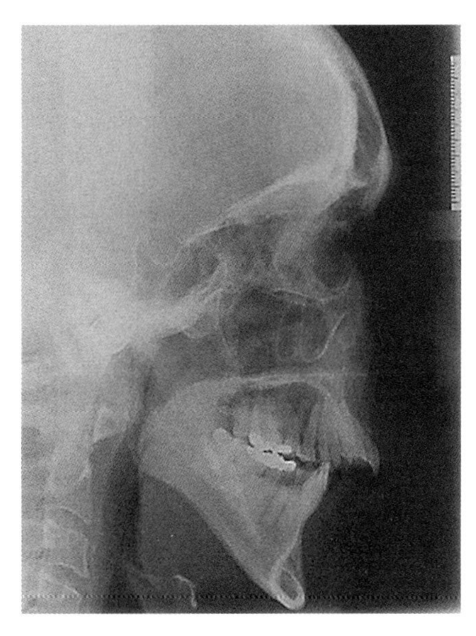

图12.5 头颅侧位片显示患者为骨性Ⅱ类错骀畸形，属于安氏Ⅱ类Ⅰ分类伴垂直向骨性发育过度。注意菲薄的牙槽骨。

## 12.2.2 软组织形态

口腔创造前部封闭空间是实现吞咽的前提。年龄较小的孩子嘴唇常闭合不全，一部分孩子会在吞咽时将他们的舌头前伸放在前牙以实现口腔前部封闭。垂直向骨性发育过度的患者更有可能出现唇闭合不全，甚至当软组织已经发育完全时依然以吐舌这种方式达到口腔前部封闭。这种类型的吞咽模式也可见于有吮指习惯的前牙开骀（请参阅第12章，第2.3节）。在这些情况下舌头的行为是适应性的，一旦前牙开骀被关闭，可能会转换为传统的吞咽模式。内源性或原发性吐舌很罕见，不过将其与适应性舌习惯区分开也并不容易，因为他们的骀学特征是相似的。不过有人认为发音困难（口齿不清）与内源性吐舌有关，并且在一些案例中上下切牙的前倾是由吐舌导致的。

面部和咀嚼性软组织环境也会受到全身性肌肉功能障碍的影响，这在患有脑瘫和肌肉萎缩症的个体中得到了证实。这些情况易于导致面部肌张力降低，唇舌运动不协调及唇闭合不全，因而可以解释为什么在这些个体中会出现前牙开骀以及垂直向骨性发育过度。

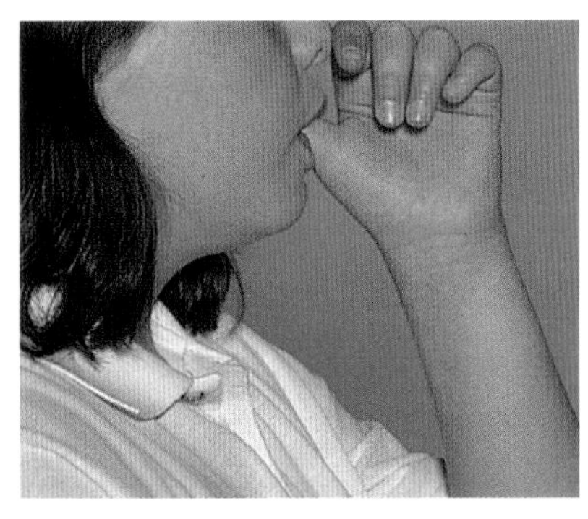

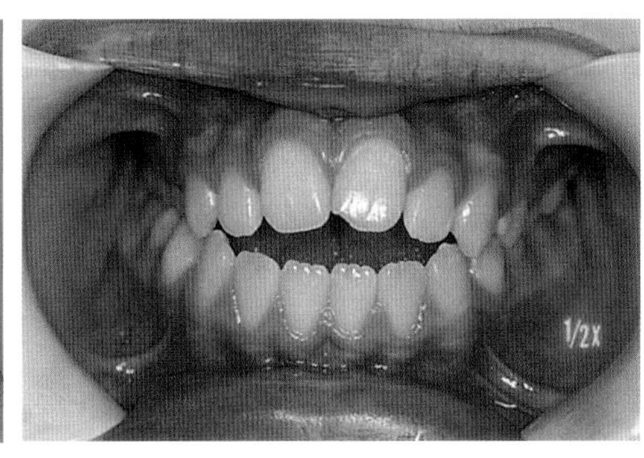


图12.6 持续吮指习惯对咬合的影响。注意前牙开殆和单侧后牙反殆。

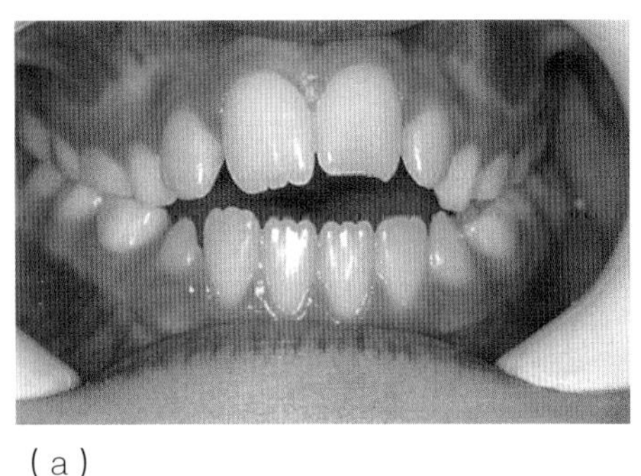

（a）

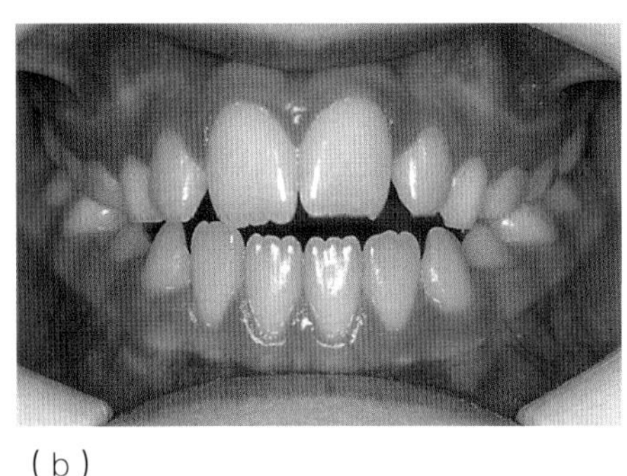

（b）

图12.7 患者10岁有吸吮奶嘴习惯。（a）初诊时。（b）阻断不良习惯4个月。

## 12.2.3 不良习惯

请参阅第9章，第9.1.4节。

口腔不良习惯在幼儿中很常见，它的后果取决于习惯持续时间及强度。假设吮指习惯持续到混合牙列和恒牙列期，就会因手指限制住切牙发育而导致前牙开殆（图12.6）。典型表现为产生的前牙开殆往往是不对称的（除非患者吸吮两个手指），并且由于颊部压力和舌体位置低影响上牙弓发育，这往往和后牙反殆有关。

吸吮习惯停止后至少可以解决部分开殆问题（图12.7），但也许这需要数个月的时间。在此期间，舌头在吞咽时为了达到前部口腔封闭而继续前伸，因此可能限制前牙开殆的自发矫正。少部分的病例中，不良习惯甚至持续到生长结束而开殆依然存在。

## 12.2.4 局部发育障碍

常见于唇裂和牙槽裂患者（请参阅第24.3节，图24.3），但常有明显原因。

## 12.2.5 口呼吸

有人认为由习惯性口呼吸或者鼻腔堵塞形成的阻塞性口呼吸做出的张口姿势会造成后牙段的过度发育。这使得面下1/3比例增加和AOB发病率增高。为了支持这一论点，有研究表明建议行扁桃体切除和腺样体切除的患者与对照组相比面下高度增高是有统计学意义的，并且在手术后两组差异消失。不过两组的差值很小。其他的研究显示耳鼻喉科就诊的儿童其错殆畸形的范围与一般人群相同，并且证明正常个体鼻气道阻力与骨型之间没有关系。

总的来说，口呼吸本质上没有对大多数患者在前牙开殆发育过程中起重要作用。

## 12.2.6 创伤

请参阅第8章，第8.9节。

上前牙压入性创伤可能会导致前牙开殆。压入性创伤的牙齿有时依然有自发萌出的潜力，特别是牙根发育未完全的患者。另一种情况是手术或干预性正畸治疗均可使牙齿复位，而后轻轻地将它们牵引到原始的垂直向位置上。如果创伤导致年轻恒牙折裂且需要后期种植，那么这些年轻恒牙会出现牙固连的风险。牙固连的发生取决于患者年龄及骨骼的成熟度，并且会使牙–牙槽骨复合体的发育受到明显限制。

## 12.3 前牙开船的治疗

尽管在确定病因方面存在困难，但前牙开船的治疗是正畸学中一个更具挑战性的领域。单纯由于吮指习惯而导致前牙开船其处理是很简单的，但是如果骨型、生长和/或软组织环境不佳，很有可能需要正颌手术进行矫正。

在混合型牙列期，应该阻止导致前牙开船的吮指习惯。如果孩子自愿停止，可以安装一个可拆卸或粘接的矫治器作为提醒。然而，如果孩子情感支持来自他们的习惯并且不愿停止，那么迫使他们戴用矫治器以阻断似乎不太可能成功，即使短期内停止了这一行为，但很可能会在离开矫治器后不良习惯再次复发。

一段时间的观察有助于管理无吸吮习惯的前牙开船的儿童（图12.4）。在某些情况下，由于软组织的成熟和唇功能的改善，或生长出现良好，前牙开船可能会自发减小。骨性开船与垂直向骨性发育过度通常与下颌骨的向下和向后旋转的生长有关。显然，如果生长是不利的，最好在方案制订前有所意识，而不是在治疗开始后遇到困难才发觉。

没有证据表明前牙开船的矫正可以改善口齿不清/语言问题，所以最好在正畸介入矫治错船畸形后加入言语治疗师治疗。

矫治后稳定性的最佳预测指标是初始时前牙开船的范围。有人提倡采用积极主动保持措施，例如如果在治疗期间使用高位头帽那么矫治结束后则继续使用。当然也有一些证据表明，使用种植钉压低后牙具有一定优势（请参阅第12.3.1节）。

### 12.3.1 前牙开船的治疗方法

以下为3种可能的处理方法。

#### 接受前牙开船

在这种情况下，矫治目标是缓解拥挤、排齐牙列。以下几种情况可以考虑这种方式（特别是如果患者认为前牙开船不是问题时）：

- 轻度开船
- 当软组织环境不利时，例如唇明显闭合不全和/或怀疑原发性吐舌时（图12.8）有时可以通过舌刺重新定位舌体位置，鼓励患者将舌尖顶着上腭，这种方法优于顶住上切牙
- 更加严重的错船畸形但不愿意手术的患者

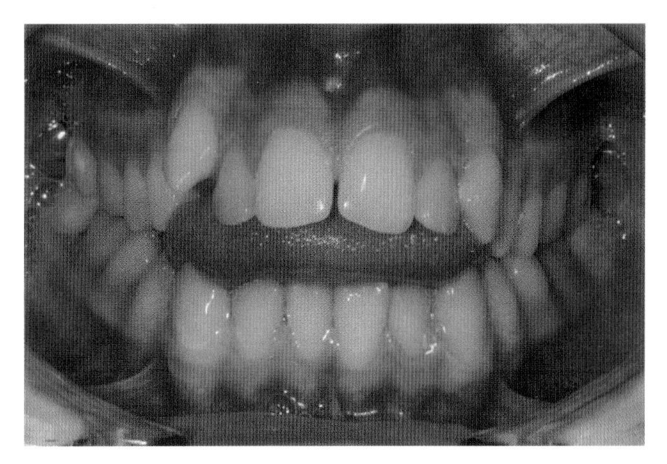

图12.8 与只有吞咽时出现吐舌相比，静息状态下有舌前伸，若不行干预，则提示有更高的复发风险。除非使用舌刺重新定位舌体位置（此处未展示）。

#### 正畸纠正前牙开船

如果生长及软组织环境是有利的，可以考虑通过正畸的办法解决前牙开船。治疗前需仔细评估矢状向和垂直向的骨骼形态，牙齿移动所需的范围和治疗结束后的稳定性。

一般不建议伸长切牙以关闭前牙开船，因为矫治器摘除后垂直向有明显的复发风险。少数情况下可以考虑切牙伸长，例如已经去除了先前的内在压入力，已戒除吮指习惯或者创伤后一段时间。更好的办法是压低后牙以控制垂直向发育（要点框12.2）。这会使下颌骨有向前趋势从而关闭前牙开船。

**要点框12.2 磨牙压低的方法**

- 高位头帽
- 固定矫治器
- 活动/功能矫治器加船垫
- 磁力矫治器
- 种植体支抗

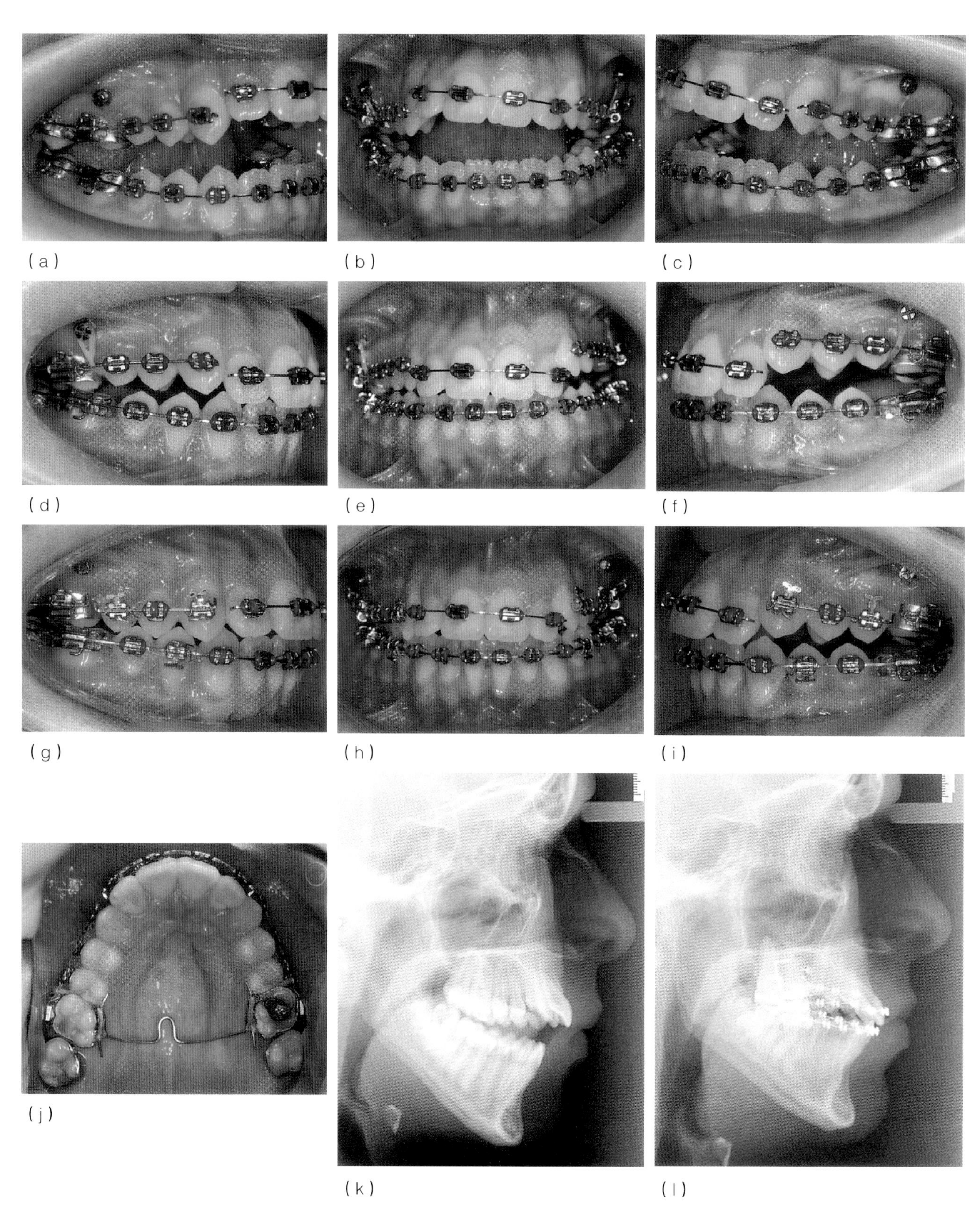

图12.9 前牙开骀固定矫治配合上颌种植钉。（a~c）上颌颊侧植入暂时性支抗装置（TADs），配合橡皮链与横腭杆（TPA）臂相连。注意上颌切牙使用节段弓，作为后牙压低量的参照。如果连接整个牙弓，那么可能存在切牙伸长以及上颌骀平面旋转的风险。（d~f）真正压低后牙建立起有利的覆盖。注意尖牙垂直向的运动与侧切牙相关。（g~i）接下来采用弹性牵引，应用节段弓丝，使弹性牵引能够引导尖牙和前磨牙建立咬合。（j）原位TPA防止橡皮链放置压入磨牙时，发生倾斜移动磨牙颊倾。（k，l）关闭开骀前后的头颅侧位片。注意磨牙根尖的垂直向移动。

对于较轻的错䝐畸形，传统正畸治疗过程中配合高位头帽可能足够。为了预防骨性Ⅱ类出现更加明显的前牙开䝐，可以使用活动矫治器或者功能矫治器结合颊屏和高位头帽以限制垂直向上颌骨生长。为了实现真正的生长改良，在青春生长高峰期时有必要每天对上颌施加至少14～16小时的压入力，如果能持续到生长变缓会更好。这种情况只有在患者生长条件有利同时配合良好的情况下才能实现。

改良的功能矫治器也能用于垂直向发育过度的Ⅱ类错䝐畸形。一些有关设计在之前的章节已经讲述，它们常常使用高位头帽配合䝐垫（请参阅第19章，第19.7节）。

运用固定矫治器远中倾斜磨牙，已经成功实现减小前牙开䝐。多曲方丝弓矫治技术，或称为“Kim 原理”或连续水平曲配合前牙垂直向牵引。其基本原理是磨牙远中倾斜，后部垂直向高度降低，前牙垂直颌间牵引，预防切牙压低，使后牙压低的同时前牙逐渐咬合在一起。

骨性支抗装置的运用扩宽了重度前牙开䝐的非手术治疗范围。通过使用骨性支抗种植钉（图12.9）和横腭杆（请参阅第15章，图15.18）大量压入磨牙。由于存在磨牙向拉力方向倾斜的风险，所以有些人主张同时使用腭侧和颊侧种植体。但有证据表明这种形式的治疗在5年内复发可能最高，所以建议进行积极主动的保持。

这包括通过种植支抗向保持装置施加的持续压入力。但还需要更多的研究确定这个效应究竟是抵消了复发的时间还是复发的程度。

双颌拥挤前突的患者通过拔牙解决拥挤并排齐上切牙，且使开䝐的减小（图12.10）。如果嘴唇由治疗前闭合不全变为矫治后能够完全闭合且伴随着切牙回收，那么矫治的稳定性更有保障。

即使很难确定一个患者前牙开䝐的具体病因是什么，也要怀疑是否有早期的吐舌习惯。尽管这样的情况并不常见，但明智的做法是谨慎对待治疗目标（和拔牙）及提醒患者前牙开䝐和牙列间隙（如果拔牙）有复发可能。另外一种办法是使用舌刺训练重新定位舌体位置。

## 手术

当生长至成人阶段，发育已经减缓，严重的骨性畸形和/或牙性代偿无法实现符合美观稳定的目标时可以考虑手术。一些患者的前牙开䝐与露龈微笑有关，单纯正畸治疗很难纠正，必须配合手术。同样的原理

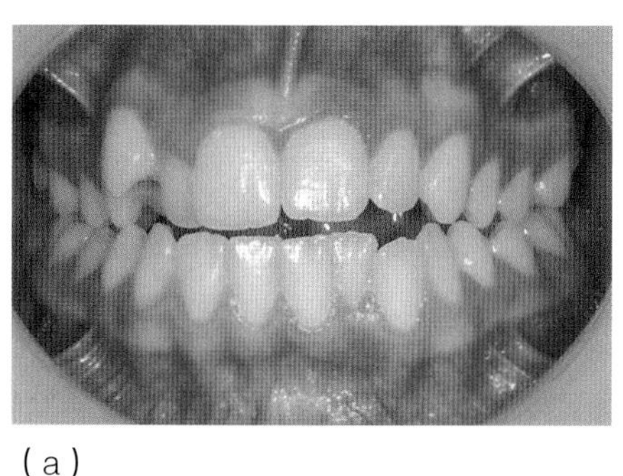
（a）

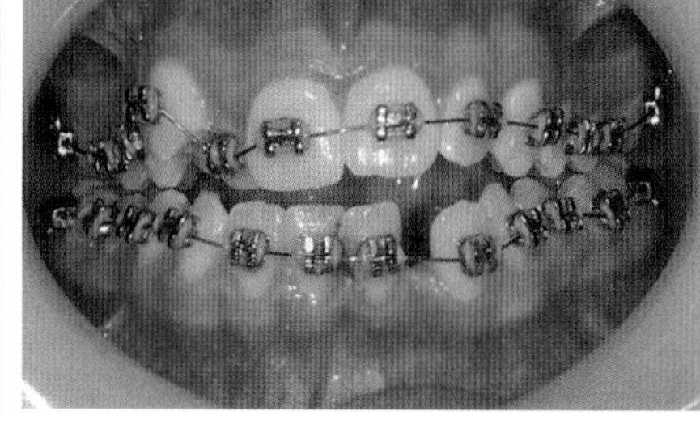
（b）

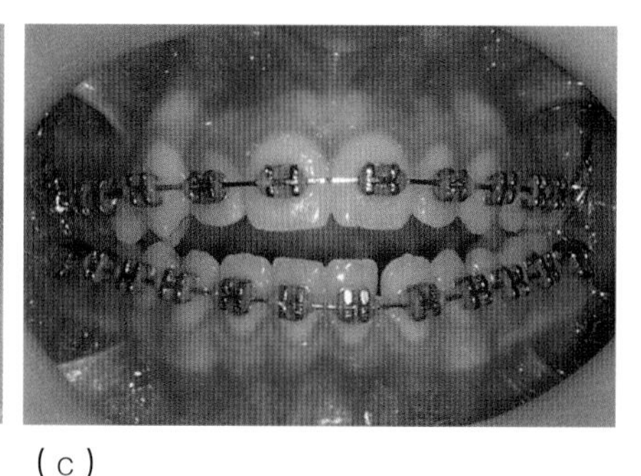
（c）

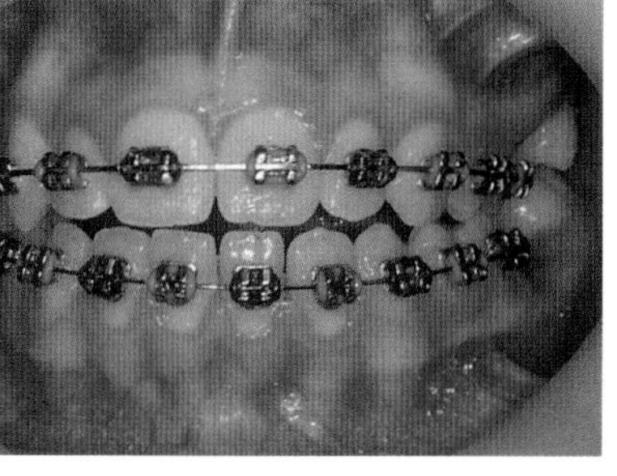
（d）

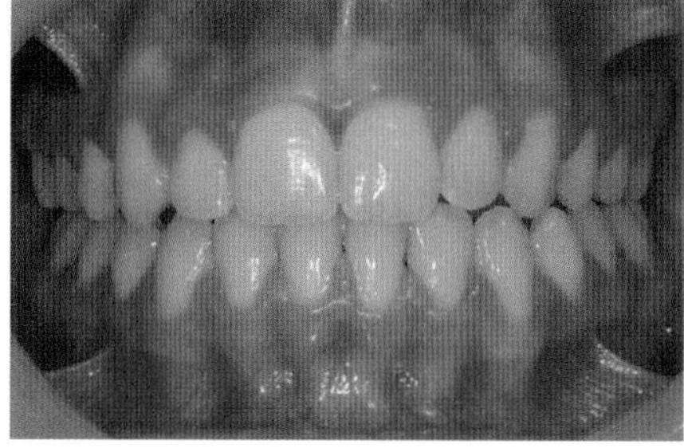
（e）

图12.10　关闭AOB前牙开䝐，舌倾下切牙以及前移后牙。（a）初诊：注意5颗下切牙。（b）固定矫治开始，拔除下颌侧切牙。（c）排齐过程中逐渐开䝐加重。（d）拔除4颗第一磨牙。注意同时发生的覆䝐改善及随之而来的楔形效应去除。（e）术后。

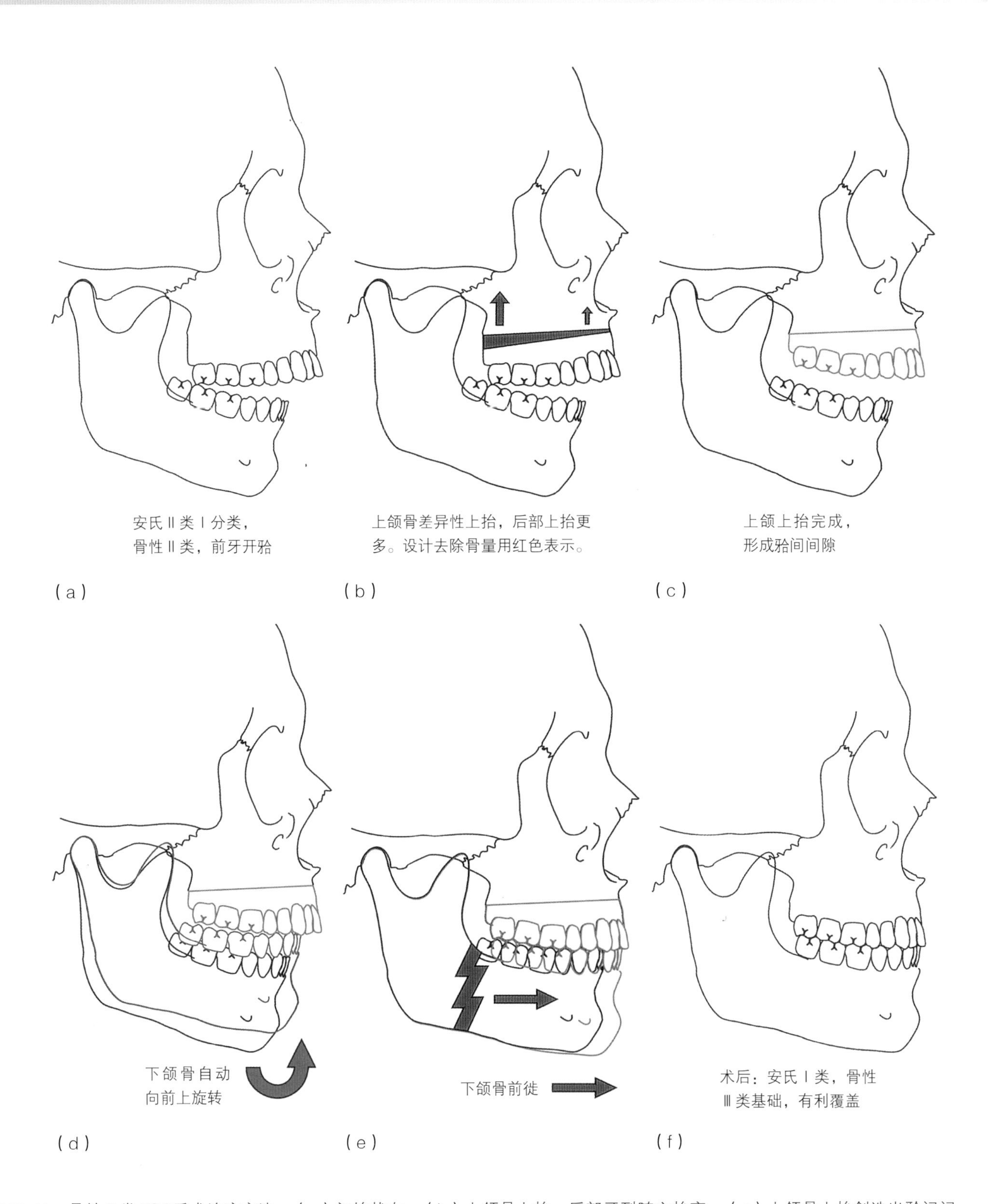


图12.11 骨性Ⅱ类AOB手术治疗方法。（a）初始状态。（b）上颌骨上抬，后部牙列随之抬高。（c）上颌骨上抬创造出骀间间隙。（d）下颌骨自动旋转关闭AOB。（e）下颌骨前徙解决下颌后缩。（f）术后效果。

运用在使用种植体支抗的时候。上颌后牙垂直向压低，使得下颌自动旋转关闭前牙开骀（图12.11）。此类病例的评估及处理办法在第22章详细探讨。

### 12.3.2 垂直向骨性发育过度伴覆骀减小患者的治疗

垂直向发育过度的患者明显会受到错骀畸形的其他方面的影响（参照相应的章节），不过对它们的处理应该尽量预防因治疗引起的垂直向失控化。需记住以下几点：

- 垂直向发育过度患者间隙关闭比较容易，这对支抗控制的考量有一定的影响（请参阅第15章）
- 避免磨牙伸长会造成下面高的增加。如果使用头帽，需要通过骀平面上方提供拉力引导，也就是高位头帽。使用低位头帽会产生相反的效果
- 谨慎进行上颌扩弓。当上颌扩弓时，上颌磨牙颊倾可能造成腭尖下垂（请参阅第13章，图13.11）。如果需要扩弓最好配合使用固定矫治器以使根颊向转矩用于限制腭尖下垂
- 尽量少用Ⅱ类或Ⅲ类颌间牵引，因为这可能使磨牙伸长

## 12.4 后牙开骀

后牙开骀影响恒牙萌出的情况相较于前牙开骀要更罕见，其病因也尚未明确。垂直向骨性发育过度是其中一个病因，尽管这种病因常见于前牙开骀，并且会使前牙开骀趋势逐渐增大。侧方开骀偶然见于早期拔除第一恒磨牙（图12.12），这有可能是舌体侧面伸展造成的。

### 12.4.1 乳磨牙低位咬合

由乳牙固连引起的低位咬合，会使局部后牙出现开骀（图12.13），常常影响8%～14%年龄6～14岁的儿童。现有证据表明最好的处理办法是先观察，因为高达96%牙固连的乳磨牙有继承恒牙在合理位置发育，且在正常替换范围的12个月以内会自发脱落。不过，如果发现有明显的低位乳牙、异位发育的继承恒牙、明显倾斜的邻牙和相邻恒牙间隙或低位咬合，这时候应该考虑拔除低位乳磨牙。

如果没有继承恒牙，那么乳牙不太可能在正常年龄自然脱落。因此，乳牙固连和继发低位咬合的风险增加。这些情况最好的处理方法基于患者自身情况考虑上述的因素和患者的年龄，及考虑长时间正畸和缺牙处的种植修复（请参阅第23章）。

### 12.4.2 恒牙萌出障碍

后牙开骀还可见于恒牙萌出障碍的病例中，包括两种类型：原发性萌出失败（PFE）和机械性萌出失败（MFE）。原发性萌出失败（PFE）几乎只影响磨牙，它影响的是所有从远中至近中受累的牙齿（图12.14）。尽管这些牙齿不是牙固连状态，但它们对一般正畸力没有反应。如果使用牵引，它们往往会发生牙固连。

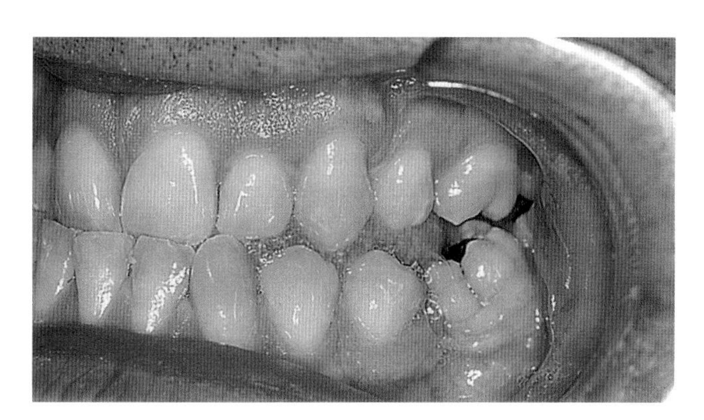

图12.12 后牙开骀患者于混合牙列期拔除4颗第一恒磨牙。

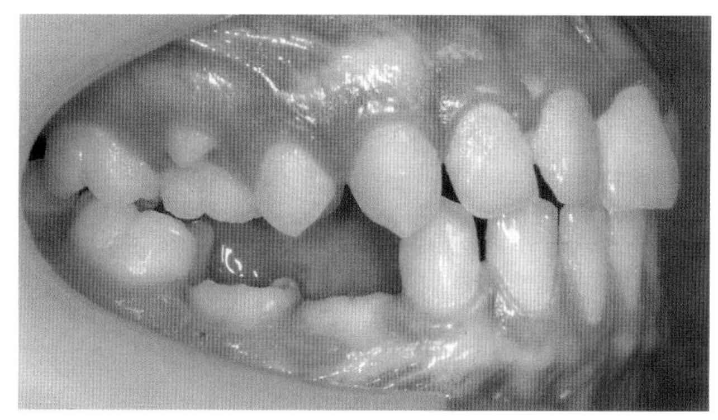

图12.13 低位乳牙导致侧方开骀。

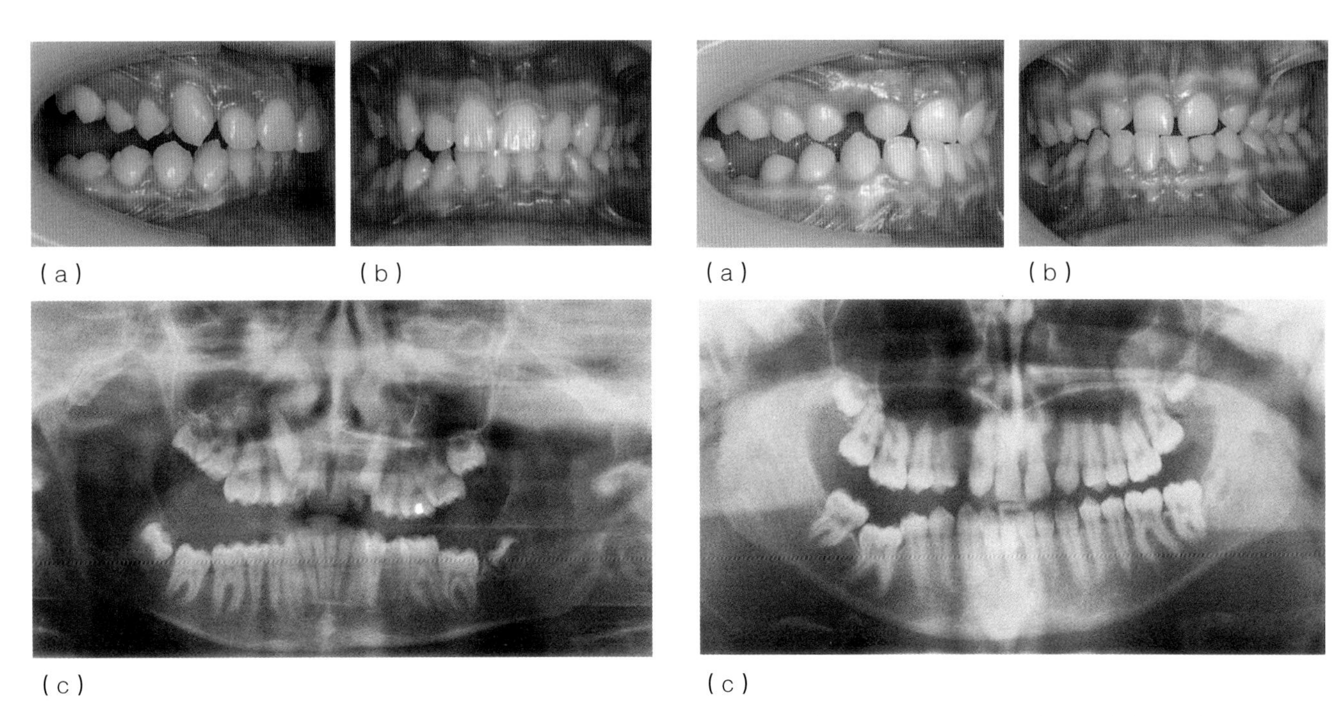

图12.14 （a～c）右侧后牙原发性萌出失败。注意开𬌗向后方逐渐增大。

图12.15 （a～c）右下颌第一恒磨牙机械性萌出失败。曲面平展。注意右下颌第二磨牙已经萌出。

在一些家族病例中，原发性萌出失败最近被发现与特定的基因有关。相反，机械性萌出失败与牙固连的影像学特征有关且常影响第一恒磨牙及其远中牙齿正常发育和萌出（图12.15）。在这两种类型中，受影响的牙齿可能会萌出，然后停止进一步的垂直同步发育而表现相对的低位咬合，或可能根本不萌出。拔牙通常是唯一的替代治疗法。

### 12.4.3 髁突增生

与单侧髁突相关的后开𬌗更为罕见。增生的髁突也可导致面部不对称。如果怀疑有此问题，患者可能需要做骨扫描。如果骨扫描显示髁突部位显像剂浓聚则表示髁突部位的细胞在过度增生，可以通过手术切除这部分的增生组织，或者通过正畸正颌联合治疗纠正由此产生的畸形。

要点

- 前牙开𬌗和后牙开𬌗的明确病因很难确定，因为它们带来的结果通常有相似的表现
- 如果口腔不良习惯被人视为是促成患者错𬌗畸形的一个因素，那么应该立刻建议阻断
- 相反的面部发育趋势可能会加重前牙开𬌗和后牙开𬌗，所以有必要进行一段时间的观察
- 前牙开𬌗治疗后普遍复发风险较高，特别是有持续的软组织致病因素的情况下

有关Cochrane综述

Lentini-Oliveira, D. A., Carvalho, F. R., Rodrigues, C. G., Ye, Q., Prado, L. B., Prado, G. F., et al. (2014). Orthodontic and orthopaedic treatment for anterior open bite in children. *Cochrane Database of Systematic Reviews*, Issue 9, Art. No.: CD005515. DOI: 10.1002/14651858.CD005515.pub3 https://www.cochranelibrary.com/cdsr/doi/10.1002/14651858.CD005515.pub3/full

本综述包括3个随机对照试验。然而，由于证据的质量不佳，作者无法做出临床建议。

Borrie, F. R. P., Bearn, D. R., Innes, N. P., and Iheozor-Ejiofor, Z. (2015). Interventions for the cessation of non-nutritive sucking habits in children. *Cochrane Database of Systematic Reviews*, Issue 3, Art. No.: CD008694. DOI: 10.1002/14651858.CD008694.pub2 https://www.cochranelibrary.com/cdsr/doi/10.1002/14651858.CD008694.pub2/full

本综述包括6项关于阻断吮指习惯的有效性试验。作者的结论是：有低质量的证据表明正畸矫治器（腭弓和舌刺）和心理干预（包括正强化和负强化）在改善阻断吮指习惯的方面是有效的。有证据表明舌刺能有效减小前牙开𬌗。作者认为需要进一步的研究。

## 参考文献和拓展阅读

Baek, M. -S., Choi, Y. -J., Yu, H. -S., Lee, K. -L., Kwak, J., and Park, Y. C. (2010). Long-term stability of anterior open-bite treatment by intrusion of maxillary posterior teeth. *American Journal of Orthodontics and Dentofacial Orthopedics*, **138**, 396.e1–396.e9 (Editorial **138**, 396–8). [DOI: 10.1016/j.ajodo.2010.05.006] [PubMed: 20889043]
这是一篇简短的在线文章，有一个问答部分，由第一作者和《华尔街日报》的编辑撰写。

Chate, R. A. C. (1994). The burden of proof: a critical review of orthodontic claims made by some general practitioners. *American Journal of Orthodontics and Dentofacial Orthopedics*, **106**, 96–105. [DOI: 10.1016/S0889-5406(94)70026-5] [PubMed: 8017355].
口呼吸对牙列的假设和实际影响的证据进行了精彩的讨论，以及许多其他信息。强烈推荐。

Dung, D. J. and Smith, R. J. (1988). Cephalometric and clinical diagnoses of open bite tendency. *American Journal of Orthodontics and Dentofacial Orthopedics*, **94**, 484–90. [DOI: 10.1016/0889-5406(88)90006-6] [PubMed: 3195512]
作者还研究了成功治疗的预测因素。

Frazier-Bowers, S. A., Koehler, K. E., Ackerman, J. L., and Proffit, W. R. (2007). Primary failure of eruption: further chacterization of a rare eruption disorder. *American Journal of Orthodontics and Dentofacial Orthopedics*, **131**, 578.e1–11. [DOI: 10.1016/j.ajodo.2006.09.038] [PubMed: 17482073]
作者首次描述最新临床及影像学更新图像。

Greenlee, G. M., Huang, G. J. Chen, S. S. -H., Chen, J., Koepsell, T., and Hujoel, P. (2010). Stability of treatment for anterior open-bite malocclusion: a meta-analysis. *American Journal of Orthodontics and Dentofacial Orthopedics*, **139**, 154–9. [DOI: 10.1016/j.ajodo.2010.10.019] [PubMed: 21300243].
作者只能找到满足纳入标准的病例系列类型的研究，因此他们的发现必须谨慎看待。

Kim, Y. H. (1987). Anterior open bite and its treatment with multiloop edgewise archwire. *Angle Orthodontist*, **57**, 290–321. [DOI: 10.1043/0003-3219(1987)057<0290:AOAITW>2.0.CO;2] [PubMed: 3479033].

Lin, L. -H., Huang, G. -W., and Chen, C. -S. (2013). Etiology and treatment modalities of anterior open bite malocclusion. *Journal of Experimental and Clinical Medicine*, **5**, 1–4. [DOI: 10.1016/j.jecm.2013.01.004]
AOB错骀畸形的一个很好的总结。

Linder-Aronson, S. (1970). Adenoids: their effect on mode of breathing and nasal airflow and their relationship to characteristics of the facial skeleton and dentition. *Acta Otolaryngologica (Supplement)*, **265**, 1–132. [PubMed: 5272140]

Lopez-Gavito, G., Wallen, T. R., Little, R. M., and Joondeph, D. R (1985). Anterior open-bite malocclusion: a longitudinal 10-year postretention evaluation of orthodontically treated patients. *American Journal of Orthodontics*, **87**, 175–86. [DOI: 10.1016/0002-9416(85)90038-7] [PubMed: 3856391]

Mizrahi, E. (1978). A review of anterior open bite. *British Journal of Orthodontics*, **5**, 21–7.
一篇有价值的综述。

Orton, H. S. (1990). *Functional Appliances in Orthodontic Treatment*. London: Quintessence Books.
一本插图精美、内容丰富的书，描述了上颌和骀板。

Tieu, L. D., Walker, S. L., Major, M. P., and Flores-Mir, C. (2013). Management of ankylosed primary molars with permanent successors – a systematic review. *Journal of the American Dental Association*, **114**, 602–11. [DOI: 10.14219/jada.archive.2013.0171]
一篇很好的文献回顾。

Vaden, J. L. (1998). Non-surgical treatment of the patient with vertical discrepancy. *American Journal of Orthodontics and Dentofacial Orthopedics*, **113**, 567–82. [DOI: 10.1016/S0889-5406(98)70268-9] [PubMed: 9598615]

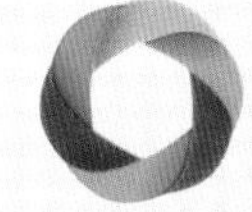

本章的参考资料也可以在www.oup.com/uk/orthodontics5e找到。在可能的情况下，该链接将为您提供该作品的英文电子版本，以帮助您进行进一步的学习。如果您为该网站的订阅用户（个人或机构注册皆可），根据您的登录权限，可细读网站所提供的摘要或完整文章。

# 第13章

# 反殆
## Crossbites

*Benjamin R. K. Lewis*

## 章节内容

**本章学习目标**

- 能够识别不同类型的反𬌗
- 了解导致反𬌗发育的病因学因素
- 了解可用于纠正反𬌗的方法及其适应证

## 13.1 定义

- 反𬌗：上牙和下牙的颊舌关系的不调。按照惯例，牙弓的横向关系通常用下颌牙齿相对于上颌牙齿的位置来描述。然而，最近一些临床医生用个别的上颌牙齿来描述反𬌗，也正是这些牙齿，可以通过移动来矫正反𬌗
- 后牙反𬌗：下牙的颊尖咬在上牙颊尖的颊侧（图13.1）
- 正锁𬌗：下牙的颊尖咬在上牙舌尖的舌侧（图13.2）
- 移位：当从静止位置闭合时，下颌遇到脱位接触，向左或向右，或向前移位，形成最大交错𬌗（图13.3）

## 13.2 病因

多种因素单独或联合作用可导致反𬌗的发生。

### 13.2.1 局部原因

最常见的局部原因是拥挤，有1颗或2颗牙齿从牙弓移位。例如，上颌侧切牙的反𬌗通常是由于上中切牙和乳尖牙之间缺乏空间而出现的，这迫使侧切牙向腭侧萌出，并与相对的牙齿形成反𬌗。在牙弓后方，早期丢失第二颗乳磨牙可能会导致上颌第一恒磨牙前移，从而使第二前磨牙失去空间，迫使第二颗前磨牙向腭侧萌出。此外，乳牙的滞留或多生牙的存在可能会使继承恒牙的萌出出现异常，从而导致反𬌗。

### 13.2.2 骨骼

通常情况下，反𬌗牙的数量越多，病因学中的骨骼因素的比重越大。后牙反𬌗可能是由于牙弓之间存在横向不调，或者是由于矢状向不调导致牙弓宽度的相对不匹配，其中一个牙弓的较宽部分与对颌的较窄部分咬合在一起。由于这个原因，后牙反𬌗最常与Ⅲ类错𬌗有关（图13.4）。涉及所有切牙的前牙反𬌗也主要与Ⅲ类骨型有关。反𬌗，通常是单侧的，也可能与真性骨骼不对称和/或下颌不对称生长有关。

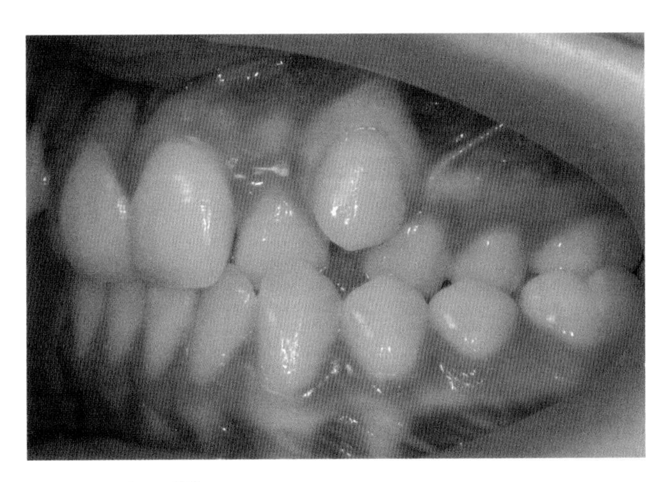

图13.1 后牙反𬌗。

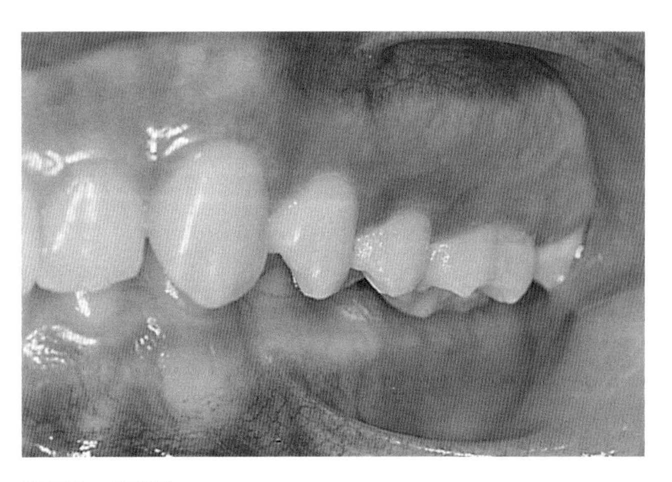

图13.2 正锁𬌗。

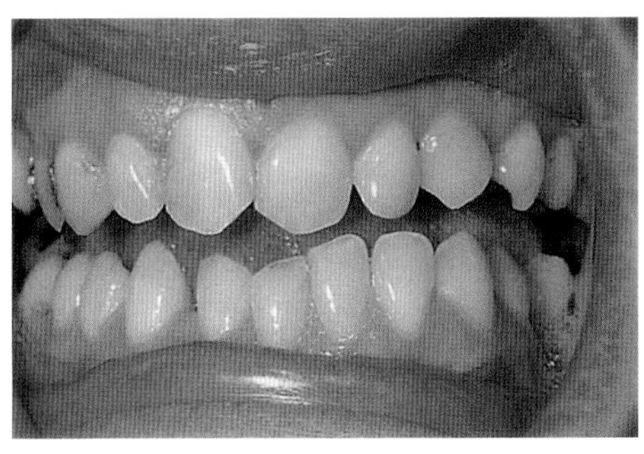
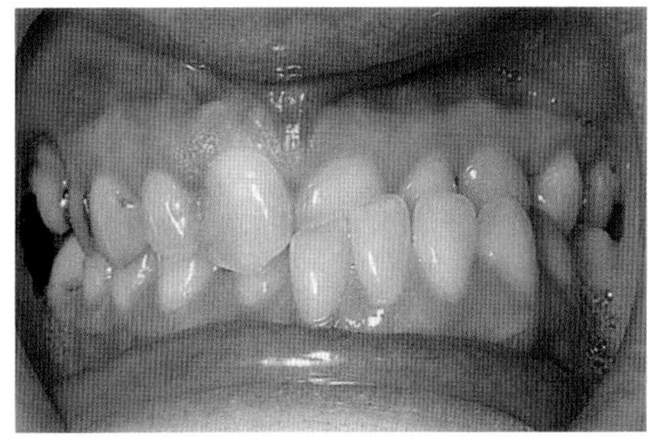

图13.3 闭口时移位。

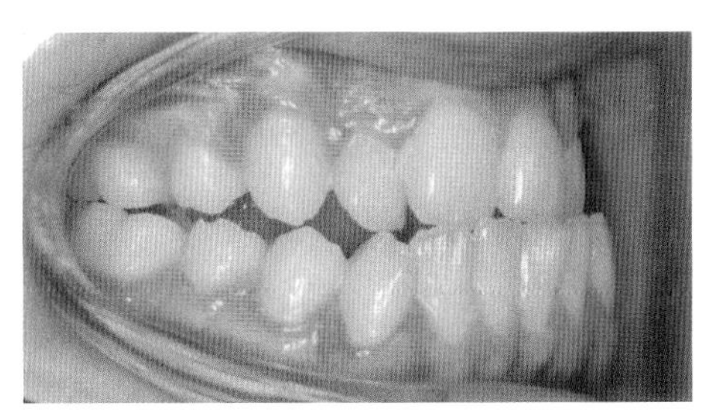
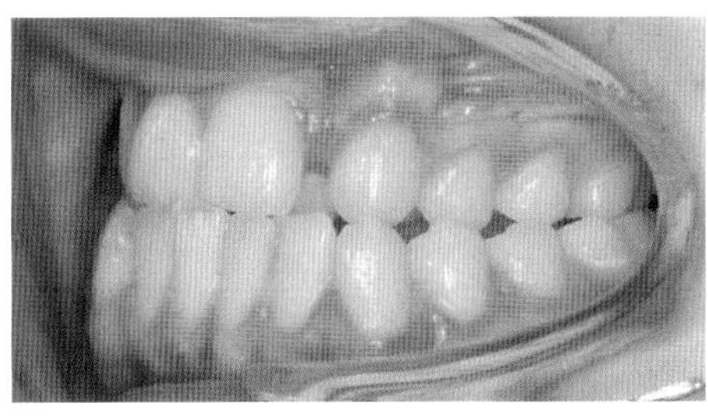

图13.4 Ⅲ类错䍈伴后牙反䍈。

### 13.2.3 软组织的原因

非营养性吸吮习惯通常与后牙反䍈有关，因为该习惯会导致舌头位置降低，并在口腔内产生负压。

### 13.2.4 罕见的原因

包括唇裂和腭裂，唇腭裂修复时的瘢痕组织抑制了上牙弓宽度的生长。颞下颌关节损伤或病理改变可导致一侧下颌骨生长受限，导致骨骼不对称，并伴随反䍈生成。

## 13.3 反䍈类型

### 13.3.1 前牙反䍈

当一颗或多颗上前牙相对于下前牙处于舌侧䍈（即反覆盖）状态时，就是前牙反䍈（图13.5）。本章中对于只涉及一颗或两颗前牙的反䍈进行讨论，而在反䍈中超过两颗前牙的处理在第11章（Ⅲ类错䍈）中讨论。前牙反䍈经常与闭口时的移位有关，确定是否有移位对于正确的诊断和治疗计划是很重要的（图13.3）。

### 13.3.2 后牙反䍈

前磨牙和磨牙区的反䍈，涉及一颗或两颗牙齿或整个后牙部分，可细分如下（图13.6）。

#### 单侧后牙反䍈伴有或不伴有下颌移位

这种类型的反䍈可能只影响每个象限的一颗或两颗牙齿，或整个后牙部分。当单颗牙齿受到影响时，由于牙齿在牙弓上的错位，增加了或减少了相应的牙齿，通常会出现问题。这可能会导致闭口咬合时的接触不良。

当整个后牙区受累时，潜在的病因通常是上颌牙弓与下颌弓的宽度相似（即太窄），结果是当从静止位置闭合到最大牙尖交错位时，后牙区的牙齿会到达尖对尖的位置，为了达到更舒适和有效的咬合，患者会将下颌向左或向右移位。在闭口时检测这种移位通常是困难的，因为患者很快就会学会直接闭口到最大牙尖交错䍈的位置。这种类型的反䍈可能与下牙弓在下颌移位方向上的移动有关（图13.7）。

偶尔，患者可能会出现后牙区的牙齿单侧反䍈，而没有相关的下颌移位。这种类型的反䍈不太常见，可能是由于萌出时2颗（或更多）相对的牙齿发生变形所致，但反䍈区域所涉及的牙齿数量越多，潜在骨骼不对称的可能性就越大。

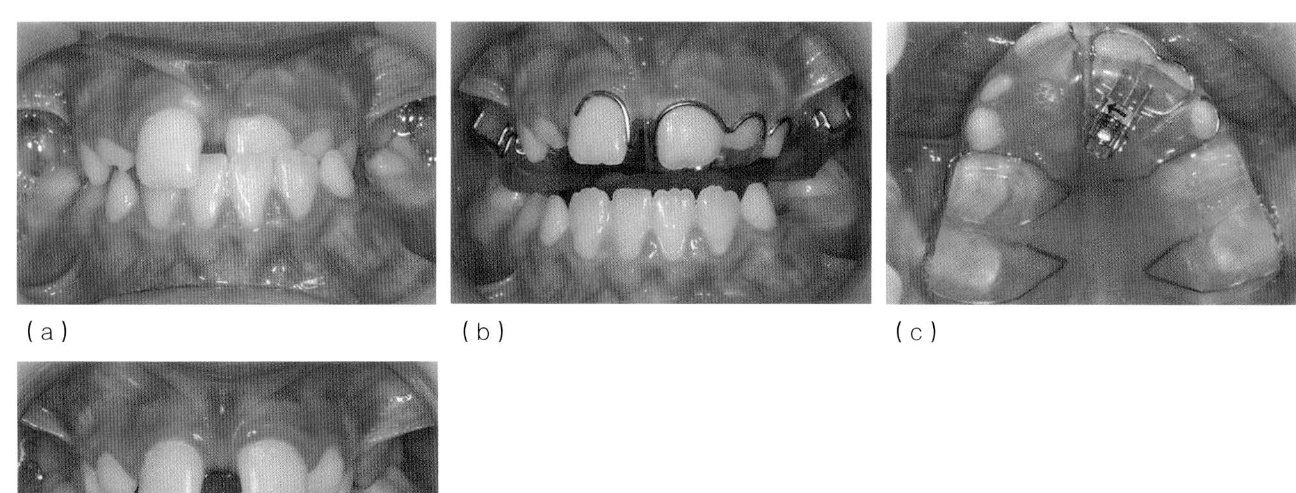

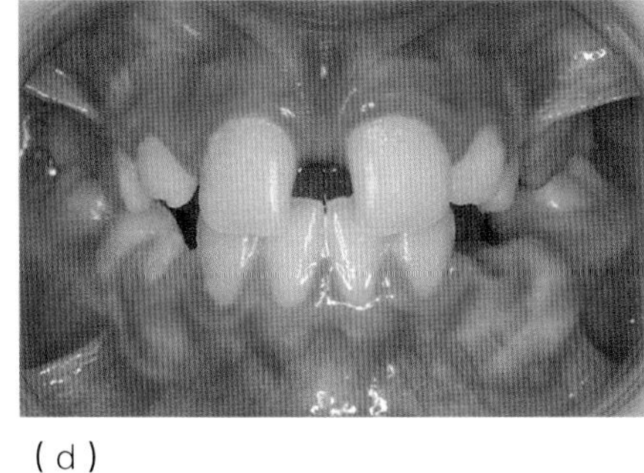

（a） （b） （c）

（d）

图13.5 使用活动矫治器矫正前牙反殆。（a）对造成反殆的UL12进行预先处理。（b，c）活动矫治器。注意后方殆垫以打开前牙咬合，并注意UL1和UL2上的卡环以帮助前向固位，用种植钉将这些牙齿向前移动以纠正反殆。（d）后续处理。

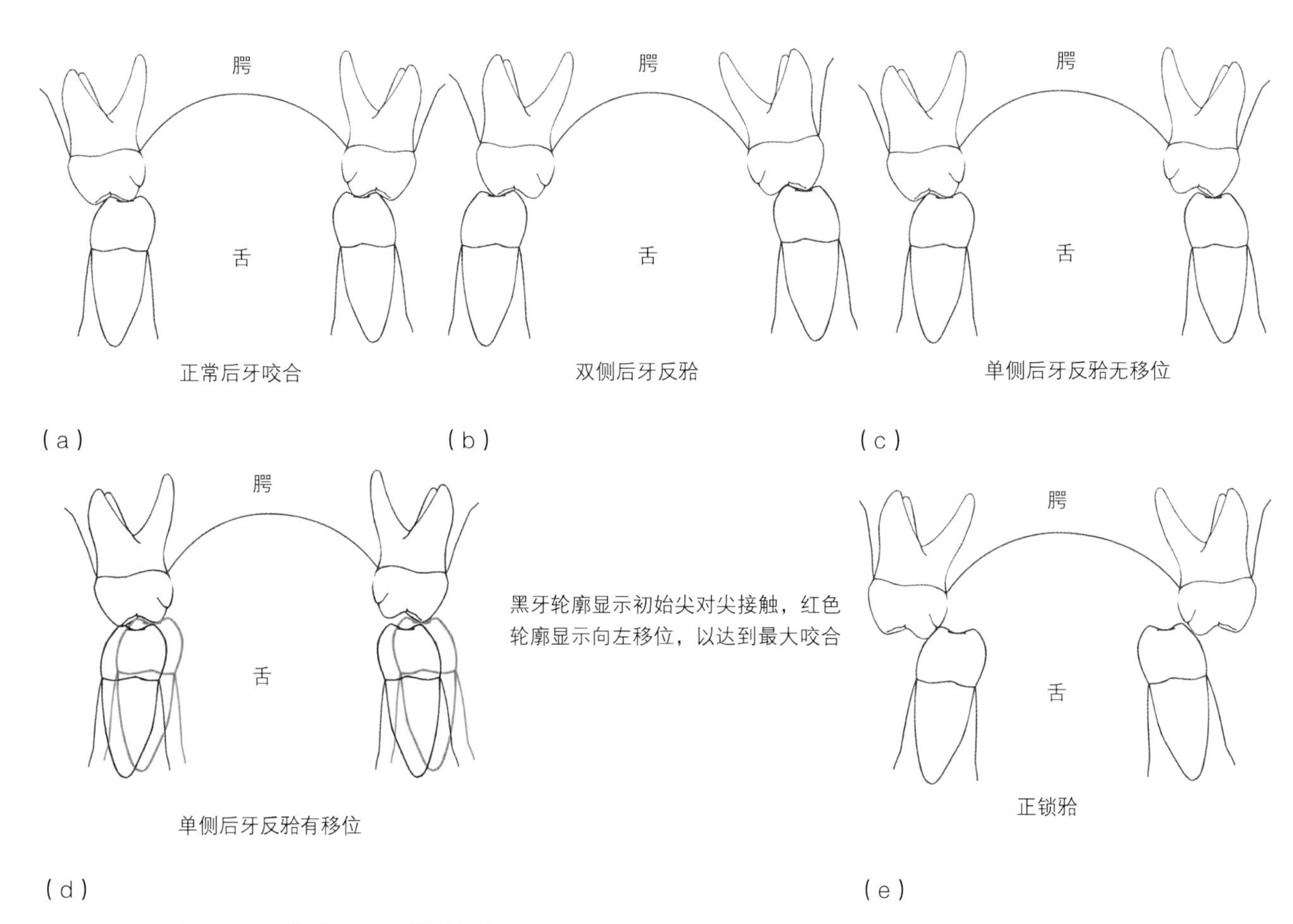


图13.6 （a～e）表示不同类型的后牙反殆的图表。

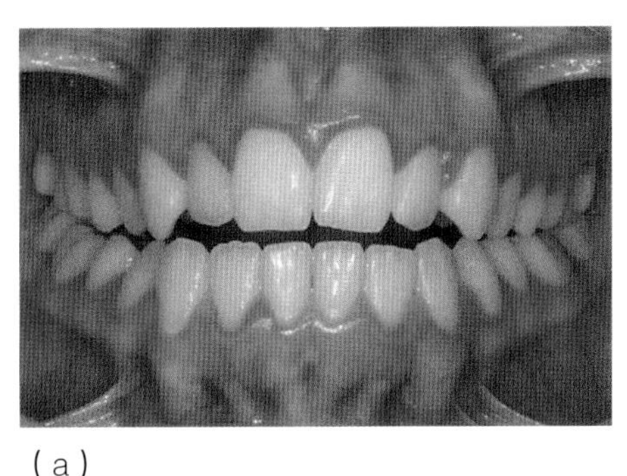

（a）

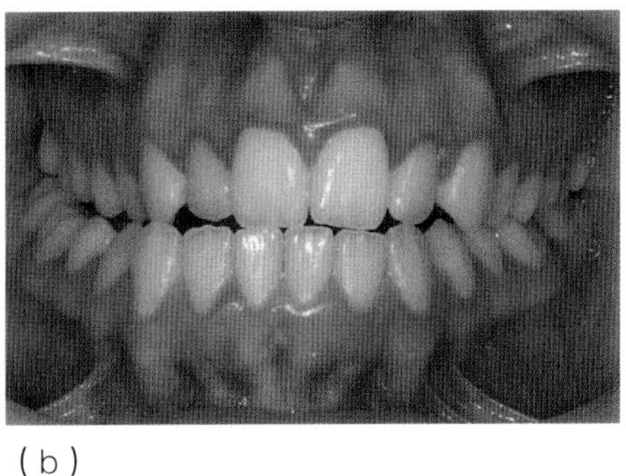

（b）

图13.7　单侧反𬌗伴有移位。（a）尖对尖关系时牙齿的初始接触。注意中线是重合的。（b）下颌向右移位以达到最大咬合，注意下中线也向右移动。

双侧后牙反𬌗

双侧反𬌗（图13.8）更可能与骨骼前后或横向的不调有关，或者两者兼有。

正锁𬌗

如果这种类型的锁𬌗与1颗或2颗牙齿有关，则通常是由于乳前牙拥挤或滞留而导致的个别移位。如果整个后牙区受累，无论是单侧还是双侧，那么这通常被描述为正锁𬌗，且通常有一个潜在的骨骼问题。 这种类型最常见于Ⅱ类错𬌗，即上颌牙弓的较宽部分相对于下颌弓更向前，导致下颌颊尖的颊侧与上颌腭尖的舌侧咬合。

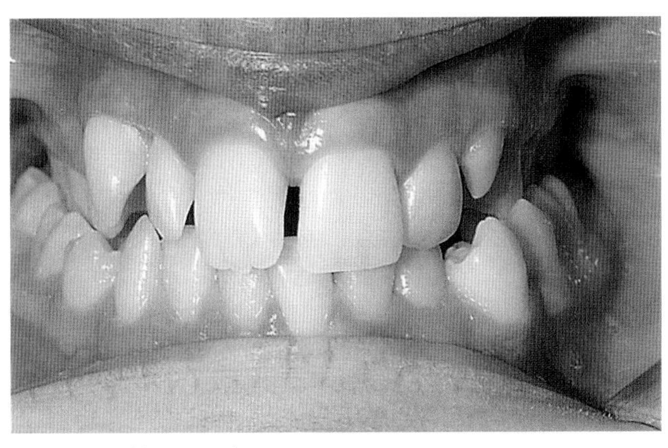

图13.8　双侧后牙反𬌗。

## 13.4　治疗

### 13.4.1　治疗的基本原理

有证据显示，与反𬌗（有时称为“功能性反𬌗”）有关的下颌移位，可能易患颞下颌关节紊乱综合征（请参阅第1章，第1.4.6节）。最近的研究还表明，与下颌移位相关的单侧反𬌗可以导致下颌不对称生长。因此，一些人认为，与下颌移位相关的反𬌗是正畸治疗的功能性指征。然而，对于没有移位的双侧反𬌗的治疗应该谨慎，因为部分复发可能会导致单侧反𬌗合并移位。此外，双侧反𬌗可能与正常的牙齿颊舌关系一样，进行有效的咀嚼。正锁𬌗就不是这样了，因为受影响的牙齿的尖端根本不在一起。

前牙反𬌗，经常与移位频繁联系在一起，可导致下切牙在唇部支撑组织中移动，导致牙龈退缩（图13.9）。在这种情况下，早期治疗是可取的，以减少或消除对牙龈不必要的影响。

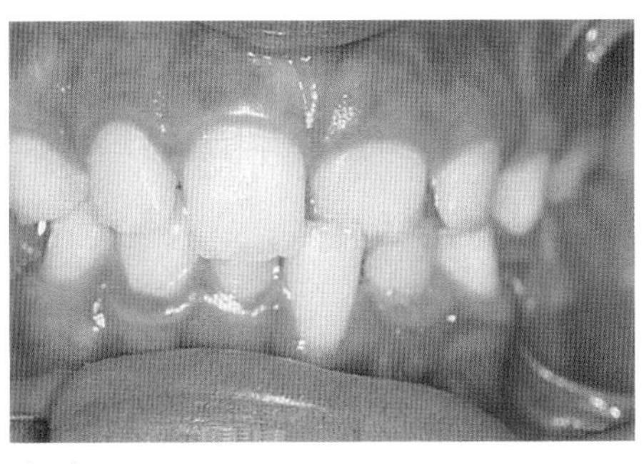

（a）

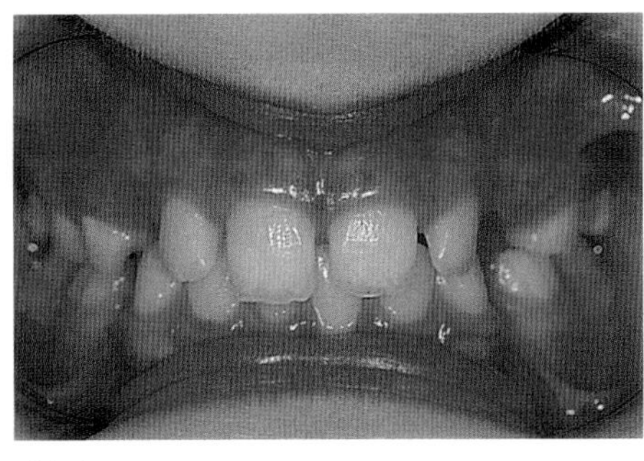

（b）

图13.9　（a，b）前牙反𬌗，导致LL1前移并伴有牙龈退缩。

确定与任何反殆相关的下颌移位是很重要的，因为它将潜在地影响所选择的治疗方式。

### 13.4.2 前牙反殆的治疗

当决定前牙反殆最合适的治疗方法时，应考虑以下因素：

- 需要什么类型的运动？如果需要整体或根尖移动，则建议使用固定矫治器；但是，如果在混合牙列中，倾斜运动可以成功进行，则可以考虑使用活动矫治器
- 治疗结束时预计会有多少覆殆？要想使治疗成功，必须有一定的覆殆，以保持正确的切牙位置。当计划治疗程序时，应该记住，与治疗前相比，上切牙倾斜将导致覆殆减少（图11.11）
- 牙弓内是否有空间容纳要移动的1颗或多颗牙齿？如果没有空间，需要拔牙吗？如果需要，哪些牙齿需要被拔掉
- 是否需要相对牙齿的往复移动

在混合牙列中，只要有足够的覆殆和成功的倾斜运动，通常可以采用活动矫治器来完成治疗。矫治器应该具有良好的前牙固位力，以抵消加力部分造成的脱位（如果有两颗或更多的牙齿要倾斜，螺旋扩弓装置可以避免这个问题，图13.5），后牙殆垫应该足够厚，以打开与对颌牙弓的咬合，并防止后牙的任何不必要的异常萌出，这将无意中减少治疗后的覆殆（请参阅第17章）。固定矫治器也可以用于混合牙列，而且可能更快、更便宜，对语音的影响较小。

当可以进行综合固定矫治器治疗时，恒牙列的前牙反殆也可以矫正（图13.10）。如果不存在足够的覆殆以矫正上颌切牙，则应考虑将下颌切牙在软组织的包裹下向内侧移动，以尝试增加覆殆（图11.12）。

如果上牙弓很拥挤，上颌侧切牙通常会在相对于牙弓的腭部位置萌出。如果侧切牙明显整体移位，有时通过拔除移位的牙齿本身来缓解拥挤可能是一种选择，但明智的做法是咨询专家的意见。

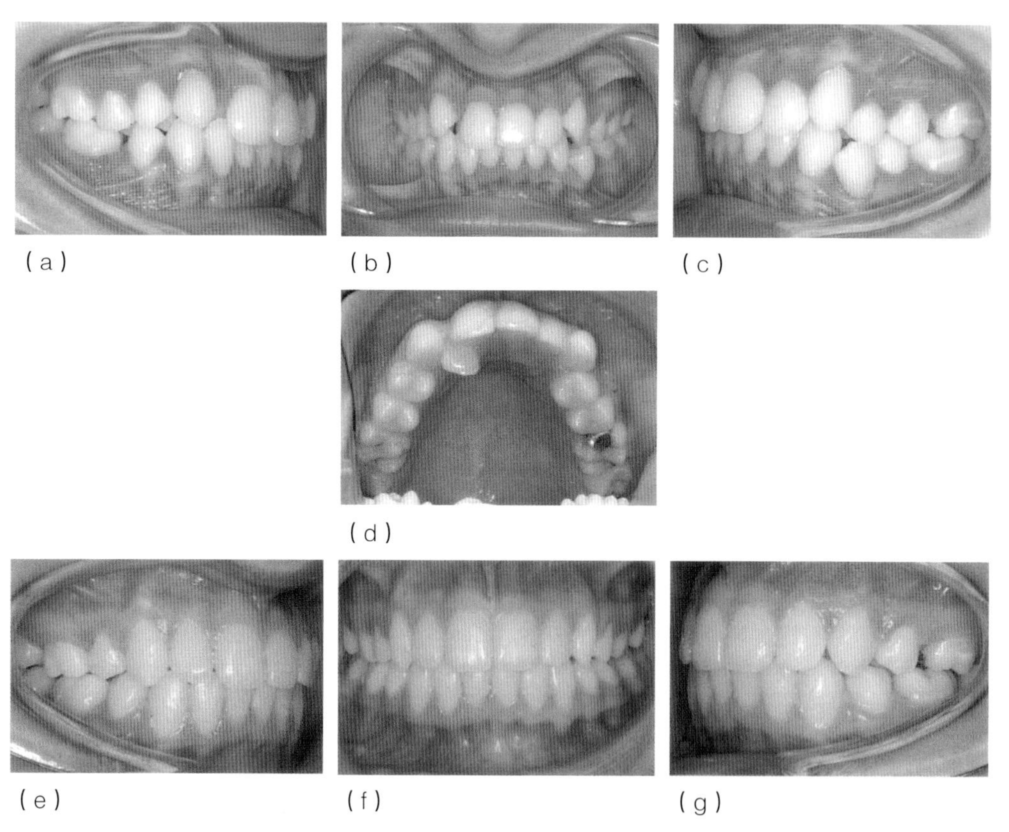

图13.10 右上切牙反殆患者，拔除4颗第二前磨牙和固定矫治器。（a～d）治疗前。（e～g）治疗后。

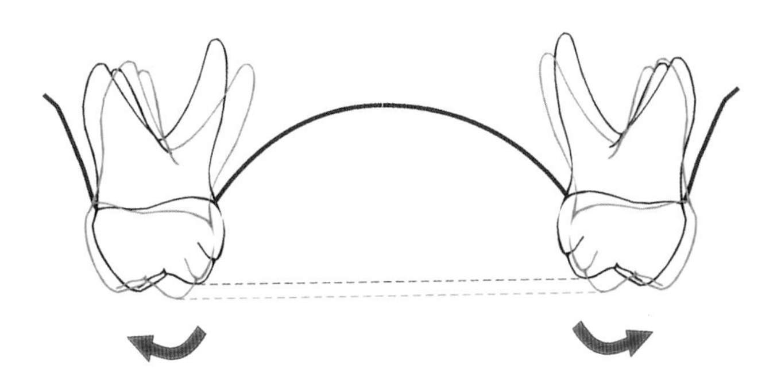

图13.11 上牙弓的扩张导致后牙的腭尖下垂，咬合打开，如黑线和红线之间的差异所突出显示的那样。

### 13.4.3 后牙反殆的治疗

在开始治疗之前，考虑这一特征的病因学是很重要的。例如，反殆是由于1颗牙齿在牙弓中的移位所引起，在这种情况下，矫正是要排齐这颗牙齿，还是需要2颗或2颗以上相对的牙齿相互移动？另外，如果有骨骼问题，是否可以通过牙齿移动来进行代偿治疗呢？还应评估受影响牙齿的倾斜度，如果要移动的牙齿最初向腭侧倾斜，则上牙弓扩张更有可能是稳定的。

上颌后牙区牙齿的扩张将导致牙齿倾斜或腭尖的下垂（图13.11）。这样做的效果是将下颌骨向下旋转，导致下面部高度增加，这在下面高已经较大以及浅覆殆的患者中可能是不可取的。如果这些患者有需要扩张的指征，固定矫治器需要将力矩施加到后牙区的牙齿上，以抵抗这种作用，也许可以采用高位头帽或临时支抗装置的支持，以加强磨牙的垂直向控制。

最近的研究表明，正畸矫正的横向问题最好在青春期前的生长高峰期进行治疗。但治疗的实际时间将取决于错殆的其他特征。

由于扩弓将创造额外的空间，因此可能建议将有关拔牙的决定推迟到扩弓阶段完成之后（请参阅第11章，图11.13）。

如果反殆是由于骨骼不对称引起的，则需要进行彻底的评估，以确定上颌和下颌的病因对所呈现特征都有哪些影响。一旦生长到成人水平，完全矫正错殆可能需要正畸正颌手术联合治疗（请参阅第22章）。

同时，Cochrane关于这个话题的评论报告说，由于缺乏高质量的证据，作者只能得出有限的结论。他们发现，一些低到中等质量的证据表明，在矫正混合牙列早期儿童的后牙反殆和扩大磨牙间宽度两方面，四眼圈簧螺旋扩弓器可能比活动扩弓器更成功。

#### 单侧后牙反殆

如果因一颗牙齿在牙弓发生移位而出现这种问题，例如上前磨牙在腭侧拥挤，则治疗方法是将移位的牙齿移入牙弓内，按需要缓解拥挤情况。如果牙齿的移位明显，可以考虑拔除移位的牙齿。

如果反殆的矫正需要向相反的方向移动相对的牙齿，可以通过使用连接到相关牙齿上的颊面管或粘接托槽上的交互弹性牵引（图13.12）来实现。如果这是错殆需要治疗的唯一特征，明智的做法是在矫正后将矫治器留在原位，停止弹性牵引1个月，以检查矫正后的位置是否稳定。如果反殆复发，可以重新进行交互弹性牵引，并考虑另一种保留方法或更全面的治疗。

单侧反殆累及后牙区的所有牙齿通常伴有下颌移位，治疗的方向是扩大上颌牙弓，使其在治疗结束时与下颌牙弓相匹配，纠正横向不调并消除伴随的下颌移位。如果上颌后牙向腭侧倾斜，可以用上颌活动矫治器来完成。更常见的是，可以使用四眼圈簧螺旋扩弓器（请参阅第13.4.4节，图13.13），特别的，如果需要综合固定矫治器治疗，由于可以预见会有一定程度的复发，建议对上颌进行一些轻微的过度扩弓。

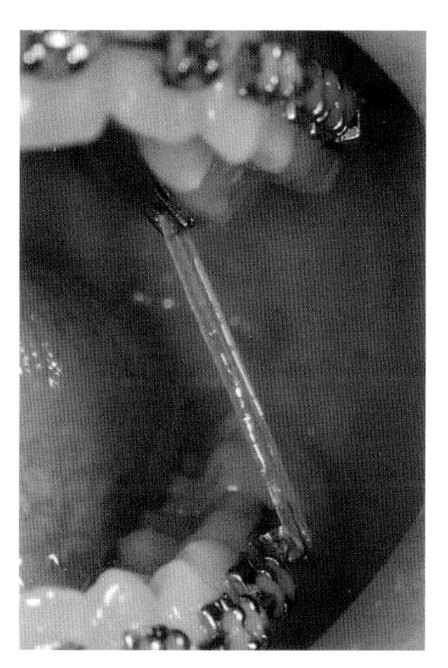

图13.12 利用上颌第一磨牙腭面矫治器与下颌第一磨牙颊面管的交互弹性牵引来矫治左侧单独第一磨牙反殆。

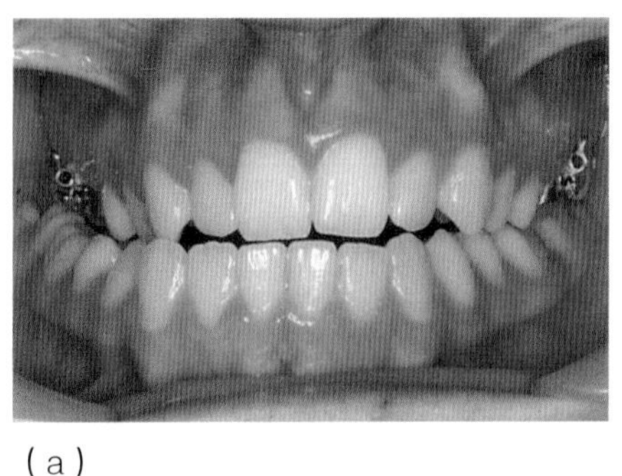
(a)

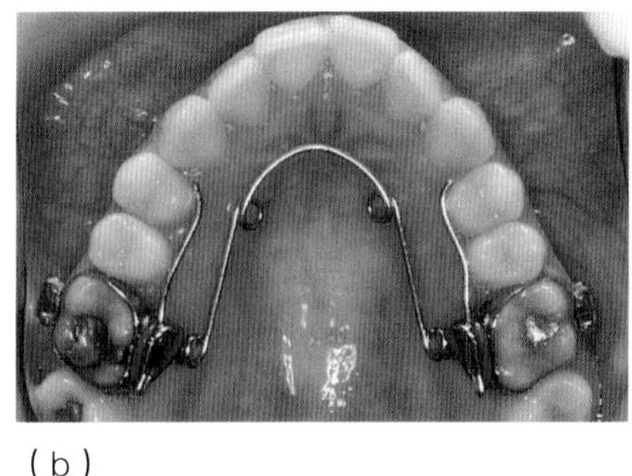
(b)

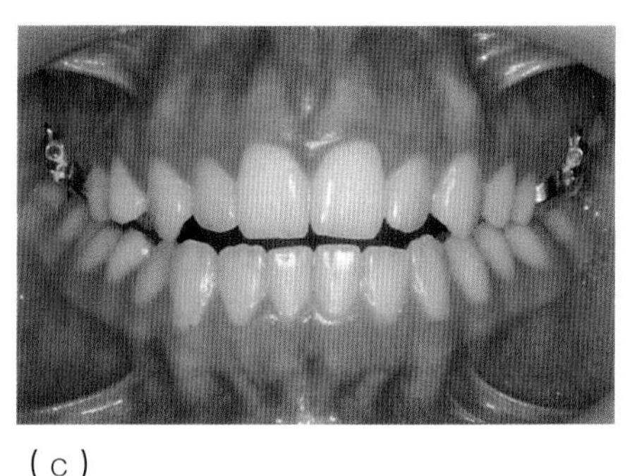
(c)

图13.13 用于矫正单侧反㕡错位的可拆卸四眼圈簧螺旋扩弓器。(a)最初的表现：下颌中线向右移动。(b)用蓝色分牙圈来固定可移动式四眼圈簧螺旋扩弓器。(c)纠正后牙反㕡，注意中线现在重合。

记住，良好的牙尖交错咬合有助于稳定，但是当出现正锁㕡，以及可能会导致口腔牙周支持的损伤或开窗时，避免过度扩张是很重要的。

### 双侧后牙反㕡

除非上颌后牙区牙齿向腭侧倾斜明显，否则双侧后牙反㕡通常更容易被接受。快速上颌骨扩张术(RME)(请参阅第13.4.6节)可以用来扩张上颌基骨，但即使用这种技术，颊舌侧牙齿位置在干预后也会出现一定程度的复发，并具有发生单侧反㕡并伴随下颌移位的风险。手术辅助的RME也可以考虑(图13.20)。

双侧后牙反㕡在腭裂修复术后的患者中很常见。在这些病例中，通过伸展瘢痕组织来扩张上颌通常是有指征的(请参阅第24章)，使用四眼圈簧扩弓器很容易实现(图13.14)。

### 正锁㕡

如果只有一颗牙齿受到影响，这通常是由于拥挤导致的牙齿错位所致。如果不需要拔除错位的牙齿以缓解拥挤，那么可以使用固定矫治器将受影响的牙齿移动到牙弓内。有较多骨性问题的严重病例通常需要使用固定矫治器，将受影响的下颌牙齿颊向移动，同时与上颌牙齿向腭部移动相结合。治疗不是一帆风顺的，只能由经验丰富的正畸医生来处理，尤其是正常咬合通常会避开下牙颊侧的固定矫治器，直到锁㕡消除为止。图13.15展示了上颌可拆卸矫治器矫正单侧反㕡，以提供咬合空间，用交互牵引来矫正正锁㕡。

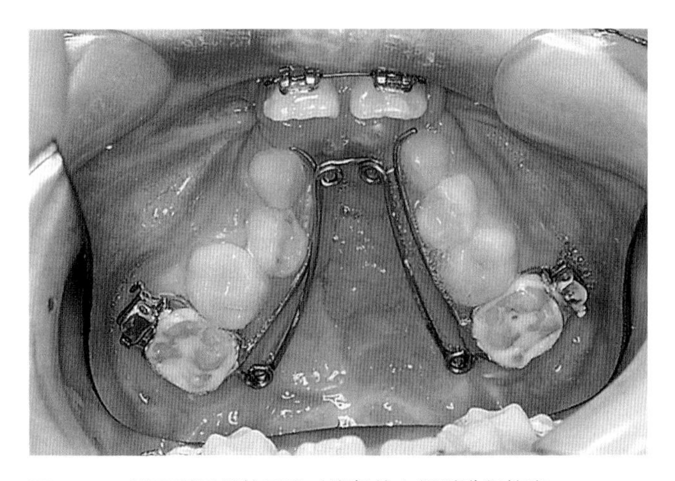

图13.14 用四眼圈簧扩弓器对修复的上颌裂进行扩张。

## 13.4.4 四眼圈簧螺旋扩弓器

四眼圈簧螺旋扩弓器是一种非常有效的、固定的、缓慢扩张的矫治器。四眼圈簧螺旋扩弓器可以根据需要进行调整，使其向前或向后伸展更多，也可以用来解除旋转磨牙的旋转。当主动扩展完成时，可以将其设置为被动状态，以保持扩展效果。

一个四眼螺旋结构由1mm不锈钢丝制成，由4个环组成，增加了导线的总长度，使矫治器更加灵活。它是用带环粘在两边的磨牙上的。有0.9mm不锈钢制成的预制型可供选择，这种预制型可插入焊接在磨牙上的带环上的矩形腭部附件中，操作者可以很容易地将其拆卸以进行调整。四眼圈簧螺旋扩弓器的另一个优点是，因为它插入到矩形槽沟中，所以可以对其进行操作，以便更容易地将额外的转矩施加到第一磨牙上，以限制腭尖的下垂或帮助实现不对称扩张(图13.16)。该装置也可以在实验室中定制。

通常的激活是每边大约半个齿宽。如果装置过度激活，很容易发生过度扩张，因此它的使用应仅限于那些有固定矫治器经验的医生。

图13.15　交互弹性牵引矫正舌侧反殆。（a）初诊。（b，c）与上颌活动矫治器交互弹性牵引以创造咬合空间。（d）矫正正锁殆，注意后牙相互倾斜移动，其伸长导致前牙开殆和左侧后牙开殆。（e）初次放置后4周，安放固定矫治器，纠正开殆。（f）在完成积极治疗后。

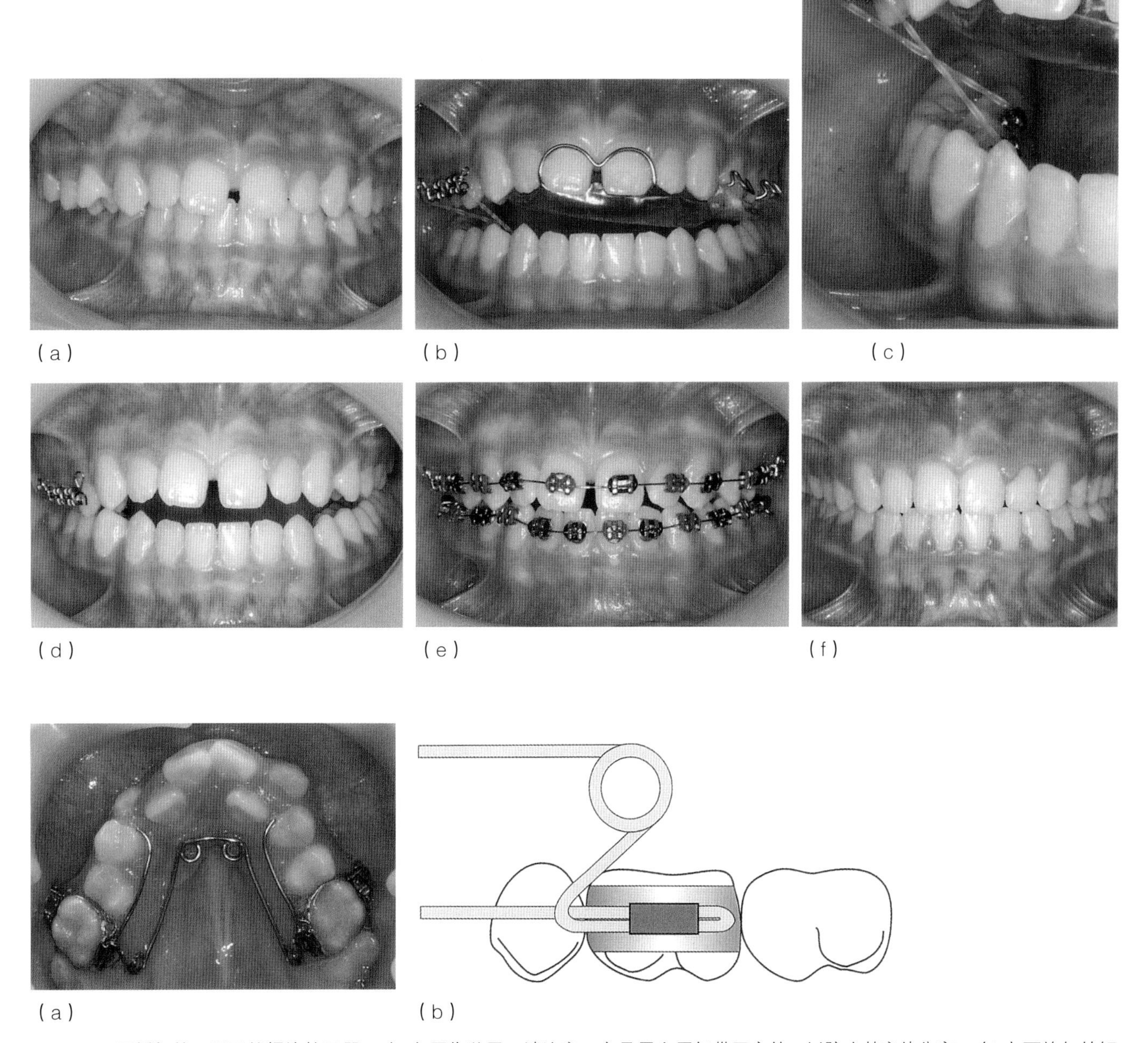

图13.16　可拆卸的四眼圈簧螺旋扩弓器。（a）原位装置。请注意，它是用金属纽带固定的，以防止其意外分离。（b）可施加转矩的第一磨牙腭侧与矩形装置相连接。

三眼螺旋扩弓器只有一个前线圈，因此效率较低。它的使用仅限于腭穹隆狭窄和/或高的病例（例如唇腭裂患者）。

### 13.4.5　扩弓器

扩弓（图13.17）是一根直径为0.9～1.135mm的钢丝，它被放置在与固定矫治器颊侧的颊面管中，可以通过放置在第一磨牙近侧的一个小的镶嵌弯头来保持与托槽的距离。它是通过中切牙之间的金属来结扎固定的。另外圆圈可以弯曲到上颌第一磨牙近侧的金属丝中，以允许金属结扎在第一磨牙托槽上的钩子上固定。这种矫治器是在椅旁制作的，可以作为四眼圈

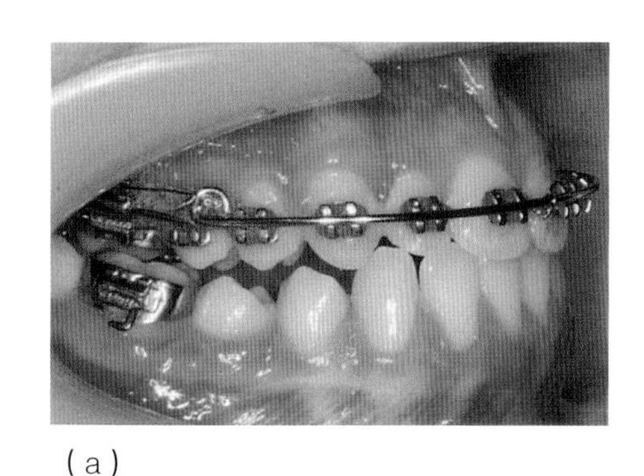

（a）

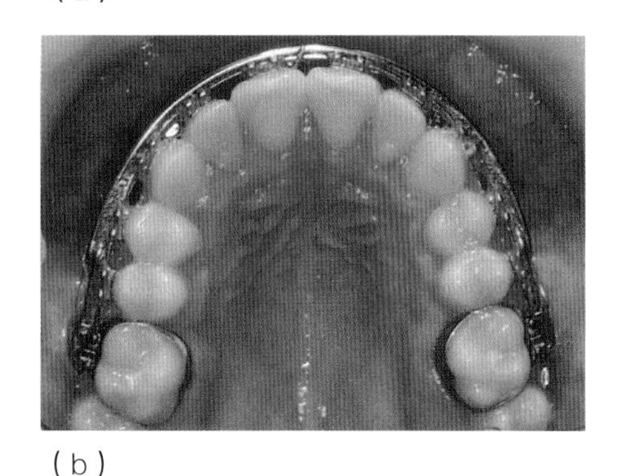

（b）

图13.17 （a，b）扩弓。

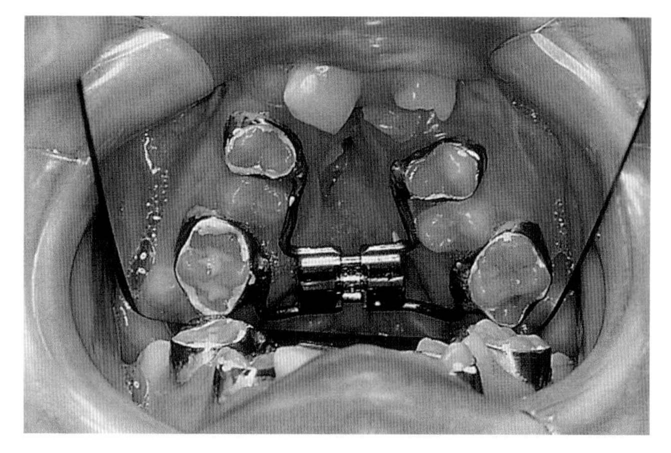

图13.18 上颌快速扩弓器用于扩张已修复的上腭裂。

簧螺旋扩弓器的替代品。然而，这可能会导致牙冠更多的颊向倾斜。

### 13.4.6 上颌快速扩弓器

这个上颌矫治器装有一个Hyrax螺钉（类似于可拆卸矫治器中用于扩张的类型），焊接到带环上，通常焊接到两侧的前磨牙和磨牙上。螺钉每天旋转2次，以0.2～0.5mm/d的速度扩张，通常持续2周的有效治疗期（图13.18，图13.19）。所产生的力是为了打开腭中缝，并通过骨骼扩张而不是牙齿的移动来扩大上牙弓，特别是在靠前的位置。出于这个原因，一些人主张用这种方法限制在腭中缝融合之前十几岁的患者使用，在腭裂患者中，可以通过伸展瘢痕组织来扩大裂开区域。如果考虑此方法，建议检查是否有足够的颊侧骨组织和软组织支持。还应警告患者可能会出现暂时的中线纵裂。

一旦扩展完成，矫治装置就会留在原处，通常会保留几个月。已经有证据证实骨缝扩张不完全性的存在，但从长期来看，已经获得的骨性扩张大约有50%随后丢失，这也是进行一些过度扩弓的原因。此装置只能由有经验的临床医生使用。

手术辅助的RME（图13.20）或手术辅助的快速腭

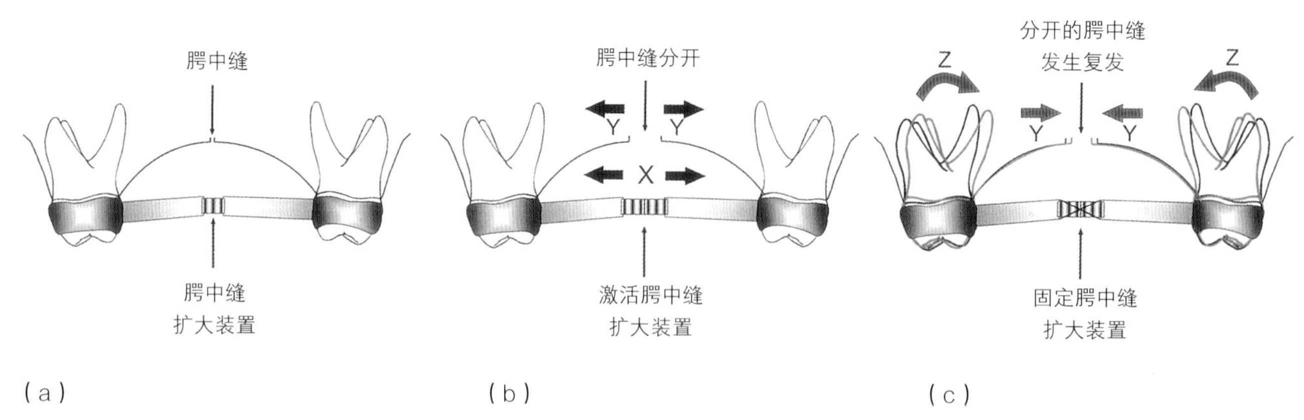


（a） （b） （c）

图13.19 RME示意图。（a）RME装置。（b）扩弓器（X）的扩张导致后牙和腭部的侧向移动，使腭中缝（Y）分离。（c）在愈合期间，由于伸展的牙龈和腭部黏膜施加了一定的力，出现了一些骨性扩张的丧失（Y），这也导致后牙（Z）随着磨牙间宽度的增加而倾斜（Z）——这些变化如红色所示。

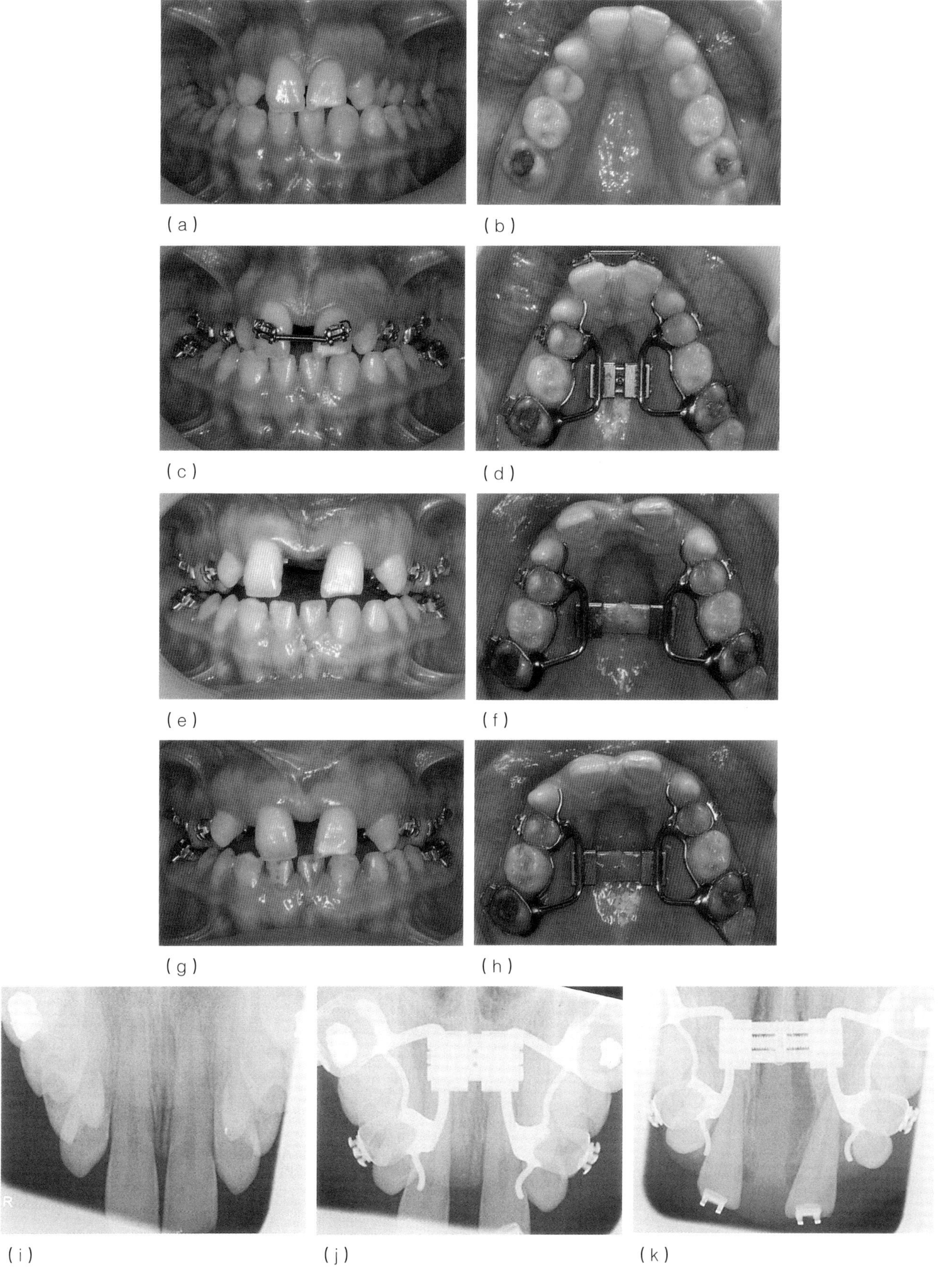


图13.20　手术辅助的RME。(a，b)初诊。(c，d)固定RME装置和节段式扩弓矫治器产生了中线的纵裂，使外科手术能切断腭中缝。(e，f)进行固定扩展。(g，h)愈合3个月后，注意中线纵裂的自发缩小。(i)初诊咬合X线片。(j)扩展前的咬合X线片。(k)扩展后的咬合X线片。注意腭侧的骨质间隙。

部扩张术（SARPE）越来越被接受，因为人们认为这种技术可以提供更多的骨骼扩张；然而，关于减少牙周支持损失（与传统扩张术相比）和增大鼻部宽度的说法是未经证实的。这种方法包括在扩张前手术切开腭中缝和颊侧骨皮质切开术（请参阅第22章）。

要点

- 每当出现反𬌗时，检查相关的下颌移位是至关重要的，这对可用的治疗方案和所采取的任何治疗预后产生根本性的影响
- 扩弓矫正后牙反𬌗通常会导致覆𬌗的减少
- 当治疗前牙反𬌗时，在治疗结束时必须有足够的覆𬌗，以保持矫正效果

有关Cochrane综述

Agostino, P., Ugolini, A., Signori, A., Silvestrini-Biavati, A., Harrison, J. E., and Riley, P. (2014). Orthodontic treatment for posterior crossbites. *Cochrane Database of Systematic Reviews*, Issue 8. Art. No.: CD000979. DOI: 10.1002/14651858.CD000979.pub2 https://www.cochranelibrary.com/cdsr/doi/10.1002/14651858.CD000979.pub2/full

作者认为，对于8~10岁早期缺失牙列的儿童，四眼圈簧螺旋扩弓器在矫治后牙反𬌗和扩大磨牙间宽度方面可能比活动扩弓器更为成功。

## 参考文献和拓展阅读


Birnie, D. J. and McNamara, T. G. (1980). The quadhelix appliance. *British Journal of Orthodontics*, **7**, 115–20. [DOI: 10.1179/bjo.7.3.115] [PubMed: 7002208].

本文介绍了四眼圈簧螺旋扩弓器的制作、治疗和改进方法。

Bucci, R., D'Antò, V., Rongo, R., Valletta, R., Martina, R., and Michelotti, A. (2016). Dental and skeletal effects of palatal expansion techniques: a systematic review of the current evidence from systematic reviews and meta-analyses. *Journal of Oral Rehabilitation*, **43**, 543–64. [DOI: **10.1111/joor.12393**] [PubMed: 27004835]

这是一个系统回顾，回顾了以前关于这个主题的所有系统。他们得出结论，腭部扩张在短期内对矫正后牙反𬌗是有效的。有更多的证据支持使用RME，而不是缓慢扩张上颌。骨性扩张量小于牙槽骨扩张量。关于长期的影响还需要更多的证据。

Hermanson, H., Kurol, J., and Ronnerman, A. (1985). Treatment of unilateral posterior crossbites with quadhelix and removable plates. A retrospective study. *European Journal of Orthodontics*, **7**, 97–102. [DOI: 10.1093/ejo/7.2.97] [PubMed: 3926519].

本研究发现两种矫治器的临床效果相似。然而，活动矫治器的复诊次数和治疗时间较多。作者计算出，与四眼圈簧螺旋扩弓器相比，活动矫治器的平均治疗费用高出40%。

Herold, J. S. (1989). Maxillary expansion: a retrospective study of three methods of expansion and their long-term sequelae. *British Journal of Orthodontics*, **16**, 195–200. [DOI: 10.1179/bjo.16.3.195] [PubMed: 2669948].

Kilic, N., Kiki, A., and Oktay, H. (2008). Condylar asymmetry in unilateral posterior crossbite patients. *American Journal of Orthodontics and Dentofacial Orthopedics*, **133**, 382–7. [DOI: 10.1016/j.ajodo.2006.04.041] [PubMed: 18331937].

Lagravère, M. O., Carey, J., Heo, G., Toogood, R. W., and Major, P. W. (2010). Transverse, vertical and anteroposteior changes from bone-anchored maxillary expansion vs traditional rapid maxillary expansion; a randomised clinical trial. *American Journal of Orthodontic and Dentofacial Orthopedics*, **137**, 304.e1–12. [DOI: 10.1016/j.ajodo.2009.09.016] [PubMed: 20197161]

Lee, R. (1999). Arch width and form: a review. *American Journal of Orthodontics and Dentofacial Orthopedics*, **115**, 305–13. [DOI: 10.1016/S0889-5406(99)70334-3] [PubMed: 10066980].

Linder-Aronson, S. and Lindgren, J. (1979). The skeletal and dental effects of rapid maxillary expansion. *British Journal of Orthodontics*, **6**, 25–9. [DOI: 10.1179/bjo.6.1.25] [PubMed: 396941].

Marshall, S. D., English JD Jr, Huang GJ, Messersmith ML, Nah HD, Riolo ML, et al. (2008). Ask us – long term stability of maxillary expansion. *American Journal of Orthodontics and Dentofacial Orthopedics*, **133**, 780–1. [DOI: 10.1016/j.ajodo.2008.02.001] [PubMed: 18538225]

McNally, M. R., Spary, D. J., and Rock, W. P. (2005). A randomized controlled trial comparing the quadhelix and the expansion arch for the correction of crossbite. *Journal of Orthodontics*, **32**, 29–35. [DOI: 10.1179/146531205225020769] [PubMed: 15784941]

这项研究发现，这两种矫治器都有同样的效果，但扩弓器可以在椅旁制作，不需要额外的附件，而且制造成本很低。然而，70%的患者不喜欢扩弓器的外观。


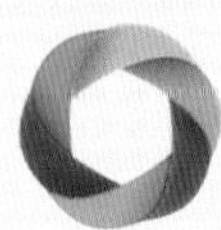

本章的参考资料也可以在www.oup.com/uk/orthodontics5e找到。在可能的情况下，该链接将为您提供该作品的英文电子版本，以帮助您进行进一步的学习。如果您为该网站的订阅用户（个人或机构注册皆可），根据您的登录权限，可细读网站所提供的摘要或完整文章。

# 第14章

# 尖牙
## Canines

*L. Mitchell*

## 章节内容

**本章学习目标**

- 了解上颌恒尖牙的正常生长发育以及早期发现错位的重要性
- 了解用不同方法预估未萌出的上颌恒尖牙的位置
- 了解颊向和腭向错位的上颌尖牙的治疗方法

## 14.1 事实和数据

上颌尖牙和下颌尖牙于出生后4～5个月时开始生长发育。上颌尖牙的平均萌出年龄为11～12岁，下颌尖牙的平均萌出年龄为10～11岁。

1990年，Gorlin等研究高加索人，其先天缺失上颌尖牙的患病率为0.3%；先天缺失下颌尖牙的患病率为0.1%；上颌尖牙阻生率为1%～2%，其中双侧阻生占8%；下颌尖牙阻生率为0.35%；在10～13岁儿童中，因尖牙阻生使上颌切牙吸收的概率为0.7%。最近的一个Meta分析发现尖牙错位的患病率为0.33%。

## 14.2 正常生长发育

上颌尖牙在出生后4～5个月开始发育，位于上颌较高的位置。牙冠在6～7岁钙化完成。恒尖牙向前下生长至乳尖牙根尖近中颊侧，再沿侧切牙牙根远中向殆方萌出。未萌出的恒尖牙对侧切牙牙根的压力会导致切牙牙冠远中倾斜，恒尖牙萌出之后，远中倾斜就会自动缓解。在正常的生长发育过程中，11岁时上颌尖牙应该在唇侧明显萌出。

## 14.3 上颌尖牙错位的病因学

尖牙的错位通常分为颊向错位或者腭向错位。很少见到尖牙位于上颌牙弓内水平阻生（图14.1）或在鼻子附近呈高位阻生（图14.2）。

尖牙错位的病因较为复杂，仍需要进一步了解（要点框14.1）。以下是可能的病因：

- 牙槽窝的错位。这是更明显的错位，如图14.1、图14.2所示潜在的可能病因
- 萌出距离较长
- 上颌切牙牙根短或者缺失。Becker等在1981年研究中显示，侧切牙牙根短或者缺失的患者尖牙错位的发病率增加了2.4倍（图14.1）。这是因为在萌出过程中缺乏引导。因为侧切牙缺失或呈锥形会导致上颌尖牙的腭向错位，因此要特别注意
- 拥挤。Jacoby在1983年的研究中发现，85%的尖牙颊向错位与拥挤有关，而83%的腭向错位都有足够的萌出间隙。上牙弓拥挤，因为尖牙是除了磨牙外

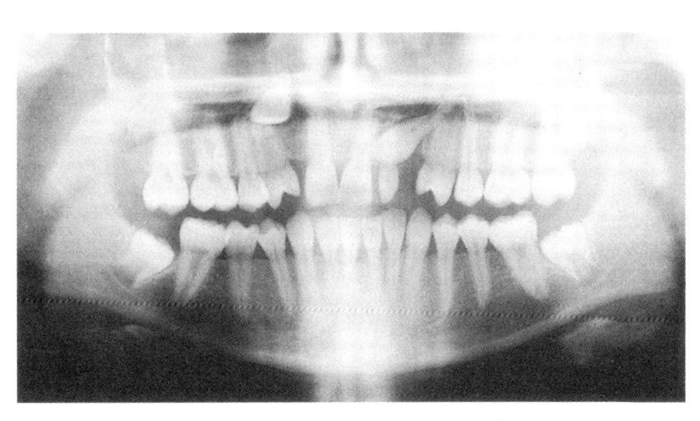

图14.1 上颌尖牙异位：上颌右侧尖牙明显错位。注意：上颌右侧侧切牙缺失，上颌左侧侧切牙呈锥形。

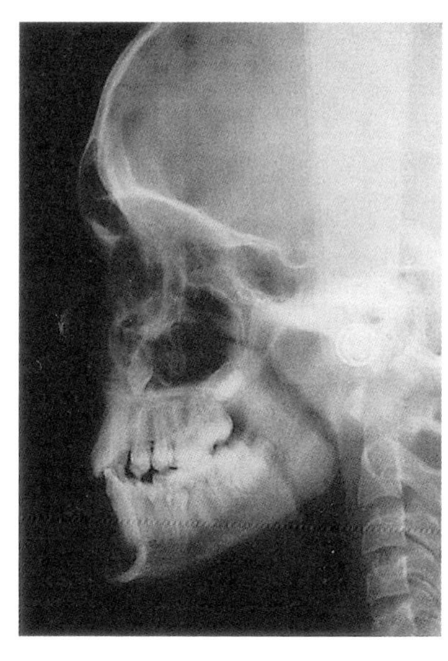

图14.2 上颌尖牙严重错位。

要点框14.1　尖牙错位的病因

- 腭向错位
  - 多基因
  - 多因素
- 颊向错位
- 拥挤

最后一个萌出的牙齿，所以尖牙的萌出间隙不足。在正常的生长发育过程中，尖牙位于牙弓的颊侧，在拥挤的情况下会颊向错位

- 乳尖牙的滞留。这通常导致恒牙颊向轻度错位。但是，如果恒尖牙错位，乳尖牙则不会正常吸收。在这种情况下，乳牙滞留是错位的指征，而不是错位的原因
- 遗传因素。已经提出上颌尖牙腭向错位可能符合多基因遗传的遗传特征。证据如下：
  （a）在不同人群中患病率各不相同，欧洲人患病率高于其他国家
  （b）女性比男性更普遍
  （c）家族聚集发生
  （d）双侧发生率比预期的更高
  （e）与其他牙齿异常有关（图14.1，图14.3和要点框14.2）

## 14.4　尖牙错位的阻断

因为尖牙异位治疗很困难，并且早期发现萌出异常会给我们提供阻断的机会，因此检查10岁及以上尖牙未萌出的儿童是非常必要的。在拔除其他恒牙之前，先确定尖牙的位置也很重要。

要点框14.2　与尖牙腭向错位相关的牙齿异常

- 牙齿发育不全
- 牙齿大小异常（包括锥形侧切牙）
- 错位
- 上颌第一前磨牙的阻生
- 其他牙齿的异位
- 乳牙滞留
- 牙齿迟萌

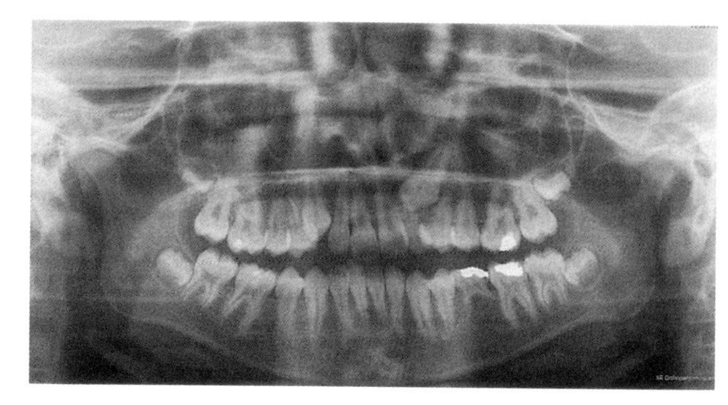

图14.3　上颌左侧尖牙错位和下颌左侧第二前磨牙缺失患者的OPT。

尖牙如果在正常位置（上侧切牙牙根稍远中的颊侧），则表明可以很好地萌出。如果在临床触诊时发现有明显的凹陷或不对称或两者兼有时，则需要进行进一步检查。有时，全口曲面断层片检查可能显示尖牙的位置和发育不对称。

大量研究显示且被广泛赞同的理论是，未萌出的牙齿没有明显错位时，拔除乳牙有助于改善腭向错位的尖牙的位置（图14.4）。但是，最近Cochrane得出的结论是之前的设计和报道存在缺点，目前没有有力的证据支持这一研究。必须知道这并不是说拔除乳尖牙没有好处，而是目前尚无对照试验的数据可作为依据。临床经验表明，在10～13岁的发育年龄之间的患者以及有足够间隙的患者进行阻断更容易成功。因此，如果用这种方法，应在拥挤的牙列中考虑间隙的保持和创造。

如果在混合牙列中发现腭向错位的尖牙，则正畸医生应与患者及其父母/监护人讨论：

- 理论基础（包括临床经验）
- 潜在好处（即恒尖牙的成功萌出或改善位置）
- 副作用（如果恒尖牙的位置没有得到改善，就要拔除或者暴露恒尖牙，再进行正畸排齐）

## 14.5　预测上颌尖牙的位置

最初从临床上预测未萌出尖牙的位置，如果怀疑有错位，则应进行X线检查。

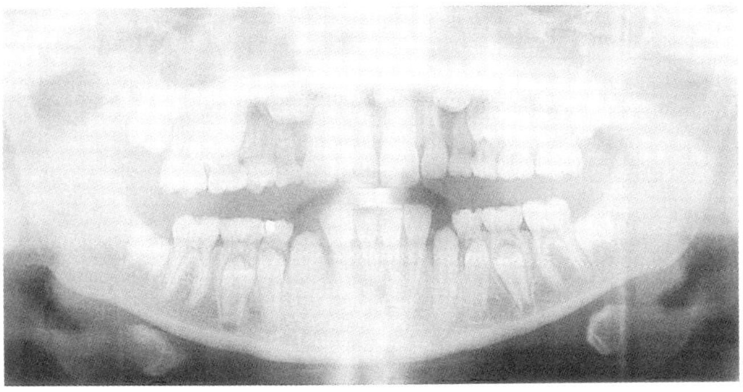

(a)

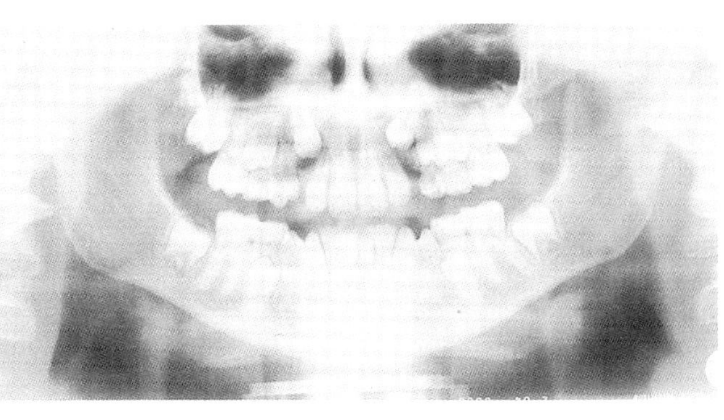

(b)

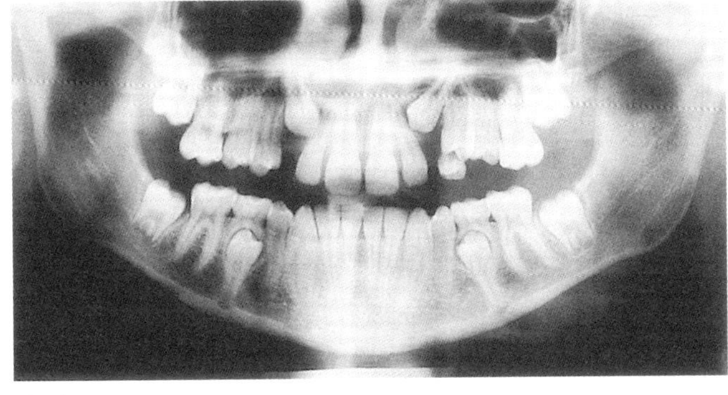

(c)

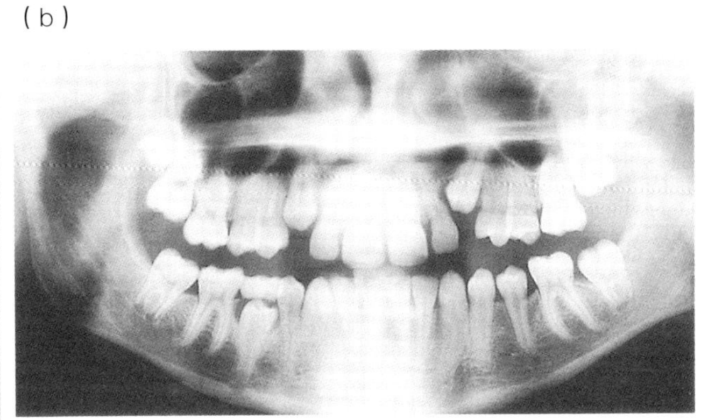

(d)

图14.4 (a~d)拔除上颌乳牙后其上颌恒牙错位患者的OPT。

**要点框14.3 错位尖牙的X线评估**

- 尖牙的牙冠和根尖与相邻牙齿和牙弓的位置关系
- 邻近牙齿和乳牙的预后
- 吸收，特别是相邻的中切牙和侧切牙的吸收

### 14.5.1 临床

通过触诊颊侧和腭侧，或通过侧切牙的倾斜来预测上颌未萌出尖牙可能的位置（图14.5）。

### 14.5.2 影像

通常用于预测尖牙的错位（要点框14.3）包括：

- 全口曲面断层片（OPT、OPG或DPT）。全口曲面断层片可以全面地评估牙列的生长发育和尖牙的位置。但是片子显示的尖牙位置与实际相比，与中线距离更远，与𬌗平面的角度更小（有利于排齐）（图14.6a）。全口曲面断层片用来辅助口内检查

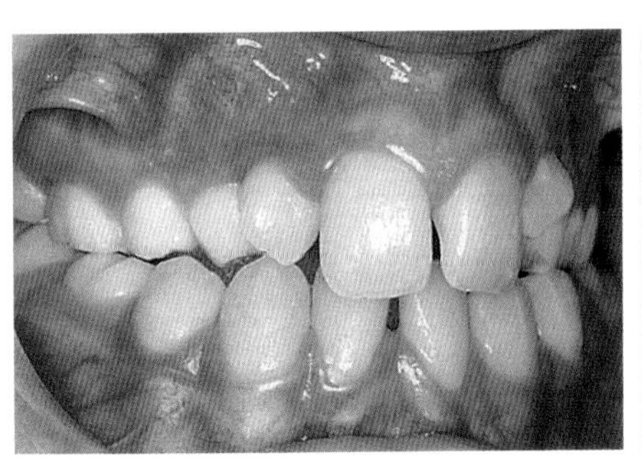

(a)

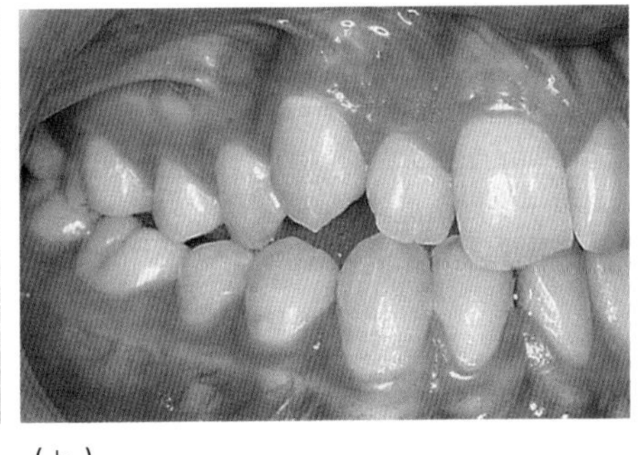

(b)

图14.5 (a)患者9岁时，由于未萌出尖牙的位置导致上颌侧切牙的远中倾斜。(b)患者13岁时，恒尖牙萌出后侧切牙倾斜角度有所改善。

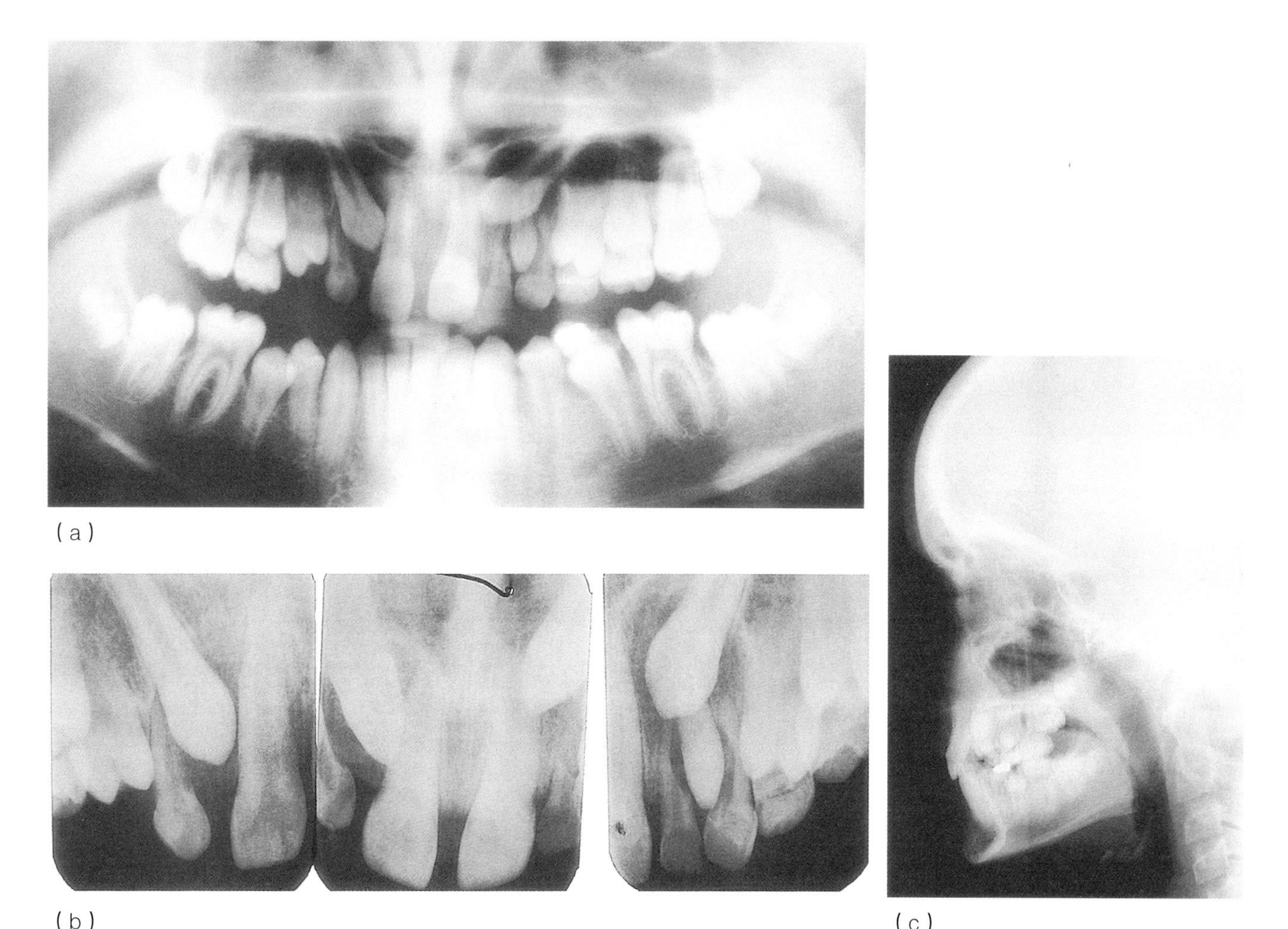

图14.6　上颌尖牙错位患者的X线片（注意，上颌右侧侧切牙缺失，上颌左侧侧切牙呈锥形）。（a）OPT。（b）根尖片（注意，上颌尖牙在腭侧的位置，因此它的偏移方向与X线管变化的方向相同）。（c）头颅侧位片。

- 根尖片。根尖片可用于评估保留的乳尖牙的预后和检查吸收（图14.6b）
- 上颌前部咬合片。为了将垂直视差与OPT片结合使用，镜筒的角度应增加到70°～75°（而不是通常的60°～65°）
- 头颅侧位片。为了精确定位，该片应与前后视图（例如OPT）结合使用（图14.6c）
- 锥形束计算机断层扫描（CBCT）。尽管这种方法射线剂量增加，但三维（3D）成像可提供更加确切的牙齿位置，特别是与其他牙齿的关系和是否存在任何与牙根吸收有关的有用信息。但是，当进行这种类型的科学研究时，临床医生需要遵循CBCT指南合理增加剂量（请参阅第5章，图5.17）

视差原理可以用来确定未萌出牙齿相对于其邻近牙齿的位置。要使用视差，需要两张X线片，其间需要改变X线管的位置。距离X线管最远的物体看起来与射线管移动的方向相同。因此，如果尖牙比切牙更靠近腭侧，它将随X线管同向移动（图14.6b）。相反，如果它位于颊侧，它将与X线管移动方向相反。可用于视差的X线片组合如包括两张根尖周X线片（水平视差）以及OPT和上前牙咬合片（垂直视差）。

## 14.6　颊向错位的治疗

注意：上颌尖牙的宽度大于第一前磨牙，而第一前磨牙的宽度又大于乳尖牙。

颊向错位通常与拥挤有关，因此在尖牙萌出之前

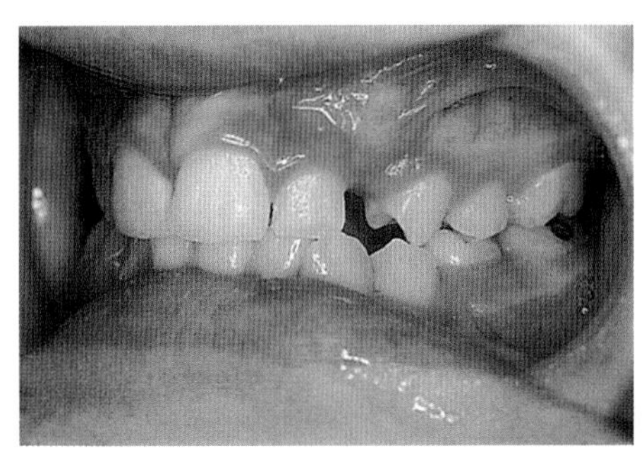
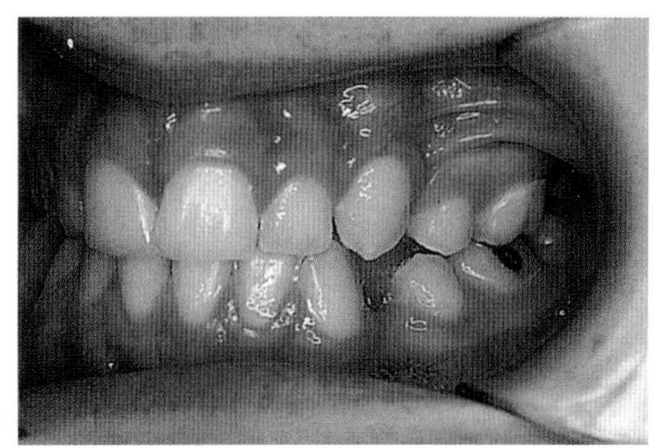

图14.7 上颌尖牙颊向轻度错位，在解除拥挤后自然萌出的位置良好。

一般会改善自然萌出位置（图14.7）。因为颊侧黏膜和骨较薄，所以颊向错位的牙比腭向错位的更可能萌出。颊向错位尖牙的治疗是减轻拥挤，常用固定矫治来排齐牙列。

上颌侧切牙和第一前磨牙接触，且没有额外间隙容纳更宽的尖牙，这种严重拥挤的情况下，可能需要拔除尖牙。在某些患者中，尖牙错位非常严重，不能取得良好的效果，需拔除尖牙并使用固定矫治来关闭剩余间隙。

极少数情况下，颊向错位的尖牙未萌出或者迟萌，使错殆畸形其他方面的治疗受到影响。在这些情况下，可能需要暴露牙齿。如果牙冠位于膜龈联合下方，则需要手术开窗暴露牙冠。但是，如果牙冠位于膜龈联合上方，则需要使用其他方法。为了确保附着龈有足够的宽度，可以使用根向复位瓣或转移皮瓣。在后一种情况下，为了牵引尖牙需在手术中粘接附件，可以用金链或不锈钢链连接。

## 14.7 腭向错位的治疗

治疗方法如下（要点框14.4）。

要点框14.4 影响治疗方法的因素

- 患者对外观的要求及想通过正畸治疗达到的目的
- 咬合不良
- 尖牙的位置：是否在正畸排齐的范围内
- 存在间隙/拥挤情况
- 乳牙滞留的情况
- 相邻牙齿的情况

### 14.7.1 手术拔除尖牙

考虑拔除尖牙的情况如下：

- 滞留的乳牙外观良好，并且患者对美观满意和/或不愿进行更复杂的治疗（图14.8）。临床医生必须确保患者了解乳尖牙最终可能会脱落，且脱落后需要修复治疗。但是，如果咬合不良，例如，深覆殆可能会影响以后修复桥体的可行性，有必要考虑其他选择
- 上颌重度拥挤，上颌第一前磨牙和上颌侧切牙相邻。如果第一前磨牙没有近中腭向旋转，则美学效果是可以接受的（图14.9）
- 尖牙严重错位。根据拥挤度和患者意愿，可以使用固定矫治器前移上颌颊侧段来关闭剩余间隔或者考虑使用修复体

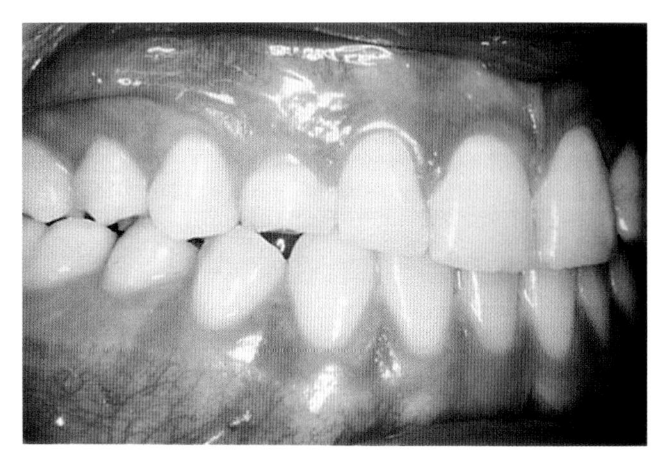

图14.8 患者认为滞留的乳尖牙外观良好，选择将未萌出的上颌尖牙拔除。

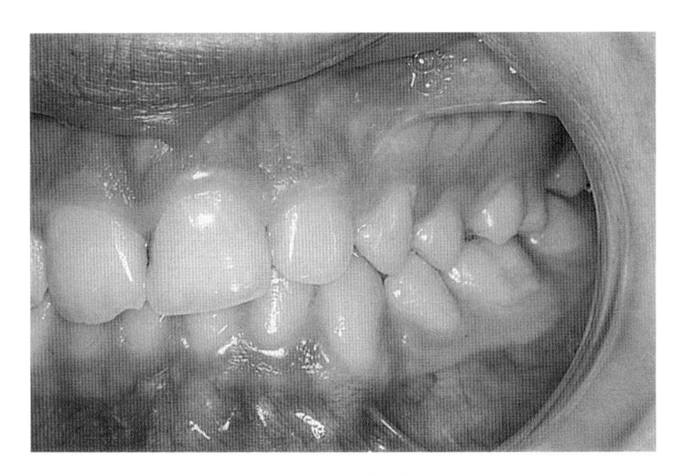

图14.9 拔除左侧上颌恒尖牙后的美学效果。

如果没有计划关闭间隙，未萌出尖牙最好每年进行两次X线检查，直到确认第三磨牙是否萌出。但是，如果有任何病理变化（例如相邻牙齿的吸收或囊肿形成），应尽快拔除。

### 14.7.2 手术开窗和正畸排齐

适应条件如下：

- 患者有意愿
- 良好的牙列维护
- 有利的尖牙位置
- 可用间隙（或可创造间隙）

正畸排齐取决于未萌出尖牙的3D位置：

- 高度：尖牙相对于咬合平面越高，预后越差，手术暴露受到更多限制。如果冠在切牙根尖或者根尖1/3上方，则正畸排齐将非常困难
- 前后向位置：尖牙牙冠距中线越近，治疗越难。 大多数正畸医生认为，位置超过上颌中切牙一半的尖牙不在正畸治疗范围内
- 根尖位置：尖牙的根尖离正常位置越远，预后越差。如果尖牙位于第二前磨牙的远中，则应考虑其他方法
- 倾斜度：与咬合平面的角度越小，对牵引力的需求越大

如果因素有利，则治疗顺序如下：

（1）开拓间隙（牙齿萌出并成功牵引之前，一些医生不倾向于拔牙）。

（2）暴露尖牙。

（3）牙齿萌出2～3个月。

（4）开始牵引。

对于埋伏较深的尖牙，牙龈可能会再次覆盖牙齿。可以在手术开窗时在牙齿上粘接附件（例如金属丝结扎或金链）并牵引，也可以过两天后再切除牙龈。

牵引可以使用活动矫治器（图14.10）或固定矫治器（图14.11）。为了排齐牙列，需要用固定矫治器，因为需要与下牙弓达到功能关系，需要将尖牙的根尖向颊侧移动。成年患者成功率减少，牵引时间增加。

### 14.7.3 移植

在过去，移植的长期效果令人失望。最近，在尖牙牙根发育阶段和谨慎的外科技术后强调了时间的重要性。当尖牙牙根长发育2/3～3/4时，进行移植。然而，大多数尖牙异位在确诊时，牙根的发育已经过了这个时间段。

如果要进行移植，则必须能够完整移动尖牙，并且在牙弓和咬合中有足够的空间。在某些情况下，这意味着在移植之前需要进行正畸治疗。

尖牙移植失败的主要原因是替代性吸收和炎症吸收。外科手术过程中根部表面受损，牙齿固定夹板促进了替代性吸收或牙固连，愈合为骨愈合而不是纤维愈合。最近的一项研究表明，谨慎的外科技术的核心是保护牙根表面，移植的尖牙应脱离咬合，夹板固定

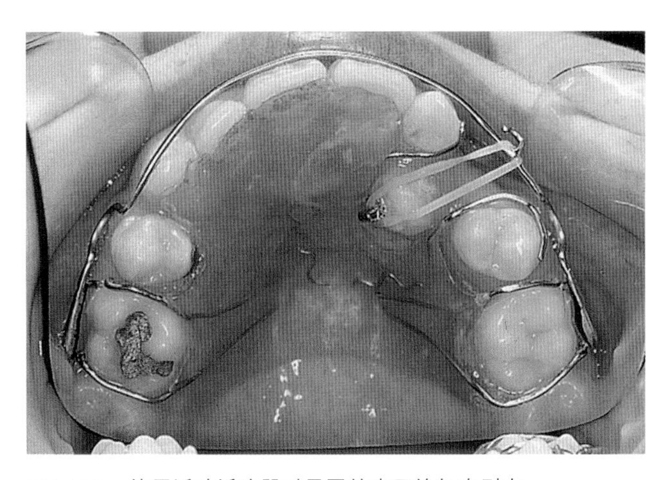

图14.10 使用活动矫治器对暴露的尖牙施加牵引力。

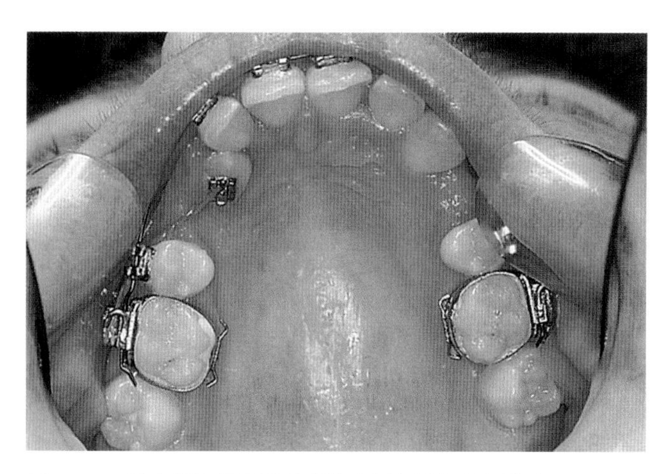

图14.11 固定矫治器牵引暴露的尖牙向牙弓方向移动。

6周。

牙髓组织死亡后会发生炎症吸收，因此必须仔细监测移植牙齿的活力。

一般来说，这种方法不常用。

## 14.8 吸收

未萌出和埋伏的尖牙可能使相邻的侧切牙牙根吸收，有时可能会引起中切牙的吸收。随着CBCT的大量使用，牙根吸收的患病率比以前认为的要高。最近的一项研究表明，2/3上颌侧切牙的吸收与尖牙异位有关。女性比男性更常见。

因为吸收发展很快，即刻阻断是必要的。如果在X线片的检查中发现吸收，应尽快寻求专家意见。为了停止继续吸收，可能需要拔除尖牙。但是，如果吸收严重，则拔除切牙是更明智的做法。并在适当的情况下进行开窗和牵引尖牙入牙列（图14.12）。

## 14.9 移位

移位是两颗牙齿位置互换。这种情况比较少见，但尖牙总受影响。男性和女性发病率基本相同，多见于上颌骨。在上牙弓中，尖牙和第一前磨牙最常见。但是，也可能是尖牙和侧切牙的移位（图14.13）。在下颌中，似乎仅有尖牙和侧切牙受到影响（图14.14）。这种病的病因尚不清楚。

治疗方法取决于患牙的根尖是完全移位还是部分移位、错殆，以及是否拥挤。可能的治疗方法包括：接受（如果完全移位），如果牙弓拥挤则拔除错位最严重的牙齿，或者正畸排齐错位牙。最后一个选项中，根尖的位置是决定纠正牙齿位置还是在互换的位置上排齐的主要因素。

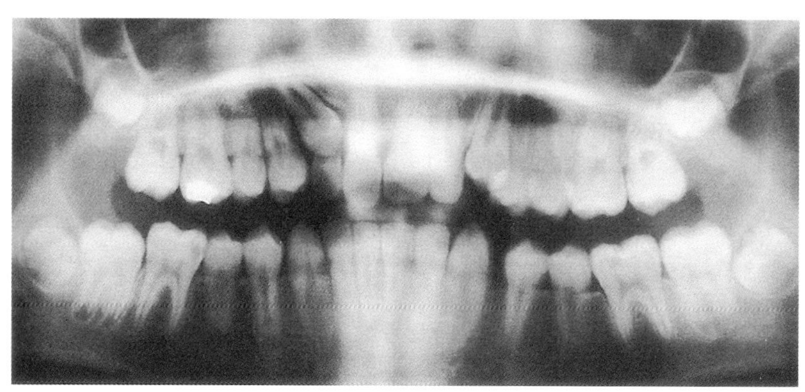

（a）

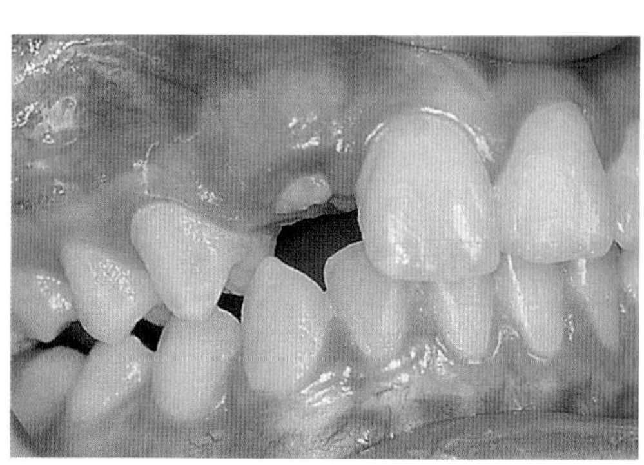

（b）

图14.12 （a）未萌出的上颌尖牙导致上颌右侧侧切牙吸收。（b）拔除侧切牙后，尖牙在中切牙旁边萌出。

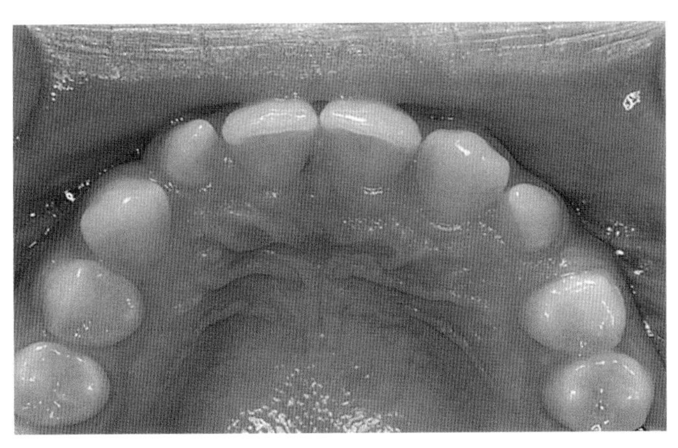

图14.13　上颌左侧尖牙和侧切牙的移位。

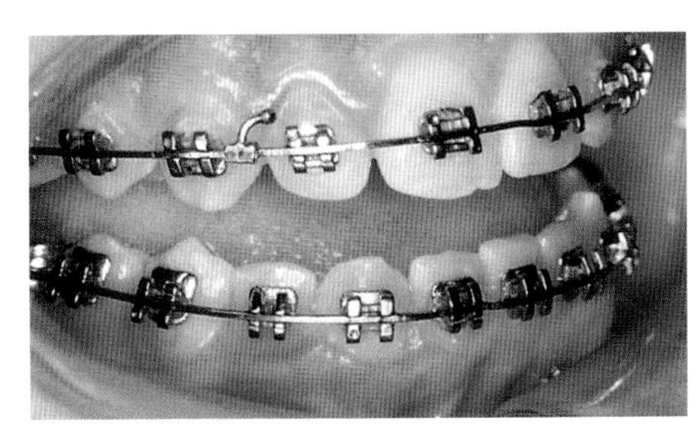

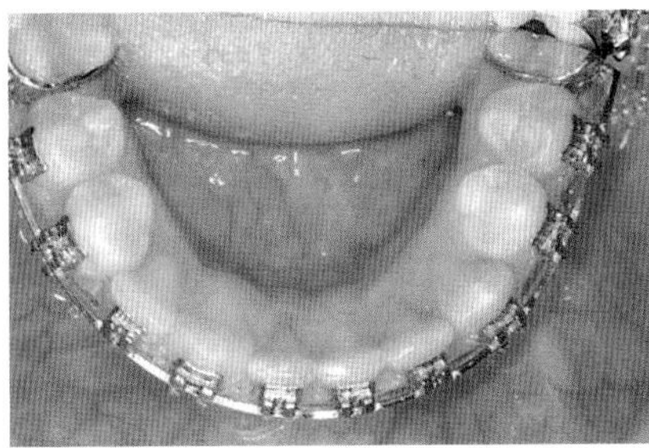

图14.14　下颌左侧尖牙和侧切牙移位的患者。

要点

- 10岁前开始预测上颌尖牙的位置，如果怀疑有错位，则应进一步检查
- 腭向错位与许多常见的牙齿异常有关，因此检查这些有牙齿异常患者的尖牙位置尤其重要

有关Cochrane综述

Parkin, N., Benson, P. E., Thind, B., Shah, A., Khalil, I., and Ghafoor, S. (2017). Open versus closed surgical exposure of canine teeth that are displaced in the roof of the mouth. *Cochrane Database of Systematic Reviews*, Issue 8, Art. No.: CD006966. DOI: 10.1002/14651858.CD006966.pub3 https://www.cochranelibrary.com/cdsr/doi/10.1002/14651858.CD006966.pub3/full

这篇综述结论是：就牙齿健康、美观、经济和患者因素而言，目前尚无证据支持这种手术技术。

## 参考文献和拓展阅读


Armstrong, C., Johnstone, C., Burden, D., and Stevenson, M. (2003). Localising ectopic maxillary canines – horizontal or vertical parallax. *European Journal of Orthodontics*, **25**, 585–9. [DOI: 10.1093/ejo/25.6.585] [PubMed: 14700264].

Brough, E., Donaldson, A. N., and Naini, F. B. (2010). Canine substitution for missing maxillary lateral incisors: the influence of canine morphology, size, and shade on perceptions of smile attractiveness. *American Journal of Orthodontics and Dentofacial Orthopedics*, **138**, 705–7. [DOI: 10.1016/j.ajodo.2010.08.004] [PubMed: 21130320].

杂志编辑和作者之间的有趣问答。

Fleming, P. S., Sharma, P. K., and DiBiase, A. T. (2010). How to . . . mechanically erupt a palatal canine. *Journal of Orthodontics*, **37**, 262–71. [DOI: 10.1179/14653121043200] [PubMed: 21186306]

一篇好的论文，叙述腭侧尖牙暴露后的步骤。

Gorlin, R. J., Cohen, M. M., and Levin, L. S. (1990). *Syndromes of the Head and Neck* (3rd edn). Oxford: Oxford University Press.

这本书参考了大量书籍和信息，包含尖牙异常生长及相关数据。

Hussain, J., Burden, D., and McSherry, P. (2016). *Management of the Palatally Ectopic Maxillary Canine*. London: Faculty of Dental Surgery of the Royal College of Surgeons of England (https://www.rcseng.ac.uk/dental-faculties/fds/publications-guidelines/clinical-guidelines/).

这份最新的综述，评估了治疗腭向错位尖牙的相关证据。

Jacobs, S. G. (1999). Localisation of the unerupted maxillary canine: how to and when to. *American Journal of Orthodontics and Dentofacial Orthopedics*, **115**, 314–22. [DOI: 10.1016/S0889-5406(99)70335-5] [PubMed: 10066981].

不同的X线方法来定位未萌出上颌尖牙的讨论。

Kokich, G. and Mathews, D. P. (2014). *Orthodontic and Surgical Management of Impacted Teeth*. Chicago, IL: Quintessence.

包含了全部可能性。

McSherry, P. F. (1998). The ectopic maxillary canine: a review. *British Journal of Orthodontics*, **25**, 209–16. [DOI: 10.1093/ortho/25.3.209] [PubMed: 9800020]

McSherry, P. F. and Richardson, A. (1999). Ectopic eruption of the maxillary canine quantified in three dimensions on cephalometric radiographs between the ages of 5 and 15 years. *European Journal of Orthodontics*, **21**, 41–8. [DOI: 10.1093/ejo/21.1.41] [PubMed: 10191576]

这项有趣的研究发现，尖牙腭向错位萌出类型在5岁时就有明显特点。

Naoumova, J., Kurol, R., and Kjellberg, H. (2015). Extraction of the deciduous canine as an interceptive treatment in children with palatally displaced canines – part I: shall we extract the canine or not? *European Journal of Orthodontics*, **37**, 209–18. [DOI: 10.1093/ejo/cju040] [PubMed: 25246604]

Naoumova, J., Kurol, R., and Kjellberg, H. (2015). Extraction of the deciduous canine as an interceptive treatment in children with palatally displaced canines – part II possible predictors of success and cut-off points for a spontaneous eruption. *European Journal of Orthodontics*, **37**, 219–29. [DOI: 10.1093/ejo/cju102] [PubMed: 25700993]

随机对照试验的结果支持拔除乳尖牙有助于改善恒尖牙的位置。

Parkin, N. and Benson, P. (2011). Current ideas on the management of palatally displaced canines. *Faculty Dental Journal*, **2**, 24–9. [DOI: 10.1308/204268510X12888692969905]

两位Cochrane综述作者的精彩文章与背景结合在一起。


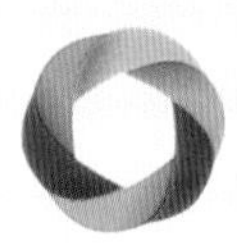

本章的参考资料也可以在www.oup.com/uk/orthodontics5e找到。在可能的情况下，该链接将为您提供该作品的英文电子版本，以帮助您进行进一步的学习。如果您为该网站的订阅用户（个人或机构注册皆可），根据您的登录权限，可细读网站所提供的摘要或完整文章。

# 第15章

# 支抗设计

## Anchorage planning

*Benjamin R. K. Lewis*

## 章节内容

**本章学习目标**

- 理解支抗相关的定义
- 在正畸治疗过程中注意支抗的必要性
- 了解正畸治疗中使用的支抗类型
- 了解在治疗过程中可以增强支抗的方法

## 15.1 前言

正畸支抗被定义为抵抗不需要的牙齿移动。

正畸牙齿移动是通过正畸矫治器所产生的力来实现的。然而，正如牛顿第三定律所述，产生的所需力具有大小相等且方向相反的反作用力，该反作用力将分散到与矫治器接触的其他牙齿上，从而导致不需要的牙齿移动。控制正畸支抗的目的是抵抗这些反作用力，使不需要的牙齿移动最小化，使所需的牙齿移动最大化。

一个可能有助于简化这一难以理解的概念的类比是滑冰。想象您正站在冰上，推着滑冰场的栅栏。您将向后移动，栅栏将保持静止不动。在这种情况下，栅栏类似于绝对支抗（请参阅第15.3节），例如牙固连的牙齿或骨结合种植体。

如果两名滑冰运动员彼此推力相等，而他们自己的体型相近，则两人都会后退相等的幅度。这是一种大小相等而方向相反的反应。如果一个滑冰者体型比另一个大，那么体型较小的滑冰者将被推开，而体型较大的滑冰者只会轻微移动，或者根本不会移动。然而，如果体型较大的滑冰运动员现在与两个体型较小的滑冰运动员对抗，那么体型较大的滑冰运动员将移动得更多。这可以被视为类似于1颗较大的牙齿对抗1颗较小的牙齿，或者对抗2颗较小的牙齿。您想要移动的牙齿越多，您的支抗单位也越有可能移动。

一种临床情形是用固定矫治器将所有可用的牙齿用于回收上颌尖牙。与尖牙回收所产生的大小相等且方向相反的力也会作用在剩余的上颌牙齿上，这可能会损害支抗单元，导致牙列其余部分不必要的向前移动（图15.1）。

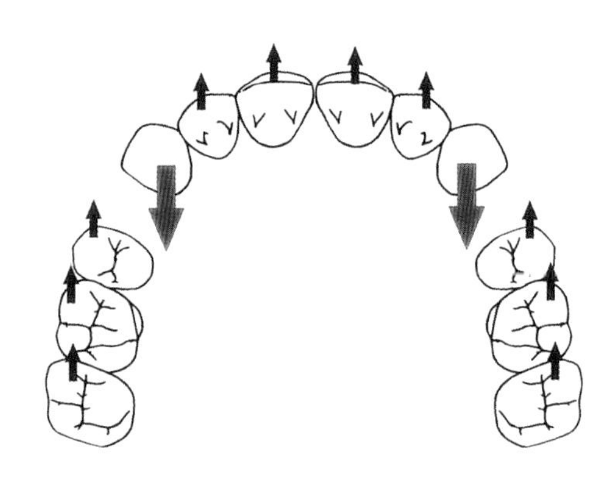

图15.1 使用固定矫治器回收上颌尖牙对支抗牙影响的示意图。

## 15.2 评估支抗要求

支抗要求应从三维方向考虑：前后向、垂直向、横向。支抗设计是治疗计划的基本部分，需要作为正畸治疗间隙管理的一部分。在考虑支抗控制时，评估以下因素很重要。

### 15.2.1 间隙需求

拥挤量或者间隙量应该作为治疗计划的一部分进行评估。可以用目测评估或更正式地用结构化间隙分析来完成（请参阅第7章，第7.7节）。这项评估的结果将指导临床医生决定最合适的间隙开辟方法、潜在的治疗机制，以及是否需要任何支抗的加强。例如，拔除上颌第一前磨牙将在双侧各产生7mm的间隙，可用于牙齿排齐或上前牙的回收。间隙可能太大、恰好或者太少。如果产生的间隙过大，那么临床医生需要计划控制性的支抗丧失，以允许后牙在前牙回收到最佳位置时向近中移动。如果拔牙间隙恰好，那么临床医生需要确保良好的后牙支抗控制，以维持牙齿排齐或者切牙回收的所有间隙。如果拔牙间隙不足，则需要通过进一步拔牙、扩弓、邻面片切或磨牙远移来产生额外的间隙。

### 15.2.2 要实现的牙齿移动类型

有6种不同类型的牙齿移动：倾斜、整体移动、旋

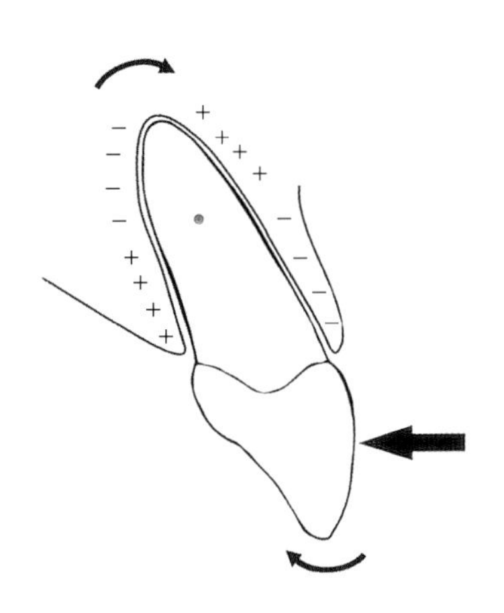


图15.2 施加在牙冠上的倾斜力的效果示意图（+=压力；–=张力）。红色圆圈代表牙齿的阻抗中心。

转、转矩、压低和伸长。

当牙冠向一个方向移动，根尖围绕阻抗中心向相反方向做较小幅度的旋转移动时，就会发生倾斜移动（图15.2）。当牙冠和牙根向同一个方向均等移动时就会发生整体移动（图15.3）。在实践中，由于弓丝和槽沟之间的“间隙”，整体移动通常通过一系列小的倾斜和直立运动来实现（请参阅第18章）。当向牙齿的唇侧近中或远中施加力时，就会发生旋转运动。

牙齿在移动时有一个阻抗中心。如果力直接施加在阻抗中心，那么牙齿将整体移动，然而，因为阻抗中心位于牙根内，这种施力不可能实现。用一根圆丝在牙冠上施加一个简单的力就会使牙齿倾斜（请参阅第18章，图18.1）；然而，用适当的固定矫治器，正畸方弓丝与托槽相互作用形成的“力偶”可改变牙齿的倾斜度或者产生整体移动。

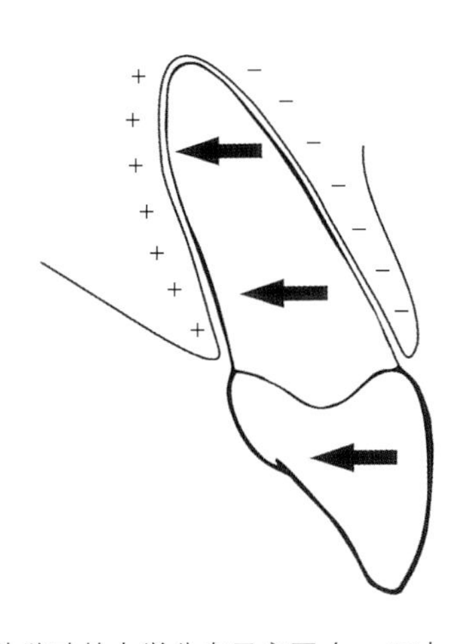


图15.3 整体移动的力学分布示意图（+=压力；–=张力）。

整体移动比倾斜移动需要更大的力作用于牙齿上，因此对于剩余牙齿的支抗要求更高。

### 15.2.3 要移动的牙齿数目

随着需要移动的牙齿数目的增加，支抗需求也随之增加。如果治疗的支抗需求很高，则应考虑分阶段移动单颗牙齿或一次只移动几颗牙齿来节约支抗。然而，尽管理论是可行的，且这是一种常见的、避免不需要的牙齿移动的方法，但是在文献中当所有主动牙齿移动已经完成时，这种技术在治疗结束时实际上实现的支抗节约程度仍存在一些争议。

### 15.2.4 需要的移动距离

牙齿移动的距离越大，支抗负担越大，不需要牙齿移动的风险就越大。

### 15.2.5 治疗目标

治疗的目标可以从根本上改变治疗的复杂性以及成功的预后。治疗的目标是具体的和可实现的，实现这些目标所需的治疗机制是患者可接受的。为达到治疗目标需要移动的牙齿越少，对支抗的需求就越低；然而，如果治疗是复杂的并且要移动多颗牙齿，将会有更大的支抗需求，并且通常对患者的依从性也有更大的需求。在初始状态是Ⅱ类磨牙关系的情况下，如果治疗结束时达到Ⅰ类磨牙（和尖牙）关系而不是Ⅱ类磨牙（Ⅰ类尖牙）关系，则支抗需求将会大得多（图15.4）。达到Ⅰ类尖牙关系通常对治疗的成功很

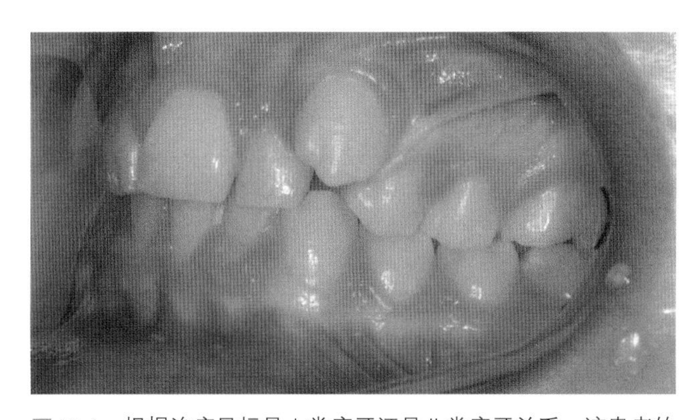

图15.4 根据治疗目标是Ⅰ类磨牙还是Ⅱ类磨牙关系，该患者的支抗需求将发生显著变化，因为要达到Ⅰ类磨牙关系，需要上颌磨牙主动向远中移动。对于两种可能的结果，这都是一个强支抗的病例，因为初始磨牙关系是完全Ⅱ类关系，不允许近中运动，否则会破坏咬合关系。

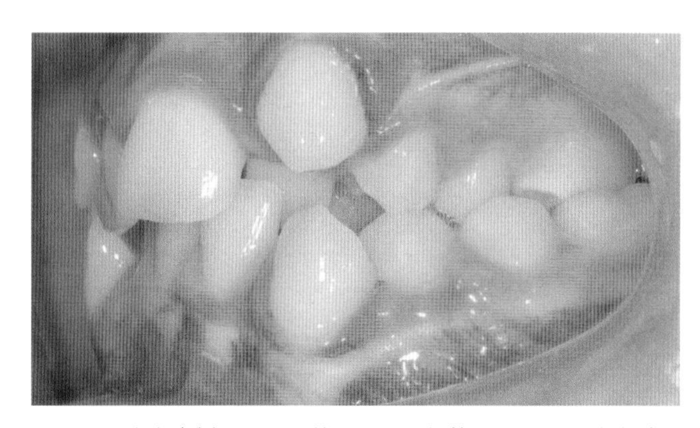

图15.5 这个病例显示明显的上下牙弓拥挤。因此，在治疗过程中，需要双颌拔牙，下尖牙向远中移动以使下切牙排齐。为了在治疗结束时达到Ⅰ类尖牙关系，上颌尖牙需要大量的远中移动和增强支抗，例如使用头帽或者暂时性支抗装置。

重要；因此支抗设计不仅应该关注预期的磨牙移动，还应关注实现目标所需的尖牙移动（图15.5）。

### 15.2.6 要移动牙齿的牙根表面积

要移动的单颗或多颗牙齿的牙根表面积的大小会影响支抗需求——牙根表面积越大，需求越大（图15.6）。牙齿处在唇和舌互作用力之间的平衡位置，牙周膜和周围的骨抵抗任何牙齿移动；因此，要使牙齿移动，必须达到一个力的阈值。这同样适用于支抗单元中的牙齿，如果超过阈值，支抗牙将发生不需要的移动，意味着支抗丢失。因此，必须仔细选择实现所需牙齿移动的力，并确保它们低于支抗单元牙齿的移动阈值。增加支抗单元的牙齿数目（例如将第二磨牙纳入矫治中）是提高阈值的一种方法。

### 15.2.7 生长旋转与骨型

牙齿移动速度的增加与患者的垂直向增加或向后生长旋转有关。有人认为，在高角病例中，间隙关闭和支抗丧失可能发生更快，因此需要考虑增强这些患者的支抗要求。相反，在垂直向减小或逆时针生长旋转的患者中，间隙关闭和支抗丧失可能较慢；因此可能需要改变原定的拔牙模式或治疗机制来适应这种情况。为这一观察提出的一个假设是面部肌肉的相对强度，垂直向减小的个体具有更强的肌肉组织。

### 15.2.8 咬合错位与咬合干扰

咬合错位或咬合干扰可以阻止或减缓牙齿移动。可能导致支抗需求增加，阻止希望的牙齿移动，并增加不需要的牙齿移动的可能性。这种现象对正畸医生来说是有利的，因为有人提出，如果支抗单元中的牙齿与对颌牙列具有良好的咬合锁结，可以减少支抗单元的近中移动来增加它们的支抗值。

### 15.2.9 骨质量

上颌骨的密度小于下颌骨，因此上颌牙齿的移动阈值低于下颌牙齿。与皮质骨相比，牙齿更容易穿过松质骨，牙齿的支抗值可以通过将牙根移近皮质骨板来增加；然而，这可能会增加牙根吸收的风险，因此应该小心谨慎。某些患者群体，例如先天缺牙或有牙周病病史的个体，牙槽骨的数量和/或质量可能会降低。这将影响正畸治疗时的支抗平衡，在治疗计划的保持阶段也必须考虑到这一点。

## 15.3 支抗的分类

- 简单支抗：一颗牙齿与另一颗牙齿相互对抗
- 交互支抗：大小相等或支抗值相等的两颗牙齿或两组牙齿相互对抗，导致两个单元移动相似的量。例如，扩大上颌弓的四眼圈簧（图15.7）或在上颌固定矫治器用橡皮链来关闭两颗中切牙正中间隙（图15.8）
- 增强支抗：可以使用多种方法：
  - 颌内复合支抗：同一牙弓内的支抗单元中使用多颗牙齿，例如，用磨牙和第二前磨牙作为一个支抗单元回收尖牙
  - 颌间复合支抗：对颌牙弓的多颗牙齿，例如，颌间牵引的使用（图15.9）
- 不同的牙齿移动方式：倾斜移动比整体移动支抗要求低。当计划牙齿移动方式以增加特定牙齿的相对支抗值时，可以利用这个概念
- 利用口内辅助物：包括非牙齿结构，横腭杆上Nance托处的腭穹隆（图15.10），或者使用暂时性支抗装置（TADs）时的骨
- 利用口外辅助物：包括利用口腔外结构对牙齿施加

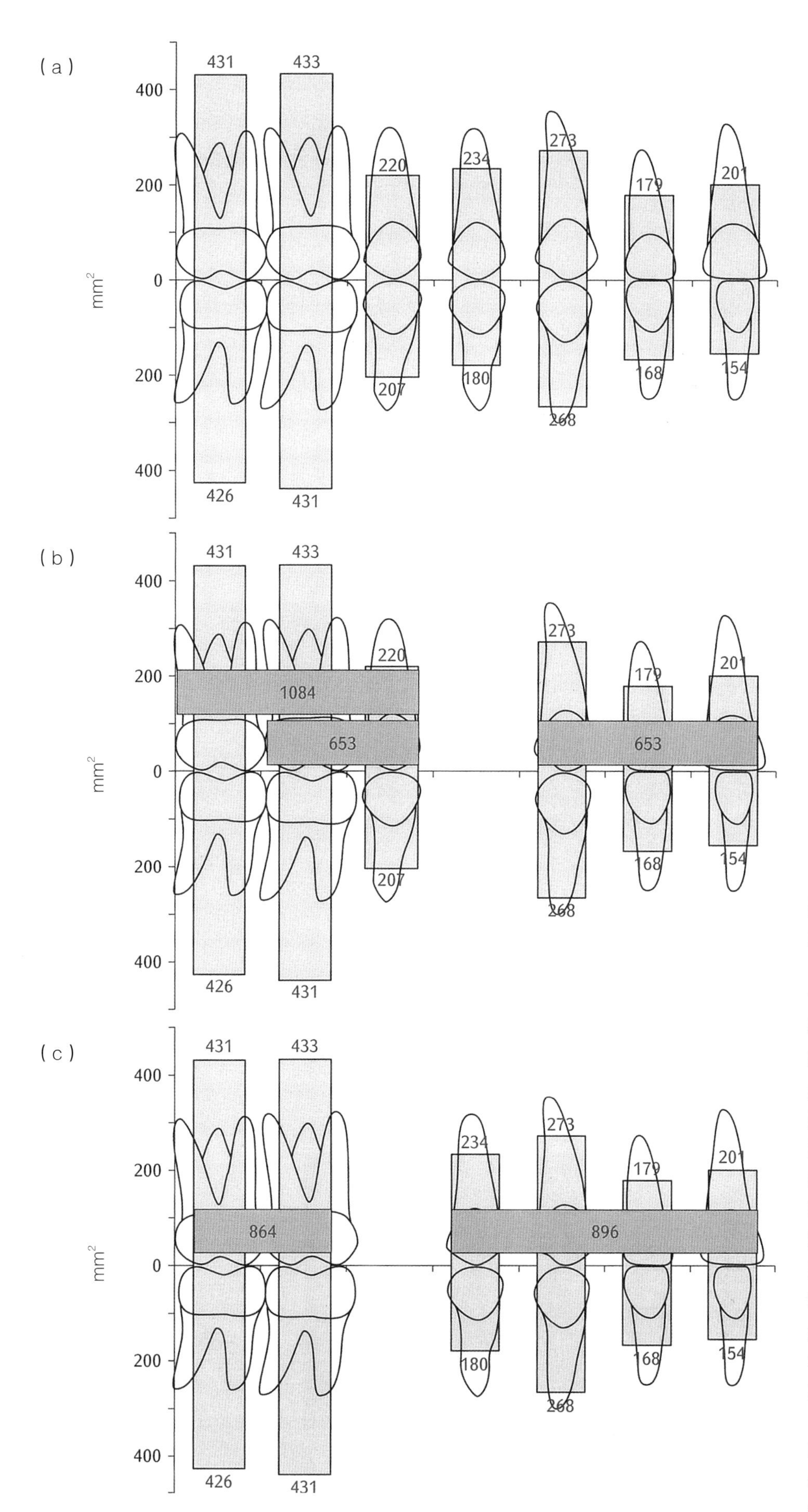


图15.6 恒牙列相对牙根表面积的图示以及对支抗需求的影响。(a)恒牙列的牙根表面积(不包括第三磨牙)。(b)拔除4颗第一前磨牙后的支抗平衡。如果第二磨牙不包括在内，那么由于前牙、第二前磨牙和第一恒磨牙具有相似的牙根表面积，后牙向近中移动和前牙向远中移动时，会产生相等的间隙关闭。然而，如果第二恒磨牙被包括在矫治器中，那么支抗平衡将被转移以有利于前牙远中移动。(c)第二前磨牙拔除后的支抗平衡。如果第二恒磨牙不包括在矫治器中，大部分间隙关闭将由第一恒磨牙向近中移动产生。改编自《齿科动物学报》，第21期，耶普森，美国，根表面测量和根表面面积的X线测定方法，第35~46页。

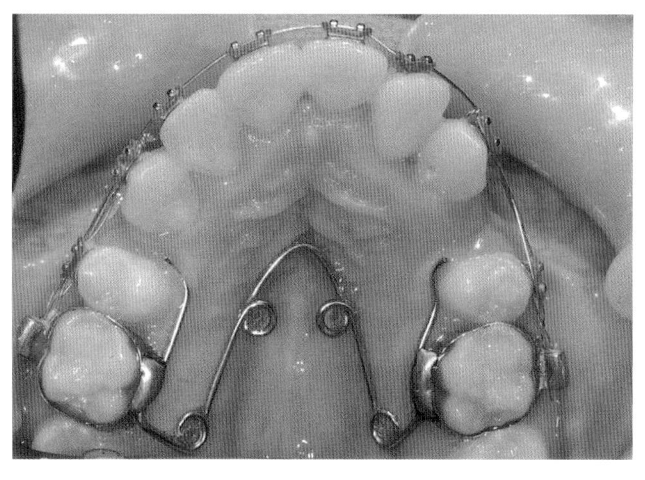
图15.7 四眼圈簧固定矫治器扩大上牙弓。

力的装置，例如头帽

- 固定/绝对支抗：只能在使用骨结合种植体或固连牙齿作为支抗单元时才能实现

## 15.4 口内支抗

利用口腔内的牙齿、软组织和骨骼结构来增强支抗。

### 15.4.1 增加支抗单位中的牙齿数目

将尽可能多的牙齿纳入支抗单元中有助于减少支

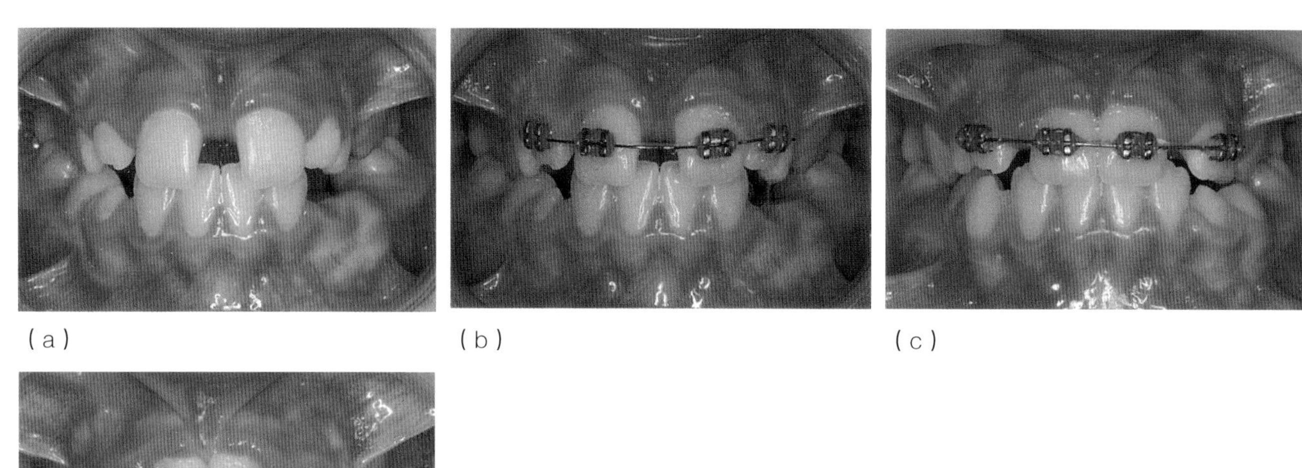
（a） （b） （c）

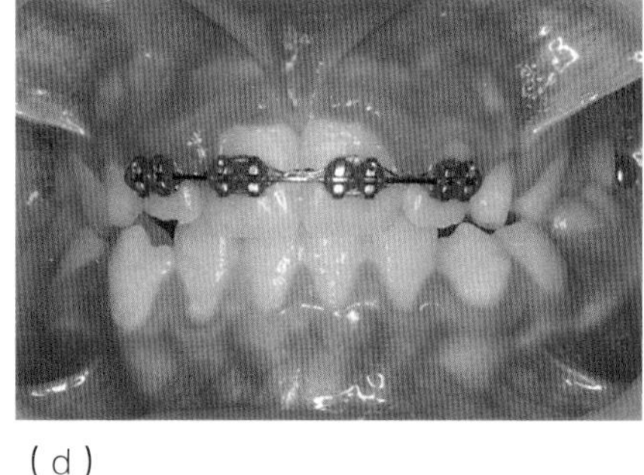
（d）

图15.8 交互支抗——关闭间隙。（a）初始状态。（b）放置局部固定矫治器。（c）中切牙靠近。（d）侧切牙靠近。

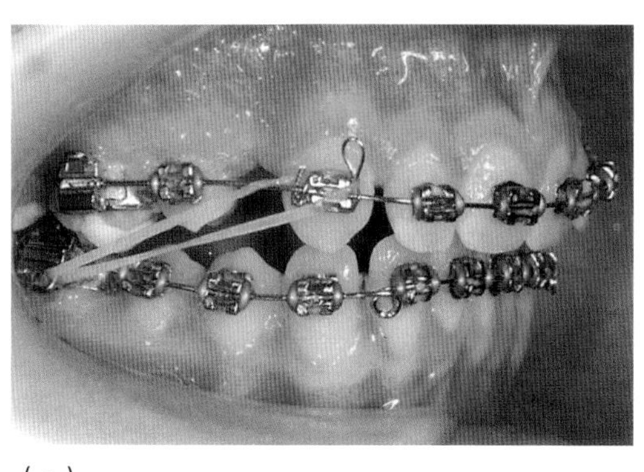
（a）

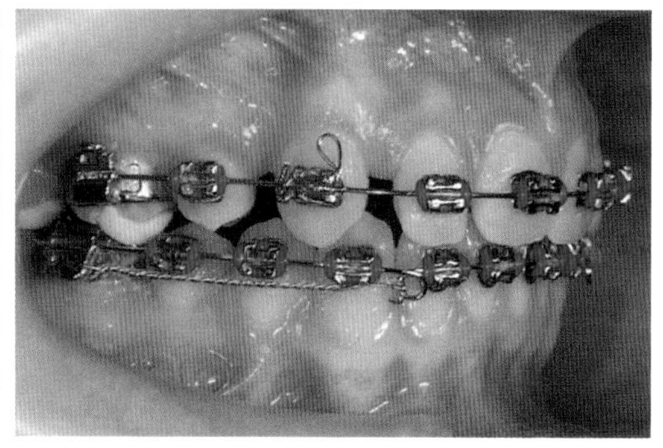
（b）

图15.9 （a，b）利用颌间牵引回收尖牙。

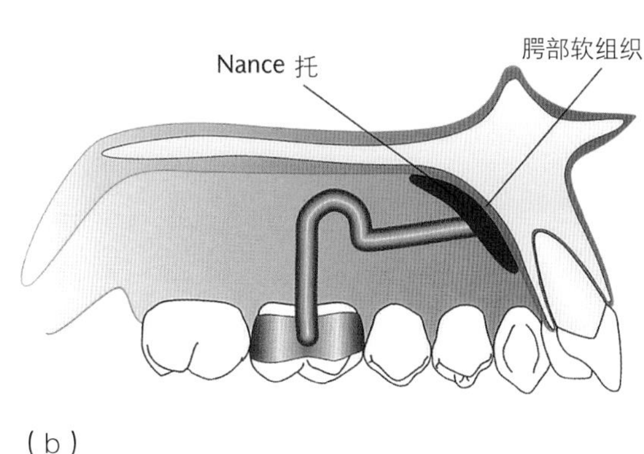


（a）　（b）

图15.10　（a，b）横腭杆用Nance托。前腭穹隆被用作额外支抗，外加一个丙烯酸树脂扣。

抗丢失。如果支抗要求高，则应考虑一次移动一颗牙齿，以减轻支抗负担（节约支抗）。这也将有利于更好地监控任何支抗丢失，允许在需要时使用额外支抗的加强机制。

## 15.4.2　不同的拔牙模式

拔牙模式的设计会影响病例的支抗平衡。拔除近拥挤区域的牙齿可以减少牙齿的移动量，从而降低支抗丢失的风险。此外，通过仔细选择拔除适当的牙齿，可以改变支抗平衡，使一些牙齿更能抵抗不需要的移动（图15.6）。

牙弓之间不同的拔牙模式有助于支抗管理。类似例子是Ⅱ类1分类病例的治疗，拔除上颌第一前磨牙有助于减小覆盖和纠正为Ⅰ类尖牙关系。因为上颌第一磨牙和第二前磨牙在上颌矫治体系中使支抗单元更靠后。在下牙弓中，拔除下颌第二前磨牙不仅可以减少下颌前牙段的回收，而且有利于磨牙关系的纠正，下颌磨牙更易向近中移动。可以通过颌间弹性牵引（Ⅱ类）来增强期望的牙齿移动。这种拔牙模式在治疗Ⅲ类病例时可以逆转，即拔除下颌第一前磨牙和上颌第二前磨牙，有助于回收下前牙以掩饰反覆盖。

## 15.4.3　注意初始牙弓内正畸力学

许多因素可能会增加支抗需求，例如在排齐的早期阶段纳入严重错位的牙齿的纳入。如果系统中存在摩擦，支抗丢失也会发生，因为需要施加更大的力来克服摩擦并实现计划的牙齿移动。由于施加的力较大，反作用力也较大，这可能导致支抗单元中出现不需要的牙齿移动。

## 15.4.4　牙齿的整体移动

整体移动比倾斜移动需要更大的力，因此需要更强的支抗。使用粗的不锈钢方丝可以确保整体移动而不是倾斜移动，因为弓丝会占据槽沟更多空间（请参阅第18章，图18.4）。为了限制不需要的牙齿移动，可以先进行不同的牙齿移动。这包括限制支抗牙齿的整体移动，同时允许想要移动的牙齿倾斜到位。由于倾斜移动更容易产生，会发生不同的牙齿移动。这个概念对于某些矫治系统（例如Begg和Tip-Edge）是最基本的概念（请参阅第18章，第18.6.2节）。

## 15.4.5　横腭杆和舌弓

横腭杆（通常连接上颌第一磨牙）和下颌舌弓（通常连接下颌第一磨牙）都可以通过连接对侧磨牙来增强支抗（图15.11，图15.12）。牙齿通常用一根直径1mm的不锈钢丝跨过腭穹隆或者围绕下牙弓舌侧连接。这种连接有助于防止或者减少不必要的磨牙近中移动。固定磨牙间宽度有助于增加横向支抗，磨牙的任何近中移动意味着颊根更有可能与骨皮质接触，如前所述，抵抗随后的牙齿近中移动，但也会增加牙根吸收的风险。

增加一个丙烯酸树脂扣，或Nance托轻轻地贴在

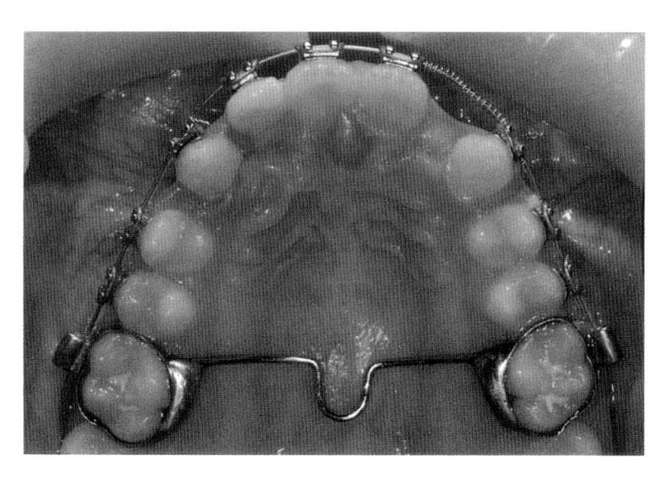

图15.11 横腭杆。

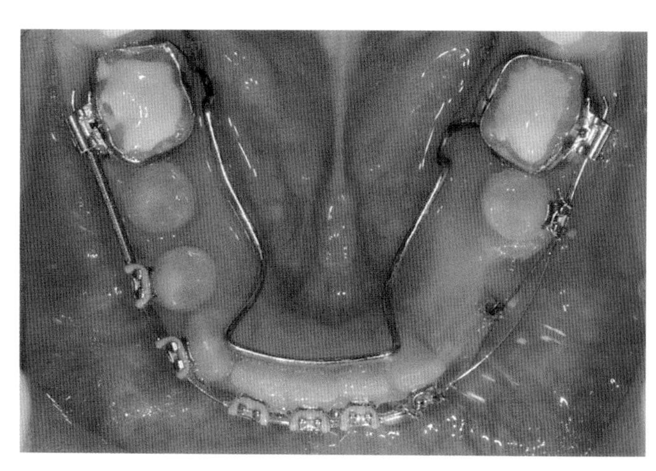

图15.12 舌弓。

前部腭侧黏膜，可以进一步增加支抗（图15.10）。这些矫治器都要小心，因为如果失去支抗，磨牙近中移动，那么舌弓会导致下前牙唇倾，横腭杆的U形环或者Nance托的丙烯酸树脂可能会与腭黏膜结合。考虑到这一点，横腭杆的腭环通常朝向远中。这些装置提供的支抗增强量在文献中已被质疑，建议临床医生在治疗过程中仔细监控支抗丢失。

### 15.4.6 颌间支抗

一个牙弓的支抗可用于加强另一个牙弓的支抗。除了前面提到的咬合锁结，实现这一目的的两个主要辅助手段是颌间弹性牵引（请参阅第18章，第18.3.4节）或者连接在牙弓之间的金属活塞Ⅱ类矫治器。口内弹性牵引有多种尺寸和强度。Ⅱ类弹性牵引从上颌前部延伸到下颌后部。Ⅲ类牵引相反，从下颌前部到上颌后部（图15.13，图15.14）。施加任何力都会有不需要的影响，颌间牵引也有这个问题。Ⅱ类或者Ⅲ类牵引会导致磨牙伸长，进而使覆𬌗减小，还会导致面部高度增加，可能对少数患者有益，但对大多数患者而言是不需要的。另外，在下牙弓没有间隙时，Ⅱ类牵引或者Ⅱ类矫治器的使用会导致下前牙唇倾。

### 15.4.7 活动矫治器和功能矫治器

活动矫治器可以单独使用也可以和固定矫治器一起使用来增强支抗（图15.15）。它们通过覆盖腭部来增强支抗以抵抗不需要的牙齿移动。

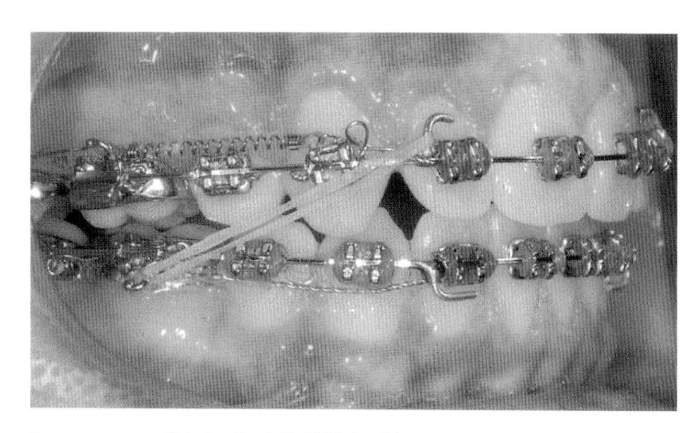

图15.13 Ⅱ类颌间牵引（弹性牵引）。

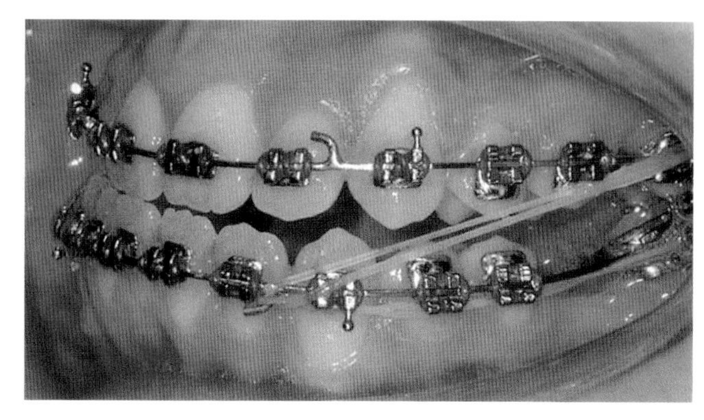

图15.14 Ⅲ类颌间牵引（弹性牵引）。

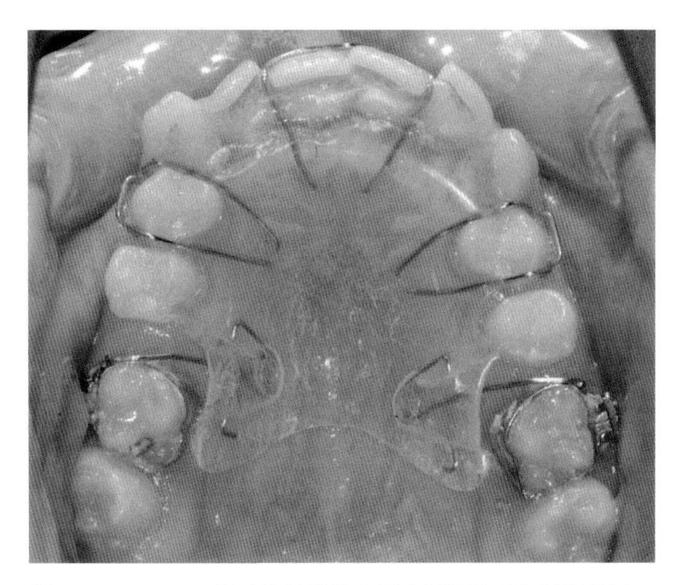

图15.15　Nudger活动矫治器作为固定矫治治疗的辅助装置。Nudger是全天佩戴的，以保持在间歇（12～14小时）佩戴头帽期间实现的远中移动。

增强支抗的其他设计特征包括：

- 前后向：通过丙烯酸树脂包绕后牙、斜面导板，或者使用切牙帽
- 横向：双侧牙弓间的凹陷可以增强横向支抗，典型的见于螺旋扩弓器通过增加腭部横向尺寸来形成交互支抗（图15.16）
- 垂直向：包括治疗高角患者通过压低后牙以降低垂直向，通常用高位头帽（请参阅第12章，第12.3.1节）；以及使用前牙平导以允许不同程度的牙齿萌出来增加垂直向高度

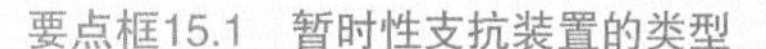

要点框15.1　暂时性支抗装置的类型

- 骨结合
- 机械固位
  - 板状设计
  - 螺旋设计

所有这些三维特征都可以结合到功能矫治器中，这些功能矫治器可用于Ⅱ类错殆畸形治疗中以获得前后向支抗，通常在固定矫治阶段会降低复杂性。

## 15.4.8　暂时性支抗装置

暂时性支抗装置（TADs）也称为正畸骨支抗装置，在当代正畸学中正变得越来越普遍。它们最早在20世纪90年代流行起来，是从修复科和颌面部骨板中使用的牙种植体发展而来的。有3种截然不同的类型（要点框15.1）：

- 骨结合种植体：由口腔种植体改良而来，比修复科用的更短，直径更大。骨结合种植体可以提供最大限度的支抗，在需要大范围或者困难的牙齿移动时很有用。在一项随机对照试验中，这种类型的种植体被放置在腭中部并附着在腭弓上（图15.17），与传统的头帽进行了比较。总结了腭中部种植体是一

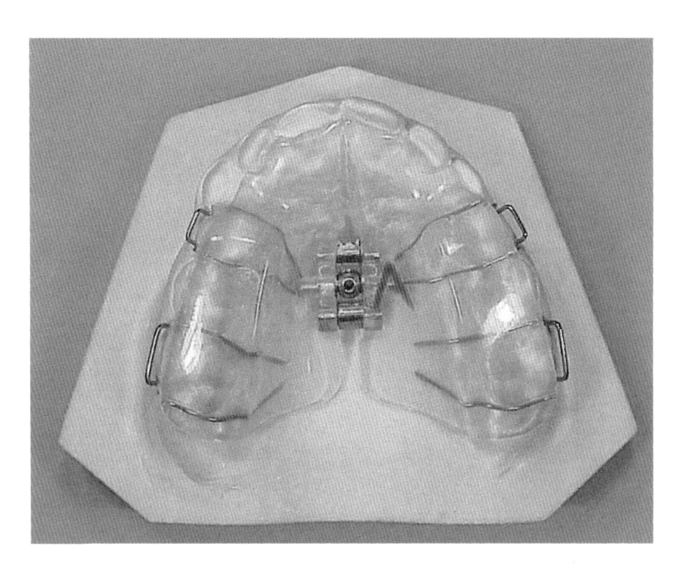

图15.16　上颌中线处的螺旋扩弓活动矫治器——演示交互支抗。

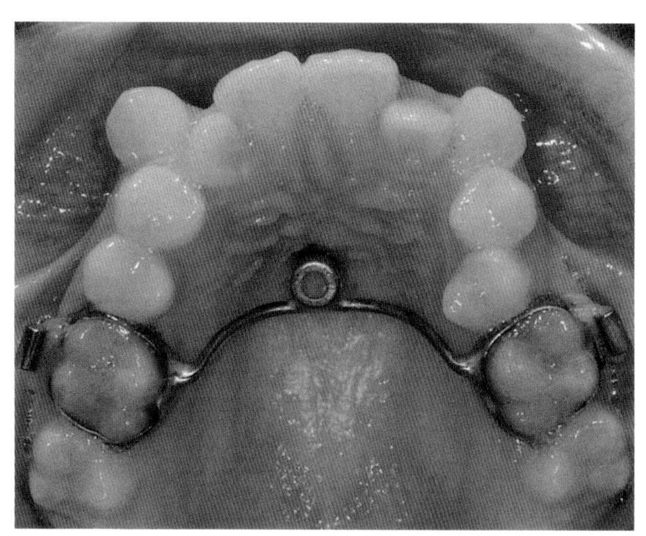

图15.17　腭中部骨结合种植体与横腭杆联合应用实现绝对支抗。

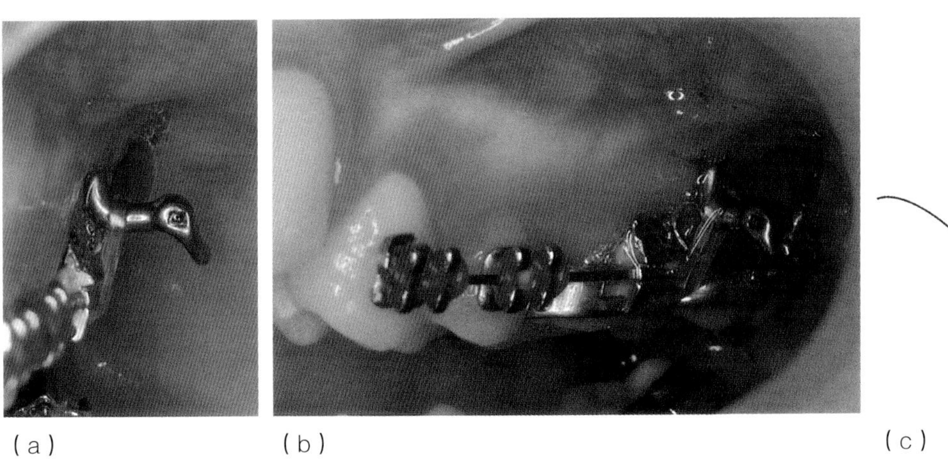

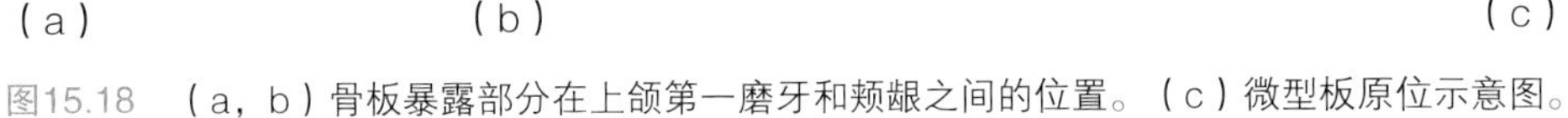

图15.18 （a，b）骨板暴露部分在上颌第一磨牙和颊龈之间的位置。（c）微型板原位示意图。

种可以接受的增强支抗的技术。它们有3个主要的缺点：①植入后需要放置3个月才能实现骨结合。②由于它们的大小，它们被限制在无牙区域使用。③由于种植体与骨结合，在治疗结束时需要复杂的外科手术并同时切除骨，一些患者可能会觉得不能接受

- 微型板系统：以颌面部骨板为基础，有一个跨黏膜的部分突出到口腔中，以便与固定矫治器连接。它们可以提供可靠的支抗，但需要外科手术来放置和移除（图15.18）
- 微型螺钉：螺钉是从颌面部钢板系统的螺钉发展而来，但尺寸较小（通常长度为6～12mm，直径为1.2～2mm），因此被称为微型螺钉。不需要（或不希望）骨结合，意味着它们不会提供绝对支抗，在治疗过程中可能会移动。它们的头部和颈部外形已经被调整为便于将辅助装置放置到固定矫治器上（图15.19）

微型螺钉方法对患者和正畸医生来说都很舒适，因此最受欢迎。有一系列不同的系统可供选择，各自有不同的优点和缺点。它们的设计和相关的治疗机制正在不断地研究中。通常在局部麻醉下植入，在治疗结束时可以不用任何麻醉剂而被移除。

骨支抗装置具有在三维方向上提供支抗的能力：前后向、垂直向和横向。可以直接或者间接地提供支抗：

- 当力直接施加到暂时性支抗装置上时，就实现了直接支抗（图15.20）
- 当暂时性支抗装置连接到支抗牙，然后将正畸力施加到该支抗单元上，就实现了间接支抗（图15.21）

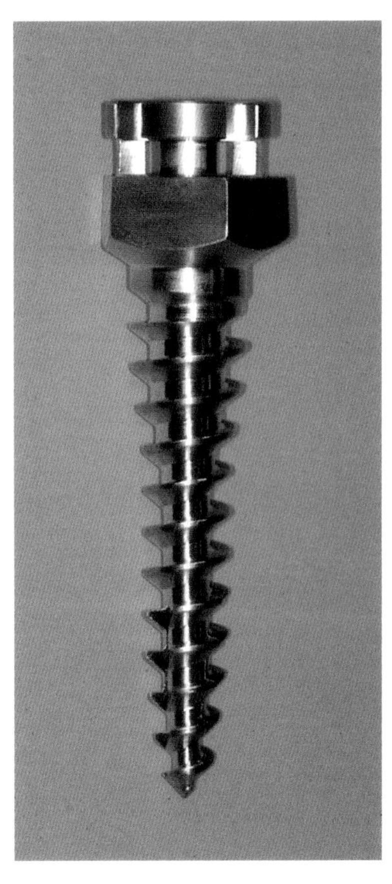

图15.19 改良头的微型螺钉暂时性支抗装置，允许正畸辅助装置的附着。

使用暂时性支抗装置作为间接支抗的好处是可以利用传统的治疗方法，但缺点是如果支抗装置在两次复诊之间移动或松动，那么在发现和纠正之前可能已经发生了一些支抗丢失。暂时性支抗装置的使用允许用不同的方法达到支抗要求，可能改变固定矫治器的传统使用范围。然而，与所有辅助装置一样，必须让患者意识到存在风险。风险包括邻近结构（如血管、神经和牙根）受损、骨折、牙龈炎症，以及松动后支抗丢失或者需要更换其他增强支抗的方法。

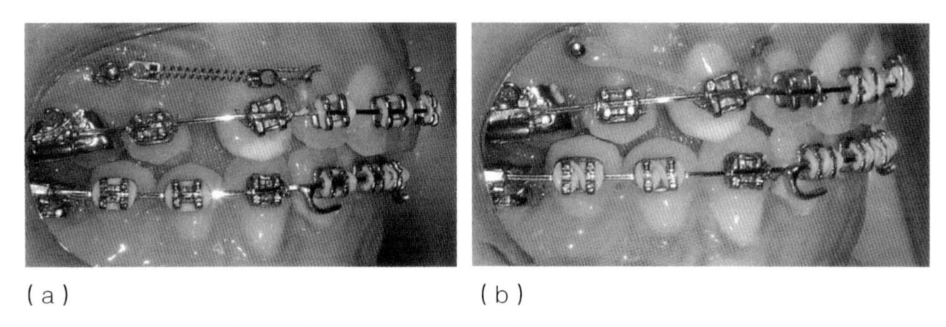

图15.20　利用暂时性支抗装置保持最大支抗的直接支抗病例：（a）开始关闭间隙。（b）3个月后。

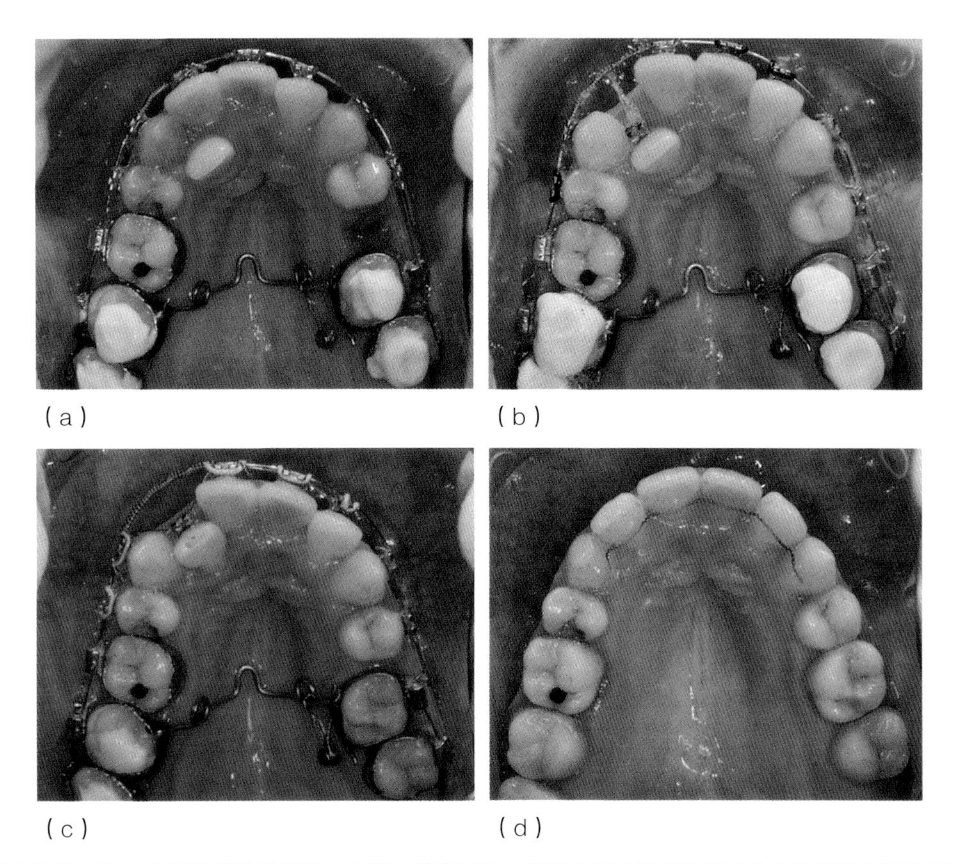

图15.21　（a～d）间接支抗：在强制拔除受损的左上第二前磨牙后，使用与TPA相连的暂时性支抗装置来加强后牙支抗，从而实现牙弓排齐和中线矫正。

## 15.5 口外支抗

### 15.5.1 总则

头帽可用于：

- 口外支抗
- 口外牵引

口外支抗将后牙固定在适当位置，防止支抗单元不需要的近中移动。

口外牵引通常从远中对后牙施加力以实现牙齿移动。牵引可用于传统头帽产生矫形力来限制上颌向前和向下生长，或者用于反向的头帽延长上颌骨（请参阅第15.5.4节）。简而言之，牵引所需的力比维持后牙位置所需的力量更大，持续时间更长。

头帽有3个拉力方向，在制订治疗计划时应考虑这3个方向（要点框15.2）：

- 高位或枕位式头帽：有助于控制垂直向和前后向，常用于垂直向增加的情况（图15.22）
- 直拉式或组合牵拉式头帽：控制前后向，常用于具有切角的情况（图15.23）
- 低位或颈拉式头帽：有助于控制前后向支抗，但在低角垂直向减小的情况下，也用于通过伸长磨牙使垂直向高度增大（图15.24）。骨性 II 类使用低位头帽应该小心，因为上颌磨牙的伸长可能会导致下颌顺时针旋转，使 II 类骨型在下颌向下和向后旋转时变得更糟

施加在头帽上力的大小是通过调整安全锁扣来控制的，每次复诊时应仔细监控。力的大小因正畸目的而改变，通常用250~350g力增强支抗，增加到400~450g即可形成口外牵引。矫形治疗抑制上颌骨，力量需增加到500g。

要点框15.2 有效的头帽治疗计划需要考虑的因素

1. 力量
   （a）方向
   （b）大小
   （c）持续时间
2. 阻抗中心

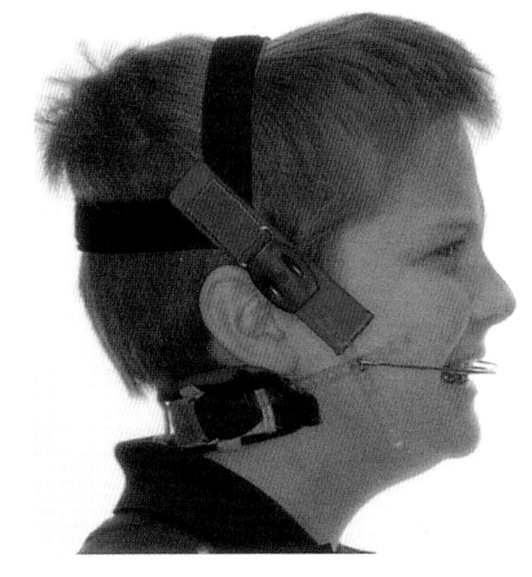

图15.23 高位和颈带并用的组合式头帽。

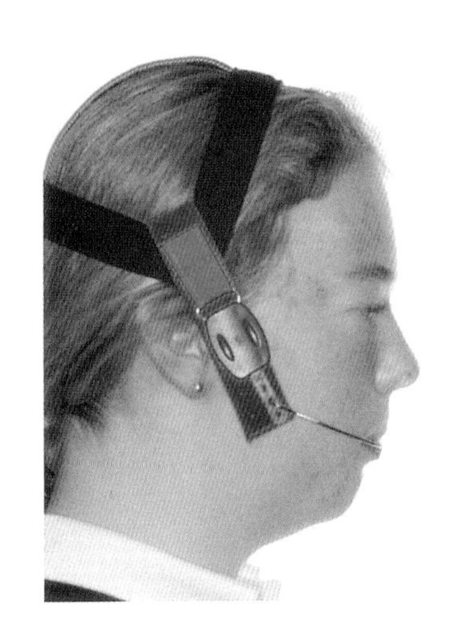

图15.22 带卡扣式设计的面弓连接高位头帽。

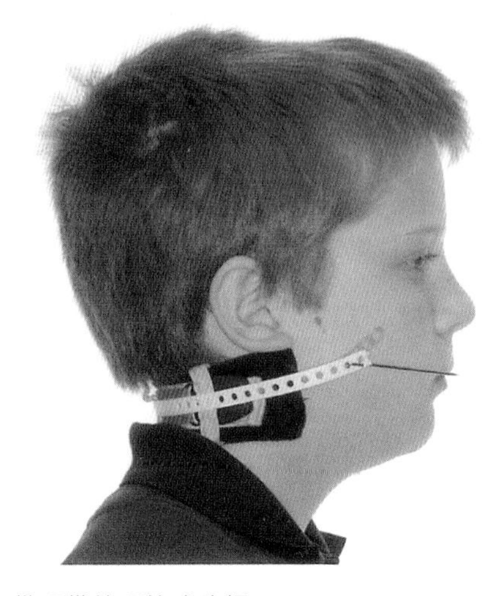

图15.24 带颈带的颈拉式头帽。

力的持续时间随目的而变化。口外支抗每天最少需要10小时，最好在睡觉时间达到。口外牵引需要更长的时间，每天至少需要佩戴12小时，尽管大多数操作者要求14小时。矫形治疗要求佩戴的持续时间通常也是14小时，但与口外牵引相比，使用头帽矫治器的治疗时间更长（对于合作的患者，可以在6～9个月内实现）。

力的作用取决于它相对于阻抗中心的作用位置。如果力直接通过阻抗中心，就会发生单纯的平移。如果没有，就会产生倾斜。

施加在上颌第一磨牙上的力的阻抗中心在它们根分叉处。上颌整体的阻抗中心更靠前，建议在前磨牙根部之间。调整头帽相对于第一磨牙阻抗中心施加的力的方向将影响磨牙的移动方式。

理论上讲，可以通过头帽作用于工作弓丝的前牙段来尝试压入上切牙，但是所用的力必须很轻，以避免切牙可能出现的牙根吸收。出于安全方面的考虑，这项技术现在基本上已被废弃。

头帽可以加到活动矫治器或功能矫治器上，例如双颌垫矫治器，通常目的是为了实现矫形改变。在这些情况下，力保持在咬合平面以上，不仅是为了控制垂直向，也是为了防止矫治器移动。

### 15.5.2　头帽的组成部分

在过去的20年里，为了提高安全性，头帽的部件有了显著的改进（请参阅第15.5.3节）。当头帽与固定矫治器配合使用时，患者上颌磨牙应先安装带有颊侧头帽管的正畸带环。如果头帽与活动或功能矫治器一起使用，那么头帽管需要加到磨牙卡环上或结合到丙烯酸树脂中（请参阅第17章，图17.7）。

- 面弓：面弓插入到头帽管内。最初的面弓被称为Kloehn弓，然而，出于对无保护的口内末端的安全考虑，它的使用很大程度上已成为历史。目前，面弓的选择是Nitom™锁式面弓，并配有专门的安全扣（图15.25）。一种不太复杂的安全版本是Hamill面弓，带有反向环状附件（图15.26）。然而，虽然Hamill面弓可以减轻软组织损伤的程度，但与Nitom™面弓相比，意外脱离头帽管的风险要高得多
- 头帽或颈带：头帽或颈带可以单独使用，也可以一起使用，以达到所需的拉动方向
  - 高位/枕部拉力：仅限使用头帽（图15.22）。这会产生压入力，压低磨牙或者防止磨牙在治疗过程中

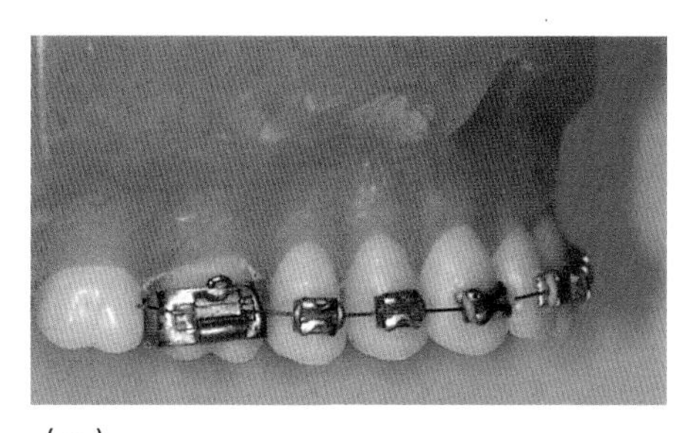

（a）

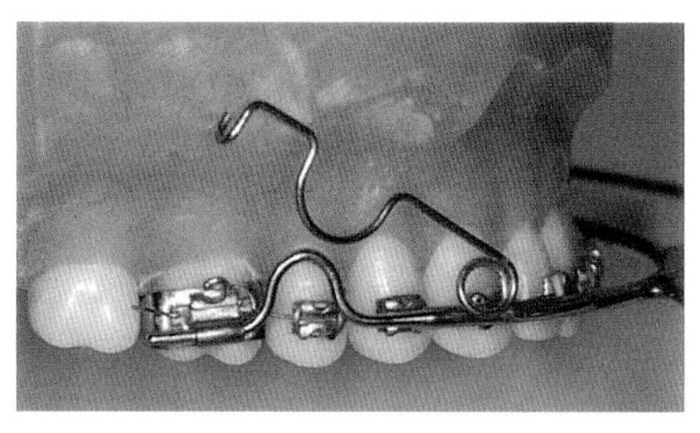

（b）

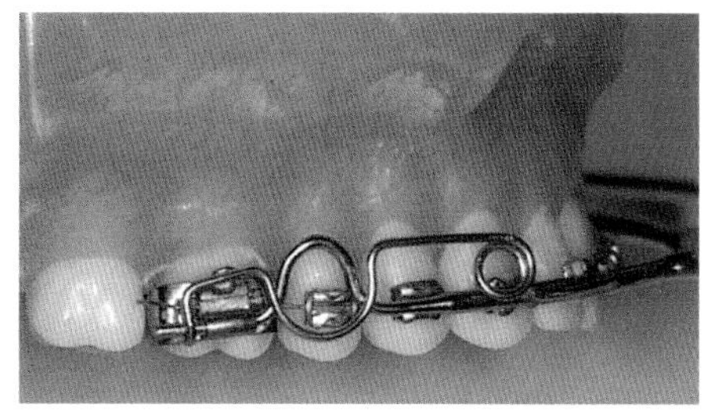

（c）

图15.25　Nitom™锁式面弓。（a）第一磨牙带环上的头帽管。（b）面弓插入头帽管的口内臂。（c）Nitom™锁定附件固定在头帽管后面，防止面弓意外脱离。

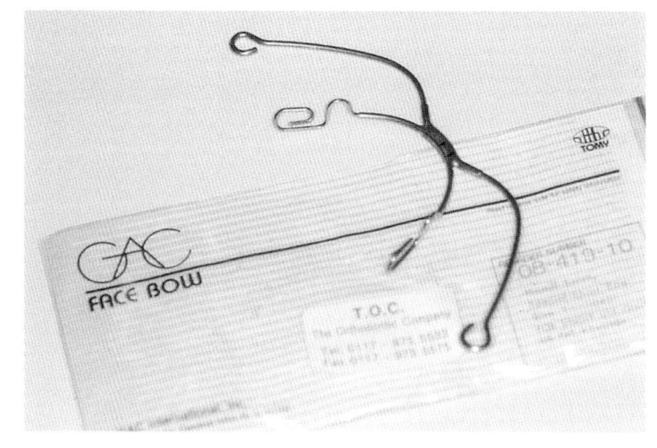


图15.26　带有反向环附件的Hamill安全面弓。

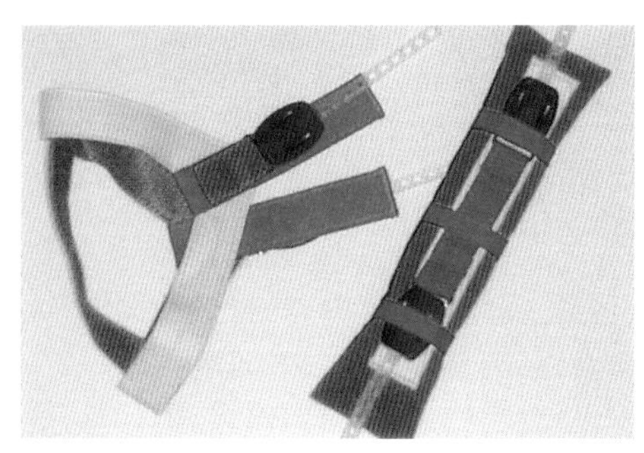
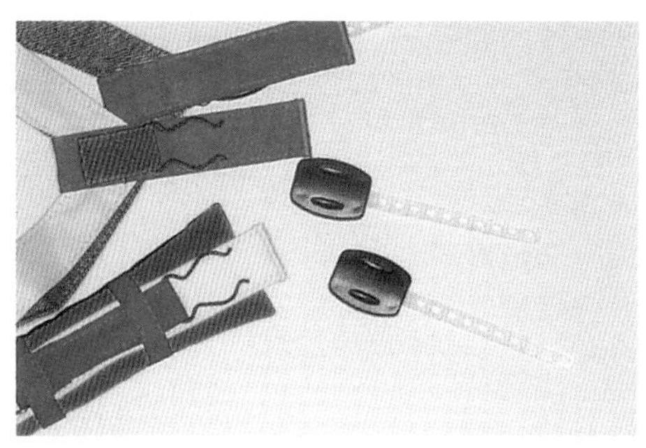

图15.27 带有卡扣式弹性装置的安全释放头帽，当施加过大的力时会破裂。

伸长。这种方法适用于治疗过程中不希望垂直向增加的患者
- 组合拉力：同时使用头帽和颈带（图15.23）。在这种情况下，预计磨牙将更易平移，没有伸长和压低的影响。头帽（250~300g）比颈带（100~150g）施加更大的力，因为牙齿在正畸治疗中更容易伸长
- 低位/颈部拉力：单独使用颈带（图15.24）。它产生的力是向下和向后的，有一个伸长的分力。对深覆骀和下颌平面角小的患者很有用，因为这个方向会倾向于伸长磨牙，导致下面部高度增加和覆骀减小

- 弹性装置或带子：这个元件将连接面弓和头帽或者颈带。对此进行调整可以增加所施力的大小。弹性橡皮筋很少使用，因为它们容易断裂

### 15.5.3 头帽安全性

曾经有过与头帽相关的伤害报道。最值得注意的是严重的眼睛损伤，据报道导致失明，是由于面弓的末端从嘴里拿出来时对眼睛造成了直接创伤。如果面弓从嘴里拉出来，弹回到脸部，可能会发生这种情况，但也有报道称，在夜间自发脱离后也会发生这种情况。

因此，在佩戴头帽时加入安全功能以防止受伤是至关重要的。英国正畸协会建议在头帽中至少包含两个安全功能。它们可以采取几种形式，包括卡扣式、安全释放弹性带、硬质颈带、锁式面弓或安全面弓（图15.27，图15.28）。

最简单的安全元件是Masel带（图15.28），它能抵抗面弓的移位。然而，有证据表明，这并不是一个万无一失的方法，因为头部姿势会影响带子的贴合度，并仍然允许面弓分离（图15.29）。

口外支抗的成功取决于患者良好的配合。即使使用图表让患者完成，一些研究也表明，患者通常不会在规定的时间内佩戴头帽。这导致了临床实践中头帽的使用减少，特别是在引入暂时性支抗装置之后，它

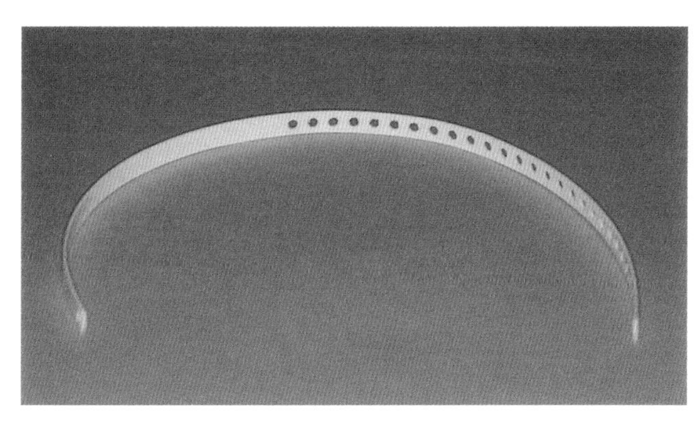

图15.28 硬质Masel安全带。

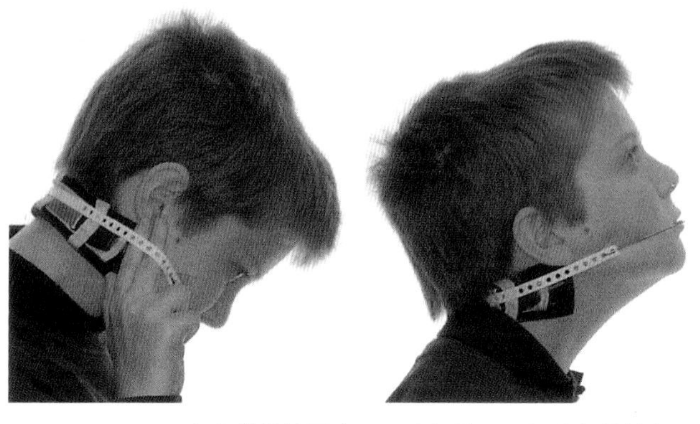

图15.29 Masel安全带的使用演示了头部伸展如何改变其效力。

已被发现具有良好的患者和临床医生接受度，并且还降低了对患者的合作要求。

### 15.5.4 反向头帽

面具或反向/延长头帽有两种用途：

- 牙齿移动：将上颌后牙向近中移动，从而关闭通常在缺牙病例中发现的多余间隙，然而由于暂时性支抗装置的使用增加，这种用法已经减少
- 骨骼改变：患者的上颌骨可以向前移动，每天至少戴14小时面具（图15.30）。这种方法在第11章进一步讨论

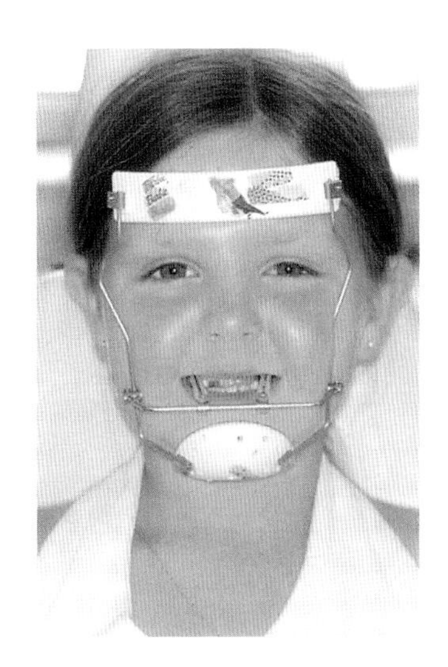

图15.30 反向头帽/面具。

## 15.6 治疗过程中的支抗监控

### 15.6.1 单颌治疗

如果一种矫治器只用于单个牙弓上（例如，在全口的矫治器治疗前用上颌活动矫治器回收颊侧移位的尖牙，或用四眼圈簧上颌扩弓），那么下牙弓（不是主动正畸改变）可以作为在治疗过程中支抗监控的参考。在这种情况下，应该在每次检查时记录双侧磨牙和尖牙关系，并记录覆盖、覆殆或任何中线变化。通过这种方式，可以识别和处理任何不利的牙齿移动。

### 15.6.2 双颌固定矫治器明确的正畸治疗

在这种情况下，两个牙弓同时发生牙齿移动，使得支抗丧失的评估变得更加复杂。仔细记录磨牙和尖牙关系，以及覆盖、覆殆、中线和剩余间隙这些情况是必不可少的。一旦达到排齐，在开始关闭间隙之前，应根据最初的治疗目标重新评估支抗要求。在许多情况下，可以使用Ⅱ类或Ⅲ类颌间弹性牵引加强支抗。如果在此阶段不能正确评估病例，可能会导致不良结果。一些临床医生主张在这个阶段拍摄头颅侧位片，以便与治疗前的头颅侧位片进行比较；然而，并不是所有的患者都需要这样做，考虑到辐射剂量，应该谨慎地开出处方，只有在结果可能改变计划的治疗方法时才进行。

## 15.7 支抗的常见问题

发生以下情况时，支抗问题就会出现：

- 治疗开始时未能正确规划支抗要求
- 患者依从性差、颌间弹性牵引反复断裂，或没有按照指导佩戴，都会对治疗产生不良影响。由于头帽佩戴不足，需要寻找加强支抗的替代方法，也许可以使用暂时性支抗装置，或者在以前不拔牙的情况下采用拔牙

在治疗开始时对支抗要求过于谨慎是没有坏处的。当尖牙关系是Ⅰ类时，横腭杆可以移除，头帽佩戴可以减少。然而，如果事先没有告诉患者治疗需要佩戴大约6个月头帽或需要拔牙，就更有可能产生妥协的结果。

## 15.8 总结

正畸支抗设计基本上是在最大化需要的牙齿移动以实现错殆畸形的矫正和限制任何其他不需要的牙齿移动之间取得平衡。所进行的牙齿移动类型将决定施加在支抗单元上的力对应变化。可以通过最大限度地增加抵抗主动牙齿移动的支抗牙的数目（及其牙根表面积）来增强支抗，可以在同一牙弓内（颌内支抗），也可以在对侧牙弓内（颌间支抗），也可以使用头帽产生的口外力，尽管由于降低患者依从性的暂时性支抗装置的应用越来越多。

要点

- 正畸支抗是抵抗不需要的牙齿移动
- 正畸移动牙齿所需的力将根据牙齿的类型、牙周状况、计划的移动距离以及所需的正畸牙齿移动类型而有所不同
- 支抗管理的目标是使所需的牙齿移动最大化，并使不需要的牙齿移动最小化
- 支抗不仅仅是一种前后向表现；不需要的牙齿移动也可能发生在垂直向和横向维度上
- 在治疗过程中，需要持续监控支抗控制，以获得最佳的美学和咬合效果。支抗控制的问题发现得越早，发生的不良牙齿移动就越少，纠正的余地也就越大

有关Cochrane综述

Jambi, S., Walsh, T., Sandler, J., Benson, P. E., Skeggs, R. M., and O'Brien, K. D. (2014). Reinforcement of anchorage during orthodontic brace treatment with implants or other surgical methods. *Cochrane Database of Systematic Reviews*, Issue 8, Art. No.: CD005098. DOI: 10.1002/14651858.CD005098.pub3 https://www.cochranelibrary.com/cdsr/doi/10.1002/14651858.CD005098.pub3/full

这篇综述包括15项研究，结论是有强有力的证据表明外科支抗，特别是使用微型螺钉种植体，是一种比传统方法更有效的控制支抗的方法。

Jambi, S., Thiruvenkatachari, B., O'Brien, K. D., and Walsh, T. (2013). Orthodontic treatment for distalising upper first molars in children and adolescents. *Cochrane Database of Systematic Reviews*, Issue 10, Art. No.: CD008375. DOI: 10.1002/14651858.CD008375.pub2 https://www.cochranelibrary.com/cdsr/doi/10.1002/14651858.CD008375.pub2/full

这篇综述包括10项研究，结论是使用口内矫治器远移上颌磨牙比使用口外矫治器（头帽）更有效。然而，口内矫治器的使用会被前牙支抗丧失所抵消，这在使用头帽时是不会发生的。

## 参考文献和拓展阅读


Antoszewska-Smith, J. I., Sarul, M., Łyczek, J., Konopka, T., and Kawala, B. (2017). Effectiveness of orthodontic miniscrew implants in anchorage reinforcement during en-masse retraction: a systematic review and meta-analysis. *American Journal of Orthodontics and Dentofacial Orthopedics*, **151**, 440–55. [DOI: 10.1016/j.ajodo.2016.08.029] [PubMed: 28257728]

Bowden, D. E. J. (1978). Theoretical considerations of headgear therapy: a literature review. 1. Mechanical principles. *British Journal of Orthodontics*, **5**, 145–52. [DOI: 10.1179/bjo.5.3.145] [PubMed: 385036].

Bowden, D. E. J. (1978). Theoretical considerations of headgear therapy: a literature review. 2. Clinical response and usage. *British Journal of Orthodontics*, **5**, 173–81. [DOI: 10.1179/bjo.5.4.173] [PubMed: 385038]

这两篇论文对头帽的原理进行了权威性的回顾。

Cousley, R. (2005). Critical aspects in the use of orthodontics palatal implants. *American Journal of Orthodontics and Dentofacial Orthopaedics*, **127**, 723–9. [DOI: 10.1016/j.ajodo.2004.01.027] [PubMed: 15953898]

Crismani, A. G., Berti, M. H., Celar, A. G., Bantleton, H. P., and Burstone, C. J. (2010). Mini-screws in orthodontic treatment: review and analysis of published clinical trials. *American Journal of Orthodontics and Dentofacial Orthopedics*, **137**, 108–13. [DOI: 10.1016/j.ajodo.2008.01.027] [PubMed: 20122438]

本综述表明，暂时性支抗装置（TADs）可用于加强支抗，失败率小于20%。

Firouz, M., Zernik, J., and Nanda, R. (1992). Dental and orthopaedic effects of high-pull headgear in treatment of Class II, division 1 malocclusion. *American Journal of Orthodontics and Dentofacial Orthopedics*, **102**, 197–205.

Kerschen, R. H., O'Higgins, E. A., and Lee, R. T. (2000). The Royal London Space Planning: an integration of space analysis and treatment planning: Part I: Assessing the space required to meet treatment objectives. *American Journal of Orthodontics and Dentofacial Orthopedics*, **118**, 448–55.

Kerschen, R. H., O'Higgins, E. A., and Lee, R. T. (2000). The Royal London Space Planning: an integration of space analysis and treatment planning: Part II: The effect of other treatment procedures on space. *American Journal of Orthodontics and Dentofacial Orthopedics*, **118**, 456–61.

Papadopoulos, M. A., Papageorgiou, S. N., and Zogakis, I. P. (2011). Clinical effectiveness of orthodontics miniscrew implants: a meta-analysis. *Journal of Dental Research*, **90**, 969–76.

Postlethwaite, K. (1989). The range and effectiveness of safety products. *European Journal of Orthodontics*, **11**, 228–34.

Prahbu, J. and Cousley, R. R. J. (2006). Current products and practice: bone anchorage devices in orthodontics. *Journal of Orthodontics*, **33**, 288–307.
本文对现有的骨支抗装置进行了综述。

Proffit, W. R., Fields, H. R., and Sarver, D. M. (2012). *Contemporary Orthodontics* (5th edn). St Louis, MO: Mosby.

Reynders, R., Ronchi, L., and Bipat, S. (2009). Mini-implants in orthodontics: a systematic review of the literature. *American Journal of Orthodontics and Dentofacial Orthopaedics*, **135**, 564.e1–19.

Sandler, J., Benson, P. E., Doyle, P., Majumder, A., O'Dwyer, J., Speight, P., et al. (2008). Palatal implants are a good alternative to headgear: a randomised trial. *American Journal of Orthodontics and Dentofacial Orthopedics*, **133**, 51–7.
随机临床试验比较佩戴头帽与腭中部种植体。通过临床和放射学解释，腭中部种植体是非常有效的。

Stivaros, N., Lowe, C., Dandy, N., Doherty, B., and Mandall, N. A. (2010). A randomized clinical trial to compare the Goshgarian and Nance palatal arch. *European Journal of Orthodontic*, **32**, 171–6.

Samuels, R. H. (1996). A review of orthodontic face-bow injuries and safety equipment. *American Journal of Orthodontics and Dentofacial Orthopedics*, **110**, 269–72.

Samuels, R. H. (1997). A new locking face-bow. *Journal of Clinical Orthdontics*, **31**, 24–7.

Upadhyay, M., Yadav, S., Nagaraj, K., and Patil, S. (2008). Treatment effects of mini-implants for en-masse retraction of anterior teeth in bialveolar dental protrusion patients: a randomized controlled trial. *American Journal of Orthodontics Dentofacial Orthopaedics*, **134**, 18–29.

Upadhyay, M., Yadav, S., Nagaraj, K., Uribe, F., and Nanda, R. (2012). Mini-implants vs fixed functional appliances for treatment of young adult Class II female patients. *The Angle Orthodontist*, **82**, 294–303.

Zablocki, H. L., McNamara, J. A. Jr., Franchi, L., and Baccetti, T. (2008). Effect of the transpalatal arch during extraction treatment. *American Journal of Orthodontics and Dentofacial Orthopedics*, **133**, 852–60.

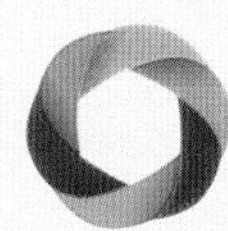

本章的参考资料也可以在www.oup.com/uk/orthodontics5e找到。在可能的情况下，该链接将为您提供该作品的英文电子版本，以帮助您进行进一步的学习。如果您为该网站的订阅用户（个人或机构注册皆可），根据您的登录权限，可细读网站所提供的摘要或完整文章。

# 第16章

# 保持

# Retention

*S. J. Littlewood*

## 章节内容

**本章学习目标**

- 了解正畸治疗后的牙齿位置发生变化的风险和其可能的原因
- 了解治疗后变化是不可预测的
- 了解在治疗之前将探讨治疗后变化和降低变化风险的方法作为治疗前知情同意的一部分的必要性
- 了解不同的活动和固定保持器的潜在利弊
- 了解邻面减径和嵴上纤维环切术等附加技术可以用于减少治疗后变化的风险
- 了解长期佩戴保持器存在的潜在风险和如何使用合理的保持方法降低这些风险

## 16.1 前言

正畸治疗中最常见的风险就是复发，保持器可以用来将复发风险降至最低。保持是治疗过程中必要的一部分，且应该作为初始治疗计划中的一部分进行设计和与患者进行讨论。

## 16.2 复发和治疗后变化的定义

复发的英国标准协会官方定义是在矫正后，牙齿向原有的错䯅畸形恢复的过程。然而，患者更可能发生的是牙齿位置的治疗后变化，其可以被定义为任何与治疗结束时牙齿最终位置不同的改变。治疗后变化可以是向原有错䯅畸形恢复的变化，也可能是有年龄变化引起的与正畸治疗无关的牙齿移动。

## 16.3 治疗后变化的病因

引起治疗后变化的实际原因难以定义，但是4个广泛的领域被认为是可能的原因（图16.1）：

- 牙龈和牙周因素
- 咬合因素
- 软组织因素
- 生长因素

下文将会对这些因素进行讨论，包括如何解决这些因素导致的复发。

### 16.3.1 牙龈和牙周因素

当牙齿发生移动时，牙周韧带和周围的牙槽骨发生改建。在牙周组织适应牙齿新位置之前，牙周纤维都会有将牙齿拉回原有位置的趋势。牙周韧带的不同部位改建速度不同（图16.2）。牙槽骨在1个月之内改建，牙周主纤维在3～4个月之内改建完成，牙龈内的胶原纤维在4～6个月之内发生重组。然而，位于牙颈部的龈牙纤维和牙间纤维中的弹性纤维，需要进行8个月的改建。所有的纤维组织在改建完成前，都会有一个将牙齿拉回原位的趋势。这实际上意味着牙齿需要固定足够长的时间直到牙周纤维重建到其新的位置。尤其是对于扭转牙而言。早期纠正扭转牙可以确保扭转牙能通过固定矫治器在正确的位置上固定更长的时间。另一种方法是主动切除牙槽骨上方的龈牙组和牙间的纤维。这种方法就是嵴上纤维环切术（请参阅第16.7.1节）。

### 16.3.2 咬合因素

治疗结束时牙齿的咬合关系会影响治疗效果的稳定性。如果治疗结束时牙齿牙尖交错紧密，治疗结果会更加稳定。

尽管明显的咬合干扰会导致不希望的治疗后变化从理论来讲是合理的，但是尚未被临床证实。也有一些特殊的咬合情况，治疗后不需要保持器维持咬合，

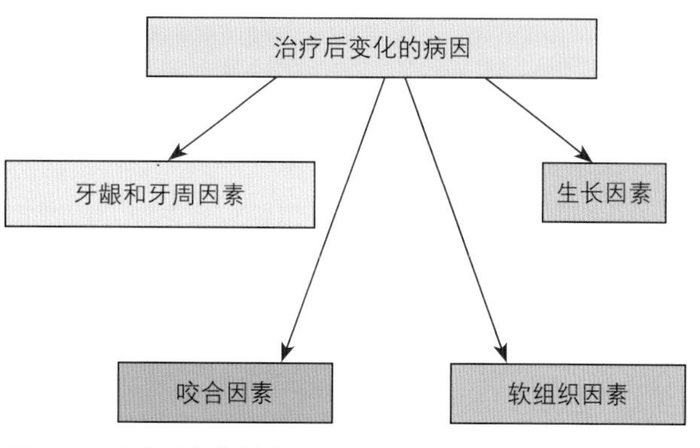


图16.1 治疗后变化的病因。

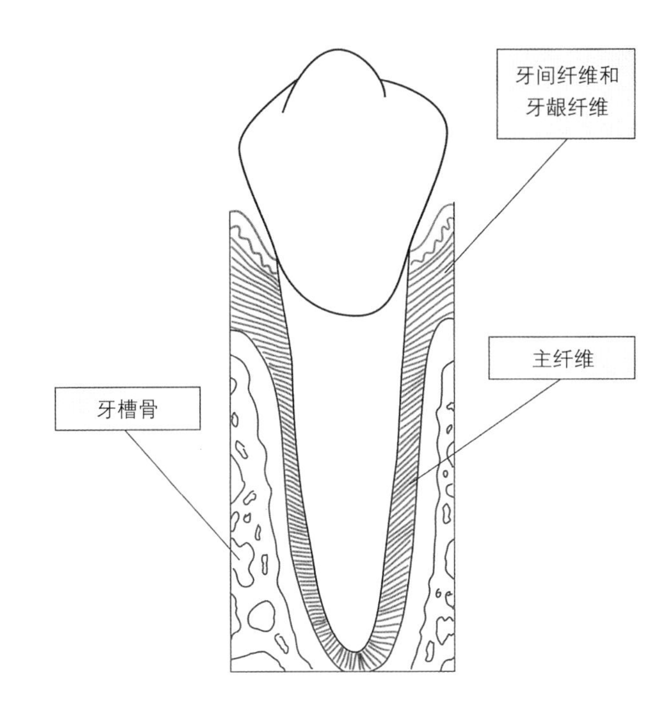


图16.2 牙龈和牙周纤维。

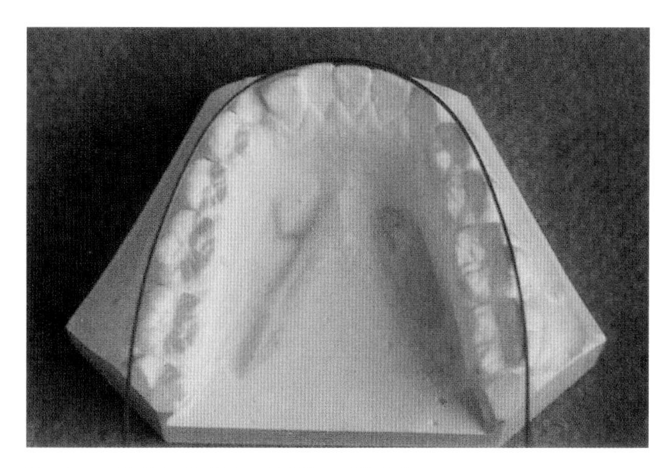

图16.3 维持原有的下牙弓形，避免复发。

比如前牙反殆纠正后由于覆殆的存在，治疗结果可以维持。

### 16.3.3 软组织因素

牙齿位于舌侧的舌头与颊侧的面颊和唇侧的嘴唇之间的平衡区域。这个平衡区域有时被称为中性区。虽然来自舌头的力量更强，但健康的牙周组织的活性会抵抗牙齿前倾。然而，牙齿被移出这个中性区域越远，就越不稳定，尤其是对于下前牙部分。如果这部分前倾或回收过度，复发的可能性更大。同样，如果弓形（牙弓的整体形状）发生明显变化，由于软组织压力，更容易复发。患者的双侧尖牙之间宽度的变化比磨牙间宽度的变化更不稳定，而磨牙间宽度的变化又比前磨牙之间宽度的变化更不稳定。因此，在整个治疗过程中，尽可能保持原有的下牙弓形，然后围绕下牙弓形规划上牙弓形（图16.3）。虽然把牙齿维持在中性区的理论是合理的，但实际上对于临床医生来说有两个主要的问题。首先，我们不知道中性区的具体位置和范围大小。其次，随着年龄的增长，由于肌肉张力的变化，中性区可能会随之改变。

### 16.3.4 生长因素

虽然患者的大部分生长在青春期结束时就完成了，但现在我们知道，在一生中可能会发生一些轻微的增龄性变化。上颌骨和下颌骨相对位置的细微变化意味着口腔环境和牙列受到的压力是不断变化的。如果牙齿受到的压力一直在变化，那么随着患者年龄的增长，牙齿有复发的风险就不足为奇了。这些后期的、微小的生长变化可能部分地解释了在接受过正畸治疗的患者和未接受过正畸治疗的患者中出现的下切牙拥挤。

### 16.3.5 正畸医生能否预防远期的治疗后变化

如果患者有健康的牙周组织，正畸医生可以通过保持牙齿位置足够长的时间使纤维重建来影响牙周复发的风险因素，或者通过一种称为嵴上纤维环切术的方法来切断牙周上的纤维（请参阅第16.7.1节）。咬合风险因素也可以由正畸医生降至最低，因为他们能将牙齿排列于正确的咬合关系中。

然而，正畸医生无法阻止长期生长和软组织改变等正常的增龄性变化。目前，我们无法预测这些后期变化的性质，这些变化仍然是终生无法预测的治疗后变化的原因。这些后期的变化可能与正畸治疗几乎没有关系，但患者可能会将这些预期外的治疗后变化归因于正畸治疗。在进行正畸治疗的知情同意过程中，告知患者这些后期不可预测的增龄性变化的影响以及如何将其最小化是非常必要的。

## 16.4 治疗后变化的普遍性

对固定矫治治疗后变化的长期研究表明，在停用固定矫治器10年后，由于治疗后变化，多达70%的患者可能需要重新治疗。在接下来的几十年里，这些变化继续恶化。从个体层面分析，很难预测治疗后牙齿位置会发生什么变化。目前我们还不能确定哪些患者的牙齿会保持在一个合理稳定的位置，哪些患者的牙齿不会，所以我们必须假设每位患者都有可能出现治疗后变化。因此，一种现有的方法是建议长期保持（以固定保持器的形式，或长期佩戴活动保持器），患者想要保持多久的牙齿稳定就需要持续佩戴多久的保持器。这些信息必须作为知情同意的一部分交代给患者。

## 16.5 知情同意和保持的必要性

获得有效知情同意的过程要求患者了解他们所有的治疗选择，包括他们的承诺，以及所涉及的风险和利益（请参阅第7章，第7.8节）。治疗后变化和保持的必要是治疗开始前知情同意讨论的一个重要部分。可以说，正畸最需要患者承诺的是长期佩戴和保养保持器。不愿意或不能够进行保持的患者可能不适合治疗。

医生的职责如下：

- 告知患者佩戴保持器的必要
- 为每位患者选择合适的个性化的保持方案
- 给出如何减小保持器带来的风险
- 对长期的保持计划进行安排，并告知患者其中包含的全部费用

患者的职责如下：

- 按照建议佩戴保持器，包括佩戴频率，并确保按照建议进行保持器的维护，从而减少风险因素
- 在佩戴保持器期间，要定期进行复查，以确保保持器能安全使用并能有效预防复发。对患者来说，这种长期的维护可能会带来费用问题

## 16.6 保持器

保持器可用于减少复发。临床医生在选择使用何种保持器时拥有多种不同的选择。选择保持方案时，应考虑以下因素：

- 治疗结果的可能稳定性
- 初始咬合
- 口腔卫生情况
- 治疗结果的质量（是否达到目标咬合）
- 患者的依从性
- 患者预期
- 患者偏好
- 维护的难易程度

保持器分为固定保持器和活动保持器。其潜在的优点和缺点都会被比较，然后详细参考当前使用的最流行的保持器。

### 16.6.1 选择活动保持器还是固定保持器

有一些优点是活动保持器和固定保持器共有的，活动保持器的优点如下：

- 便于进行口腔清洁（患者可以将其摘下清洁）
- 可以部分时间佩戴
- 保持的主要责任在于患者而不是医生
- 在患者佩戴保持器期间定期检查保持器的状况，确保保持器完好且能减少复发。患者在长期维护保持器的过程中可能会有一部分潜在消费（如果患者不按要求佩戴，患者需要对复发负责；如果是固定保持器保持出现复发，则有可能是医生的责任）

固定保持器的优点在于：

- 患者不需要特意记着佩戴
- 对于保持治疗结果不稳定的患者更有效
- 在某些治疗结果极其不稳定的情况下，保持器必须全天佩戴，否则可能复发。因此这种情况下推荐使用固定保持器（要点框16.1）

**要点框16.1 复发风险高的患者建议使用全天（粘接）型保持器**

- 牙列存在间隙（包括中切牙间隙）
- 纠正严重扭转牙后
- 大量前倾、回收下前牙或者是尖牙间宽度发生明显改变
- 深覆盖减小，但双唇依然闭合不全
- 牙周正畸联合治疗患者，牙周支持减少容易导致复发（请参阅第20章）

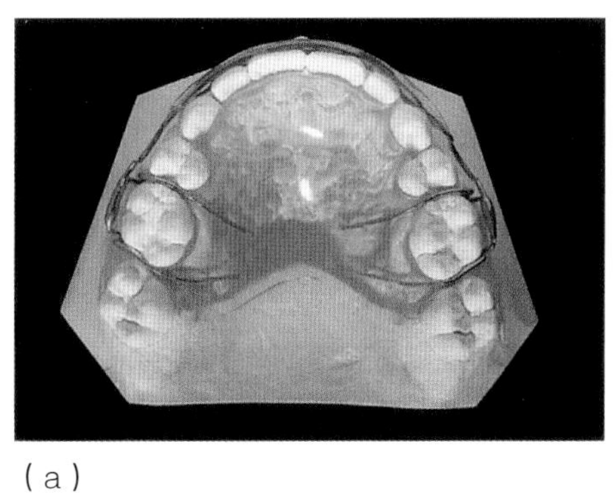
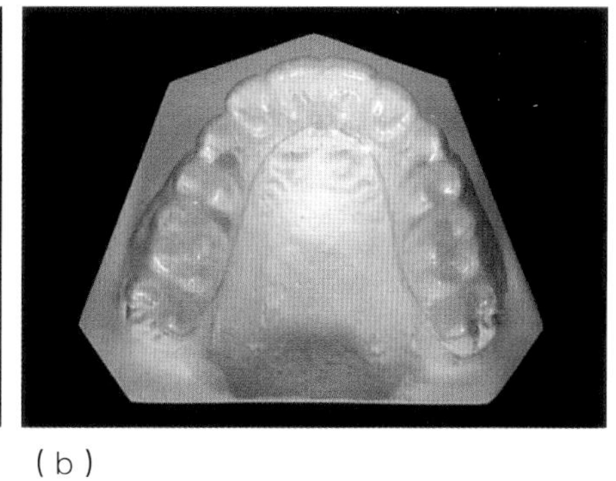

(a) (b)

图16.4 活动保持器。(a)上颌Hawley保持器。(b)上颌透明塑料保持器。

## 16.6.2 活动保持器的简介

活动保持器的种类很多，包括Hawley保持器(图16.4a)、透明塑料保持器(图16.4b)、Begg和Barrer保持器。一种叫作正位器的可摘保持器有时候也可以作为一种活动保持器，但其实际是一种由弹性材料(橡胶)制成的活动矫治器。正位器是在正畸治疗结束时没有达到良好牙尖交错时需要将牙齿精细调整到具体位置时应用的一种保持器。牙齿在铸模上进行重新排位后进行正位器的制作。当患者佩戴正位器时，其可以引导牙齿向正确的位置移动以达到良好的尖窝咬合关系。而后可以将正位器当作保持器进行长期佩戴。正位器的缺点是制作费用昂贵，且患者的长期依从性无法保证。

## 16.6.3 佩戴活动保持器的频率

我们已经提到，由于治疗后变化的不可预测性，所以建议长期佩戴保持器。然而，患者每天应佩戴多少小时的活动保持器呢?高质量的研究证据表明，Hawley保持器和透明塑料保持器都只需要在夜间佩戴。然而具有高复发风险的患者应该佩戴固定保持器(要点框16.1)。

## 16.6.4 Hawley保持器

Hawley保持器是最原始的活动保持器，是一种由丙烯酸基托和金属唇弓制成的简单且坚固的装置(图16.5)。Hawley保持器最初被设计为活动矫治器，但后来人们发现它可以作为保持器来维持牙齿治疗后的正确位置。其优点是制作简单、十分坚硬且足以维持牙列的平齐，并且可以添加义齿。建议在修复缺牙间隙的义齿近远中加入硬金属隙卡防止复发(图16.6)。Hawley保持器也可以适应牙尖高度的错落，

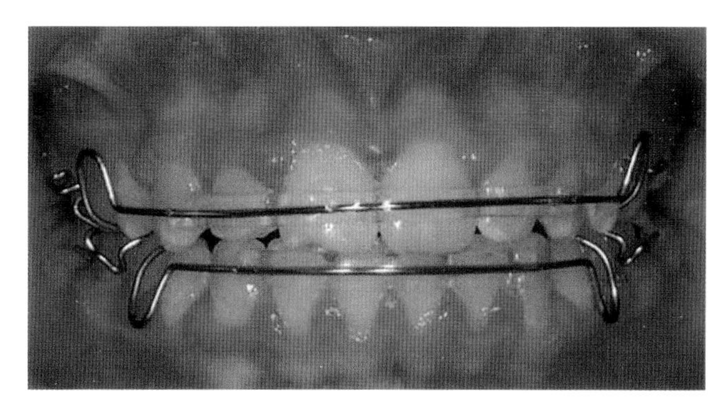

图16.5 这种Hawley保持器在唇弓上添加了丙烯酸挡板，添加丙烯酸挡板是为了增大唇弓与牙面的贴合，预防扭转牙的复发。

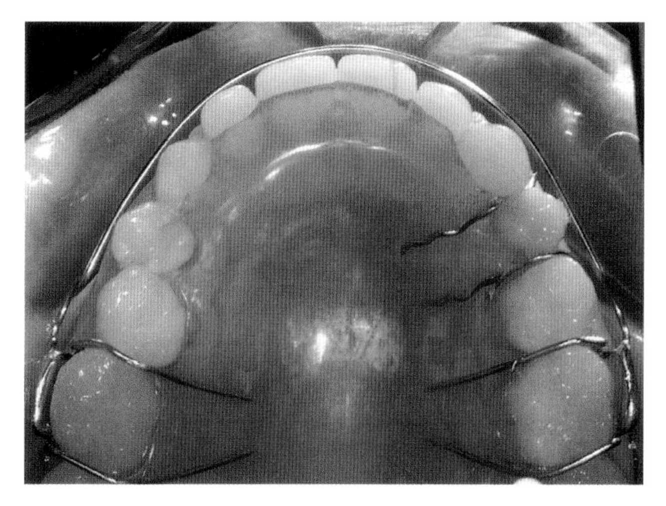

图16.6 添加了义齿的Hawley保持器。此患者左上颌第一前磨牙和上颌双侧第二前磨牙缺失。决定保留其牙根完好的第二乳磨牙。保留左上第一前磨牙的缺隙，戴用包含义齿的上颌Hawley保持器。注意义齿的近远中都加入了隙卡来降低复发的风险。

因为跟透明塑料保持器相比，它没有完全的殆面覆盖。

可以根据病例情况的不同对Hawley保持器进行如下调整：

- 唇弓处可添加丙烯酸挡板防止扭转复发
- 翻转U形曲可以控制维持尖牙的位置
- 添加被动咬合导板可以维持深覆殆的纠正
- 可以将唇弓焊接到基托上，避免过多的钢丝通过咬合面干扰咬合
- 透明聚乙烯唇弓可提升美观度（图16.7）

### 16.6.5 透明塑料保持器

透明塑料保持器（图16.8）相比传统Hawley保持器的优点如下：

- 十分美观
- 不影响发音
- 经济且制作快速
- 不易损坏
- 便于制作
- 能有效维持下切牙的位置

Hawley和透明塑料保持器对于上牙弓来说保持效果相近，但是透明塑料保持器能更好地预防下牙弓的复发。透明塑料保持器只需要每晚佩戴。需要提醒患者在戴用透明塑料保持器时不要喝饮料，尤其是致龋性饮料（图16.9）。因为保持器内会残留饮料，使其和牙齿切缘以及牙尖长时间接触导致牙齿脱矿。

口腔卫生差的患者不应使用透明塑料保持器。这是因为这种保持器是通过将牙龈处倒凹与塑料边缘紧

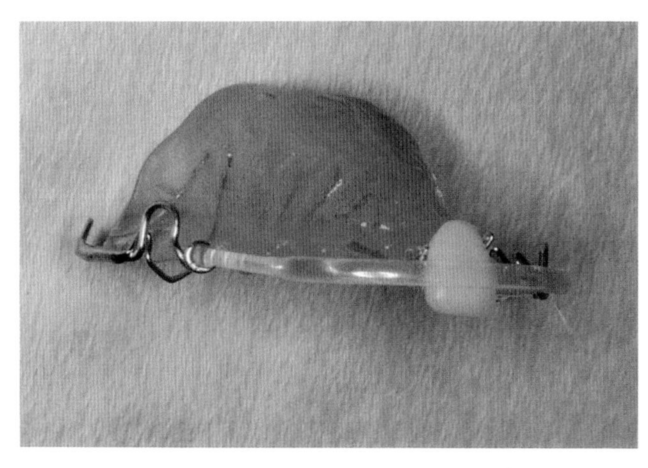

图16.7 带有美观的聚乙烯唇弓的Hawley保持器。这是一个带有美观的聚乙烯唇弓和不锈钢接头的Hawley保持器（Clearbow®，PWG正畸专家，多瓦尔，加拿大）。这使得患者可以戴上带有义齿和美观性唇弓的活动保持器。

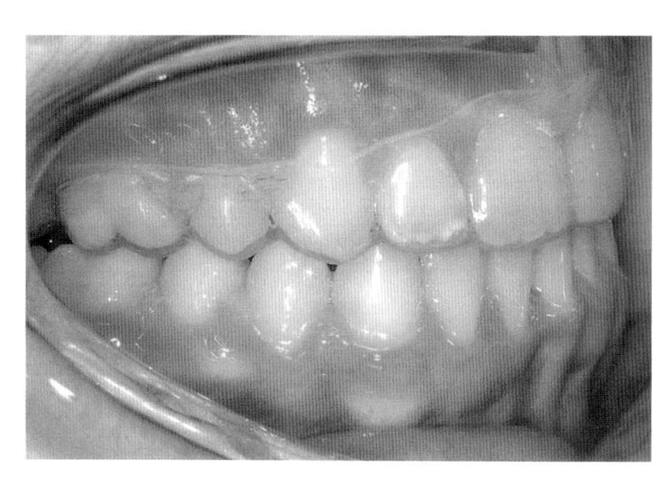

图16.8 上牙透明塑料保持器。将上牙压膜保持器边缘修整至龈缘以上1~2mm处。去除尖牙上方的部分可更方便患者摘戴。

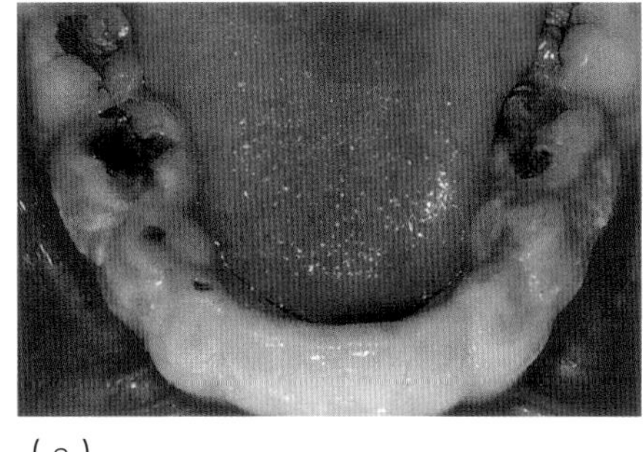

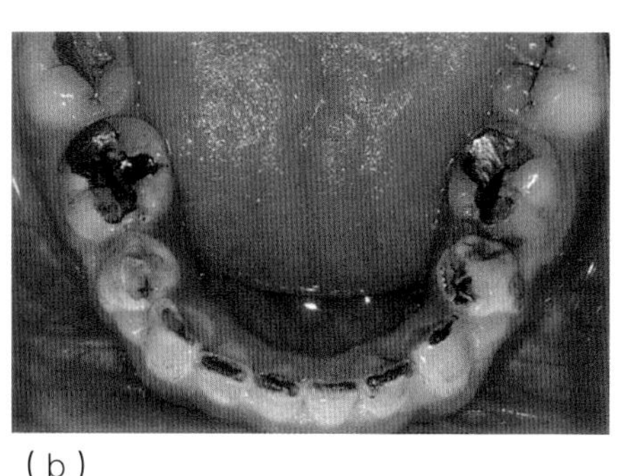

（a） （b）

图16.9 致龋性饮料和透明塑料保持器。需要告知患者在进食或饮水时不要戴透明塑料保持器。（a）此患者全天佩戴透明塑料保持器并且经常喝碳酸饮料，导致牙齿大面积酸蚀和龋坏。（b）取自D.S. Gill和F.B. Naini主编，2011年出版自Wiley公司的《正畸中的稳定性和保持：原则和实践》的第37章。

密贴合进行保持的。如果口腔卫生不好，那么增生的牙龈可能会使这些区域的贴合不够紧密，也就意味着保持器可能是松动的。

### 16.6.6 固定保持器

固定或粘接保持器都是通过酸蚀粘接技术粘接在上颌牙的腭侧和下前牙的舌侧，有以下几种不同的粘接保持器：

- 每颗牙的多股麻花丝粘接（图16.10）
- 粘接于各个牙位弹性链保持器
- 计算机辅助设计和制作（CAD/CAM）的镍钛丝保持器（图16.11）
- 硬性尖牙保持器，仅粘接于双侧尖牙
- 强化纤维

粘在每颗前牙上的多股“扭转”型钢丝，是最常见的保持器类型。在少数情况下，这些金属丝可能会发生活动，导致不必要的牙齿移动，所以促进了弹性链保持器和镍钛丝CAD/CAM保持器的发展（图16.11），以确保被动适应。硬性尖牙保持器只粘接于两侧尖牙之间，便于进行口腔清洁。尖牙保持器更加坚硬，有时被称为“防故障装置”。这是因为如果一个粘接脱落了，患者会立即知道并重粘它。尖牙保持器的缺点是可能会导致切牙的复发，因为其没有固定在金属丝上。强化纤维保持器由于缺乏弹性而更容易断裂，因此不建议使用。粘接保持器是对技术要求很高的一个过程，需在粘接前进行彻底清洁牙面，尤其是去除下前牙舌侧的牙石（单纯酸蚀清除不彻底）。

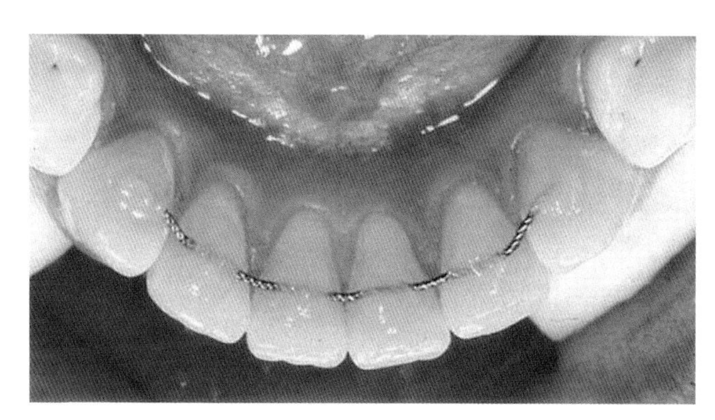

图16.10 多股麻花丝粘接保持器。这种多股麻花丝的保持器是通过复合树脂将多股不锈钢麻花丝粘接在两侧下尖牙之间的每颗牙的舌面上的。圆丝的直径是0.0195英寸，能够保证牙齿轻微的功能性活动。

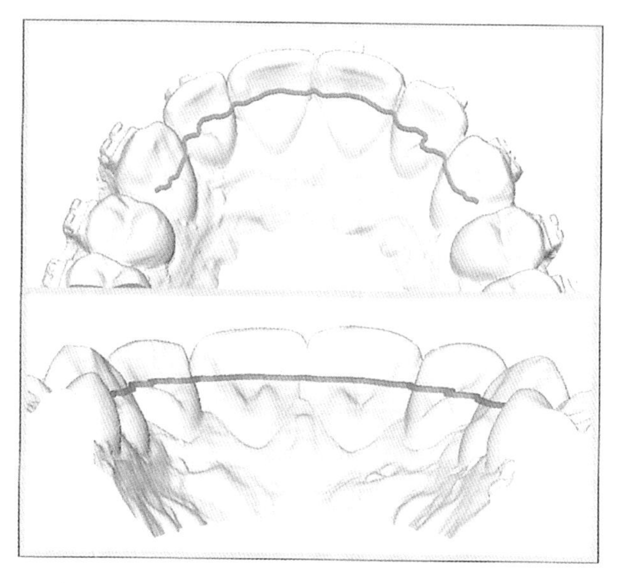

（a）

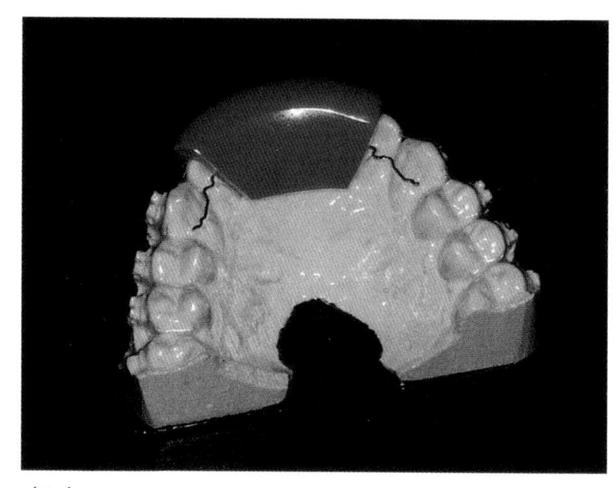

（b）

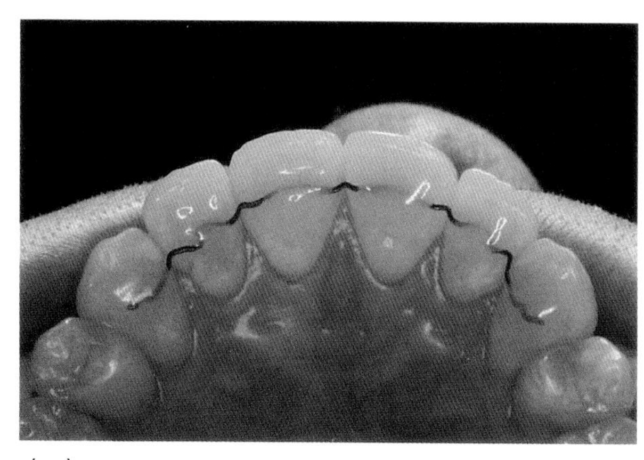

（c）

图16.11 镍钛丝CAD/CAM Memotain® 保持器。（a）计划的保持器的数字扫描发送给临床医生批准。在向制造商发送印模或数字扫描后，此数字设计将发送给临床医生以批准保持器的设计。值得注意的是钢丝的准确性，因为其需要符合腭侧的准确形态。（b）含定位钩的镍钛丝固定保持器，使用镍钛材料是为了利用其灵活性和弹性记忆完成生理功能。（c）镍钛丝CAD/CAM固定保持器粘接就位。

需要保证粘接区域的干燥且钢丝需要通过酸蚀技术利用复合树脂粘接硬性就位。如果粘接保持器没有在粘接过程中硬性就位，或者在原位发生形变，可能会导致不希望的牙齿移动，从而影响牙齿的美观和健康（详见“参考文献和拓展阅读”部分）。粘接保持器最常见的问题是局部复发，这是由于部分粘接脱落导致的，为了解决这个问题，临床医生可以使用双重保持的方法——既使用粘接型的保持器，又预备一个夜间使用的活动保持器。

这种双保险的方法，可以确保即使部分粘接型保持器脱落，也不影响牙齿的保持效果。脱落的粘接性保持器，可以在未来复诊时进行修复（图16.12）。

### 16.6.7 保持器的护理

以前患者只被要求佩戴保持器1～2年。然而，现在我们对复发的风险有了更好的理解，我们需要让患者戴更长时间。因此，患者必须清楚地了解如何护理保持器。活动保持器更容易护理，因为除了更容易清洗保持器本身外，它们还可以摘下，能够保证口腔内的卫生。虽然牙膏可以用来清洁以丙烯酸为基础的如Hawley保持器等的保持器，但许多透明的塑料保持器体部需要用特殊的不降解塑料的清洁剂来清洁。一些医生为每个牙弓提供一个备用的保持器，以防原有保持器丢失。尤其是透明塑料保持器，因为其成本较低，要点框16.2是使用透明塑料保持器患者信息表。除非维护情况良好，否则保持器可能会引起牙周疾病和龋齿。固定保持器可以长期安全使用，前提是要正确指导患者如何护理。医生应使用可通过钢丝下方的牙线，或轻柔地使用细小的牙间刷或其他类似的辅助牙间清洁方式，向患者展示如何进行牙间隙的清洁。

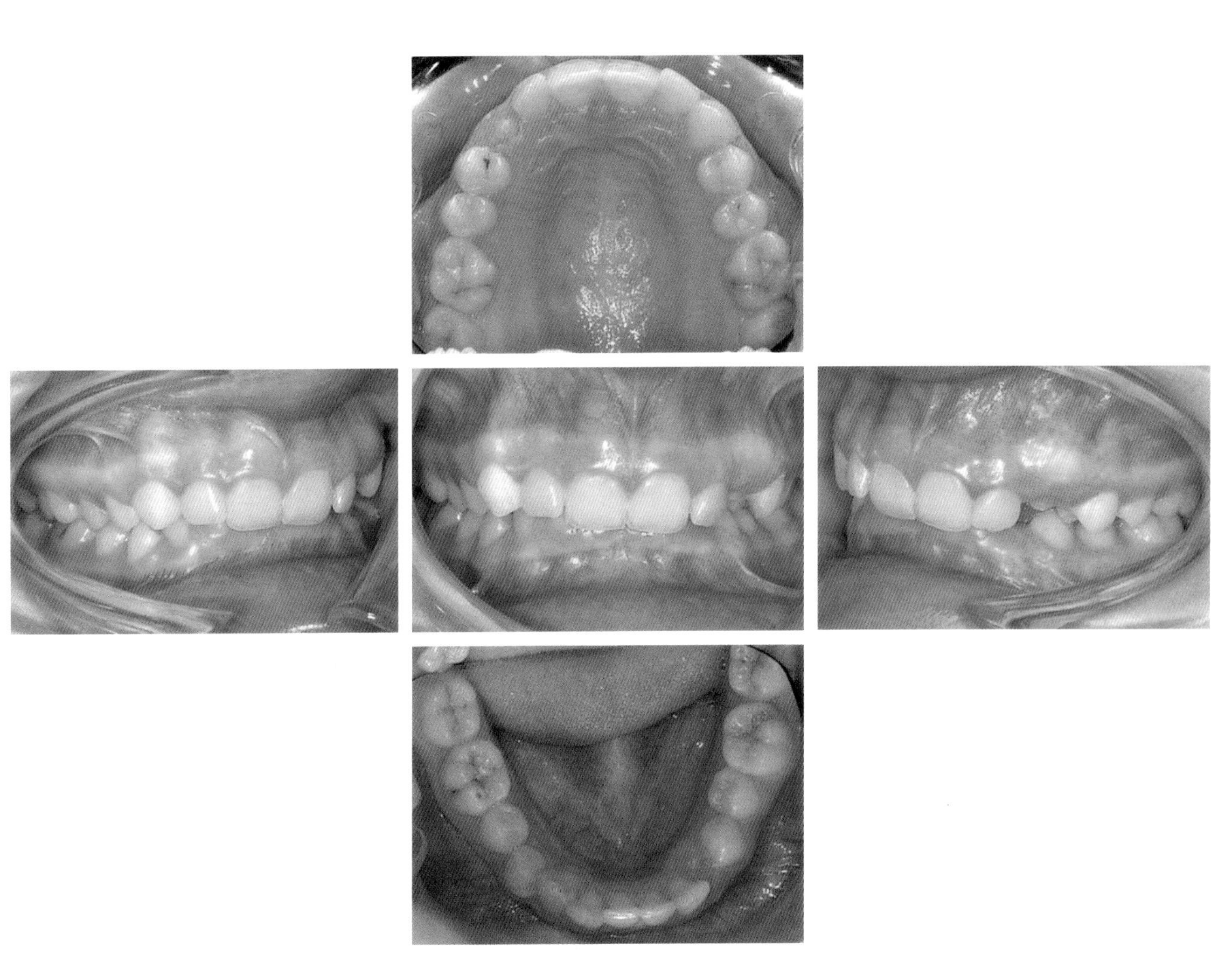

图16.12 （a）初始口内像。本例患者为Ⅱ类2分类切牙关系。治疗方案决定不拔牙，将下前牙部分进行邻面去釉，这种方式可以减轻深覆船，但也会增加治疗结果不稳定的风险。因此告知患者需要在治疗结束后下前牙粘接固定保持器。

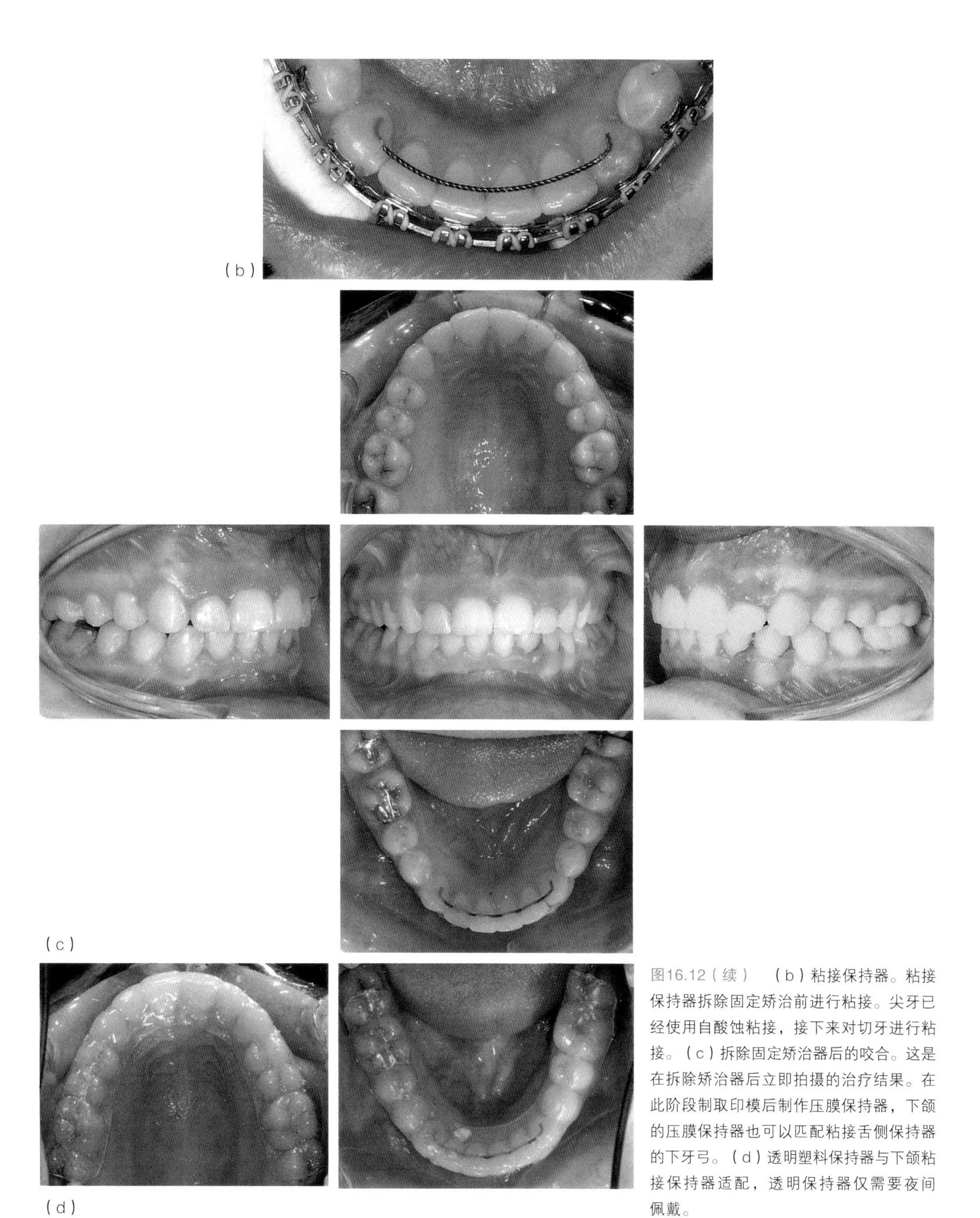

图16.12（续） （b）粘接保持器。粘接保持器拆除固定矫治前进行粘接。尖牙已经使用自酸蚀粘接，接下来对切牙进行粘接。（c）拆除固定矫治器后的咬合。这是在拆除矫治器后立即拍摄的治疗结果。在此阶段制取印模后制作压膜保持器，下颌的压膜保持器也可以匹配粘接舌侧保持器的下牙弓。（d）透明塑料保持器与下颌粘接保持器适配，透明保持器仅需要夜间佩戴。

要点框16.2 关于透明塑料保持器的患者信息表

（1）您的保持器和牙套一样重要。

如果您不按照医嘱戴上保持器，您的牙齿会恢复到治疗前的状态。如果您不能佩戴保持器，请联系……

（2）佩戴保持器的频率。

您需要每天夜间佩戴保持器。

（3）佩戴保持器的时长。

减少牙齿复发风险的最好方法是夜间持续佩戴。这是因为牙齿在我们的一生中都在移动。

（4）如何维持保持器的清洁。

用牙刷和水清洁保持器，但不要用牙膏清洁。牙膏会使保持器变色和降解。正畸医生可能会建议您使用一种特殊的保持器清洁剂。

（5）佩戴保持器期间禁止饮食。

只要佩戴保持器就不能吃东西、喝饮料。

（6）保证保持器的完好。

当不佩戴保持器时，需要将其安放在收纳盒中。

（7）如果忘记佩戴保持器一整晚。

您必须每晚佩戴保持器，如果忘记了，就需要在两天之内除了吃饭以外全天佩戴保持器，可以消除牙齿由于忘戴保持器发生的位移形变。

（8）如果保持器丢失。

如果保持器丢失，请戴上我们提供的备用保持器。然后联系医生，将模型带回，重新制作保持器。

（9）如果保持器刮嘴。

如果保持器刮嘴，可以用指甲锉的金刚砂板把它磨平。如果依旧刮嘴，请与我们联系。

（10）每次复诊随身携带保持器。

每次复诊时随身携带保持器，以便我们进行检查，必要时进行保持器的调整。

固定保持器需要由正畸医生或口腔医生定期检查，检查是否有粘接失败或由于固定保持器活动而引起的不必要的牙齿移动。正畸医生有责任确保患者充分了解如何长期护理保持器，确保避免不良影响。

## 16.7 用于减小治疗后变化的附加技术

附加技术是额外的软硬组织处理，配合保持器，用来提高治疗效果的稳定性：

- 嵴上纤维环切术
- 邻面减径

### 16.7.1 嵴上纤维环切术

嵴上纤维环切术也被称为冠周嵴上纤维环切术。其原理是在牙槽骨水平以上切开越隔组和龈牙组的纤维（图16.2）。越隔组和龈牙组的弹性纤维有将牙齿拉回原来位置的趋势。尤其是矫正后的扭转牙。嵴上纤维环切术是在局部麻醉下进行的简单手术，术后不需要进行牙周缝合。切口垂直进入牙周组织，切断牙槽嵴上牙颈部的牙周纤维，但主要不要碰到牙槽骨。该技术已被证明可减少多达30%的扭转牙复发，并在上颌最有效。如果在术前没有炎症或牙周疾病的证据，则该技术对牙周健康没有不良影响。

### 16.7.2 邻面减径

邻面减径也被称为邻面去釉或牙釉质剥离（请参阅第7章，第7.7.5节）。去除少量的牙釉质用于重塑牙齿和提供少量间隙（请参阅第7章，图7.7）。有人提出，通过整平牙间接触，可以增加相邻牙齿之间的稳定性。也有可能是通过移除少量的牙齿组织缓解轻微的拥挤，从而避免下切牙唇倾和尖牙间宽度的增加这两种潜在的不稳定的牙齿移动。

## 16.8 保持的结论

保持几乎是所有正畸治疗的重要组成部分。这是因为治疗后牙齿位置的变化对每位患者来说都是不可预测的风险。治疗后变化可能是由于正畸因素，但也可能是由于一些超出了正畸医生控制的因素，如软组织的进一步生长和变化。患者需要了解这些不需要的变化的长期风险，并了解减少这种风险的方法。治疗前应对此进行讨论。减少治疗后变化通常意味着患者需要佩戴保持器。治疗结果的可能稳定性、初始的错𬌗情况、患者的依从性、患者的期望以及结果的质量都会影响保持器的选择。

患者必须被告知可能治疗后变化和如何保管和保养保持器，这样患者就可以对治疗后的保持过程负责。正畸医生的职责是：

- 确保患者了解使用保持器的必要性和重要性
- 为每一位患者制订合理的个性化保持方案
- 告知每位患者如何安全佩戴和保管保持器，确保患者了解长期保养保持器的必要

保持的要点

- 复发对于所有正畸患者来说都是不可预测的风险
- 复发可能与正畸因素有关，也可能与正畸不可控的增龄性改变有关
- 作为知情同意过程的一部分，患者需要了解复发的长期风险，并了解降低这种风险的方法
- 可以用活动和固定保持器减少复发，也可以用其他的附加技术比如嵴上纤维环切术增强保持效果
- 活动保持器只需要在夜间佩戴
- 患者需要意识到他们在保持这个步骤中的责任

有关Cochrane综述

Littlewood, S. J., Millett, D. T., Doubleday, B., Bearn, D. R., and Worthington, H. V. (2016). Retention procedures for stabilising tooth position after treatment with orthodontic braces. *Cochrane Database of Systematic Reviews*, Issue 1, Art. No.: CD002283. DOI: 10.1002/14651858.CD002283.pub4 https://www.cochranelibrary.com/cdsr/doi/10.1002/14651858.CD002283.pub4/full

这篇系统性的综述讨论了各种减轻复发的方法的最佳依据。

## 参考文献和拓展阅读

Hichens, L., Rowland, H., Williams, A., Hollinghurst, S., Ewings, P., Clark, S., et al. (2007). Cost-effectiveness and patient satisfaction: Hawley and vacuum-formed retainers. *European Journal of Orthodontics*, **29**, 372–8. [DOI: 10.1093/ejo/cjm039] [PubMed: 17702797]

Rowland, H., Hichens, L., Williams, A., Hills, D., Killingback, N., Ewings, P., et al. (2007). The effectiveness of Hawley and vacuum-formed retainers: a single-center randomized controlled trial. *American Journal of Orthodontics and Dentofacial Orthopedics*, **132**, 730–7. [DOI: 10.1016/j.ajodo.2006.06.019] [PubMed: 18068589]

这两篇论文描述了一个精心设计的随机对照试验，比较了Hawley保持器和压膜保持器。

Kucera, J. and Marek, I. (2016). Unexpected complications associated with mandibular fixed retainers: a retrospective study. *American Journal of Orthodontics and Dentofacial Orthopedics*, **149**, 202–11. [DOI: 10.1016/j.ajodo.2015.07.035] [PubMed: 26827976]

本文描述了固定保持器的副作用，包括保持器在原位不动时牙齿的移动。

Little, R. M., Wallen, T. R., and Riedel, R. A. (1981). Stability and relapse of mandibular alignment – first four premolar extraction cases treated by traditional edgewise orthodontics. *American Journal of Orthodontics and Dentofacial Orthopedics*, **80**, 349–65. [DOI: 10.1016/0002-9416(81)90171-8]

这是一篇经典的论文，论证了正畸治疗后复发的高风险。

Littlewood, S. J. (2017). Responsibilities and retention. *APOS Trends in Orthodontics*, **7**, 211–14. [DOI: 10.4103/apos.apos_82_17]

这篇文章提供了患者、正畸医生和普通牙医在保持过程中重要的角色和责任的概述。

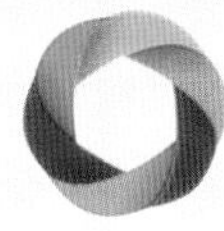

本章的参考资料也可以在www.oup.com/uk/orthodontics5e找到。在可能的情况下，该链接将为您提供该作品的英文电子版本，以帮助您进行进一步的学习。如果您为该网站的订阅用户（个人或机构注册皆可），根据您的登录权限，可细读网站所提供的摘要或完整文章。

# 第17章

# 活动矫治器

## Removable appliances

*L. Mitchell*

## 章节内容

医疗器械指令 93/42/EEC

在英国，所有活动矫治器（包括可摘功能矫治器和保持器）均属于定制设备，因此必须遵守法定指南：https://www.gov.uk/topic/medicines-medical-devices-blood/medical-devices-regulation-safety

本章学习目标

- 了解活动矫治器的局限性
- 了解活动矫治器的当代应用
- 了解活动矫治器的设计戴入及调整

本章涉及的矫治器主要是用丙烯酸树脂和金属丝制成的，患者可以从口内摘下。功能矫治器也是由相同材料制成的，但主要通过施加颌间牵引来行使功能，在第19章中单独讲解。活动保持器，例如Hawley保持器，在第16章中讲解。隐形矫治器在第21章中讲解。

## 17.1 活动矫治器的作用方式

活动矫治器可以实现以下类型的牙齿移动：

- 倾斜移动：因为活动矫治器对牙冠部施加单点接触力，所以牙齿围绕旋转中心倾斜，在单根牙齿中，旋转中心大约在根尖为起点的总根长的40%处
- 牙齿成组移动：因为活动矫治器存在基托（请参阅第17.5节），所以在移动一组牙齿方面比固定矫治器更有效
- 影响对颌牙的萌出：可以通过以下任一种方法来实现：
  （a）前牙平面导板可以为下颌磨牙提供空间，使其萌出。对于深覆𬌗纠正很有效果（请参阅第17.5.2节）
  （b）后𬌗垫可以为切牙提供空间，从而消除切牙干扰（请参阅第17.5.3节）。对于压低后牙段也有效果（请参阅第12章，第12.3.1节）

### 17.1.1 活动矫治器的使用说明

活动矫治器尽管在过去被广泛用作是治疗错𬌗畸形的唯一矫治器，但是随着固定矫治器的可用性和接受度的提高，活动矫治器的局限性变得更加明显。活动矫治器只能使单颗牙齿产生倾斜移动（请参阅第15章，图15.2），在需要简单的倾斜移动的情况下，可以发挥优势，但是如果行使更复杂的牙齿移动，可能达不到预期效果。所以，活动矫治的作用发生了变化，现在已广泛作为固定矫治器的辅助设备。

活动矫治器提供了一种对牙齿或整个牙弓施加口外牵引力的作用方法，以帮助实现牙齿近远中的移动。活动矫治器也用于扩大牙弓，这是有效移动牙齿的另一个例子。当需要平面导板或𬌗垫来促进牙齿的发育和/或打开咬合时，活动矫治器也非常有效。

活动矫治器也被用作被动矫治器，用于恒牙拔除后的间隙保持器，以及固定矫治器治疗后的保持器。由于可以使用人工牙，用于缺失牙间隙开拓后的保持特别有效。

表17.1总结了活动矫治器的优缺点。

患者通常对下颌活动矫治器的耐受性较差，这是由于下颌矫治器占用了舌头的空间。同时，下颌磨牙的舌倾也使矫治器固位变得困难。

尽管活动矫治器不太可能引起医源性损害，例如牙根吸收或牙齿脱矿，但如果使用不当，也可能会对患者有伤害。医生需要合理判断活动矫治器的适应证，并有效地进行牙齿移动。

## 17.2 活动矫治器的设计

### 17.2.1 一般原则

不可将矫治器的设计委托给技术人员，因为他们只能利用石膏模型来提取信息。矫治器成功取决于方

表17.1 活动矫治器的优缺点

| 优点 | 缺点 |
|---|---|
| 可摘下以便刷牙 | 矫治器可能会丢失 |
| 腭部的覆盖使支抗增大 | 只能使牙齿产生倾斜移动 |
| 便于调整 | 需要好的技术人员制作 |
| 与固定矫治器相比，医源性损害的风险较小（例如牙根吸收） | 影响发音 |
| 丙烯酸树脂可以使平面导板和殆垫加厚 | 颌间牵引困难 |
| 可用作保持器或间隙保持器 | 患者对下颌活动矫治器耐受性差 |
| 可以对一组牙齿加力 | 针对单颗牙齿的多次移动效率低 |

便患者自行摘戴及达到矫治目标的设计。

通常，拔牙应在佩戴好矫治器后再进行。这样做的理由有两个：

（1）如果先拔牙，则拔牙部位远中的牙齿可能会近中移动，从而导致矫治器无法很好地佩戴，甚至根本无法佩戴，当拔除上颌第一恒磨牙后并延迟佩戴矫治器时，这一情况表现最为明显。

（2）有时，当患者在拔牙之前就佩戴了矫治器，但佩戴后就不想继续戴用，从而不继续治疗，这种想法的改变发生在拔牙之前显然更可取。

比较少见的情况是必须先进行拔牙，例如错位的牙齿会干扰矫治器的设计，但是，即使在这些情况下，也最好在拔牙之前在矫治器的制作过程中留下印模，并指示技术人员从模型中去除对应的牙齿，然后患者再拔除单颗或多颗牙齿，并应尽快佩戴矫治器。

### 17.2.2 活动矫治器的设计步骤

每个活动矫治器由4个组成部分构成：

- 加力装置
- 固位装置
- 支抗
- 基托

以下将详细介绍。

## 17.3 加力装置

### 17.3.1 弹簧

弹簧是最常用的加力装置。弹簧的设计可以很容易地适应特定的临床需求，而且价格便宜。但是，需要熟练的技术人员来弯制一种弹簧，该弹簧在矫治器佩戴时只需少量的调整便可有效地发挥作用。

弹簧施加的力$F$的公式：$F \propto \frac{dr^4}{l^3}$

其中$d$是加力时弹簧的挠曲度，$r$是金属丝的半径，$l$是弹簧的长度。

因此，即使弹簧所使用的金属丝的直径或长度发生了微小的变化，所传递的力也会有很大的变化。例如，金属丝的半径增加一倍会使力增加16倍。很明显，希望在很长的加力范围内传递（生理性的）轻力（请参阅第4章，第4.10节），就要对制造弹簧金属丝的长度和直径有所限制。弹簧的跨度通常受牙弓的大小或上腭的高度限制。然而，将环形曲结合到腭侧指簧的设计增加了弓丝的长度，从而使在一定挠曲度下施加较小的力，指簧在金属丝卷曲的方向使加力时能更有效地施加作用，随着牙齿移动卷曲的金属丝也被解旋。

实际上，可用于弹簧制造的金属丝的最小直径为0.5mm，这种直径的金属丝容易变形或折断，因此某些设计需使用树脂保护例如腭侧指簧（图17.1）或通

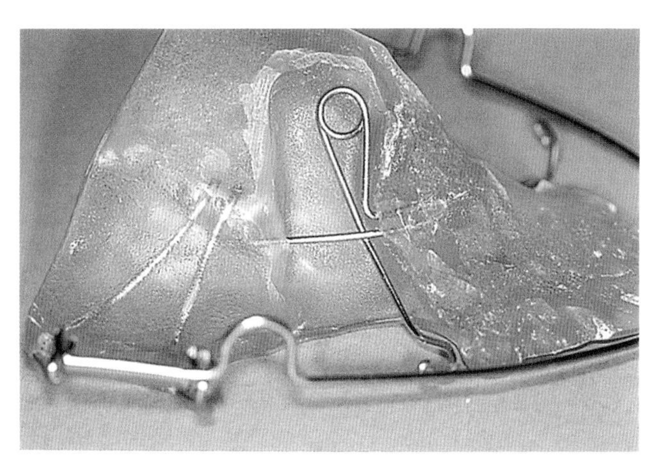

图17.1 腭侧指簧。指簧被丙烯酸树脂包裹，并配有保护丝防止变形。

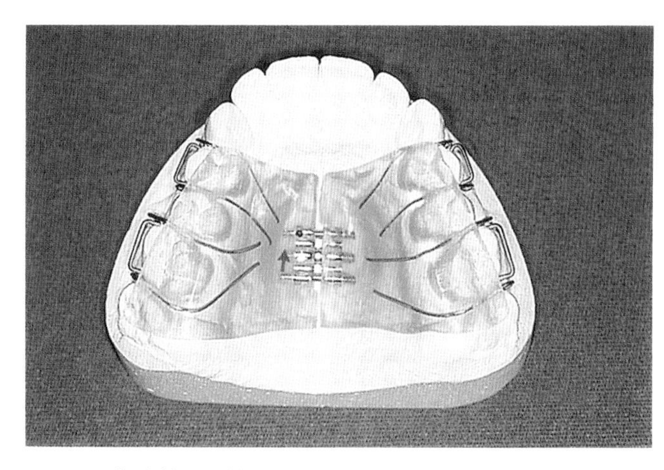

图17.3 螺旋扩弓器扩大上牙弓。

过套在管中进行加固（图17.2）。

有必要对弹簧进行调整确保施力点力的方向是正确的。弹簧离牙齿的阻抗中心越远，牙齿受到的倾斜力越大，因此，弹簧应尽可能靠近牙龈边缘，但不要引起牙龈的损伤。如果弹簧被过度加力，这会增加作用在牙齿上的力，从而阻抗中心向牙根方向移动（牙齿会发生过度倾斜）。

### 17.3.2 螺旋扩弓器

螺旋扩弓器的通用性不如弹簧，因为牙齿移动的方向取决于矫治器中螺旋扩弓器的位置。螺旋扩弓器笨重、昂贵，并且要求患者自行转动。但是，当有必要在需要移动的牙齿上增加固位卡环来增加矫治器固位的时候，螺旋扩弓器还是很有用的。例如，在用于上颌扩弓器中（图17.3），或者在混合牙列矫治器难以固位时。

最常用螺旋扩弓器的中心圆柱体上有左右两个部分（图17.4），通过钥匙转动，将两个部分分开预定距离，通常每1/4圈约为0.25mm。

螺旋扩弓器的作用应受到牙周膜宽度的限制，否则会导致牙周韧带细胞的挤压使牙齿移动的停止（请参阅第4章，第4.10节）。1/4圈可将矫治器的两个部分分开0.25mm。

### 17.3.3 皮圈

特殊的口内皮圈是为正畸使用而制造的（请参阅第18章，图18.20）。这些皮圈通常按其尺寸［从1/8英寸到3/4英寸（1英寸=2.54厘米）不等］及其传递

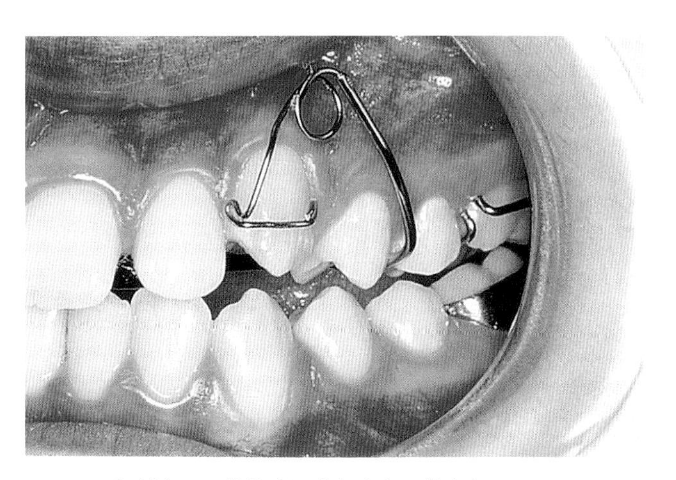

图17.2 颊侧尖牙回收簧（远中部分套入管中）。

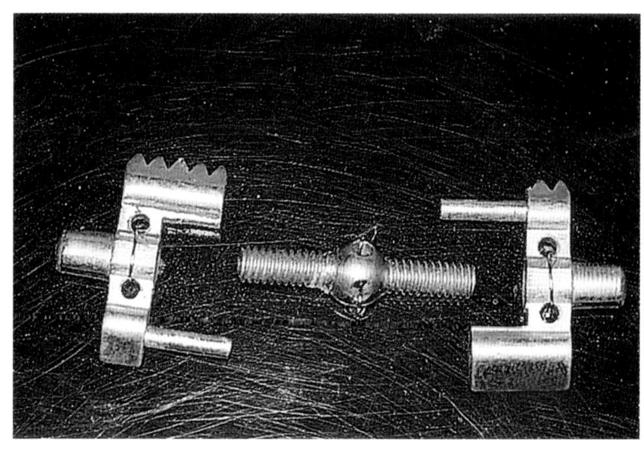

图17.4 螺旋扩弓器的组成部件。

的力［通常为2盎司、3.5盎司或4.5盎司（1盎司=28.3克）］进行分类。针对所需移动的牙齿的牙根大小以及牙齿所需移动的距离来合理地选择不同尺寸和不同作用力的皮圈。另外，皮圈应该每天更换。不含乳胶的替代品现已广泛应用。

## 17.4 固位装置

### 17.4.1 箭头卡

箭头卡设计在完全萌出的第一恒磨牙颊侧的近远中的倒凹上（图17.5）。通常使用0.7mm的硬不锈钢线制成，位于倒凹下1mm。这意味着在儿童中，箭头卡将位于牙龈边缘处或正好位于牙龈下方。然而，在有一些牙龈退缩的成年人中，箭头卡应位于牙冠的下方（图17.6）。

箭头卡也可用于放在前磨牙、尖牙、中切牙和乳牙上，但对这些牙齿建议使用0.6 mm的钢丝。当第二磨牙萌出后，并需要继续使用箭头卡环，建议去除远中处的箭头，因为基本没有倒凹，所以如果保留箭头卡环会造成颊部损伤。

箭头卡应用广泛的原因是箭头卡很容易被改造而具有多功能性：

- 口外弓管，唇弓或颊侧弹簧可焊接到箭头卡的横梁上（图17.7）
- 卡环的横梁在弯制时能够结合牵引钩或曲
- 可以制作成横跨两颗牙齿的双箭头卡

调节：卡环有两处可供调整（图17.8）。在连接丝中部打弯将使箭头向牙齿的下内移动。箭头的调整将导致卡环与牙齿贴合更紧密但垂直向的作用较小。

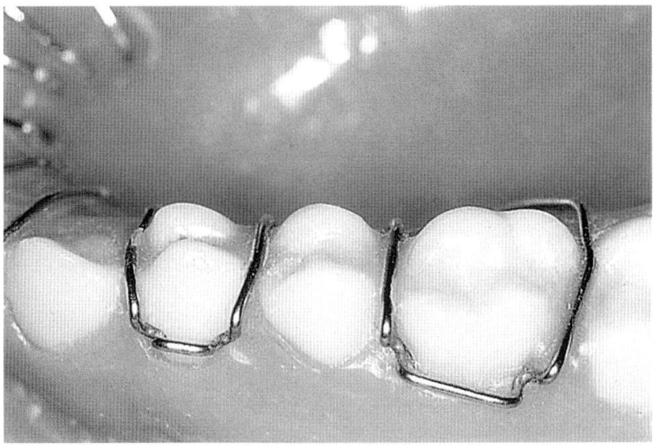

图17.5 箭头卡。

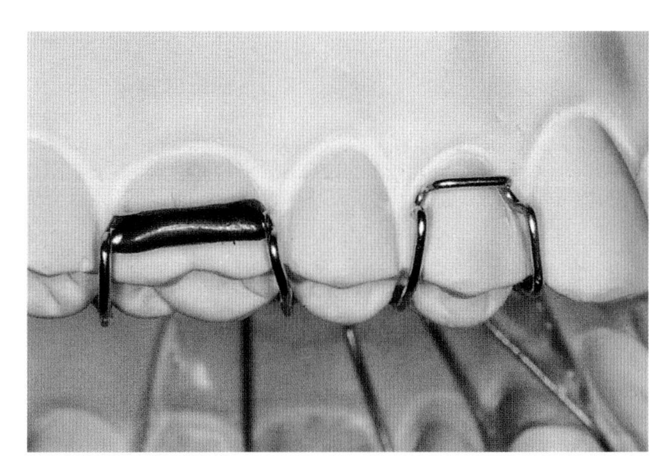

图17.7 口外弓管焊接到该箭头卡的横梁上。

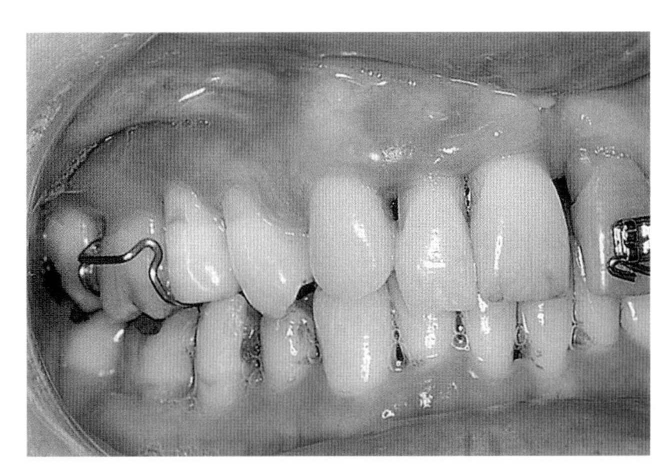

图17.6 理想情况下，箭头卡应位于倒凹下1mm，因此，在有一些牙龈退缩的成年人中，箭头卡可能会位于牙冠的下方。

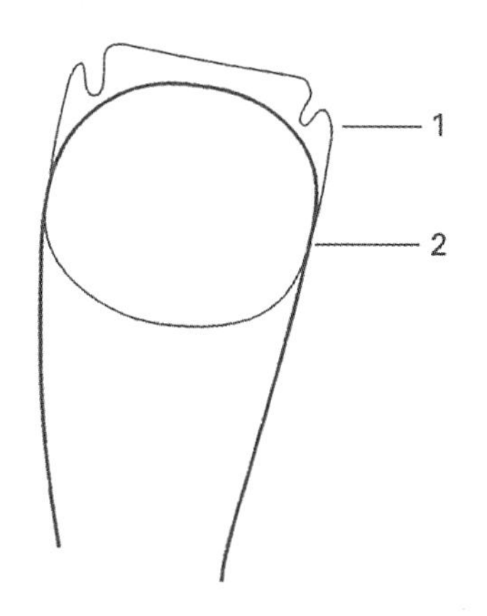


1. 卡环向牙齿水平移动
2. 卡环向牙齿方向移动，也向牙龈方向垂直向移动

图17.8 箭头卡环的调整。

### 17.4.2 其他固位方法

#### Southend卡环

该卡环（图17.9）利用两颗切牙之间接触点下方的倒凹，通常用0.7mm的硬质不锈钢丝制成。

调整：通过将箭头向牙齿方向弯曲来增加固位力。

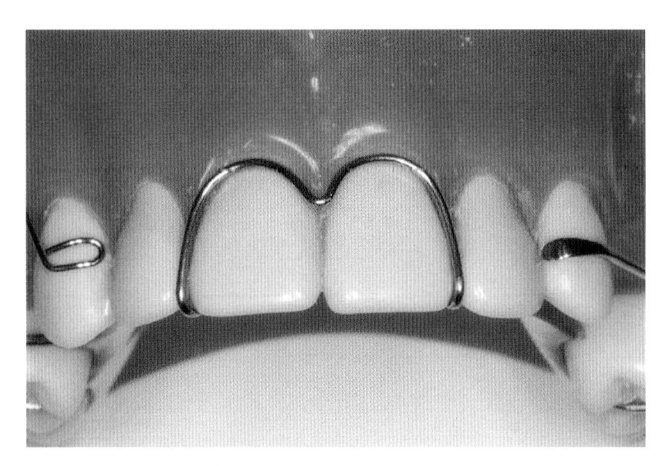

图17.9 Southend卡环。

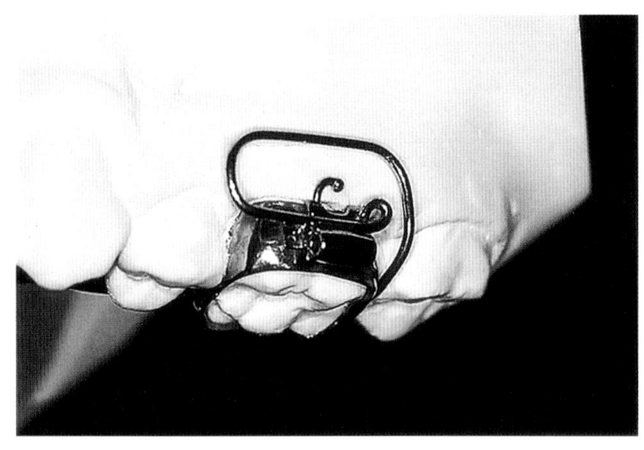

图17.10 Plint卡环。

#### 球形末端卡环

该卡环与牙冠底部相互接合，提供了较小固位力，并具有将牙齿分开的效果。

调整：将卡环向牙齿之间的接触点弯曲。

#### Plint卡环

Plint卡环（图17.10）作用于磨牙带环颊面管或托槽下方。

调整：通过在颊面管下方移动该卡环。

#### 唇弓

唇弓（图17.11）可用于前牙保持。

调整：这将取决于唇弓的确切设计。但是，最常见的调整方式是把U形曲的两侧向中间挤压，然后调整近中臂的弯曲度以调整唇弓高度（图17.12）。

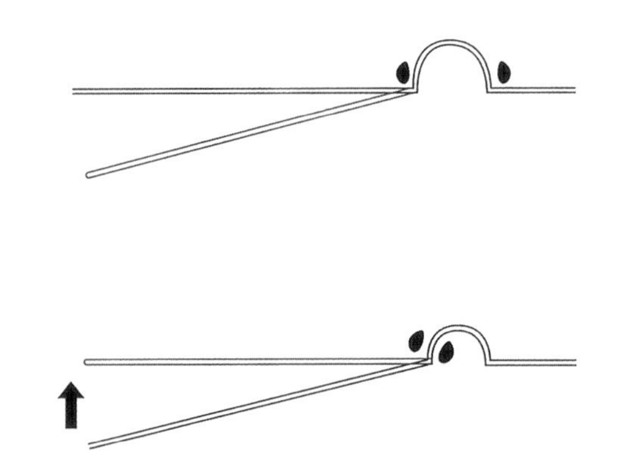

图17.12 该图介绍了如何给唇弓加力。第一个调整是将U形曲的两侧向中间挤压，这会造成唇弓向殆方移位，因此需要进行第二次调整才能将其抬回到所需的水平位置。

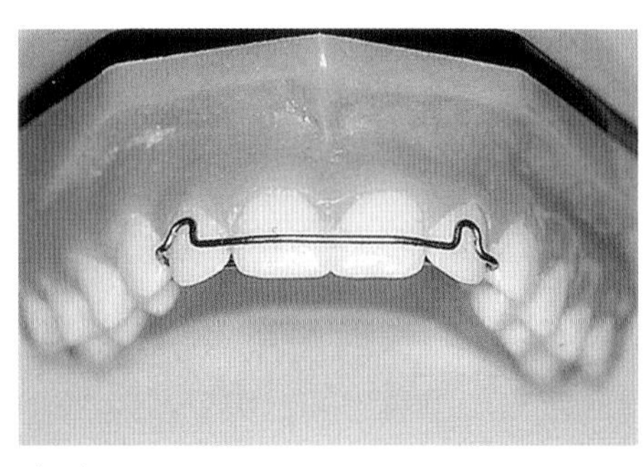

（a）

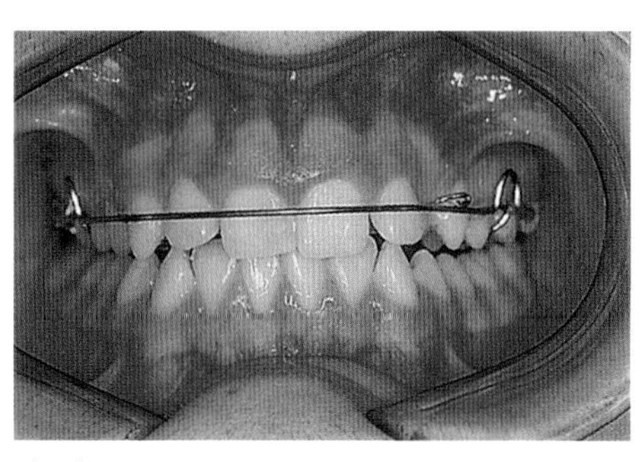

（b）

图17.11 （a，b）两种唇弓。

## 17.5 基托

活动矫治器各个组件通过丙烯酸树脂基托连接，基托可以是矫治器的被动或主动部件。

### 17.5.1 自固化或热固化

聚甲基丙烯酸甲酯的热固化增加了材料的聚合度并优化了其性能，但是在技术上对生产的要求更高。通常的做法是将大多数矫治器用自固化丙烯酸酯制成，当需要额外力量时会采用热固化丙烯酸树脂，例如一些功能矫治器。

### 17.5.2 前牙咬合导板

增加上颌切牙对应的丙烯酸的厚度，形成一个咬合平面，下颌切牙咬合在其上。导板在需要减少覆𬌗、下颌后牙萌出或消除可能的咬合障碍使牙齿发生移动时采用。

导板通常是平的，导板倾斜可能导致下切牙倾斜或后退，具体取决于其倾斜角度。

在设计前牙咬合导板时，需要向技术人员提供以下信息：

- 导板的咬合平面应向后延伸多少。可以很容易地通过观察患者的咬合来传达
- 导板的厚度。为了增加患者佩戴矫治器的可能性，导板应使上下颌磨牙分开的距离仅为1～2 mm，其厚度是根据咬合平面相对于上切牙的高度来规定的，例如上切牙高度的1/2

### 17.5.3 后牙𬌗垫

后𬌗垫用于消除咬合干扰以实现牙齿移动并且不希望减少覆𬌗。通过将树脂铺在后牙咬合面上（图17.13），制成𬌗垫，打开前牙咬合。树脂应尽可能薄，以帮助患者适应，所以在治疗过程中，𬌗垫折裂并不少见，告知患者缘由并嘱咐患者发现𬌗垫有尖锐边缘时复诊。但是，没有覆盖𬌗垫的牙齿容易过度萌出，如果发生这种情况，则需要重新制作矫治器（因为𬌗垫修理很难成功）。

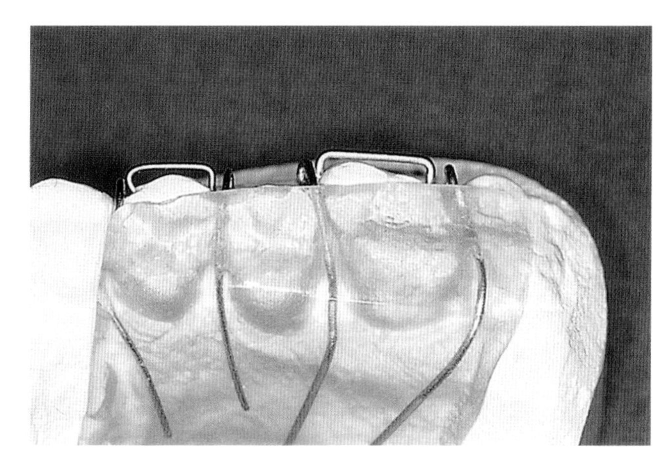

图17.13　后牙𬌗垫。

## 17.6 常用的活动矫治器

### 17.6.1 纠正混合牙列的前牙反𬌗

上切牙在混合牙列中的唇侧移动以使用弹簧或螺旋扩弓器来完成，具体取决于要移动的切牙数量。要使一颗切牙唇侧移动，通常使用Z形弹簧（图17.14），这种弹簧用于移动多颗牙齿时也称为双悬臂弹簧。用于单颗牙齿的Z形弹簧应使用0.5mm的金属丝制成，但对于跨度较大的牙齿，建议使用0.6mm或0.7mm的金属丝，前牙对抗力会抵抗该弹簧的作用力。

通过与牙齿所需的移动方向成大约45°的角度将弹簧从基托上拉开1～2mm（以使在矫治器内的弹簧不会卡在切缘上）。

通常与𬌗垫合并使用，打开咬合。

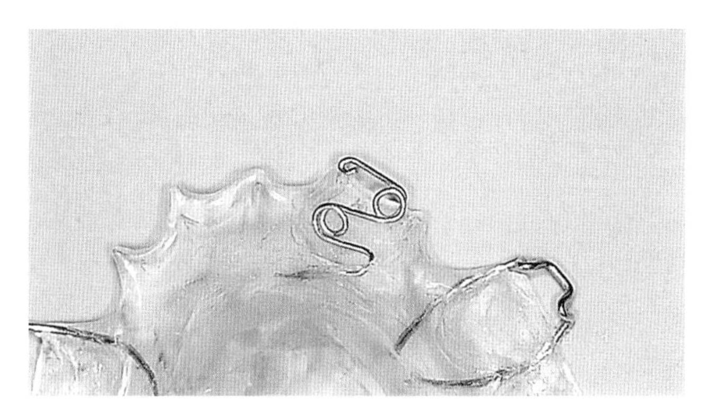

图17.14　Z形弹簧。

### 17.6.2 上颌螺旋扩弓器

如上所述，结合使用螺旋扩弓器可以移动成组的牙齿，还有额外的优点，即牙齿在被移动的同时还可以加卡环增加固位。同时也结合殆垫来打开咬合（图17.3）。

通过将螺丝旋转1/4圈来实现加力，1/4圈将矫治器的两个部分分开0.25mm，患者应每周加力2次（例如在星期三和星期六）。如果矫治器分开太大，螺丝会分开。因此，应告知患者，如果螺钉部分变松，则应将其向后旋转一圈，而不再加力。

### 17.6.3 推磨牙向远中装置

该矫治器与头帽一起用于第一个恒磨牙的带环上（图17.15）。当打算将其放在固定矫治器上以完成牙齿排齐时，通常用于实现磨牙的远中移动。该矫治器装有腭侧指簧（0.5mm金属丝）以使第一个恒磨牙远中移动。要求患者整天佩戴该矫治器，每天戴头帽12～16小时。当患者不戴头帽时，在指簧上施加轻力，以最大限度地减少磨牙的前移。该矫治器对于单侧远中移动也非常有效，需要固定对侧磨牙。如果需要减小覆殆，可以结合后牙殆垫。建议先将带环戴在磨牙上，再进行印模制取。

### 17.6.4 扩弓与开展排齐矫治器（ELSAA）

在使用功能矫治器治疗之前，该矫治器用于Ⅱ类2分类错殆畸形，以纠正矢向错殆（请参阅第10章，第10.4.5节，图10.22）。

## 17.7 活动矫治器的佩戴

再次向患者（及其父母/监护人）解释总体的治疗计划以及所佩戴矫治器的作用经常是有效的。谨慎的做法是将患者的恒牙拔除时间推迟到佩戴好矫治器并且可以全天佩戴后再进行。

可以通过以下方式来佩戴矫治器（要点框17.1）：

（1）检查矫治器是给椅子上躺着的患者制作的，而且是按照您的设计制作的。

（2）向患者展示该矫治器，并说明其作用原理。

（3）检查矫治器表面是否粗糙。

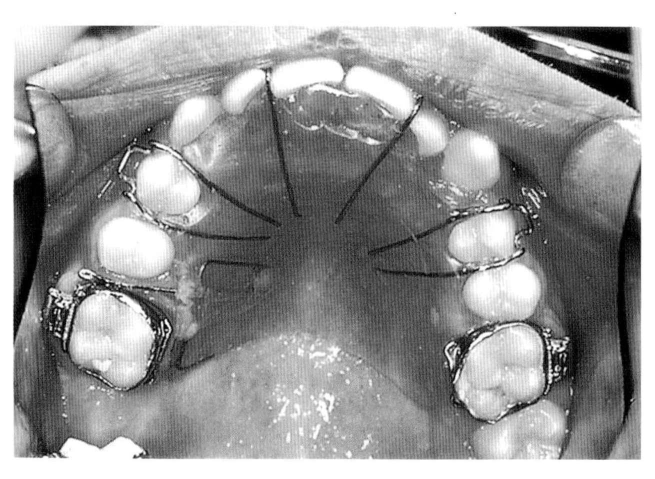

图17.15 推磨牙向远中装置用于右上第一恒磨牙的单侧移动。

（4）试戴矫治器，如果戴入困难，请检查以下内容：
- 取印模之后，有无牙齿萌出？必要时调整基托
- 取印模之后，牙齿有无移动？如果最近进行了拔牙，通常会发生这种情况
- 取印模之后，是否很久之后才来佩戴矫治器

（5）调整固定装置，直到矫治器咔嗒一声戴到正确位置。

（6）如果矫治器有导板或殆垫，则需要对其进行调磨，使其有效但不太厚。

（7）如果不需要拔牙提供牙齿移动的间隙，则需轻轻地给矫治器加力。

（8）指导患者如何佩戴和摘下矫治器，并让患者对着镜子练习。

（9）建议列一张表格，概述佩戴过程中可能出现的问题及操作要点， 并与患者（以及父母或监护人）一起阅读，强调全天佩戴的重要性。从法律上讲，如果已给出说明，则应谨慎记录在患者的病历中。

**要点框17.1 活动矫治器的调整工具**

- 平头钳（no. 64）
- 弹簧成形钳（no. 65）
- Maun 切断钳
- 一对可高压灭菌的隔板
- 钢尺
- 慢速直手机和丙烯酸树脂修复车针（最好是钨钢的）
- 一副弧形修整钳（这很有用但并不是必需的）

（10）安排下一次复诊。

如果有可用的工作模型，将其与患者的研究模型一起存储是很好的选择，因为如果必须维修该矫治器时，可能会用到。

## 17.8 监测治疗进展情况

理想情况下，大约每4周应查看一次佩戴活动矫治器的患者。被动矫治器出现问题频率较低，但建议每3个月检查一次，并在必要时进行调整，以保持固位的良好。

在配合治疗期间，重要的是要确保患者按照遵医嘱佩戴矫治器，不合格的佩戴包括以下内容：

- 矫治器几乎没有磨损痕迹
- 患者的发音（让患者佩戴/不佩戴矫治器读数，从65数到75）
- 上腭或上腭周围无压痕
- 频繁损坏

如果戴得很好，则需考虑以下几个问题：

- 查看治疗计划（如果有适应证，请继续进行下一步）
- 患者的口腔卫生
- 记录磨牙位置关系，覆𬌗和覆盖
- 重新评估支抗
- 自上次复诊以来牙齿移动的情况
- 固位装置（请参阅第17.4节）
- 矫治器的加力装置是否需要调整
- 导板和𬌗垫是否需要加厚或调磨
- 记录下一次复诊需要进行的操作

### 17.8.1 治疗过程中的常见问题

#### 牙齿移动速度慢

通常，儿童的牙齿移动以每月约1mm的速度进行，而成年人则会稍少一些。如果进度缓慢，请检查以下内容：

- 患者是否每天佩戴矫治器？如果未按要求佩戴，则需要与患者（还可以与父母讨论）。如果继续不配合治疗，导致治疗进展差，就必须考虑放弃治疗
- 如果加力装置是弹簧，是否位置正确并有效加力
- 如果加力装置是螺旋扩弓器，患者是否按照要求的频率正确地加力
- 牙齿的运动是否受到矫治器的基托或卡环的阻碍？这种情况下，应将其磨除或调整
- 存在𬌗干扰影响牙齿移动吗？如果有，则需要加厚导板和𬌗垫来提供咬合空间

#### 矫治器频繁损坏

主要有以下几个原因：

- 矫治器没有全天戴用
- 患者习惯于将矫治器频繁地摘戴（这种习惯也会导致矫治器迅速松动）
- 患者佩戴矫治器吃不当的食物，阻止患者吃硬的和/或黏性食物是成功，患者摘掉矫治器再吃硬的或黏性食物是部分成功

#### 支抗丢失

可能由以下几个原因导致：

- 不全天戴用矫治器导致支抗牙前移
- 对加力装置施加的力量超过了矫治器支抗控制。需要注意不要过度给弹簧加力，或者不要一次性移动过多的牙齿

支抗丢失问题请参阅第15章。

#### 上腭黏膜发炎

可能由两个原因引起：

（1）口腔卫生差。在大多数情况下，炎症的程度与矫治器的覆盖范围完全一致，可由真菌和细菌混合感染引起的（图17.16）。这可能与口角炎一起发生。处理这种情况必须解决潜在的问题，通常是口腔卫生差。同时需要每天向矫治器与黏膜贴附的面涂4次抗真菌剂（例如制霉菌素、两性霉素或咪康唑凝胶）。如果伴有口角炎，涂抹咪康唑软膏会有效果。

（2）牙龈或黏膜卡在基托和被移动的牙齿之间。

## 17.9 矫治器的修理

在修理矫治器之前，应考虑以下事项：

- 矫治器如何损坏？如果由于患者未遵循医嘱而造成破损，那么在进行修复之前，请确保已解决所有的

配合问题，这一点很重要

- 制作新矫治器是否更有性价比
- 有时候可以使用矫治器剩余的弹簧或其他部分继续进行所需要的移动
- 是否存在可以使用的工作模型，或者是否需要新的模型以便修理
- 修理时如何保持牙齿位置？通常没有办法，只能尝试在最短的时间内完成修理

也可参阅第25章。

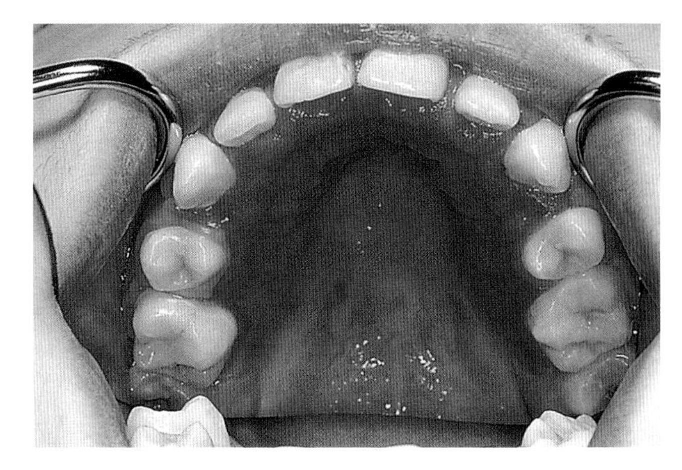

图17.16 活动矫治器的覆盖范围相对应的腭黏膜的炎症。

要点

活动矫治器包括：

- 仅能使单颗牙做倾斜运动
- 成组牙齿移动很有效
- 用于打开咬合
- 可作为被动矫治器（例如保持器）
- 如今更常用作为固定矫治器的辅助措施

## 拓展阅读

Littlewood, S. J., Tait, A. G., Mandall, N. A., and Lewis, D. H. (2001). The role of removable appliances in contemporary orthodontics. *British Dental Journal*, **191**, 304–10. [DOI: 10.1038/sj.bdj.4801170] [PubMed: 11587502]
易读且有插图的丰富文章。

Ward, S. and Read, M. J. F. (2004). The contemporary use of removable appliances. *Dental Update*, **May**, 215–7. [DOI: 10.12968/denu.2004.31.4.215] [PubMed: 15188527].
另一篇有用的文章。

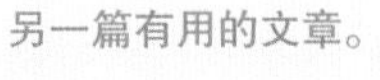

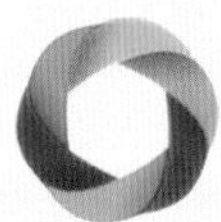

本章的参考资料也可以在www.oup.com/uk/orthodontics5e找到。在可能的情况下，该链接将为您提供该作品的英文电子版本，以帮助您进行进一步的学习。如果您为该网站的订阅用户（个人或机构注册皆可），根据您的登录权限，可细读网站所提供的摘要或完整文章。

# 第18章
# 固定矫治器
## Fixed appliances

*Benjamin R. K. Lewis*

## 章节内容

**本章学习目标**

- 了解使用固定矫治器的适应证
- 了解固定矫治系统的不同组成部分
- 了解与固定矫治器相关的当代矫治技术

## 18.1 固定矫治器的原理

固定矫治器通过化学或微机械方法黏附在牙齿上，与使用活动矫治器相比，可以使临床医生实现更大的牙齿移动范围。牙齿上的附件（通常是托槽或颊管）与正畸弓丝结合应用可以使牙齿产生三维方向上的移动。使用圆丝可使牙齿发生倾斜移动和垂直向移动（图18.1），弓丝和托槽槽沟侧壁之间的相互作用可以产生力偶，从而产生根尖移动和旋转移动（图18.2）。使用方丝可以在颊舌方向控制根尖移动，称为转矩（图18.3）。弓丝和槽沟之间的距离越近，控制能力越强（图18.4）。方丝弓矫治器是由美国正畸

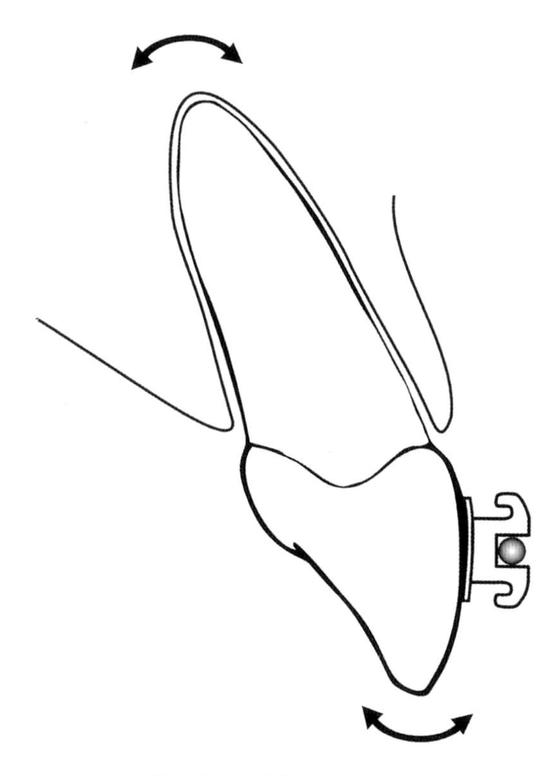

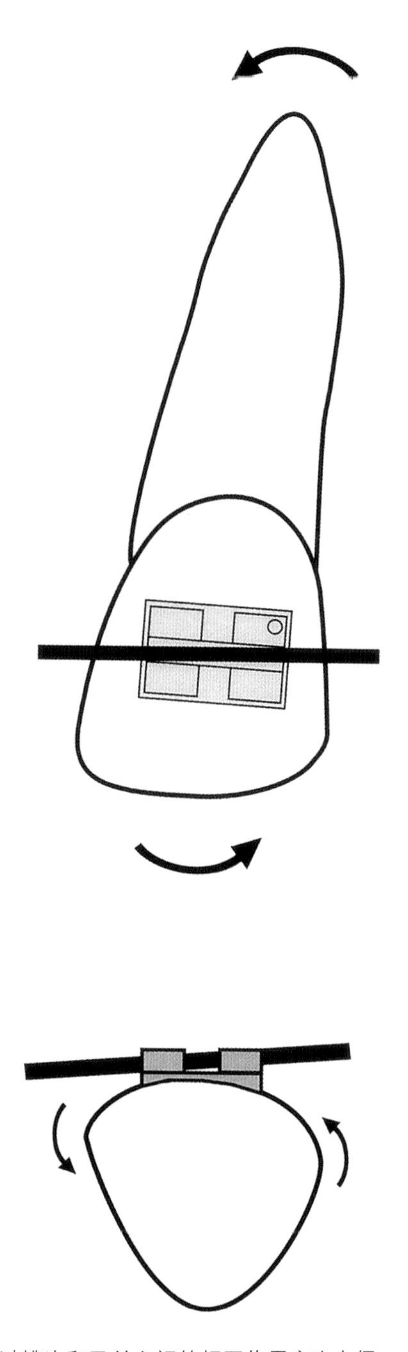

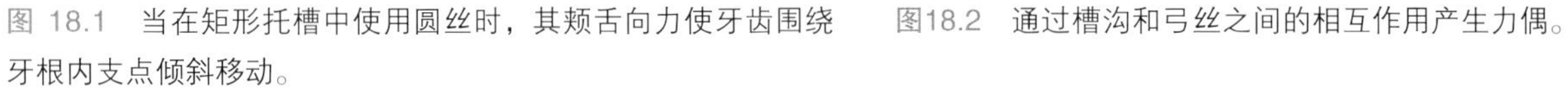

图 18.1 当在矩形托槽中使用圆丝时，其颊舌向力使牙齿围绕牙根内支点倾斜移动。

图18.2 通过槽沟和弓丝之间的相互作用产生力偶。

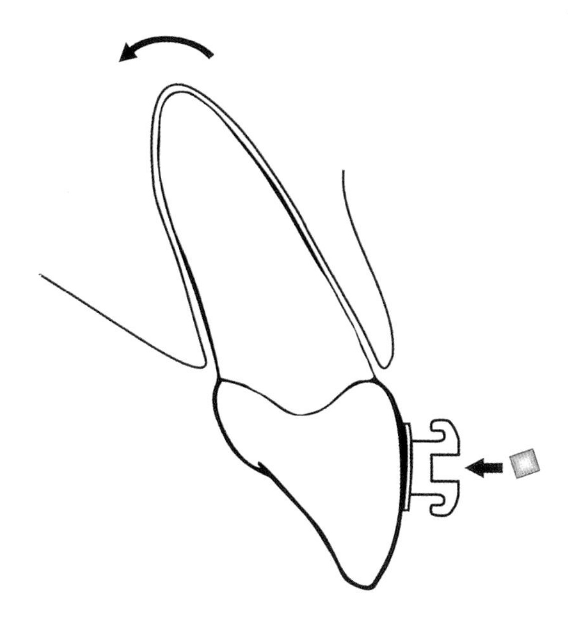

图18.3 当方丝与矩形槽沟托槽一起使用时，可以更好地控制根部的颊舌向移动，从而实现整体移动或转矩移动。

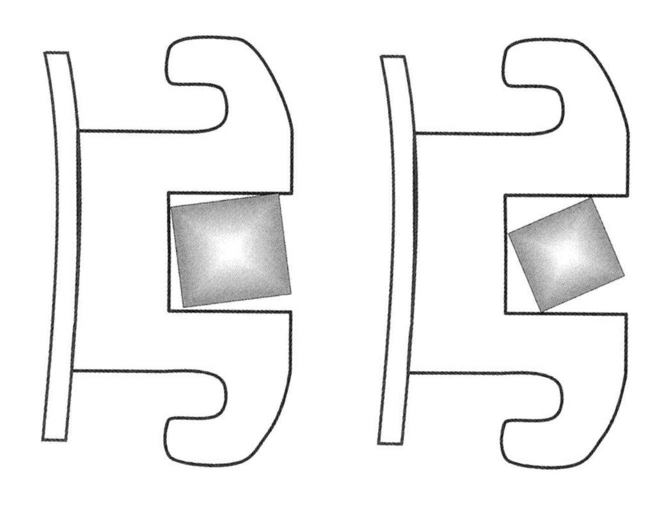

图18.4 当弓丝与槽沟的距离接近，结扎之前弓丝的活动范围较小，因此与托槽的相互作用较强。使用尺寸较小的方丝，在结扎之前可以产生更大的倾斜和旋转，其活动范围称为“倾斜角”或“余隙角”。

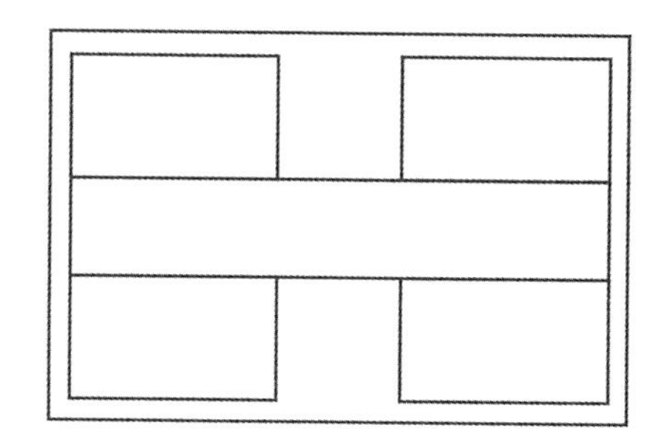

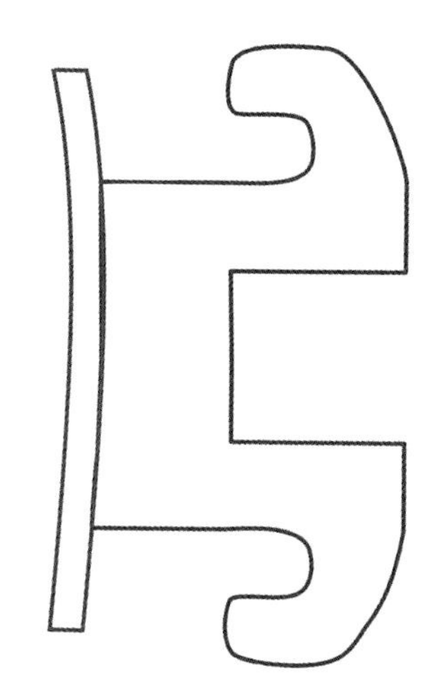

图18.5 方丝弓托槽图示。

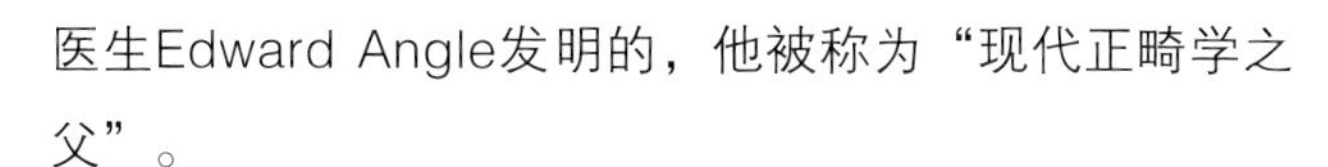

医生Edward Angle发明的，他被称为“现代正畸学之父”。

方丝弓矫治器是在长方形金属块中切出一个水平槽沟，将其粘接到牙齿表面，并将正畸弓丝插入其中（图18.5）。临床医生需要在弓丝上打出序列弯曲，以引导产生所需的牙齿移动。这3种类型的弯制可正确定位每颗牙齿。具体如下：

- **第一序列弯曲：**分为内收弯及外展弯，用以代偿每颗牙齿的不同厚度
- **第二序列弯曲：**相对于牙长轴垂直向的弯曲，以实现牙齿的近远中向倾斜
- **第三序列弯曲：**相对于实际垂直方向的转矩弯曲，只能在方丝上弯制，通过对弓丝插入槽沟的平面进行扭转产生，能够在根尖产生颊舌向力量

将每颗牙的3个序列弯曲都表现在弓丝上是十分耗时的（图18.6），在技术上也非常有挑战性。为了减少弓丝的弯制次数，随后又制造了针对每颗牙齿有个性化槽沟的托槽，取代了将所有调整弯制在弓丝上的技术。19世纪70年代Lawrence Andrews首创了可以实现他的“正常𬌗六项标准”所需的所有3个序列弯曲的托槽（要点框18.1），从而产生了“预置矫治器”。

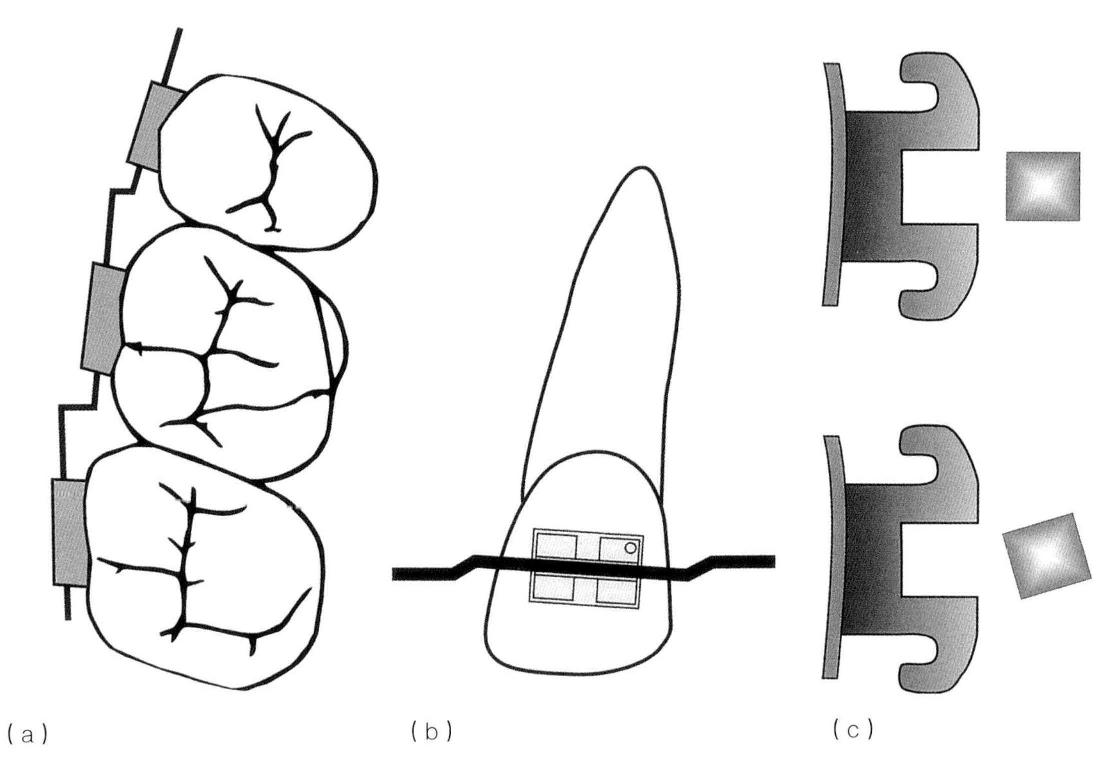

图18.6 (a)第一序列弯曲。(b)第二序列弯曲。(c)第三序列弯曲。

要点框18.1 Andrews的正常殆六项标准

(1)磨牙关系：上颌第一恒磨牙近中颊尖咬在下颌第一恒磨牙近中颊沟上，上颌第一恒磨牙远中颊尖的远中面咬在下颌第二恒磨牙近中颊尖的近中面。
(2)冠角：代表牙齿的近远中倾斜程度。临床牙冠长轴的龈端普遍位于切端的远中。
(3)冠倾斜：代表牙冠唇舌向的倾斜度。切牙牙冠唇向倾斜，尖牙、前磨牙、磨牙牙冠舌向倾斜。
(4)无旋转。
(5)牙齿保持紧密接触，无间隙，也没有牙齿宽度异常。
(6)殆平面：Spee曲线从平直到稍有曲度不等。

转载自Lawrence F. Andrews，正常殆六项标准，《美国正畸杂志》，第62卷，第3期，第296～309页，版权所有(1972)，获得Elsevier许可。

为实现“序列弯曲”而对各个托槽所进行修改的描述为托槽说明书。

预置矫治器托槽放置在牙齿上的理想位置，通常是在牙齿临床牙冠长轴(FACC)上的临床冠中心点，理论上可在托槽槽沟中放置一根平直的弓丝，将牙齿移动到理想位置，而无须对弓丝进一步弯制(图18.7)。这就是术语“直丝弓矫治器”的由来。

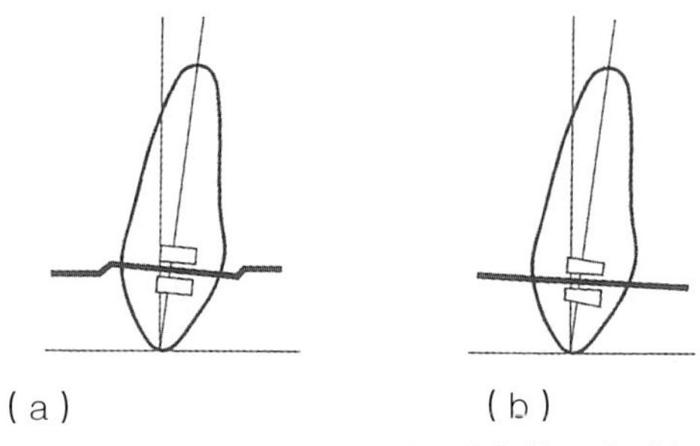

图18.7 示意图显示：(a)在弓丝上弯制第二序列弯曲并放置在方丝弓托槽中以实现所需的牙齿倾斜度。(b)在托槽槽沟中预置轴倾角。

## 18.2 固定矫治器的适应证

因为固定矫治器可精确地控制牙齿在三维平面上移动，通常是首选的正畸治疗方法。虽然与活动矫治器相比，使用固定矫治器可以实现更复杂的牙齿移动，但出现问题的概率也有所增加。固定矫治器对支抗的要求更高，因此在开始使用固定矫治器治疗之前，应进行充分的培训。

使用固定矫治器的适应证包括：

- 治疗轻到中度的骨性畸形：由于固定矫治器可产生最大程度的牙齿整体移动，因此有可能在一定范围内代偿治疗骨性错𬌗，矫治范围更大
- 牙齿伸长或压低：个别牙齿或一段牙弓的垂直向移动需要某种形式的、可以施力的附件粘接到牙面上
- 纠正扭转
- 压低切牙减少覆𬌗
- 同一牙弓内多颗牙齿移动
- 主动关闭拔牙间隙或缺牙间隙。固定矫治器可实现整体间隙关闭，确保相邻牙齿间有良好的接触点，且牙根相互平行，以降低治疗后复发的风险

然而必须注意的是，与活动或功能矫治器相比，固定矫治器在移动组牙方面效果不佳。

固定矫治器治疗是存在相关风险的，只有当潜在的益处大于可能的风险时，才能证明使用固定矫治器是合理的。固定矫治器只能用于治疗动机良好、口腔健康和饮食控制良好的个体，而不能作为活动矫治器配合不佳的替代品。理想的正畸结果只有正畸医生和积极的患者之间良好的团队合作才能实现。患者有责任保持高水平的口腔卫生和饮食控制，避免吃硬而黏的食物，因为这会破坏矫治器，并在两餐之间限制含糖或酸的食物和饮料，以降低牙面脱矿的风险。患者必须完全配合辅助治疗，如佩戴头帽装置或口内橡皮圈，并能够定期复诊调整矫治器。

## 18.3 固定矫治器的组成

固定矫治器的牙齿移动是通过牙面上的附件或托槽以及结扎在托槽中的弓丝的相互作用来实现的。托槽可以通过带环固定在牙齿上，也可以用粘接剂直接粘在牙面上（俗称直接粘接）。

### 18.3.1 带环

正畸带环是一种围绕牙齿表面的金属环，正畸附件可焊接于带环上（图18.8）。在过去，这是唯一一种将正畸附件附着到牙齿上的方法，因此有了“多带环矫治”这一术语。然而，随着40年前现代粘接技术的出现，正畸带环大部分已经被粘接剂所取代，因为后者更美观，更容易保持清洁。现在，只有当直接粘接的粘接强度不足以施加目标矫治力，或者需要使用额外定制的组件时，才会在磨牙上使用带环。

带环可以用在磨牙以外的牙齿上，最常见的是用在反复粘接附件失败，如大面积充填或全冠修复的牙齿上，或者与上颌快速扩弓器一起使用（请参阅第13章，第13.4.6节）。

在放置带环之前，可能需要分离相邻牙的接触。最常见的方法是在接触点周围放置一个小的弹性环状物或称分牙圈（图18.9），保留5～7天，在粘接带环之前将其移除。可使用专用钳子、蚊式直钳或牙线（图18.10），来回牵拉将弹性分牙圈的一侧穿过接触点。如果由于接触点太紧或由于曾经修复过牙齿自然形态而无法放置弹性分牙圈，则可以使用通常称为凯斯林分牙器的金属分牙簧（图18.11）。

通过患者的记存模型来判断牙齿的大致尺寸，可以帮助选择合适的带环。带环与牙齿的紧密贴合可有

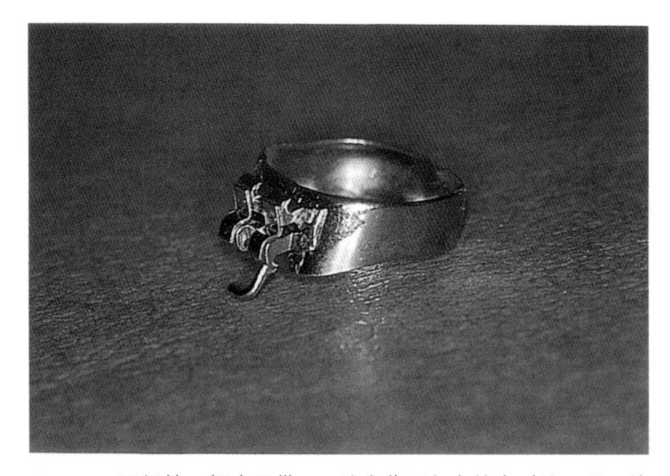

图18.8 下颌第一恒磨牙带环。注意位于龈方的牵引钩，用于施加弹性牵引。

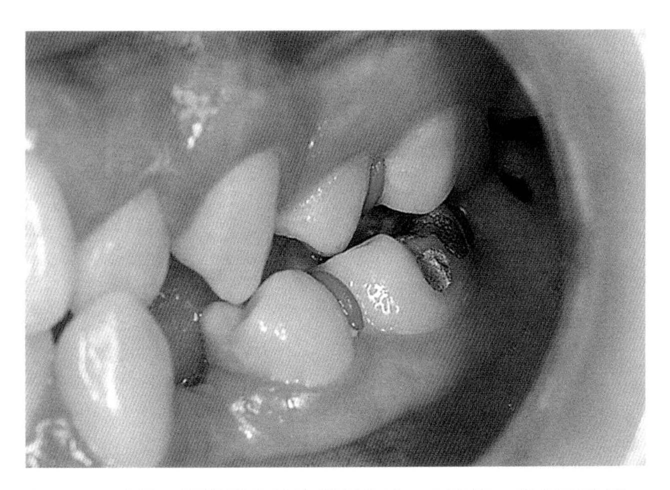

图18.9 在第一恒磨牙上粘接带环之前，先于第二前磨牙和第一恒磨牙的接触点之间放置弹性分牙圈。

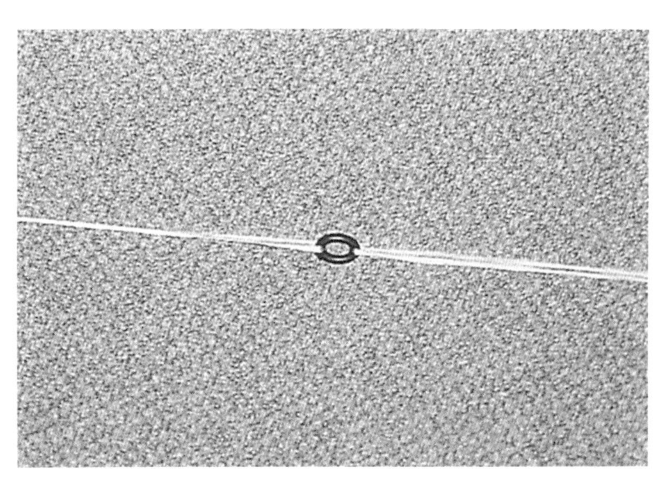

图18.10 两段牙线牵拉弹性分牙圈。分牙圈的一侧通过接触点，使其环绕接触点。

效防止其在治疗过程中松动。带环的边缘应该与牙齿的边缘嵴平齐，托槽应该放置在临床冠中心，并与牙体长轴成90°（或牙冠长轴，取决于附件的类型）。大多数正畸医生使用玻璃离子水门汀粘接带环。

## 18.3.2 直接粘接

利用酸蚀粘接技术直接将正畸组件粘接到牙齿表面（请参阅图18.12和第18.3.3节）。常见组件为托槽及颊管，它们均有内置数据，可以实现大部分所需的牙齿移动。其他的辅助部件包括舌扣、牵引钩和金属链（请参阅第18.3.4节）。与金属底板的粘接是通过机械锁结力实现的（图18.13）。将正畸附件直接粘接到牙釉质表面的技术改善了美观度，并使粘接位置更加精确。托槽大小通常由槽沟的尺寸来描述，通常高度为0.018英寸或0.022英寸，深度在0.025～0.032英寸。测量单位为英寸是因为固定矫治器起源于美国。

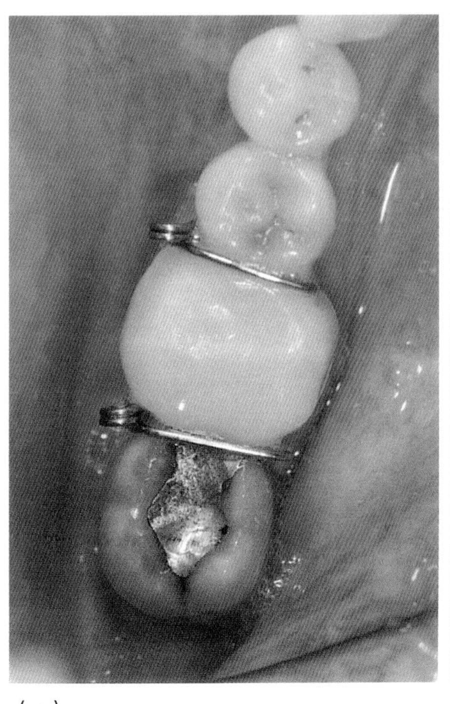

（a）

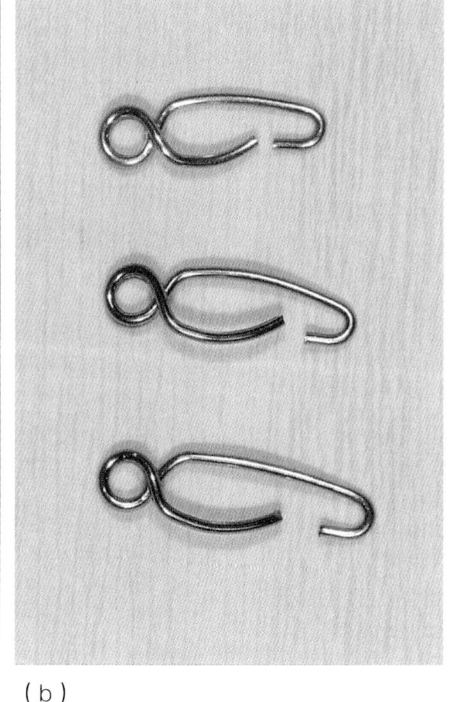

（b）

图18.11 凯斯林分牙器。（a）放置在牙冠的近远中。（b）根据接触点宽度不同，有多种尺寸的凯斯林分牙器可供选择。

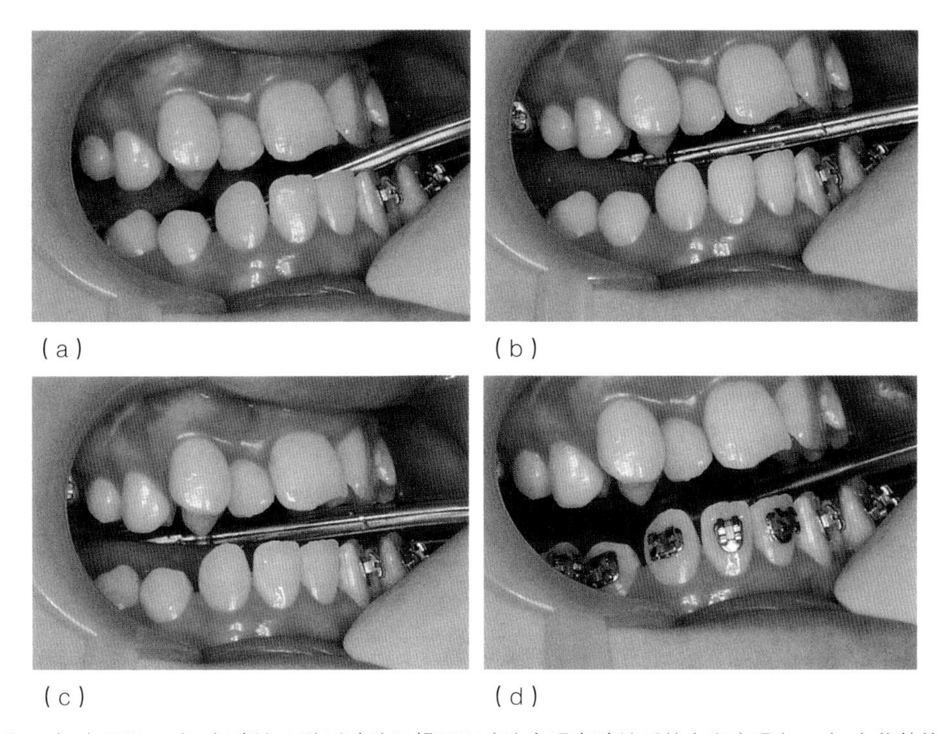


图18.12 粘接步骤：(a)隔湿。(b)酸蚀15秒后冲洗干燥牙面(注意观察酸蚀后的白斑表现)。(c)将粘接剂涂在酸蚀后的釉质上。(d)将已涂布粘接剂的托槽放置于牙面并光固化。

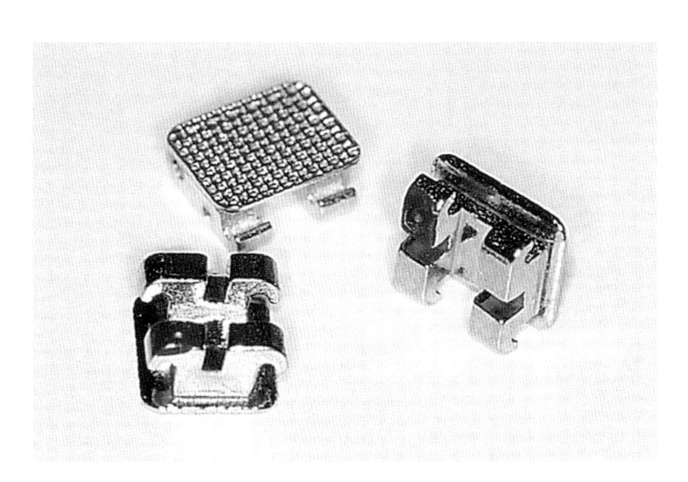

图18.13 托槽的网状底板，增加复合材料机械附着的表面积。

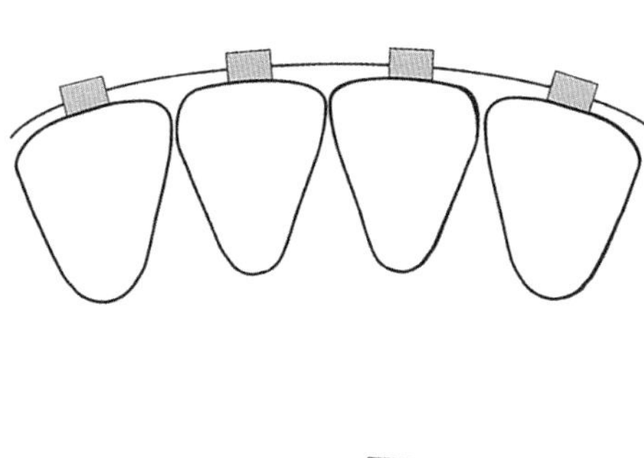

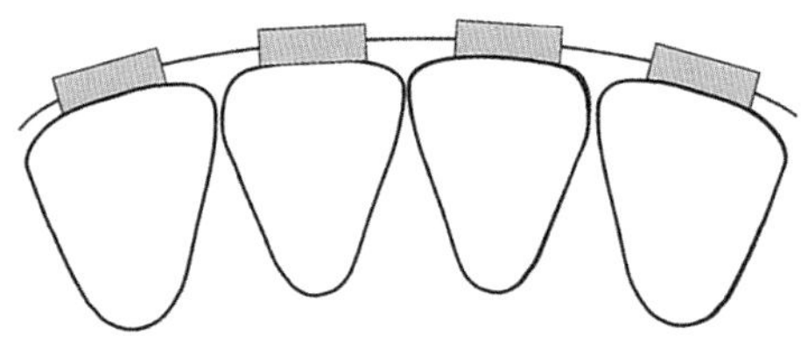

图18.14 较窄的托槽增加了托槽之间的弓丝长度，从而增加了弓丝的柔韧性。然而，较宽的托槽可产生更大的力偶，对于旋转以及近远中倾斜有更好的控制。

不同的托槽大小及形状会影响牙齿移动，例如，较窄的托槽增加了托槽之间的弓丝长度，从而增加了弓丝的柔韧性，降低了对于牙齿旋转运动的控制(图18.14)。现今已有多种方法使固定矫治器更加美观(请参阅第20章)，包括使用陶瓷托槽(请参阅第20章，图20.5)。陶瓷托槽虽然看起来没有传统矫治那么明显，但也有其自身缺陷(请参阅要点框18.2和第20章)。

**要点框18.2 陶瓷托槽的缺陷**

- 摩擦阻力大——限制滑动力学机制
- 易碎
- 若与对颌牙接触会导致牙齿磨损
- 拆卸困难

### 18.3.3 正畸粘接剂

适合用于正畸的粘接剂必须保证在治疗过程中有足够的强度，同时在治疗结束后也要容易拆卸。最常用于粘接带环的是玻璃离子水门汀，主要是因为它可释放氟离子，且对不锈钢和牙釉质均有粘接性。玻璃离子也可以用来做固定矫治器的粘接，但这种材料粘接托槽的失败率在临床上是不可接受的。可被临床所接受的是复合材料酸蚀粘接技术，无论自固化还是光固化材料失败率都在5%～10%。

目前有两种釉质粘接技术，包括酸蚀剂粘接剂分装的粘接技术，以及自酸蚀粘接（SEP）的“棒棒糖”粘接系统（图18.15），在该系统中，酸化的磷酸酯将酸蚀和粘接有效地结合到一个步骤中，不需要清

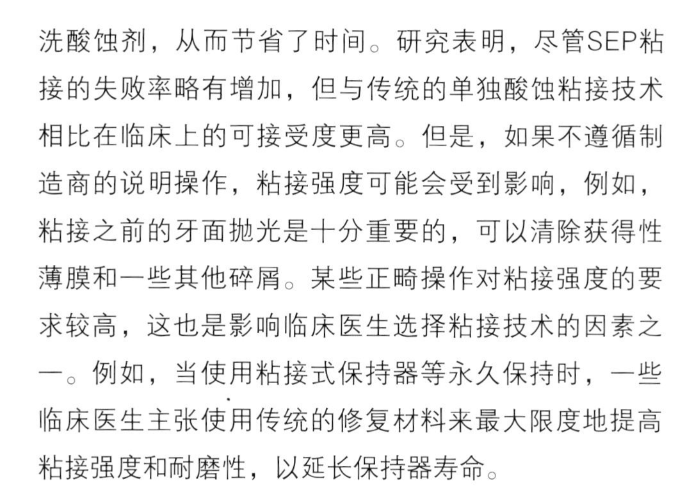

洗酸蚀剂，从而节省了时间。研究表明，尽管SEP粘接的失败率略有增加，但与传统的单独酸蚀粘接技术相比在临床上的可接受度更高。但是，如果不遵循制造商的说明操作，粘接强度可能会受到影响，例如，粘接之前的牙面抛光是十分重要的，可以清除获得性薄膜和一些其他碎屑。某些正畸操作对粘接强度的要求较高，这也是影响临床医生选择粘接技术的因素之一。例如，当使用粘接式保持器等永久保持时，一些临床医生主张使用传统的修复材料来最大限度地提高粘接强度和耐磨性，以延长保持器寿命。

现有一种托槽，其底板已涂布光固化粘接剂，称为预粘接托槽，或APC托槽。托槽以单独包装形式提供，以防止环境光线影响粘接剂性质（图18.16）。据称，这种方法提供了一致性更好、更快的托槽粘接，并且可以更有效地控制库存。无论使用哪种材料，都应在光固化前清除托槽周边多余的粘接剂，以减少托槽周围的牙菌斑滞留。最近APC系统托槽有了新的改进，自带粘接剂溢出池“回吸”多余的复合材料，减少托槽周围粘接剂的残留。

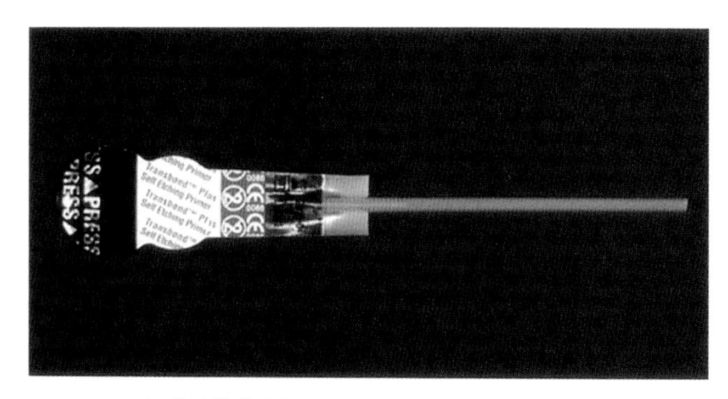

图18.15 自酸蚀粘接剂。

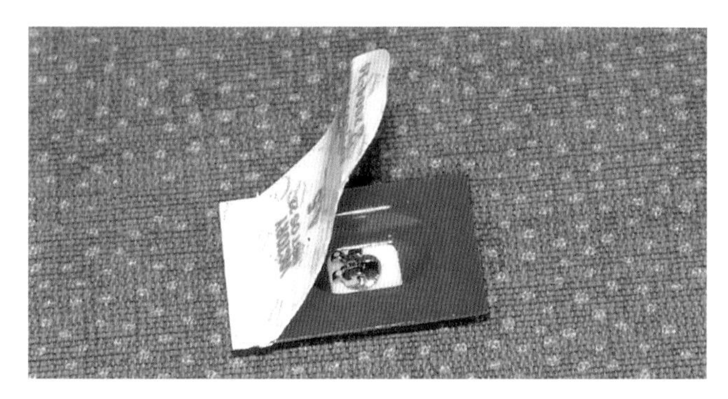

图18.16 预粘接托槽。

### 18.3.4 辅助装置

正畸辅助装置可用于补充主要部件如带环、托槽和弓丝的功能。市面上有大量的辅助装置可供选择，包括牵引曲、阻滞曲、牵引钩、舌扣、螺旋弹簧、磨牙直立簧、栓钉、弹力线、橡皮圈、分牙器、结扎丝、Quad-Helix矫正器、横腭杆和头帽装置。

直径很小的弹力圈，通常称为结扎圈（图18.17）或结扎丝（图18.18），用于将弓丝固定于槽沟中（图18.19）。结扎圈使用时放置更快，对患者来说更舒适，但某些情况仍需使用结扎丝，因其结扎强度更大，最大限度地提高弓丝与托槽之间的接触，也可以

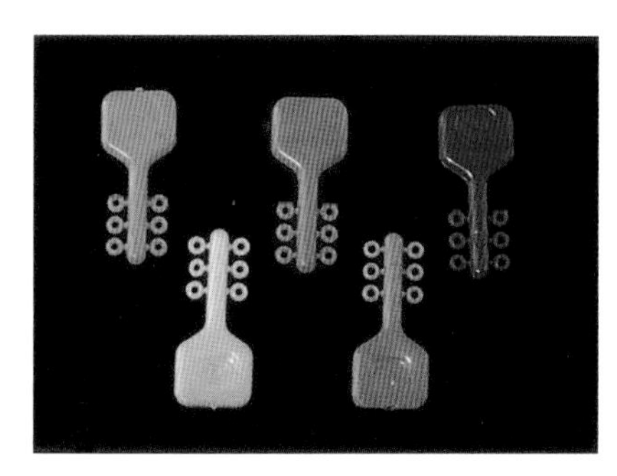

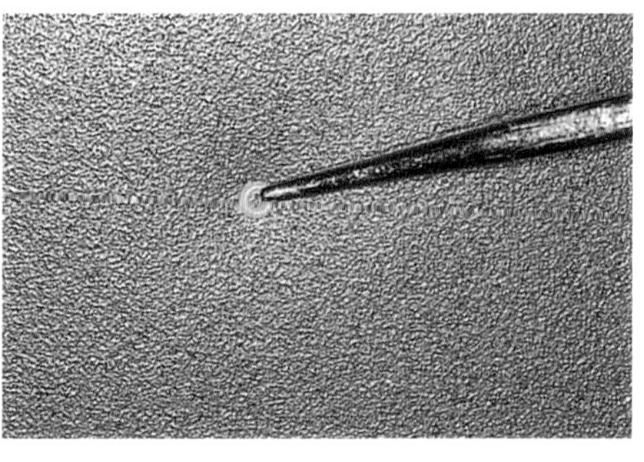

图18.17 用于固定弓丝的彩色结扎圈。

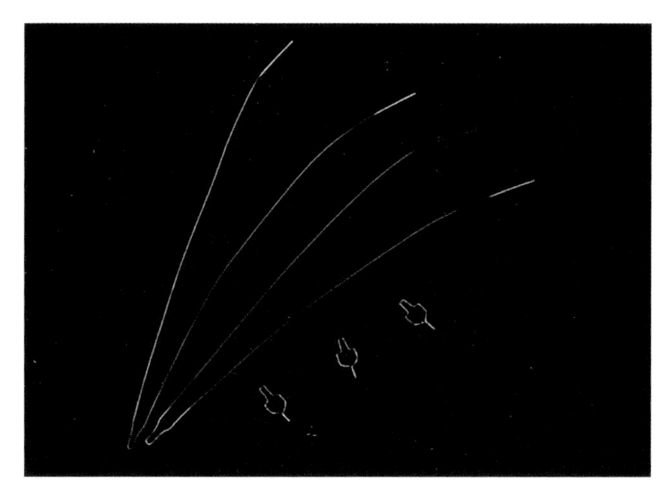

图18.18　用于固定弓丝的结扎丝。

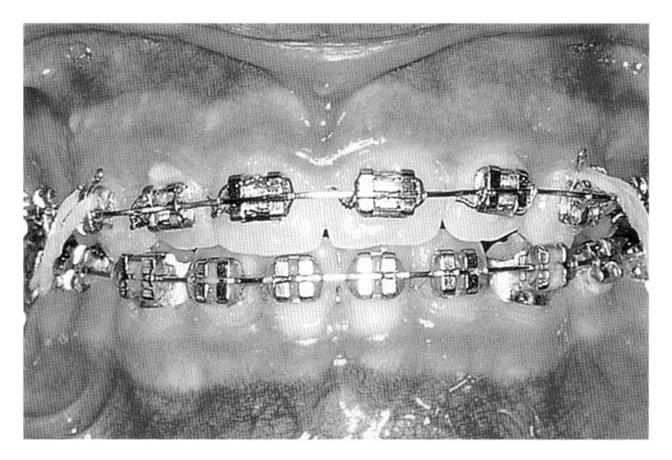

图18.19　该患者上颌弓丝使用结扎丝结扎，下颌弓丝使用结扎圈结扎。

扎得不那么紧，以减少摩擦力，允许牙齿沿着弓丝滑动。

用于牵引的口内橡皮圈（请参阅第15章）通常有2盎司、3.5盎司和4.5盎司的强度和各种尺寸，从1/8英寸到3/4英寸不等（图18.20）。大多数情况应每天更换橡皮圈，目前市面上有不含乳胶的橡皮圈。

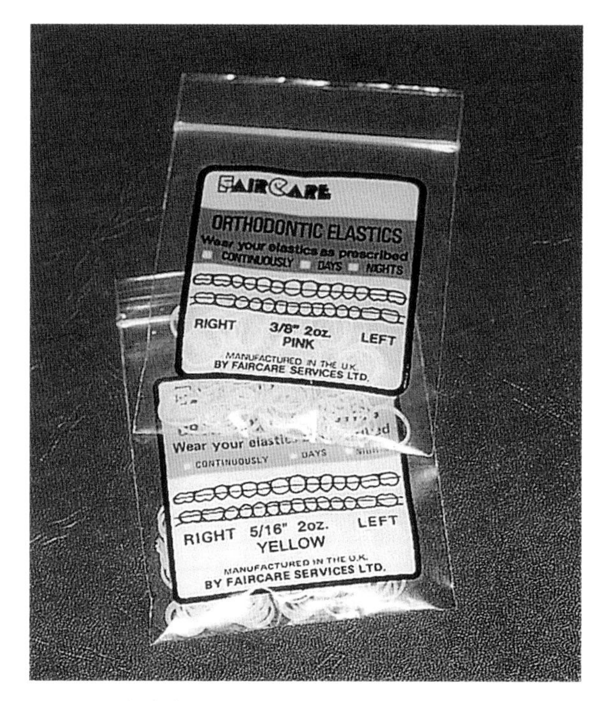


图18.20　口内橡皮圈。

腭弓或舌弓可以用来加强支抗、实现扩弓（Quad-Helix矫正器）以及磨牙去扭转。舌腭弓可在技工室里根据患者印模制作（图18.21），也可根据矫治器设计其专用舌腭弓，专门设计的舌腭弓可拆卸，因此无须拆卸带环就可对其进行调整（图18.22），十分方便。

## 18.3.5　弓丝

正畸弓丝与牙齿上的附件相互作用从而产生牙齿移动。牙齿移动可以通过改变弓丝的横截面直径及弓丝材料来控制（要点框18.3）。在治疗的最初阶段，需要一种弹性较好的弓丝，有效地抵抗永久变形，这样错位的牙齿就可以在不施加过多力的情况下排齐。治疗早期阶段，移动牙齿的力主要来自弓丝本身，其

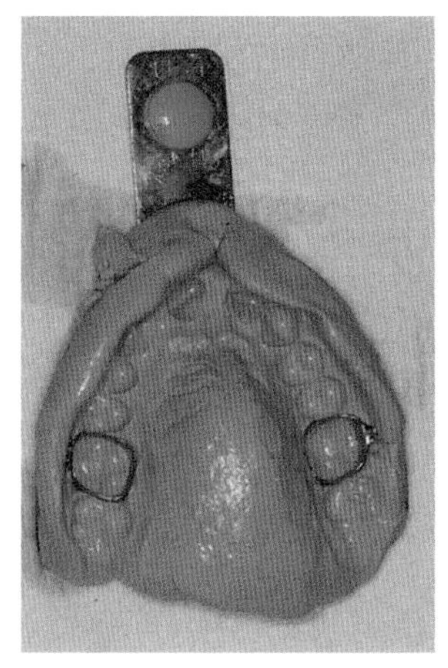

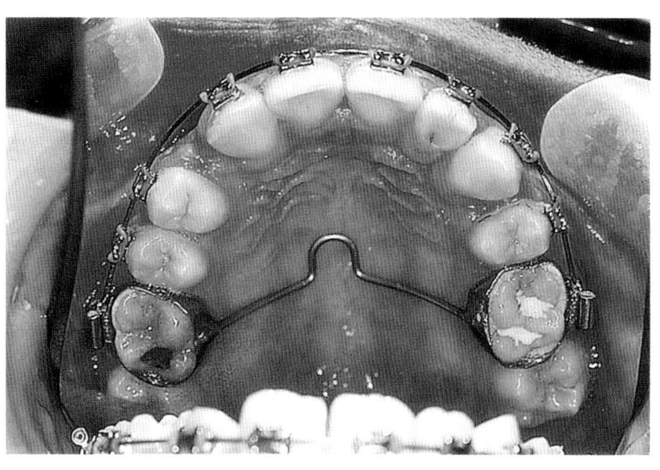

图18.21　一种腭弓，通过抵抗上颌磨牙的前移来提供额外的支抗。腭弓是根据临床所取印模制造的。之后将带环取下并固定在印模中，消毒后送往技工室制作。

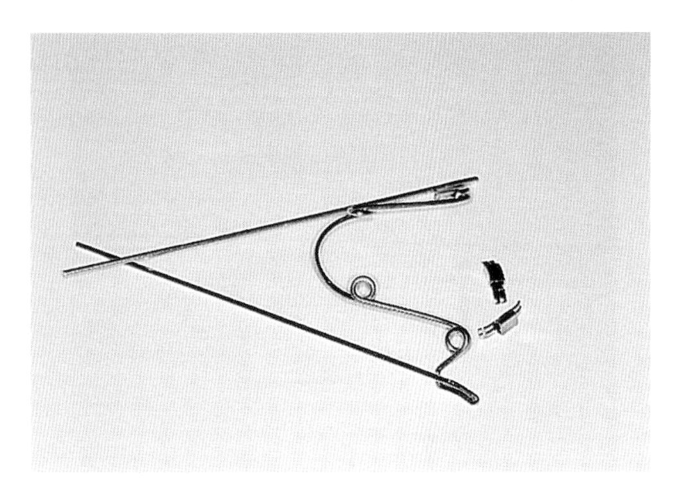

图18.22 专有的可拆卸Quad-Helix矫正器。圈簧臂远端可插入舌鞘中（如图所示），舌鞘焊接于上颌磨牙腭侧。

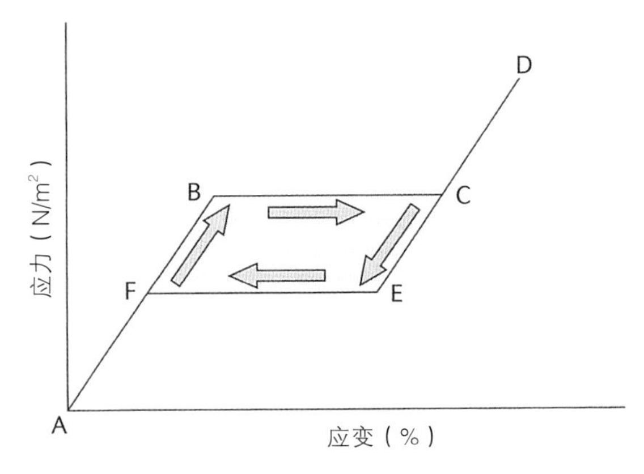


图18.23 镍钛丝的应力（力）应变（弓丝形变）曲线。

恢复初始形状从而带动牙齿移动。相反，在治疗的后期，需要坚硬的弓丝，起引导牙齿移动轨迹的作用。这之后的治疗中，移动牙齿的力量部分来自弓丝，主要来自诸如橡皮圈、推簧和橡皮链等辅助装置。

用于正畸治疗最流行的两种弓丝类型是镍钛丝（NiTi）和不锈钢丝。

镍钛丝具有“形状记忆效应”，使弓丝结扎入槽变形后，可以通过其恢复形变的能力回到原始形状，从而排齐牙齿。镍钛丝的引入大大降低了在正畸治疗初始阶段实现牙列排齐所需的弓丝弯制的复杂性。最初的镍钛丝被称为“Nitinol”，是镍钛海军军械实验室的缩写，这种成分也是在此地开发出来的。之后对该复合物进行了改进，使其具有形状记忆效应，由温度或形变引起的“超弹性/伪弹性”，使施加在牙齿上的力更小，从而产生生理上更适应的牙齿移动。图18.23中的图表显示了镍钛的特殊性质，由于金属晶体结构的变化，即使有较大的形变（应变），镍钛也会产生较轻的力（应力）。但由于其弹性较大，因此对于一些不需要的副作用控制较弱。

图18.23为镍钛丝的理想应力/应变曲线。当弓丝力量加载时，应力处于线弹性阶段（A点到B点）。随着弓丝所受应力增加，弓丝的晶体结构开始发生变化。在此期间，弓丝所受应力保持不变，从而产生平台效应（B点到C点）。这些变化称为应力诱导相变。一旦合金的晶体结构完全改变，弓丝恢复弹性（C点到D点）。当弓丝被结扎入槽时，就会发生这种情况。一旦牙齿开始移动，弓丝所受应力开始减小（D点到E点），最终达到平台阶段（E点到F点），对牙齿持续施加轻微的力（即使牙齿在移动，应变在减少）。这一过程持续至合金发生反向相变，此时弓丝将再次回到线弹性阶段（F点到A点）。

不锈钢（通常称为18/8不锈钢，因为它的成分中含有18%的铬和8%的镍）相对便宜，容易成形，并且表现出良好的刚性，使其在治疗后期展现出独特优势。

另外，其他不常用的合金包括钛钼合金，也被称为TMA（图18.24）。

**要点框18.3 弓丝材料的物理性能**

- 回弹：是指弓丝在受力后恢复其原始形状的能力。较高的回弹值意味着可以引导错位牙齿移动而不会永久形变
- 硬度：使弓丝弯曲变形所需的力的大小。弓丝的直径越大，硬度就越大
- 可成形性：是指弓丝弯成所需的形状，例如，在塑料基托中放置弯制线圈，加固基托不断裂
- 弹性：是指弓丝发生形变后储存能量而没有永久形变
- 生物相容性
- 焊接性：是指材料是否可以焊接
- 摩擦特性：如果要快速移动牙齿，最好选择表面摩擦系数小的弓丝

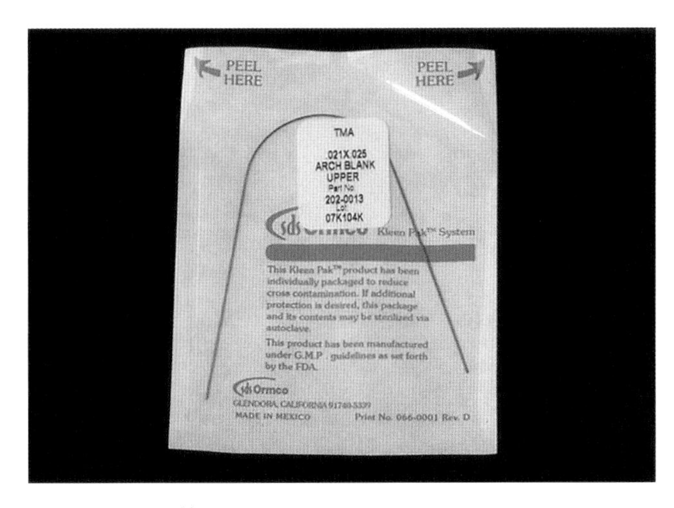


图18.24　TMA丝。

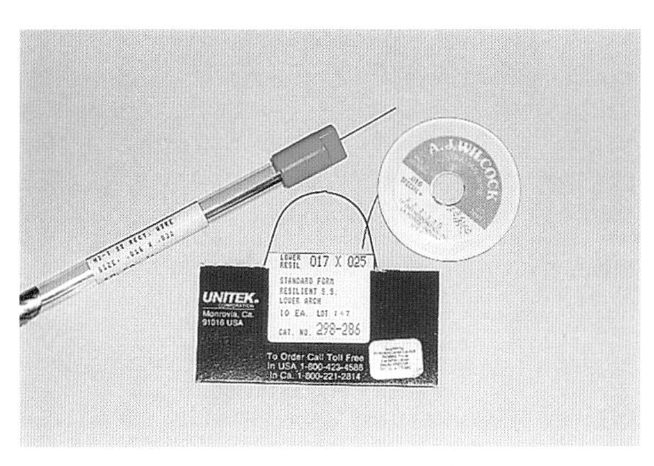


图18.25　不锈钢是当下最流行的弓丝材料，它可以是长直型的、可以卷成线轴，也可以预制成弓形。

弓丝根据其尺寸描述。被描述为0.016英寸的弓丝是直径为0.016英寸的圆形弓丝，而被描述为0.016英寸×0.022英寸的弓丝是矩形弓丝。

弓丝有长直型、线圈型或成品弓丝（图18.25）。后一种更昂贵，但节省了椅旁时间。弓丝形状多种多样，然而，无论选择何种设计，都需要对弓丝进行调整，以匹配患者治疗前的牙弓形态，从而最大限度地提高治疗后的稳定性（请参阅第18.4节）。

特定弓丝材料所产生的力可由公式算出：

$$F \propto \frac{dr^4}{l^3}$$

其中$d$是弹簧或弓丝的形变距离，$r$是弓丝的半径，$l$是弓丝的长度。

因此，可以理解，增加弓丝的直径将显著增大牙齿受力，而增加托槽之间的弓丝长度将减少牙齿受力。如前所述，可以通过减小托槽的宽度来增加托槽之间的距离，也可以通过在弓丝中弯制弹簧曲来增加托槽间弓丝跨度。在开发新的、弹性良好的合金之前，治疗的初始阶段通常使用多曲不锈钢弓丝。随着预置矫治器和滑动法的出现，现已不常使用关闭曲回收牙列。

## 18.4　固定矫治的治疗计划

由于活动矫治器覆盖于上腭，其自然会提供比固定矫治器更多的支抗。重要的是，对于固定矫治器来说，向一个方向移动一颗牙齿或一段牙齿可对该矫治器上的其余牙齿产生相等相反的力。此外，根尖移动会需要更强的支抗。由于这些原因，在制订固定矫治治疗计划时，需特别注意支抗的设计，如果有必要，可采用口外装置加强支抗，例如使用头帽装置，或在口内加强支抗，例如使用腭弓、舌弓或临时骨性支抗（请参阅第15章）。

第7章讨论了将牙齿保持在软组织平衡区的重要性。因此，需尽可能地保留治疗初始时的弓形，特别是下颌牙弓。明智的做法是将弓丝与治疗开始前的下颌模型比对，检查弓形大小（图18.26），并记住上颌牙弓必然会比下颌稍微宽一些。

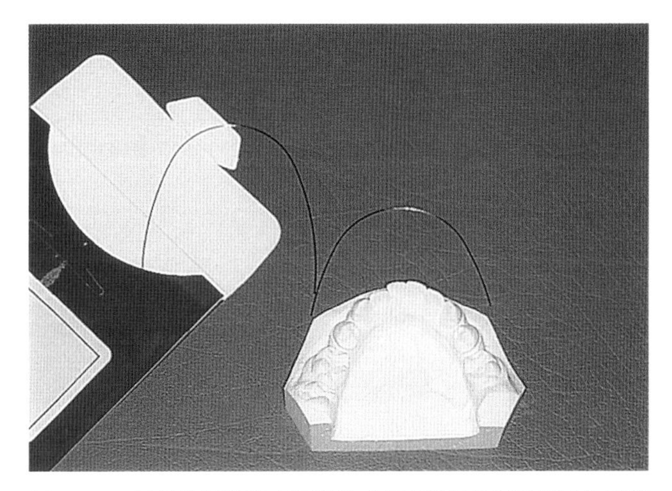

图18.26　展示从包装袋中取出的成品下颌弓丝以及所需的调整量，确保符合患者治疗前的弓形及宽度。

## 18.5 固定矫治的治疗过程

粘接托槽的准确性是成功使用固定矫治器的关键。托槽在牙表面位置“正确”与否取决于所使用的托槽系统。大多数预置矫治系统要求将托槽放置在临床牙冠长轴（FACC）上的牙冠中心点。有时可能很难准确判断这一位置，特别当牙齿磨损严重时。托槽放置在预置矫治技术中尤为重要，因为轴倾度和转矩数值是针对牙表面的中点计算的。托槽位置不正确将导致“数据”表达不当，牙齿终末位置异常，最终影响功能和美观效果。因此，应在治疗过程中及时发现托槽粘接位置的错误并纠正。或者，可以对治疗中每根弓丝进行调整以补偿托槽粘接的失误，但会很耗时。

初粘固定矫治器时，建议使用高弹性弓丝，如小直径的镍钛圆丝，以实现初步排齐，避免对错位牙齿施力过大，给患者带来痛苦，或导致粘接失败，矫治器脱落。

在使用刚性较大的弓丝之前，确认弓丝完全入槽很重要，只有这样才可以使得牙齿完全排齐。矫正咬合关系和关闭间隙时最好使用不锈钢方丝进行牙根控制。使用弓丝的顺序取决于托槽的尺寸和临床医生的偏好。

近远中向牙齿移动可以通过以下方法来实现：

（1）用弓丝移动牙齿：通过在弓丝中弯制弹簧曲实现，当弹簧曲激活时，会移动一段弓丝及相关牙（图18.27）。

（2）使用弹性牵引或使用（打开或关闭）螺旋弹簧使牙齿沿弓丝滑动（图18.28）。这种方法需要更大的力来克服托槽和弓丝之间的摩擦力，因此要求更大的支抗。这种类型的移动被称为滑动法，适用于直丝弓预置矫治器。

图18.29显示了使用固定矫治器治疗安氏Ⅱ类2分类错𬌗畸形的步骤。

使用固定矫治需要定期调整矫治器，通常每4～10周调整一次。一旦间隙完全关闭，前牙位置纠正，一些医生会习惯性放置一根弹性更好的全尺寸弓丝，并结合垂直向弹性牵引，以充分表达托槽数据并“稳定”后牙咬合，或者在硬度较高的弓丝中弯制“美学”曲，精调最终结果（图18.30）。

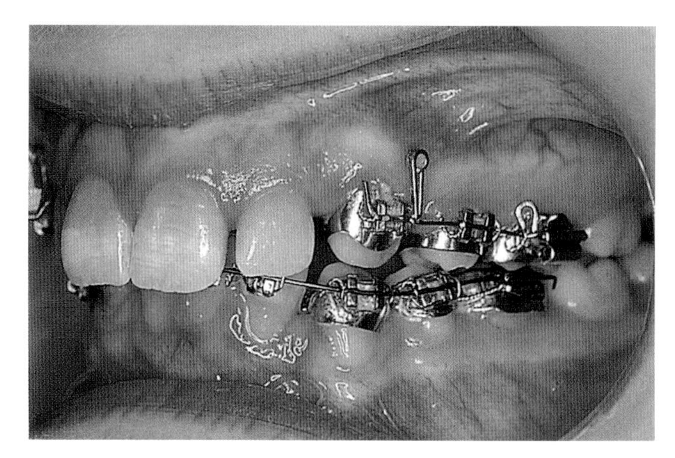

图18.27 使用片段弓回收左上颌尖牙。

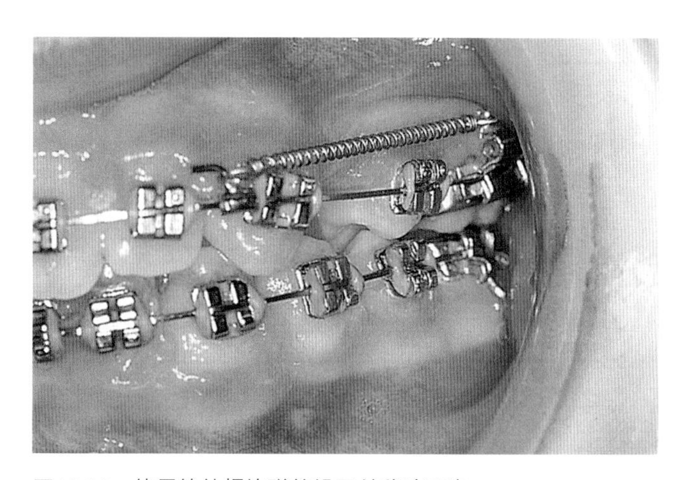

图18.28 使用镍钛螺旋弹簧沿弓丝移动牙齿。

在达到治疗目标后保持治疗结果也十分重要，这在第16章中有详细介绍。

## 18.6 固定矫治系统

### 18.6.1 预置矫治器

在以前，需要在弓丝上弯制每个牙位的序列弯曲。预置矫治器的内置数据包含了第一、二、三序列弯曲，使该矫治器成为当代正畸治疗的中流砥柱。然而，即使针对不同牙齿类型有特定的托槽数据，但仍需对弓丝进行额外的调整以实现最佳牙齿位置。这是因为托槽数据以平均值为基础，不能考虑个体差异，例如牙齿大小差异或潜在的骨性畸形。

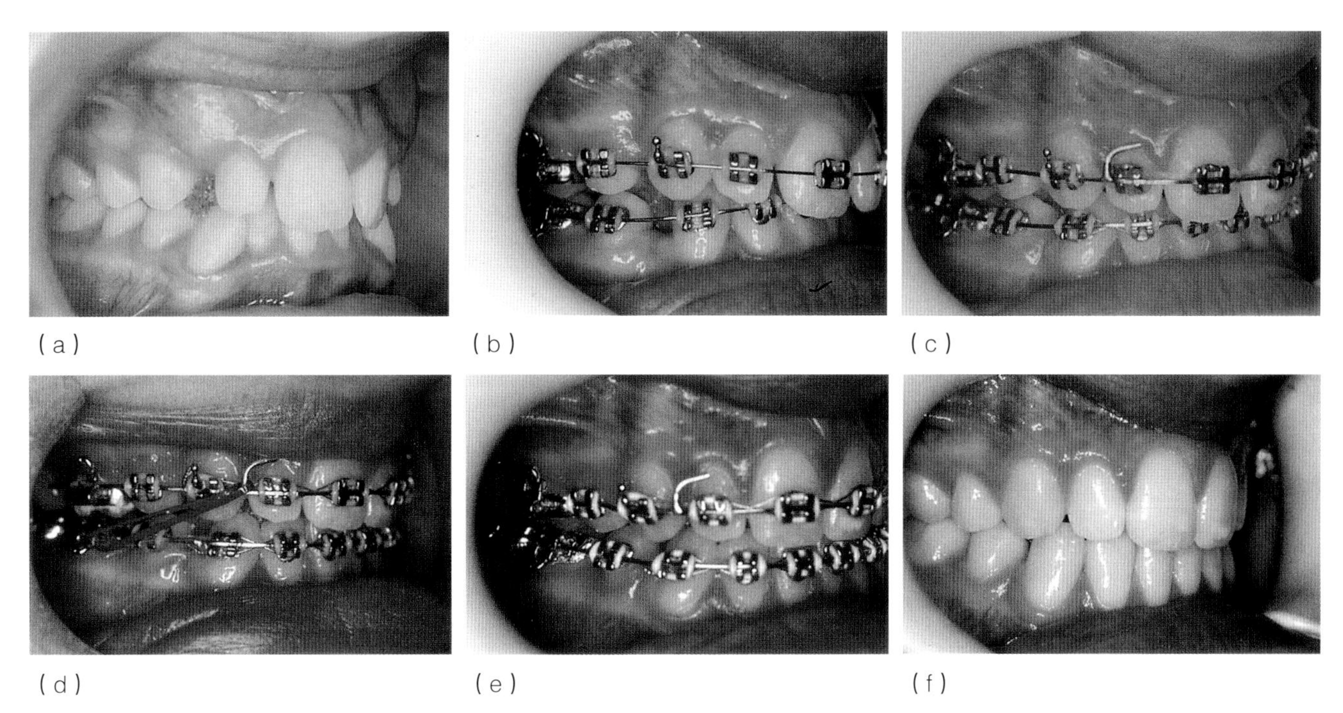

图18.29　13岁的安氏Ⅱ类2分类错殆畸形患者，拔除4颗第一前磨牙治疗过程中的右侧口内像。（a）牙面预处理。（b）使用弹性高的镍钛丝实现牙列排齐。（c）使用不锈钢方丝和橡皮链关闭上切牙间隙。（d）在覆殆减少后，使用Ⅱ类牵引关闭拔牙间隙并调整尖牙磨牙关系。（e）治疗的最终阶段，精细调整咬合。（f）治疗结束。

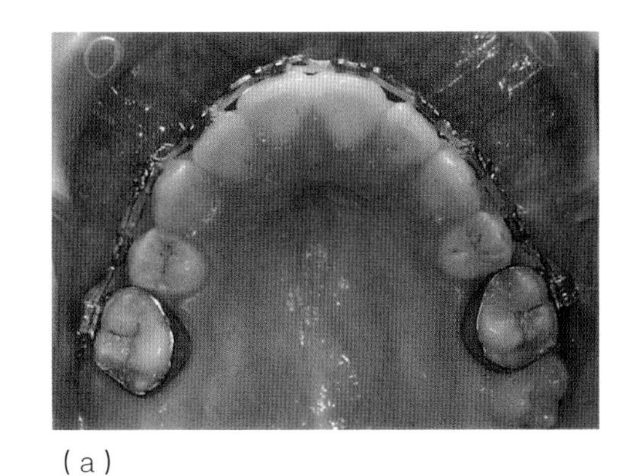

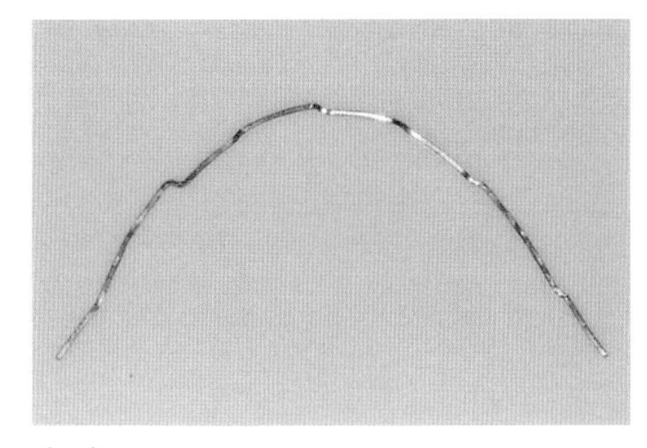

图18.30　（a，b）在弓丝上弯制完成曲以完善咬合。

市面上有多种预置矫治器，每一种都有各自的数据。最著名的是Andrews托槽、Roth系统以及MBT（McLaughlin、Bennett和Trevisi）托槽（表18.1）。托槽内实际的预设值，特别是关于3个序列弯曲（转矩）的值，通常不会完全实现，这是由于弓丝尺寸小于托槽槽沟，从而在弓丝和托槽之间产生“余隙角”或“倾斜角”（图18.4）。正是由于这一事实，市面上的许多系统都增加了某些方面的预设值，以最大限度地提高所需牙齿移动效率，而无须临床医生对弓丝进行额外的调整。如果临床医生希望改变预设值来改变牙齿移动或调整托槽形状以适应牙齿形态变化，可以故意将托槽粘接偏离理想位置（图18.31）。

临床中，使用预置矫治器治疗包括6个主要步骤：

- 排齐整平
- 调整覆殆
- 调整覆盖
- 关闭间隙

表18.1 MBT托槽轴倾度和转矩数据（临床冠中心点）

| | 转矩（°） | 轴倾度（°） |
|---|---|---|
| 上颌 | | |
| 中切牙 | 17 | 4 |
| 侧切牙 | 10 | 8 |
| 尖牙 | −7 | 8 |
| 第一前磨牙 | −7 | 0 |
| 第二前磨牙 | −7 | 0 |
| 第一磨牙 | −14 | 0 |
| 第二磨牙 | −14 | 0 |
| 下颌 | | |
| 中切牙 | −6 | 0 |
| 侧切牙 | −6 | 0 |
| 尖牙 | −6 | 3 |
| 第一前磨牙 | −12 | 2 |
| 第二前磨牙 | −17 | 2 |
| 第一磨牙 | −20 | 0 |
| 第二磨牙 | −10 | 0 |

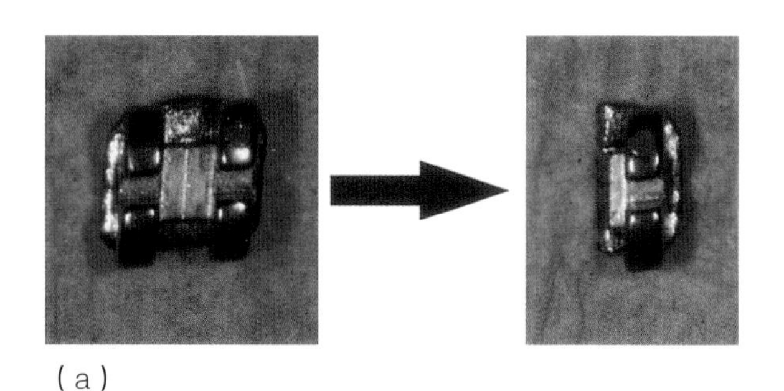

（a）

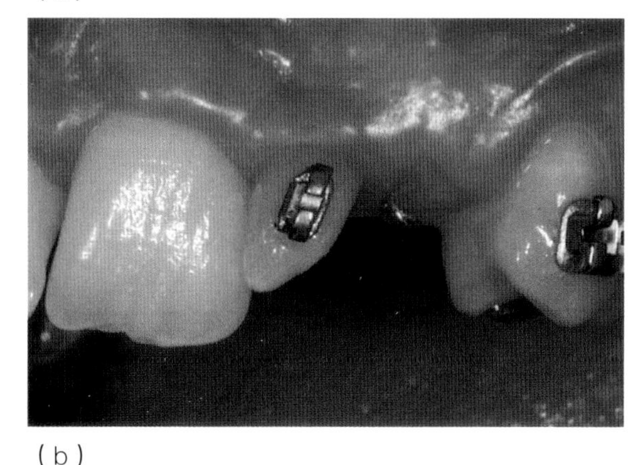

（b）

图18.31 （a，b）该患者侧切牙为过小牙，将托槽断开，更好地匹配过小牙的同时仍能保留托槽数据。

- 精细调整：包括对弓丝进行必要的弯制，进一步调整牙齿位置和咬合关系
- 保持（第16章）

### 18.6.2 Tip-Edge差动力矫治器

Begg矫治器（图18.32）是澳大利亚正畸医生Raymond Begg在20世纪30年代发明的。该矫治器使用垂直槽沟、圆丝和轻力颌间牵引回收前牙，快速纠正深覆盖并关闭剩余的拔牙间隙。随后通过转矩辅弓和复杂的弓丝弯制实现牙齿直立，不仅操作困难，并且非常需要治疗后的“自行调整”改善咬合接触。开发Tip-Edge系统的目的是试图结合Begg矫治器和预置矫治器的已知优点，实现更快的、对支抗要求较低的治疗，又能够将病例完成到最佳水平。这项技术主要分为3个阶段。第一阶段主要涉及磨牙、切牙和尖牙，利用对不锈钢丝的调整以及轻力Ⅱ类牵引来产生倾斜移动，实现对覆𬌗和覆盖的控制以及牙列排齐。在第二阶段，将前磨牙纳入矫治，关闭所有剩余间隙，然后进入第三阶段，该阶段使用全尺寸方丝直立牙齿，充分表达矫治器的数据，将牙齿移动至理想位置。最初，直立牙齿是使用直立簧或“响尾蛇曲”实现，但这些方法十分挑战技术水平，又很耗时。为了解决这一难点，制造商开发了Tip-Edge Plus（图18.33），该矫治器托槽底板内附有额外水平槽沟，其内放置弓丝可实现牙齿直立，无须使用其他辅助措施，使矫治器变得更加人性化。

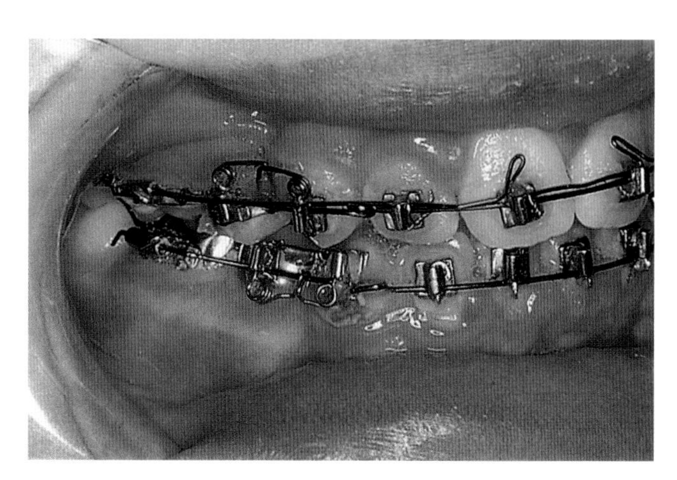

图18.32 Begg矫治器。

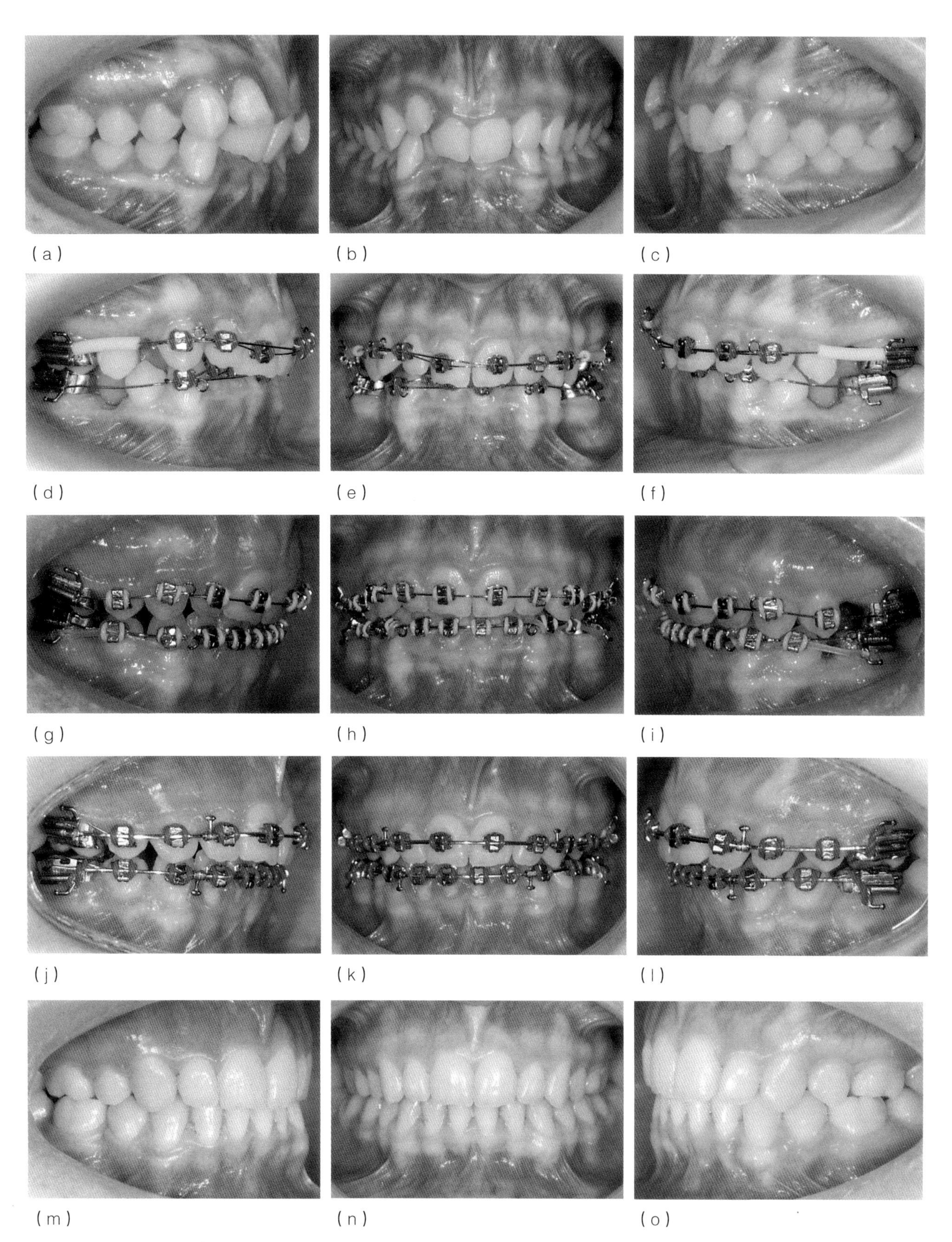


图18.33 Tip-Edge Plus病例不同阶段口内像。注意，整个治疗过程中都在使用轻力Ⅱ类牵引，但为避免遮挡牙位，未在照片中显示。（a~c）初诊情况。（d~f）第一阶段：粘接切牙、尖牙和第一磨牙托槽，并放置0.016英寸不锈钢丝，配合Ⅱ类牵引排齐牙列，纠正覆𬌗和覆盖。（g~i）第二阶段：将前磨牙纳入矫治，排齐整平牙列，在Ⅱ类牵引的辅助下关闭剩余间隙。（j~l）第三阶段：使用0.0215英寸×0.028英寸的不锈钢丝，配合深部槽沟的0.014英寸镍钛丝调整转矩及轴倾度，同时使用Ⅱ类牵引维持前牙覆盖及后牙Ⅰ类关系。（m~o）治疗结束。

### 18.6.3 自锁托槽系统

托槽内置固定弓丝结构，取缔结扎圈及结扎丝，从而减少托槽和弓丝之间的摩擦力，这不是一个全新的概念。早在1935年，Stolzenberg就发明了Russell托槽。然而，由于当时该托槽易损坏且制作成本较高，故并没有取得商业上的成功。在20世纪90年代和21世纪初期，随着许多托槽系统的问世，自锁托槽也逐渐打开局面。其中包括Damon（图18.34）、Innovation和SmartClip，这些系统与“治疗理念”相结合，并有技术革新和市场营销支持，宣称具有降低整体治疗时间以及减少拔牙需求的优越性。自锁托槽流行以来已开展许多研究，表明这些矫治器并不一定能实现这两个目的。然而，因其巧妙设计，自锁托槽仍有其他优势，包括安全的弓丝固定、减少托槽和弓丝之间的摩擦力，以及减少椅旁时间等。根据弹簧片或滑盖关闭时是否会对弓丝产生主动压力，可细分为主动自锁托槽或被动自锁托槽。

### 18.6.4 舌侧矫治器

舌侧矫治器设计的目的是为了改善治疗期间的美观度，将附件放置在牙齿的舌面，从而减少正畸治疗的视觉影响。该系统不可避免地增加了临床医生面临的挑战，矫治器的可操作性降低，托槽/组件及弓丝制造的复杂性增加（请参阅第20章）。

### 18.6.5 未来发展

固定矫治领域未来可能的发展方向包括：

#### 个性化矫治器

目前的研究证据表明，在缩短治疗总时间方面，任两种矫治器相比都几乎没有差别。矫治器的选择更多地取决于临床医生的偏好，同时也要考虑到患者的意愿、花销及其治疗机制。

然而，随着隐形矫治器（请参阅第21章）和舌侧矫治器（请参阅第20章）的出现，完全的个性化定制

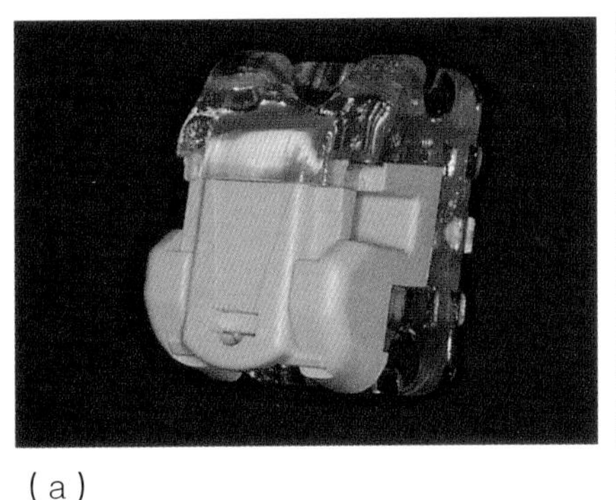
（a）

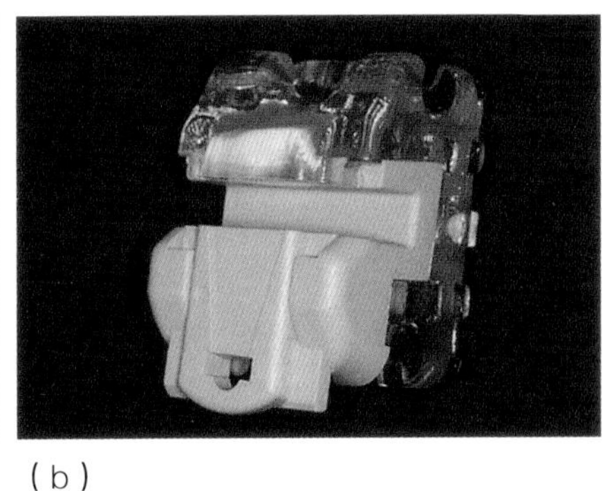
（b）

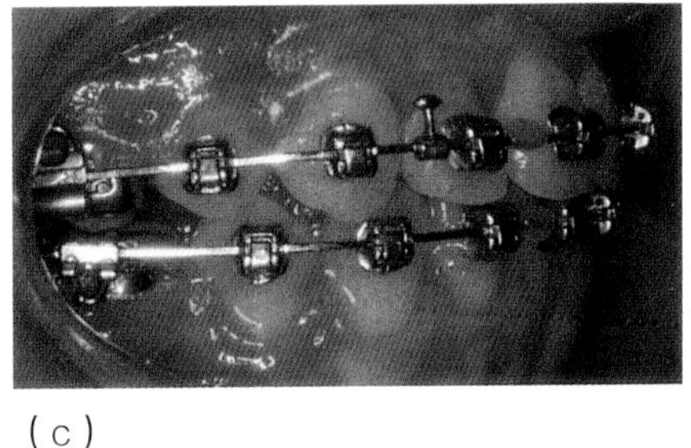
（c）

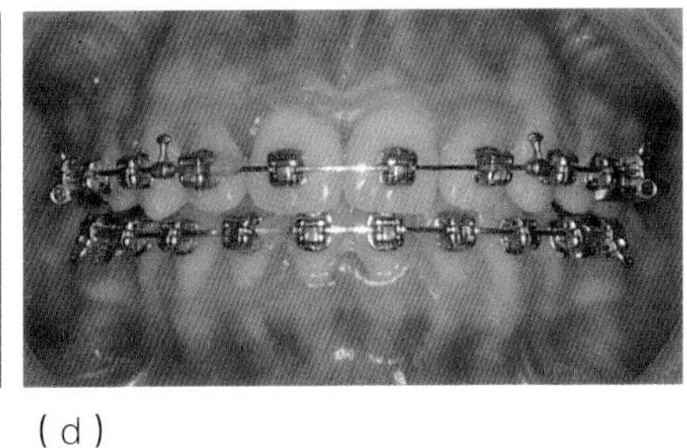
（d）

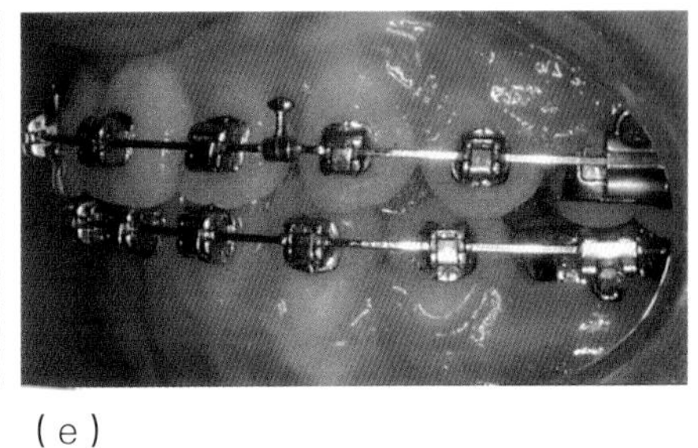
（e）

图18.34 Damon自锁托槽系统。（a）滑盖关闭时的Damon 3托槽模型。（b）滑盖打开时的Damon 3 托槽模型。（c～e）正接受Damon Q矫治器治疗的患者（Damon托槽较新改进版）。

矫治器的概念已成为现实。这些矫治器是根据个体患者的具体要求定制的。对于舌侧矫治器，托槽根据每颗牙齿的形态差异量身定做，而弓丝是根据所需的牙齿移动而成形的。这些系统对托槽放置位置的精确度要求极高，因此更适合使用间接粘接技术。完全定制的矫治器有可能实现更快、可预测性更高的治疗。

然而，由于矫治器制造成本显著增加，对于大多数患者来说，个性化矫治器性价比并不高。随着制作技术的提升和计算机辅助设计的改进，这种情况可能会有所改变。

### 正畸牙齿加速移动

正畸牙齿移动的速度取决于负责骨吸收及骨沉积的骨细胞（成骨细胞和破骨细胞）的活性。据推测，如果这些细胞受到额外刺激，可能会加速牙齿移动，从而缩短总体治疗时间，同时与正畸治疗相关的风险也有可能降低。

目前考虑3种方法：

#### 非手术干预加速牙齿移动

目前研究包括低强度激光照射目标牙的黏膜、使用口外设备间歇振动牙齿、脉冲电磁波，以及肌功能训练加速牙齿移动的方法。然而，尚没有高质量证据支持这些方法可持续加速治疗。

#### 手术干预加速牙齿移动

已提出多种手术方法加速正畸牙移动，包括去除牙槽骨间隔以减少牙齿移动的阻力；骨皮质切开术，即在牙槽骨中多个位点钻孔；不翻瓣骨皮质切开术，即穿透黏膜直达骨皮质，无须翻瓣。

这些过程可降低骨密度，从而降低牙齿移动的阻力，并增加身体的炎症反应（这一过程被称为RAP或局部加速现象）。目前正研究这些辅助技术的有效性、成本效益以及从患者角度出发的可接受性。

#### 药物干预加速牙齿移动

药物可能会干扰牙齿移动所涉及的生理过程，因此可能具有加速和延缓牙齿移动的能力，这在牙齿移动活跃期以及患者保持期间是有利的。药物干预目前仍处于实验阶段，且还在研究替代药物从而能够对靶向位点有效，并减少局部和系统性副作用的方法。

## 18.7 固定矫治与脱矿

在牙齿表面粘接固定矫治器会增加菌斑堆积的风险。如果食用富含糖和酸的食物，更加会导致托槽周围的牙釉质脱矿，甚至还会出现龋齿。关于使用固定矫治器的脱矿率（图18.35）有不同的报道，普遍在15%～85%。临床上应尽力避免脱矿发生，因此有很多研究关注减少脱矿的方法。采用的主要方法有：

（1）谨慎选择患者。对患龋率较高或菌斑控制较差的患者谨慎开始治疗。

（2）治疗期间使用含氟漱口水。但矛盾之处在于，脱矿风险最大的患者最不可能遵从医嘱使用漱口水。

（3）含氟水门汀及粘接剂的局部氟释放。针对具有氟化物释放能力的粘接剂，已有不同报道。玻璃离子水门汀已被证明能有效地减少带环周围的脱矿率，同时获得与传统水门汀相同或更好的固位力。虽然玻璃离子水门汀可有效地降低脱矿率，但其粘接失败率较高（请参阅第18.3.3节）。

（4）饮食建议。我们不应忘记预防的重要性。应在治疗期间经常提醒患者避免摄入甜食，更应注意避免饮用含糖饮料和碳酸饮料，特别是在两餐之间。

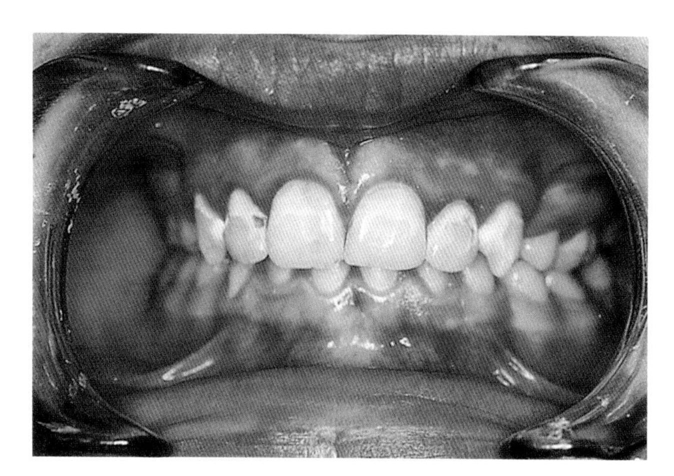

图18.35 图中显示固定矫治后严重的脱矿（这位患者不是由作者治疗的）。

## 18.8 固定矫治起步

一些正畸材料公司向医生提供正畸工具包以换取好的印象和酬金，里面附有托槽、带环和几根弓丝。当然，这种做法成本很高。此外，使用患者印模远程选择的带环并不是一个好方法。在没有足够专业知识的情况下，就开始使用固定矫治器进行治疗是极其不明智的，甚至可以说是不道德的。必须先跟从专业人士深入学习，并辅之以对正畸诊断和治疗计划的透彻理解，才能很好地完成固定矫治，而诊断与治疗计划设计则是正畸治疗中最困难的方面。

要点

- 固定矫治器可以实现在三维方向上移动牙齿
- 固定矫治器对支抗要求更高，因此必须仔细设计支抗并严密监控
- 由于固定矫治可能会在三维方向上出现问题，因此使用前应先培训学习
- 牙齿健康状况良好、配合度高的患者，是固定矫治成功的前提

有关Cochrane综述

Millet, D. T., Mandall, N. A., Mattick, R. C., Hickman, J., and Glenny, A. M. (2017). Adhesives for bonded molar tubes during fixed brace treatment. *Cochrane Database of Systematic Reviews*, Issue 2. Art. No.: CD008236. DOI: 10.1002/14651858.CD008236.pub3 https://www.cochranelibrary.com/cdsr/doi/10.1002/14651858.CD008236.pub3/full
只有两项研究满足纳入标准，这两项研究都将粘接的磨牙颊管与磨牙带环的脱落率进行了比较，且偏倚风险均很低，结论是磨牙颊管比磨牙带环有更高的脱落率（2~6倍）。并且，其中一项研究发现磨牙带环的脱矿率较低。

Millet, D.T., Glenny, A. M., Mattick, R. C., Hickman, J., and Mandall, N. A. (2016). Adhesives for fixed orthodontic bands. *Cochrane Database of Systematic Reviews*, Issue 10. Art. No.: CD004485. DOI: 10.1002/14651858.CD004485.pub4 https://www.cochranelibrary.com/cdsr/doi/10.1002/14651858.CD004485.pub4/full
5项随机对照试验和3项对照临床试验满足纳入标准，其均为自身对照试验。由于玻璃离子水门汀操作简单，且具有潜在的防龋性能，大多数正畸医生在粘接带环时会使用玻璃离子水门汀。所纳入文献的各型粘接剂的脱落率各不相同，最近的研究报道的脱落率较低；然而，没有足够证据确定用于粘接全口固定矫治器磨牙带环的最有效的粘接剂。作者认为，由于大多数研究设计都有内在偏倚，所以对于综述中的信息解读应保持谨慎态度。

Mandall, N. A., Hickman, J., Macfarlane, T. V., Mattick, R. C. R., Millett, D.T., and Worthington, H. V. (2018). Adhesives for fixed orthodontic brackets. *Cochrane Database of Systematic Reviews*, Issue 4. Art. No.: CD002282. DOI: 10.1002/14651858.CD002282.Pub2 https://www.cochranelibrary.com/cdsr/doi/10.1002/14651858.CD002282.pub2/full
有3项试验符合纳入标准。这篇综述无法得出任何结论，因为只有不可靠的证据表明一种粘接剂可造成与其相关的粘接失败，而另一种粘接剂可早期预防龋齿。

Benson, P. E., Parkin, N., Dyer, F., Millett, D. T., Furness, S., and Germain, P. (2013). Fluorides for the prevention of early tooth decay (demineralised white lesions) during fixed brace treatment. *Cochrane Database of Systematic Reviews*, Issue 12. Art. No.: CD003809. DOI: 10.1002/14651858.CD003809.pub3 https://www.cochranelibrary.com/cdsr/doi/10.1002/14651858.CD003809.pub3/full
在这篇最新的综述中，有3项研究符合纳入标准。这篇综述发现中等级别证据表明，在正畸检查期间每6周涂抹一次含氟涂料对降低白斑病变的发生率是有效的。然而，需要进一步的高质量试验来确定在接受正畸治疗的患者中预防脱矿白斑的最佳方法。目前口腔医学其他领域的最高等级证据表明，建议使用固定矫治器的患者每天用0.05%的氟化钠漱口液漱口。

Wang, Y., Llu, C., Jlan, F., McIntyre, G. T., Millett, D. T., Hickman, J., et al. (2018). Initial arch wires used in orthodontic treatment with fixed appliances. *Cochrane Database of Systematic Reviews*, Issue 7, Art No.: CD007859. DOI: 10.1002/14651858.CD007859.pub 4. https://www.cochranelibrary.com/cdsr/doi/10.1002/14651858.CD007859.pub4/full
本综述纳入12个随机对照试验。作者的结论是，有一些证据表明，同轴多股超弹性镍钛（NiTi）弓丝与单股超弹性镍钛弓丝相比，牙齿在12周内的移动量更大。他们还认为，没有足够的证据来判断特定的弓丝材料在排齐率、排齐时间、疼痛和牙根吸收方面的优劣。

Hu, H., Li, C., Li, F., Chen, J., Sun, J., Zou, S., et al. (2013). Enamel etching for bonding fixed orthodontic braces. *Cochrane Database of Systematic Reviews*, Issue 11. Art. No.: CD005516. DOI: 10.1002/14651858.CD005516.pub2 https://www.cochranelibrary.com/cdsr/doi/10.1002/14651858.CD005516.pub2/full
本综述包括13项研究。目前有不充分的高质量证据来确定SEPs和传统酸蚀系统之间的粘接失败率是否存在差异，或者在脱钙、参与者满意度和成本效益方面是否存在差异。

El-Angbawi, A., McIntyre, G. T., Fleming, P. S., and Bearn, D. R. (2015). Non-surgical adjunctive interventions for accelerating tooth movement in patients undergoing fixed orthodontic treatment. *Cochrane Database of Systematic Reviews*, Issue 11. Art. No.: CD010887. DOI: 10.1002/14651858.CD010887.pub2 https://www.cochranelibrary.com/cdsr/doi/10.1002/14651858.CD010887.pub2/full

目前，关于非手术加速正畸治疗有效性的临床研究很少。目前尚无证据支持光振动疗法有潜在的加速牙齿移动效果。

Fleming, P. S., Fedorowicz, Z., Johal, A., El-Angbawi, A., and Pandis, N. (2015). Surgical adjunctive procedures for accelerating orthodontic treatment. *Cochrane Database of Systematic Reviews*, Issue 6. Art. No.: CD010572. DOI: 10.1002/14651858.CD010572.pub2 https://www.cochranelibrary.com/cdsr/doi/10.1002/14651858.CD010572.pub2/full

综述中包括的4项研究进行了骨皮质切开术，以促进牙齿移动。结论是这项技术确实有可能加速正畸牙齿的移动；然而，需要高质量的试验才能进一步证实结论。

## 参考文献和拓展阅读


Andrews, L. F. (1972). The six keys to normal occlusion. *American Journal of Orthodontics*, **62**, 296–309. [DOI: 10.1016/S0002-9416(72)90268-0] [PubMed: 4505873]

直丝弓矫治器发明人的经典论文。

Archambault, A., Lacoursiere, R., Badawi, H., Mahor, P. W., and Flores-Mir, C. (2010). Torque expression in stainless steel orthodontic brackets. A systematic review. *Angle Orthodontist*, **80**, 201–10. [DOI: 10.2319/080508-352.1] [PubMed: 19852662].

Dehbi, H., Azaroual, M. F., Zaoui, F., Halimi, A., and Benyahia, H. (2017). Therapeutic efficacy of self-ligating brackets: a systematic review. *International Orthodontics*, **15**, 297–311. [DOI: 10.1016/j.ortho.2017.06.009] [PubMed: 28778722]

作者纳入了20个随机对照试验，结论是自锁托槽和传统托槽系统之间没有显著差异。

DiBiase, A. T., Woodhouse, N. R., Papageorgiou, S. N., Johnson, N., Slipper, C., Grant, J., et al. (2018). Effects of supplemental vibrational force on space closure, treatment duration, and occlusal outcome: a multicentre randomised clinical trial. *American Journal of Orthodontics and Dentofacial Orthopedics*, **153**, 469–80. [DOI: 10.1016/j.ajodo.2017.10.021] [PubMed: 29602338]

结果表明，施加振动力对间隙关闭速度、治疗持续时间、总就诊次数或最终咬合结果并无影响。

Gange, P. (2015). The evolution of bonding in orthodontics. *American Journal of Orthodontics and Dentofacial Orthopedics*, **147**, S56–63. [DOI: 10.1016/j.ajodo.2015.01.011] [PubMed: 25836345]

Höchli, D., Hersberger-Zurfluh, M., Papageorgiou, S. N., and Eliades, T. (2017). Interventions for orthodontically induced white spot lesions: a systematic review and meta-analysis. *European Journal of Orthodontics*, **39**, 122–33. [DOI: 10.1093/ejo/cjw065] [PubMed: 27907894]

Hoffman, S., Papadopoulos, N., Visel, D., Visel, T., Jost-Brinkmann, P. G., and Präger, T. M. (2017). Influence of piezotomy and osteoperforation of the alveolar process on the rate of orthodontic tooth movement: a systematic review. *Journal of Orofacial Orthopedics*, **78**, 301–11. [DOI: 10.1007/s00056-017-0085-1] [PubMed: 28321457]

Kapila, S. and Sachdeva, R. (1989). Mechanical properties and clinical applications of orthodontic wires. *American Journal of Orthodontics and Dentofacial Orthopedics*, **96**, 100–9. [DOI: 10.1016/0889-5406(89)90251-5] [PubMed: 2667330].

一份出色的、可读性很强的弓丝材料说明。

Kouskoura, T., Katsaros, C., and von Gunten, S. (2017). The potential use of pharmacological agents to modulate orthodontic tooth movement (OTM). *Frontiers in Physiology*, **8**, 67. [DOI: 10.3389/fphys.2017.00067] [PubMed: 28228735]

这篇文章详细描述了牙齿移动的生物学机制，以及目前药物辅助正畸牙齿移动的研究近况。

Kusy, R. P. (1997). A review of contemporary archwires: their properties and characteristics. *Angle Orthodontist*, **67**, 197–207. [DOI: 10.1043/0003-3219(1997)067<0197:AROCAT>2.3.CO;2] PubMed: 9188964].

McLaughlin, R. P., Bennett, J., and Trevisi, H. J. (2001). *Systemised Orthodontic Treatment Mechanics*. Edinburgh: Mosby.

一本文字清晰、插图精美的书，任何使用固定矫治器的人都应该读这本书。

Millett, D. T. and Gordon, P. H. (1994). A 5-year clinical review of bond failure with a no-mix adhesive (Right-on). *European Journal of Orthodontics*, **16**, 203–11. [DOI: 10.1093/ejo/16.3.203] [PubMed: 8062860]

O'Higgins, E. A., Kirschen, R. H., and Lee, R. T. (1999). The influence of maxillary incisor inclination on arch length. *British Journal of Orthodontics*, **26**, 97–102. [DOI: 10.1093/ortho/26.2.97] [PubMed: 10420243]

这是一篇引人入胜的文章，对于使用固定矫治器的正畸人士来说，是一篇必读的文章。

Rogers, S., Chadwick, B., and Treasure, E. (2010). Fluoride-containing orthodontic adhesives and decalcification in patients with fixed appliances: a systematic review. *American Journal of Orthodontics and Dentofacial Orthopedics*, **138**, 390e. [DOI: 10.1016/j.ajodo.2010.05.002] [PubMed: 20889037]

Russell, J. (2005). Aesthetic orthodontic brackets. *Journal of Orthodontics*, **32**, 146–63. [DOI: 10.1179/146531205225021024] [PubMed: 15994990]

一份简明易懂的托槽介绍，列出了目前可用的美学托槽及其局限性。

Wright, N., Modarai, F., and Cobourne, M. (2011). Do you do Damon? What is the current evidence base underlying the philosophy of this appliance system? *Journal of Orthodontics*, **38**, 222–30. [DOI: 10.1179/14653121141479] [PubMed: 21875995].

正如标题所暗示的！

Woodhouse, N. R., DiBiase, A. T., Johnson, N., Slipper, C., Grant, J., Alsaleh, M., et al. (2015). Supplemental vibrational force during orthodontic alignment: a randomized trial. *Journal of Dental Research*, **94**, 682–9. [DOI: 10.1177/0022034515576195] [PubMed: 25758457]

结果表明，在固定矫治器的排齐阶段，施加振动力并不能显著增加牙齿排齐速度，也不能降低正畸诱发的中切牙牙根炎性吸收的比率。

Yang X., He, Y., Chen, T., Zhao, M., Yan, Y., Wang, H, et al. (2017). Differences between active and passive self-ligating brackets for orthodontic treatment: systematic review and meta-analysis based on randomized clinical trials. *Journal of Orofacial Orthopedics*, **78**, 121–8. [DOI: 10.1007/s00056-016-0059-8] [PubMed: 28224175]

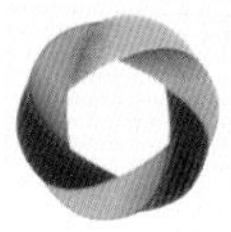

本章的参考资料也可以在www.oup.com/uk/orthodontics5e找到。在可能的情况下，该链接将为您提供该作品的英文电子版本，以帮助您进行进一步的学习。如果您为该网站的订阅用户（个人或机构注册皆可），根据您的登录权限，可细读网站所提供的摘要或完整文章。

# 第19章

# 功能矫治器

## Functional appliances

*S.J.Littlewood*

## 章节内容

**本章学习目标**

- 了解开始使用功能矫治器矫治的最佳时间以及可能的影响因素
- 识别可以用功能矫治器成功治疗的错殆类型
- 熟悉功能矫治器的常见类型
- 了解功能矫治器的临床管理
- 了解功能矫治器的工作原理以及矫治的成功率

## 19.1 定义

功能矫治器利用消除或引导咀嚼肌的力量、牙齿萌出和生长来纠正错殆畸形。

## 19.2 历史

使用“功能矫治器”一词，是因为曾经认为这些矫治器可以纠正牙列周围的异常功能，从而导致生长反应发生变化。尽管我们现在认为功能可能与治疗效果无关，但该术语仍然存在。

功能矫治器的最初构想源自Pierre Robin研制的Monobloc。这种矫治器使先天性下颌骨严重后缩的婴儿的下颌骨向前移动。这种姿势位打开了受损的气道。在1920年代，Andresen使用他的下颌前伸姿势原理，通过他的第一个功能矫治器“肌激动器”来治疗错殆畸形。

## 19.3 概述

功能矫治器有许多不同的类型，但是大多数的工作原理都是使生长发育期患者的下颌骨前伸。它们在轻度至中度骨性Ⅱ类错殆的患者中通常可最有效地改变上下牙弓之间的矢状向错殆。它们在纠正牙齿不齐和改善牙弓排列方面不那么有效，因此该治疗通常涉及固定矫治阶段。围绕功能矫治器具有很多争议，特别是治疗时机和作用方式方面。这些问题将在本章后面讨论。

第19.4节和图19.1展示了一个典型的功能矫治器治疗的病例。此病例研究概述了该矫治器在临床上的用途。

## 19.4 病例研究：功能矫治器

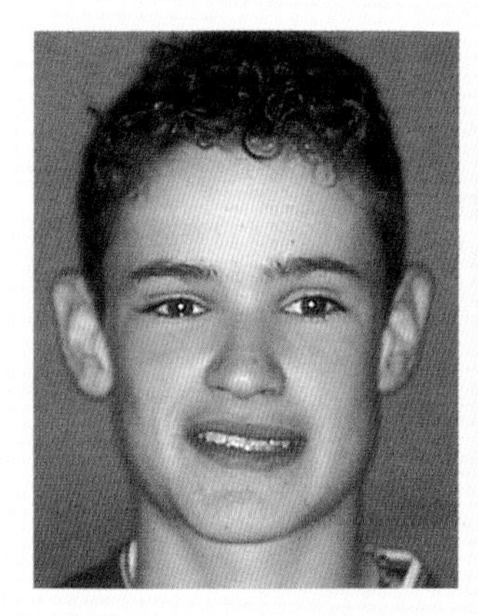
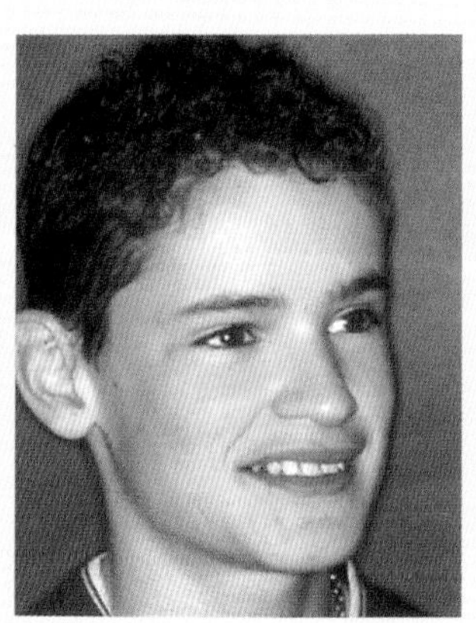
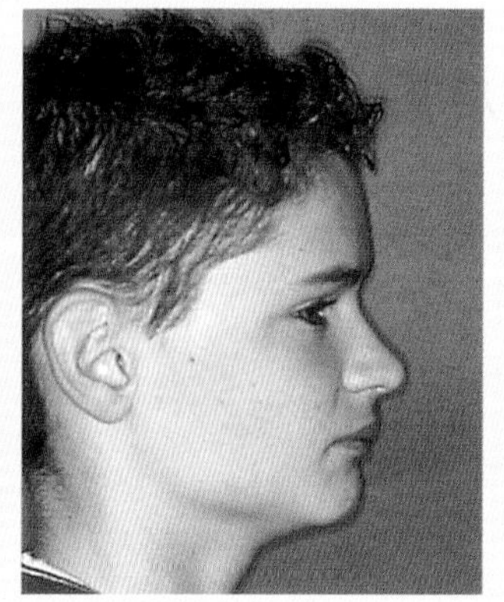
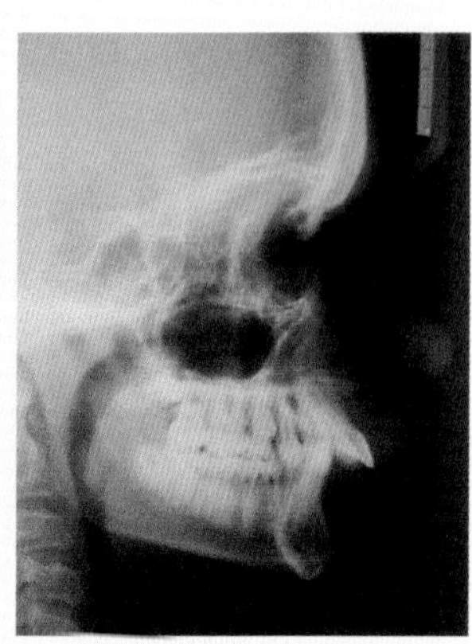

图19.1 （a）初诊面像。患者OP12岁，抱怨其上切牙前突。临床和影像学资料显示，他在Ⅱ类骨型的基础上具有Ⅱ类1分类切牙关系。他的主要问题是由于上切牙唇倾和间隙以及下颌骨后缩，使覆盖增加到了12mm。

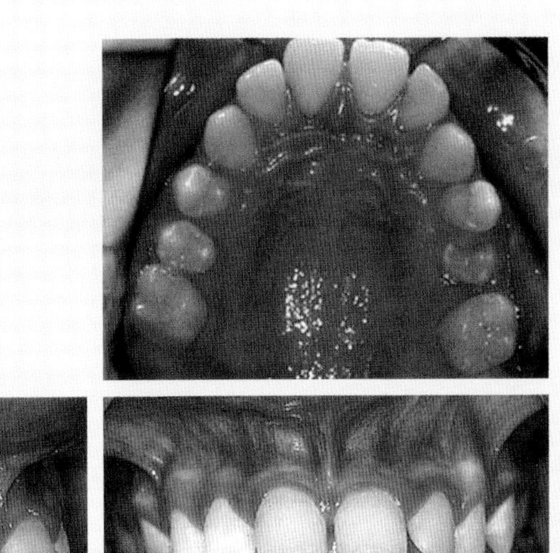

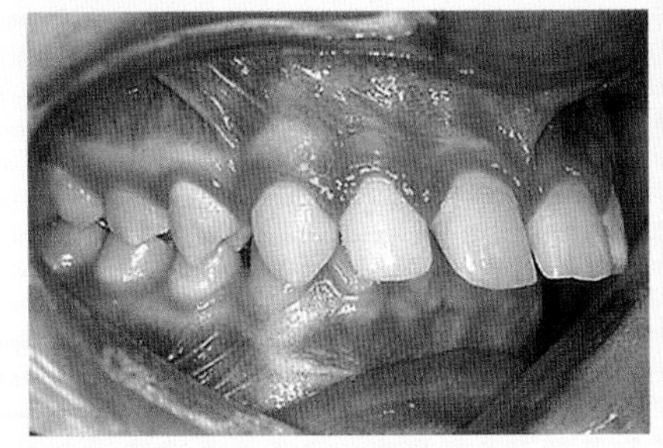

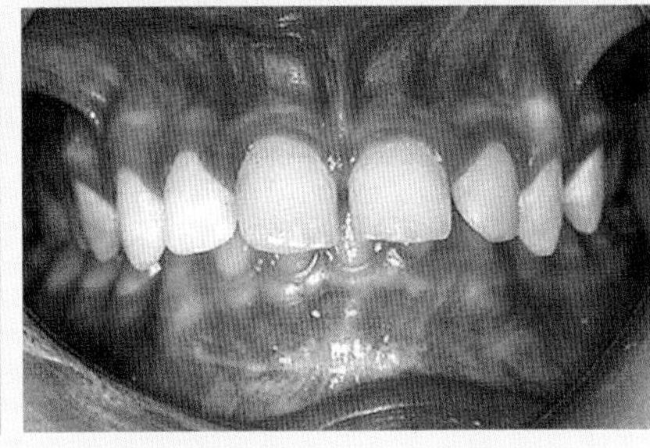

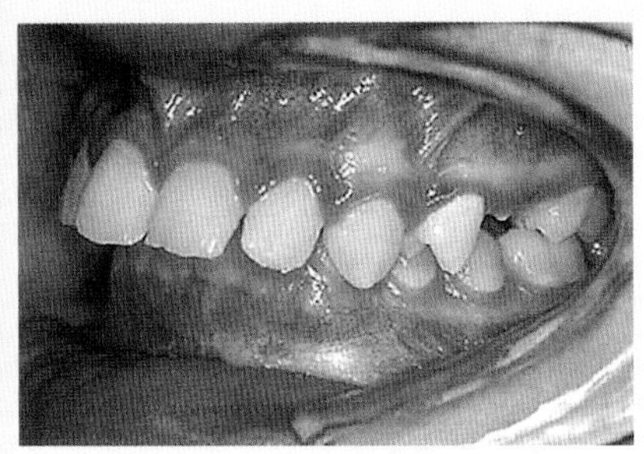

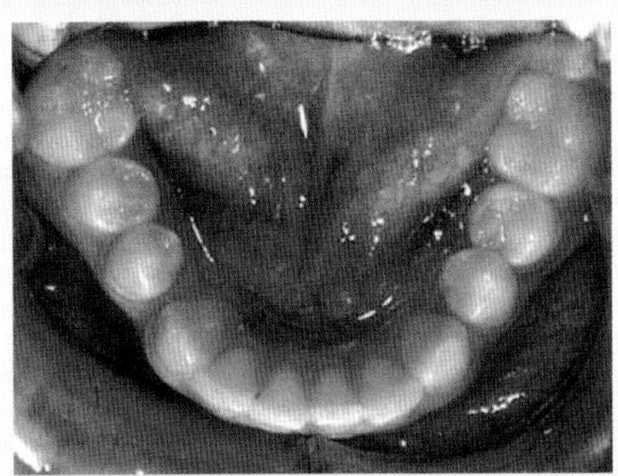

图19.1（续）　（b）OP初诊时的口内像。

| 治疗目标 | 治疗计划 |
| --- | --- |
| （1）生长改良以改善骨骼形态 | （1）使用功能矫治器（双殆垫矫治器）进行生长改良 |
| （2）用固定矫治器掩饰一些剩余的骨性不调 | （2）在功能矫治末期，开始用固定矫治器排齐前牙 |
| （3）排齐牙齿并关闭间隙 | （3）功能矫治器末期重新评估 |
| | （4）上下颌固定矫治器 |
| | （5）保持 |

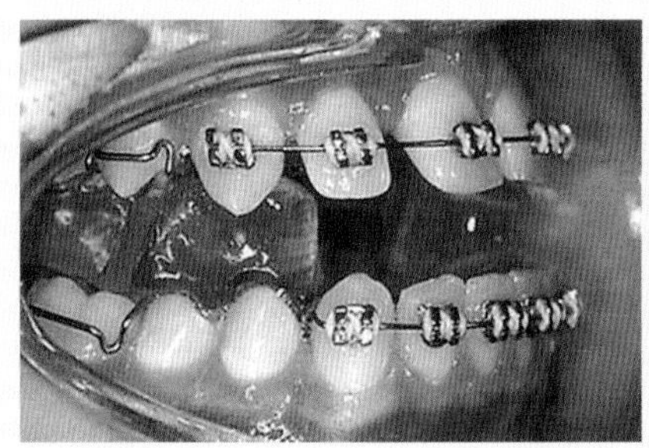
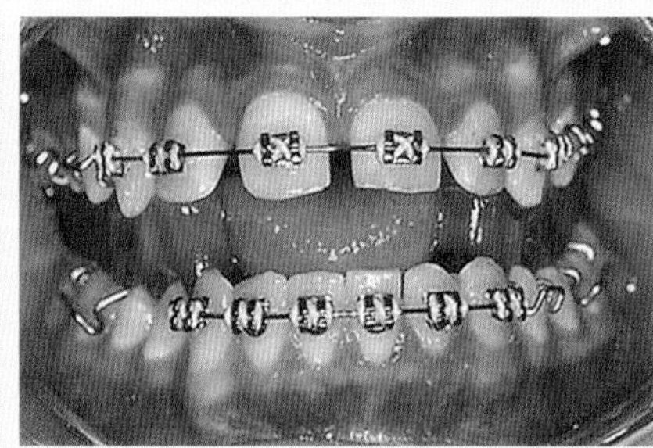
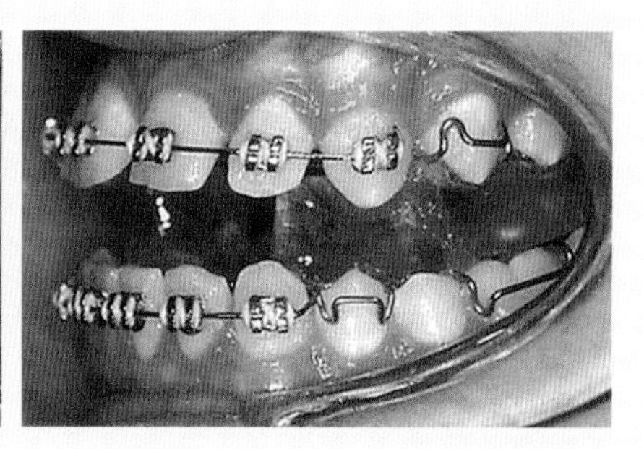

图19.1（续） （c）戴入功能矫治器。患者配戴双殆垫功能矫治器。这些照片显示了功能矫治器治疗的末期，唇侧为固定矫治器。这是牙齿排齐的开始，为过渡到固定矫治阶段做准备。

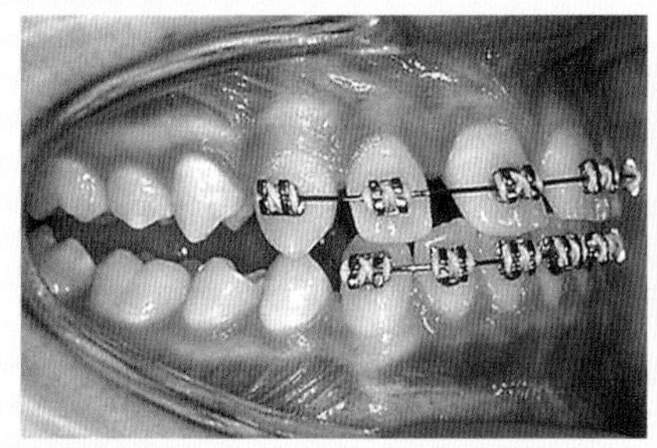
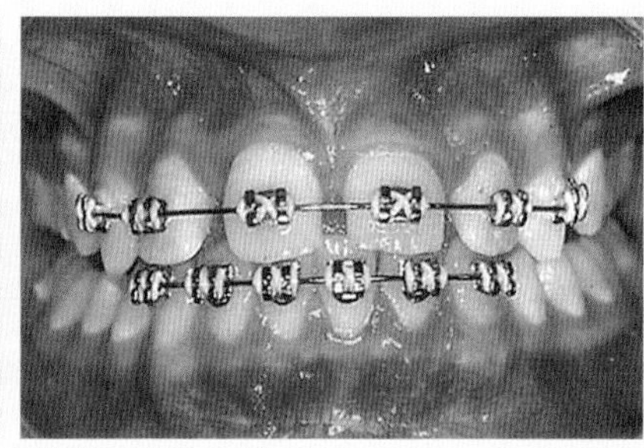
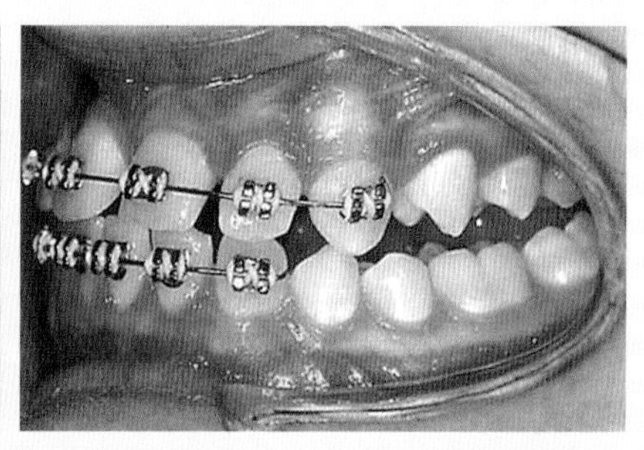

图19.1（续） （d）功能矫治结束阶段。经过10个月的功能矫治后，矢状向差异已得到纠正。请注意：尽管前牙覆盖仍稍大，但颊侧可见磨牙已被过度矫治为Ⅲ类关系。这种过度矫治可以减轻第二阶段治疗中复发的风险。在此阶段，将再次获取完整记录以重新评估该情况，主要是为了查看在第二阶段矫治之前是否需要拔牙（在这个病例中不需要拔牙）。在使用双殆垫矫治器治疗的情况下，后牙侧方开殆是此阶段的典型特征。

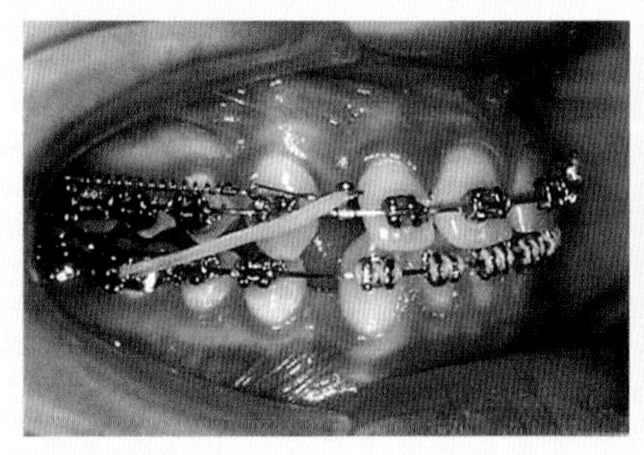
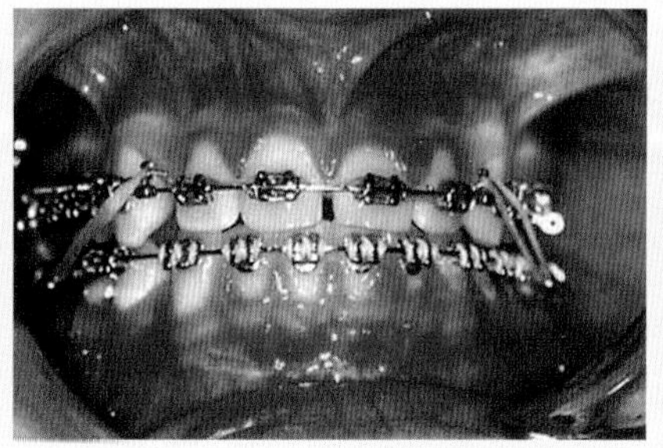
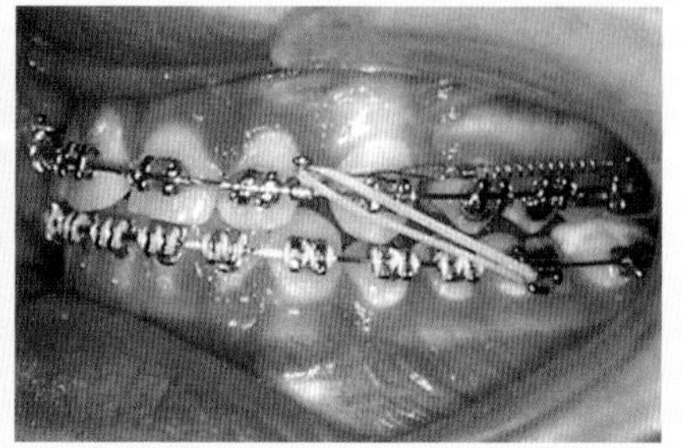

图19.1（续） （e）在第二阶段的固定矫治中，颌间弹性Ⅱ类牵引可保持第一阶段的矫治效果。固定矫治器戴用了16个月。

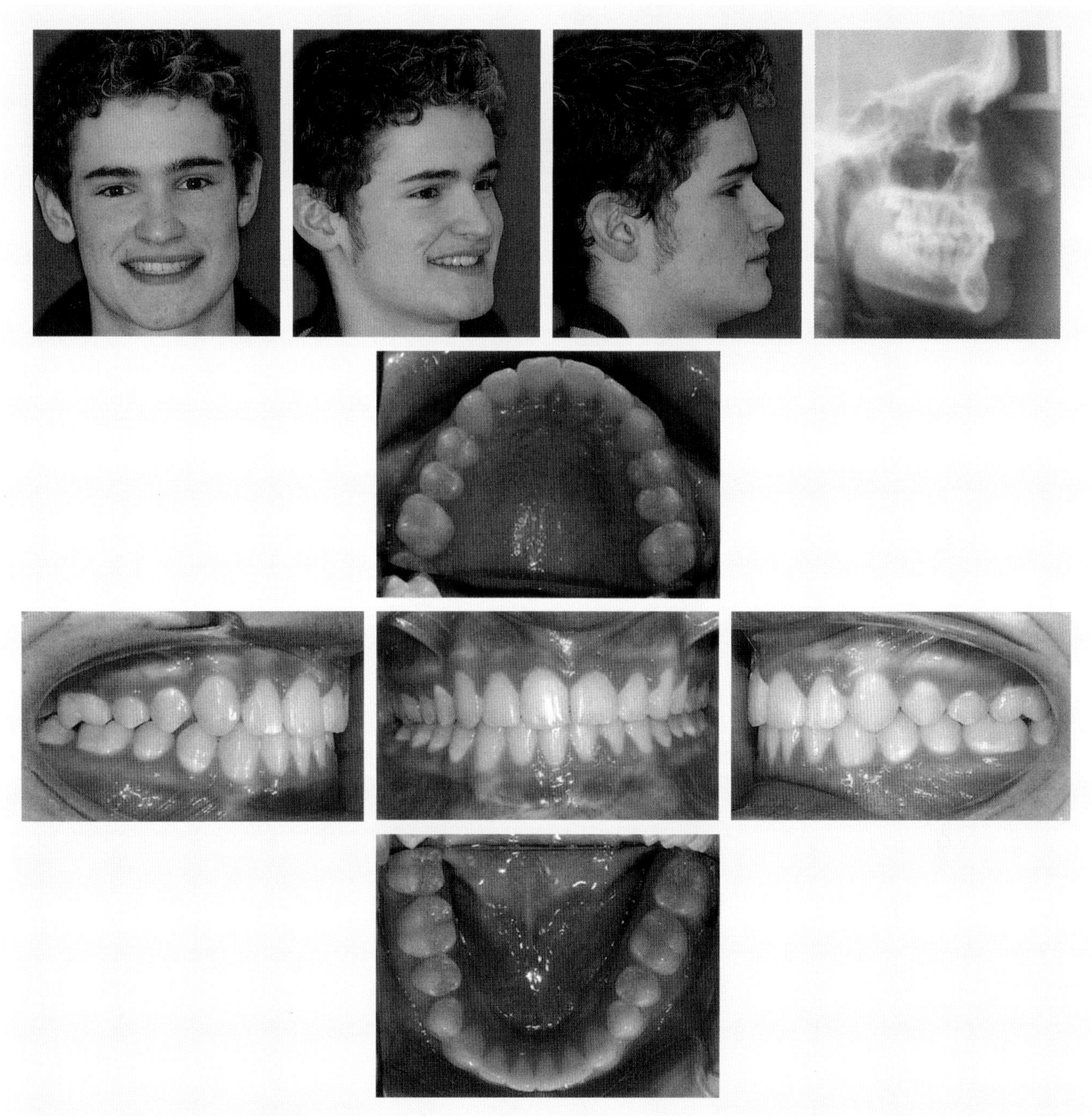

图19.1（续）　（f）治疗结束时的记录。

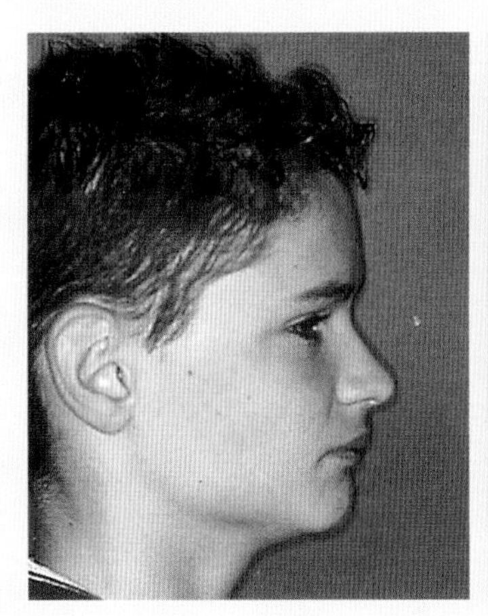
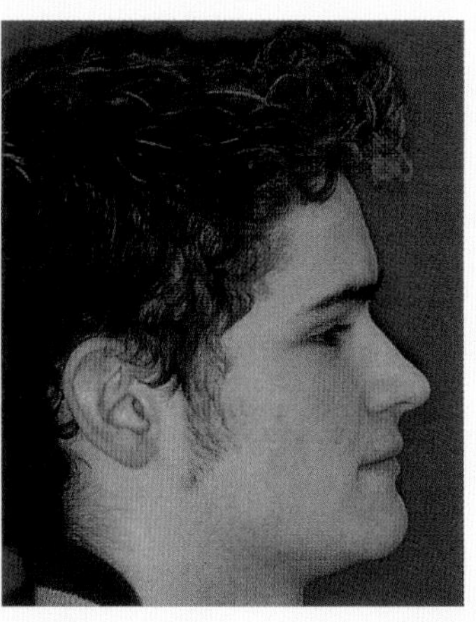
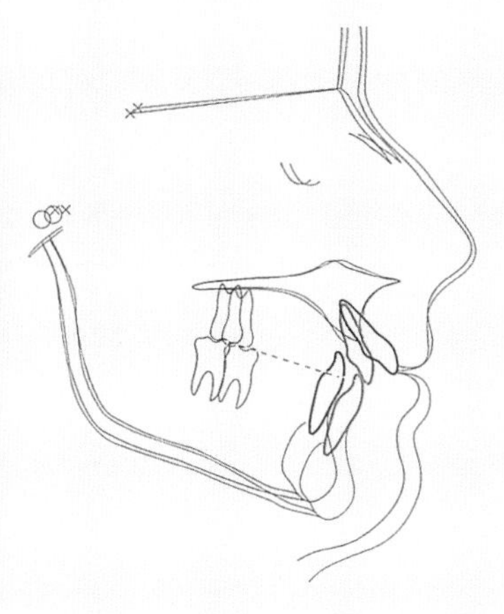

图19.1（续） （g）治疗效果。由于患者依从性良好，合适的治疗计划和良好的生长，因此矫治很成功。对于功能矫治器来讲，生长反应是可变的，此病例显示的生长好于平均水平。因此，在这种情况下，通过双殆垫矫治器在生长改变阶段矫正了骨骼不调。如果生长不那么理想，则必须在患者年龄较大时通过正畸掩饰或正畸正颌联合治疗纠正残留的骨性不调。

## 19.5 治疗时机

当患者处于生长期时，功能矫治器最有效。女孩比男孩较早完成生长，因此在男孩中可以较晚使用功能矫治器。有学者建议，如果可能的话，治疗应在青春生长迸发期进行。目前，已经尝试了多种方法来预测生长迸发期，包括对患者进行多次身高测量，因为身高的快速变化与上颌骨和下颌骨的生长峰值变化时期非常吻合。但是，这需要在一段时间内进行多次身高测量。一种替代方法是在头颅侧位X线片上观察颈椎的成熟变化。在下颌骨最快生长期，可见颈椎C3和C4的特征性成熟变化。有关详细信息，请参阅本章末尾的“参考文献和拓展阅读”部分。但是，无论使用哪种技术，都很难准确预测青春生长高峰期。研究表明，即使不处于青春生长高峰期，功能矫治器仍可能会发生有利的变化。关键因素是患者仍在积极生长。

尽管人们普遍认识到必须在生长期的患者中使用功能矫治器，但是争议的领域之一是提供早期治疗（患者在10岁以下时在早期的混合牙列中）还是等待直到混合牙列晚期。早期治疗通常包括两个阶段的治疗：使用功能矫治器的初始阶段，然后在恒牙萌出过程中暂停再进行第二阶段的固定矫治。与此相反，如果在混合牙列晚期开始进行功能矫治器治疗，则在治疗的功能阶段结束时，通常恒牙已经完全萌出，之后直接进入固定矫治。

高质量的研究表明，这两种方法都可以成功地矫正增大的覆盖，且对骨骼变化量、是否需要拔牙以及最终咬合排齐的效果没有影响。但是，早期治疗的确能使患者的自尊心得到改善，并且有证据表明，它可以将切牙外伤的风险降低40%。但是，当患者较早佩戴功能矫治器时，治疗时间会更长，因此需要更多的预约复诊。这意味着早期治疗费用更昂贵，更重要的是，患者的治疗负担更大。

因此，应将早期治疗仅限于牙齿有特定创伤风险的患者，或者正遭受校园霸凌或被嘲笑错殆畸形的患者。

## 19.6 功能矫治器治疗的错殆类型

尽管功能矫治器已被用于治疗各种错殆畸形，但它们通常用于治疗Ⅱ类错殆畸形。它们通常用于治疗Ⅱ类1分类，但稍做改动即可用于治疗Ⅱ类2分类（图19.2）。一些功能矫治器，例如改良的Twin-Block和FR3 Frankel矫治器，可用于治疗Ⅲ类错殆畸形，但没有任何证据证明可以矫正骨型。通常使用固定矫治器通过正畸掩饰来更简单地治疗这些Ⅲ类错殆畸形，因此功能矫治器不常用于治疗Ⅲ类错殆畸形。

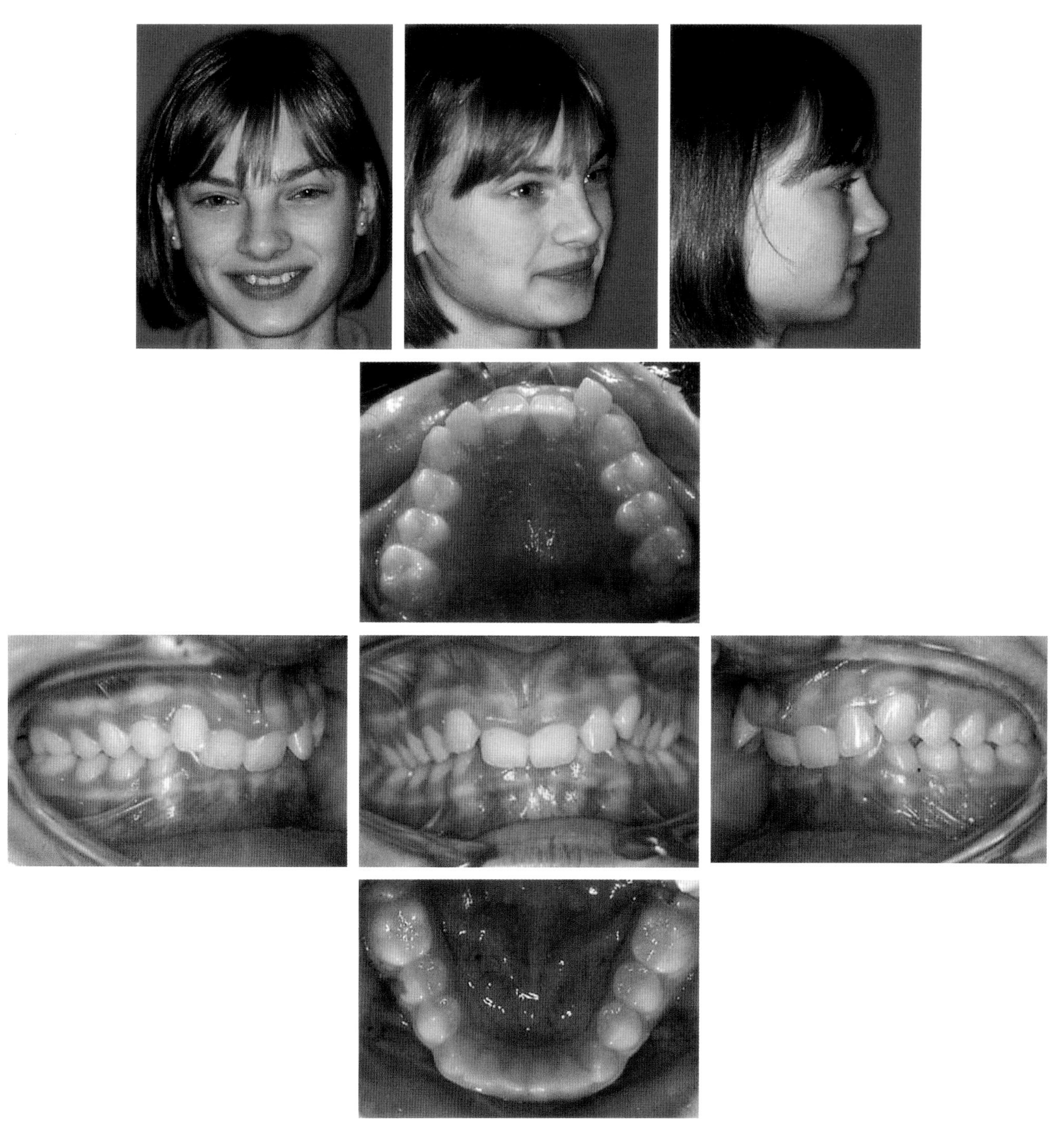

图19.2　用双殆垫矫治器治疗Ⅱ类2分类错殆畸形。（a）患者AD12岁，并抱怨上牙歪。她在Ⅱ类骨型的基础上呈现了Ⅱ类2分类的切牙关系。她的主要问题是上中切牙舌倾，覆殆较深和下颌骨后缩。治疗计划是使用改良的双殆垫矫治器矫正矢状向差异并唇倾上颌中切牙。在功能矫治之后是固定矫治阶段，然后是保持阶段。

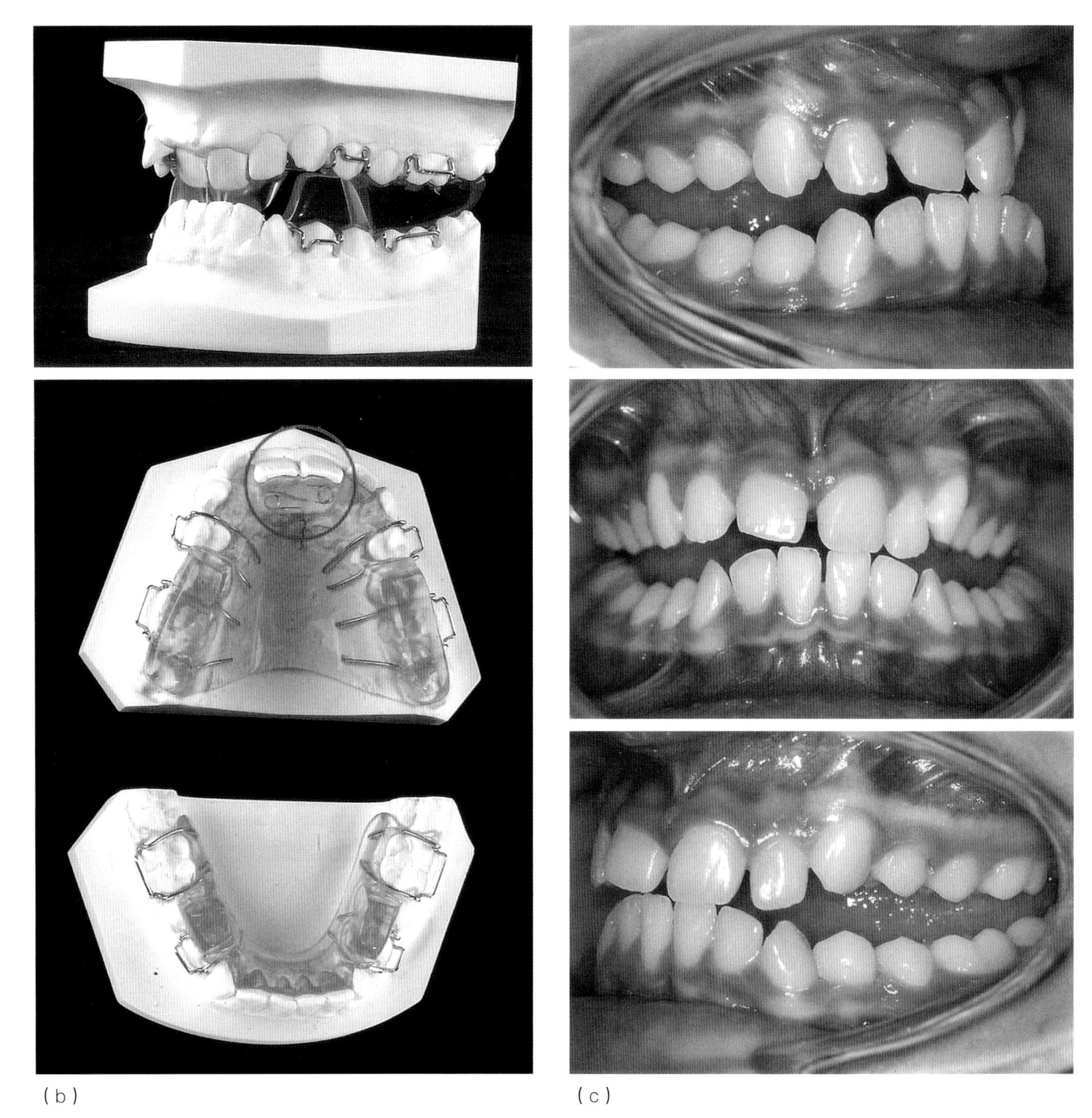

(b) (c)

图19.2（续） （b）改良的双殆垫矫治器用于Ⅱ类2分类错殆畸形的治疗。请注意：在上颌有一个腭部双悬臂弹簧（以红色圆圈标示），用于唇倾中切牙。另一种方法是将片段式固定矫治器放在6颗上前牙唇侧。（c）功能矫治结束阶段。矢状向差异已得到纠正，舌倾的上中切牙唇倾至正常唇倾度。注意后牙侧方开殆，其在第二阶段的固定矫治中被关闭。

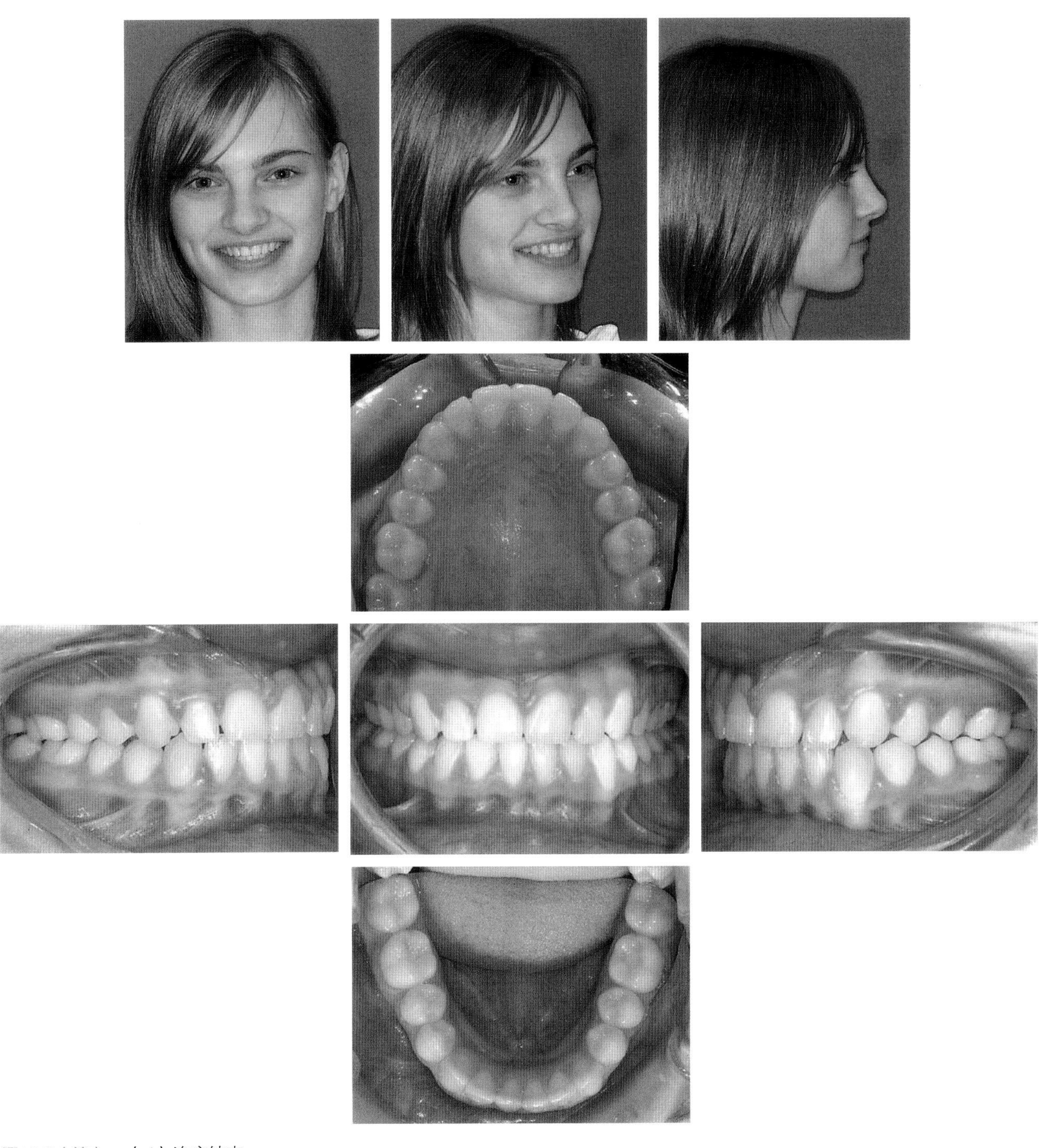

图19.2（续）　（d）治疗结束。

### 19.6.1 Ⅱ类1分类错𬌗的治疗

功能矫治器最常用于治疗Ⅱ类1分类错𬌗。如果在治疗开始时牙列整齐，并且唯一的问题是牙弓之间的前后向差异，则仅使用功能矫治器就足够了。在这些情况下，为应对一些复发，略微过矫正是明智的做法，并要求患者在夜间佩戴矫治器直至其生长期结束。

功能矫治器通常在治疗的第一阶段使用，随后第二阶段是使用固定矫治器。功能矫正器可以通过一种称为生长改良或牙齿正畸的过程来纠正或减少骨骼异常。通过功能矫治器纠正的前后向问题，可以减少固定矫治阶段所需的支抗。但是，由于功能矫治器也会引起牙齿的一些倾斜，因此，由功能矫治器带来的矫正效果很大一部分可能是由牙齿的代偿带来的。

在功能矫治阶段之后，就可能的拔牙和固定矫治器以排齐牙列的需要重新评估患者。

### 19.6.2 Ⅱ类2分类错𬌗的治疗

Ⅱ类2分类错𬌗也可以使用功能矫治器进行治疗。如第10章所述，这种错𬌗可能很难治疗，部分原因是覆𬌗增加。相比仅使用固定矫治器治疗这些错𬌗畸形，在固定矫治器之前使用功能矫治器可能会提供更有效的替代方法。

治疗方法很简单。Ⅱ类2分类切牙关系被转换为Ⅱ类1分类切牙关系，然后用功能矫治器进行治疗。可以使用早期活动的功能矫治器或上𬌗唇侧的局部固定矫治器向前倾斜舌倾的上切牙。或者，可以对某些功能矫治器进行调改，唇倾上切牙作为活动矫治过程中的一部分。图19.2展示了用调改过的Twin-Block矫治器治疗的Ⅱ类2分类病例。

## 19.7 功能矫治器的类型

功能矫治器的类型很多，但大多数都具有将下颌骨保持在姿势位的共同特征。功能矫治器可以是组织支持的或牙齿支持的，也可以是活动的或固定的。有些人还戴了可以提高Ⅱ类矫正效果的头帽。在功能矫治器上连接头帽是为了限制上颌骨的前部和垂直向发育。这在切牙暴露过多和露龈笑的情况下尤其适用。使用附加头帽的缺点是给患者带来额外负担，这可能会对整体依从性产生不利影响。

这里将描述5种常用的功能矫治器。功能矫治器没有一种标准设计，因为每种矫治器都应针对患者及其错𬌗情况进行个性化定制。

### 19.7.1 Twin-Block矫治器

Twin-Block矫治器（图19.3）是英国最受欢迎的功能矫治器。它之所以流行，是因为它分为两部分，患者容易适应。上部和下部通过后方𬌗垫与互锁的咬合面配合在一起，使下颌骨向前定位。这些𬌗垫必须至少高5mm，以防止患者将 个𬌗垫咬在另 个𬌗垫上。此外患者被要求/建议将下颌骨向前定位，以使下𬌗垫咬合在上𬌗垫的前面。可以全天佩戴本矫治器，包括在某些情况下进食期间佩戴，这意味着可以进行快速纠正。也可以改良矫治器，以允许在功能矫治阶段扩展上牙弓。图19.2所示为允许对Ⅱ类2分类错𬌗的矫治的另一种改良。

重新激活Twin-Block矫治器也很容易（图19.4）。这意味着在治疗过程中，如果需要进一步升高下颌骨，可以改良现有矫治器，而不必做一个新的矫治器。

Twin-Block矫治器的副作用之一是在功能矫治阶段结束时残留的后牙开𬌗（图19.2c）。在最初出现深覆𬌗的病例中尤其如此。后牙𬌗垫导致后牙不能萌出。一些临床医生会将基托从上𬌗垫的𬌗面磨除来促进下后牙萌出，以使下后牙生长萌出。在固定矫治器治疗阶段，将关闭所有剩余的侧方开𬌗。

### 19.7.2 Herbst矫治器

Herbst矫治器（图19.5，图19.10）是固定功能矫治器。由一个附着在上颌牙颊侧的部分和一个附着在下颌牙颊侧的部分组成。这两部分使用刚性连接，该刚性臂使下颌骨向前定位。由于它是固定矫治器，因此减少了一些（但不是全部）依从性因素。它在减少覆盖方面与Twin-Block矫治器一样优秀。但是，它的舒适度要比笨重的Twin-Block矫治器好一些，患者会发现戴着它更容易进食和交谈。主要缺点是Herbst矫治器的较高的损坏率和高成本。

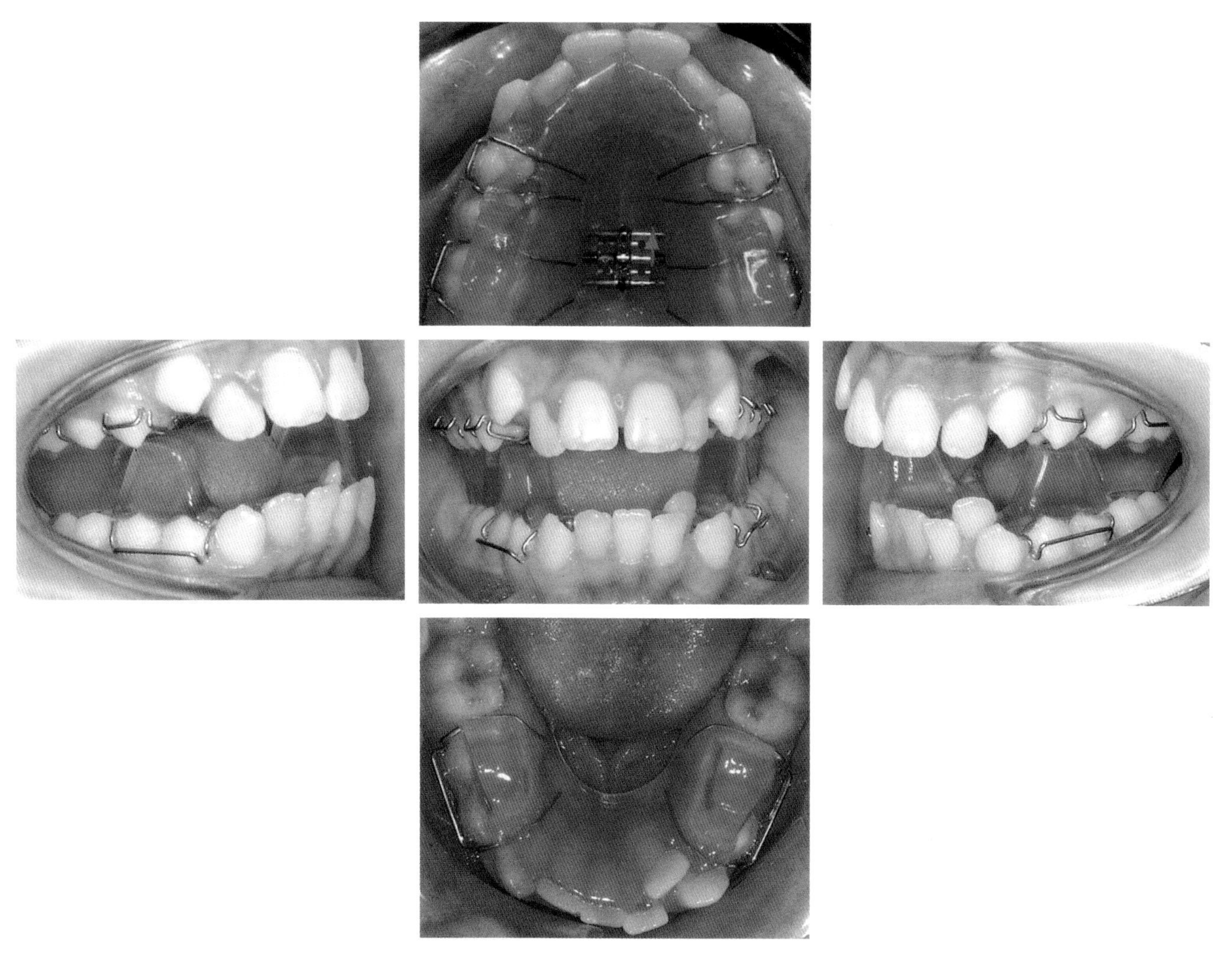

图19.3　Twin-Block矫治器。该Twin-Block还具有螺旋扩弓器用于扩大上颌牙弓。

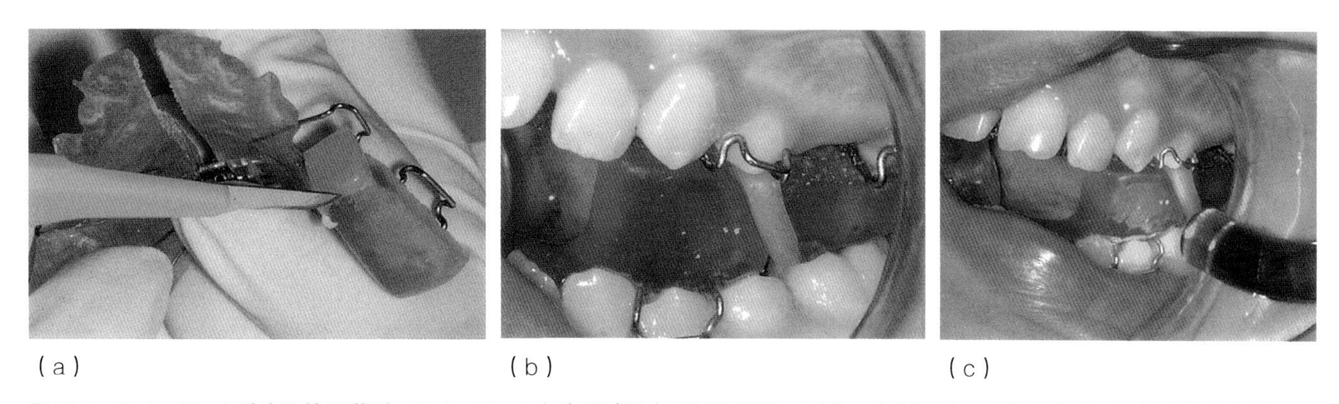

（a）　（b）　（c）

图19.4　Twin-Block矫治器的再激活。Twin-Block在处理过程中可以再激活，以进一步纠正其下颌骨的位置。该特殊技术包括在上骀垫的倾斜面上添加光固化树脂。（a）修剪未固化的树脂以适合原有的上颌咬合斜面。（b）将光固化树脂放在上骀垫上，压迫下骀垫，因此迫使下颌骨更向前。（c）光固化树脂。

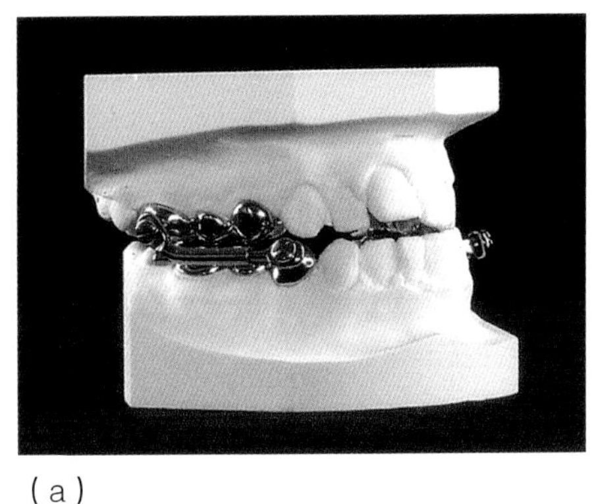

（a）

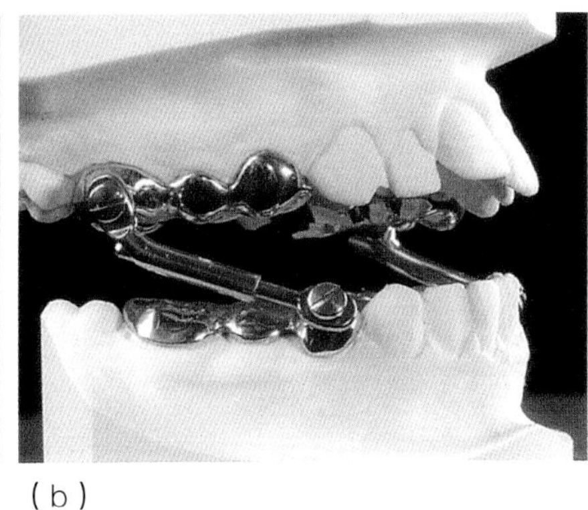

（b）

图19.5 Herbst矫治器。（a）关闭。（b）打开。

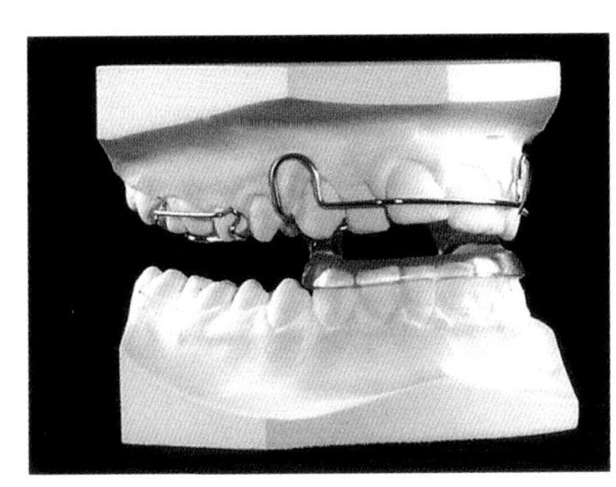

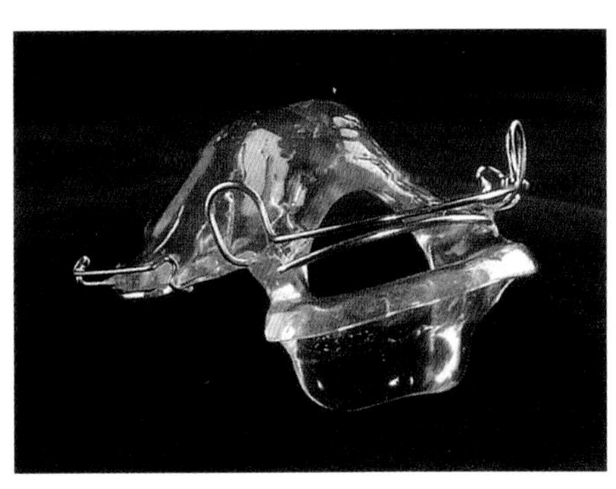

图19.6 中间开放式肌激动器（MOA）。

### 19.7.3 中间开放式肌激动器（MOA）

中间开放式肌激动器（MOA）是一种一体式功能矫治器，使用最少量的基托来提高患者的舒适度（图19.6）。

下部基托从舌侧延伸至唇侧，上下部由两个刚性的树脂杆连接在一起，前方留有呼吸孔。由于下后牙没有殆垫，因此这些牙齿可以自由伸长。因此，MOA在减少深覆殆时很有用。

### 19.7.4 生物调节器

生物调节器（图19.7）最初旨在通过在腭部使用粗的不锈钢丝环来改变舌习惯。

现在我们知道，舌头不太可能是增加覆盖的原因，但是腭部基托减少使它更容易佩戴。唇弓的颊侧延伸使脸颊不与牙齿颊侧接触，从而允许一些扩弓。

### 19.7.5 Frankel矫治器

Frankel矫治器（图19.8）是唯一的全软组织支持式矫治器。它以发明者的名字命名，该发明者最初将其称为功能调节器（或FR）。针对不同错殆畸形有不同的设计方案。像其他功能矫治器一样，它可以使下颌前移。它也有颊屏，可以使脸颊远离牙齿并伸展骨膜，据称会引起骨形成，尽管这尚未得到证实。它可

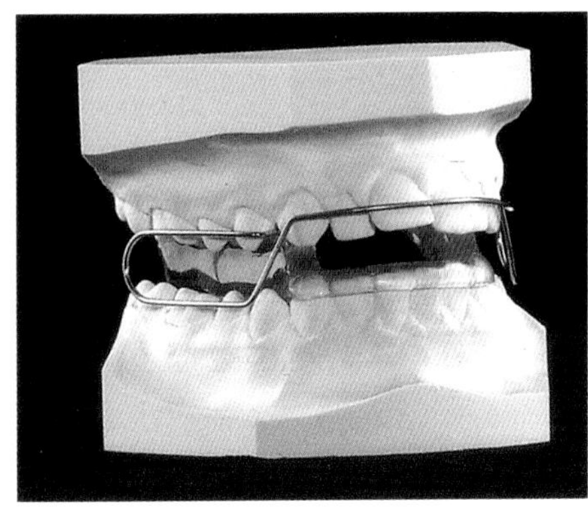

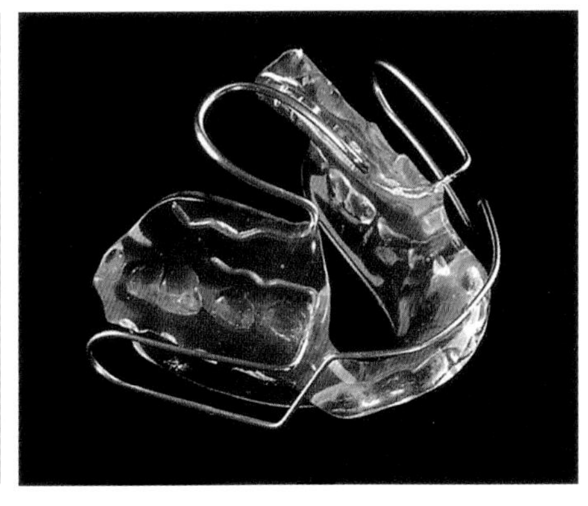

图19.7 生物调节器。

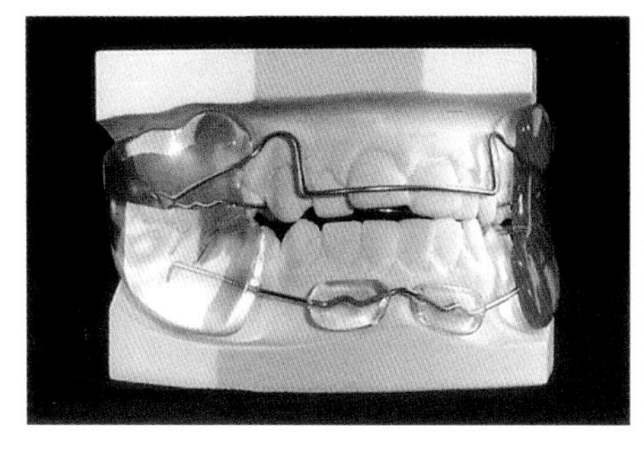
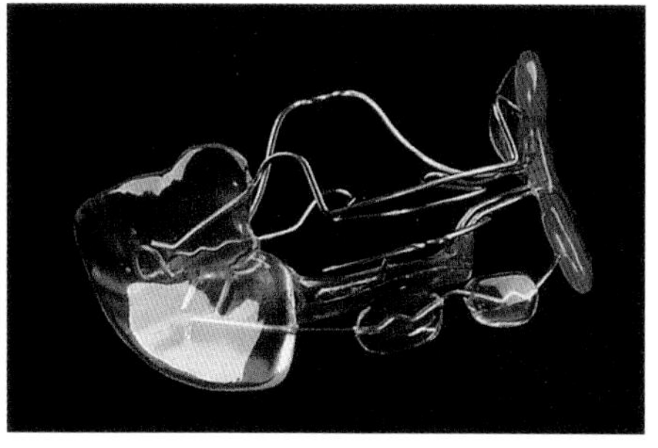

图19.8　Frankel 矫治器（FR1）。

能很难戴用、制造成本昂贵，并且维修麻烦。因此，现在的使用率较低。

## 19.8　功能矫治器的临床管理

### 19.8.1　功能矫治器的准备

要求黏膜伸展良好的上颌和下颌的藻酸盐印模以及前伸殆记录。咬合记录应该给技工室明确的下颌三维方向（前后向、垂直向和横向）的位置。图19.9显示了功能矫治器患者的蜡殆记录。前伸的程度将取决于覆盖的大小和患者的舒适度。对于过大覆盖的患者，将其下颌骨前伸超过其最大前伸量的75%会使该矫治器的戴用难以忍受。如果需要进一步前伸，则在治疗过程中重新激活功能矫治器相对容易（图19.4）。

研究表明，无论我们最初加载矫治器到最大程度，还是在治疗过程中一次加载几毫米，都不会影响最终结果。是否应首先使患者伸出到最大量，还是在治疗期间逐渐增加，应基于患者的舒适度。对于某些患者，在治疗过程中下颌骨的逐渐增加可使其更易于耐受，从而改善依从性。

### 19.8.2　功能矫治器的初次佩戴

应使患者意识到，尽管功能矫治器不会感到疼痛，但最初的使用很难习惯。良好的配合对正畸治疗的各个方面都很重要，对于功能矫治器尤其如此。刚开始他们可能会要求佩戴某些矫治器，但只要积极佩戴，儿童就会很快适应它们。每天需要佩戴矫治器的时间取决于矫治器的类型。可以全天戴用的功能矫治器（例如Twin-block和Herbst）通常可使患者更快地适应。

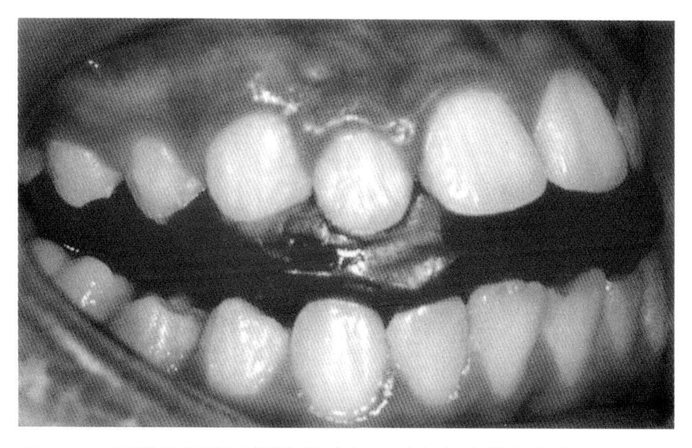

图19.9　用蜡堤记录下颌骨前后向、垂直向和横向的位置。

### 19.8.3　功能矫治器的复诊

建议在戴用后2～3周复诊。在每次复诊检查，患者的积极性以及检查矫治器的适合性和治疗进度至关重要。一旦临床医生确信患者按照指示佩戴了矫治器，就可以每隔6～10周进行一次检查预约。

如果治疗效果没有进展，则可能是由于许多因素引起的：

- 依从性差
- 缺乏生长或存在不利的生长方向
- 矫治器的设计或佩戴存在问题

依从性差是这些矫治器最常见的潜在问题。较年轻的患者和戴用固定功能矫治器的患者，例如Herbst矫治器的依从性往往更好。

### 19.8.4　功能矫治器治疗的结束

在功能矫治器的处理结束时，由于存在复发的风险，明智的做法是过矫正，将覆盖量调整至切对切。多数功能矫治器治疗之后是固定矫治器治疗。对于某

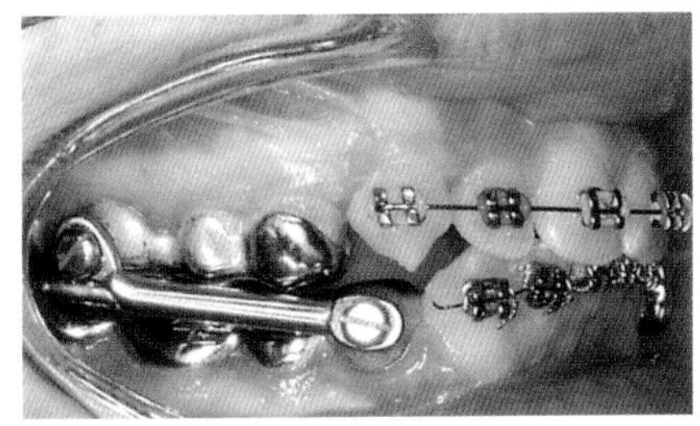
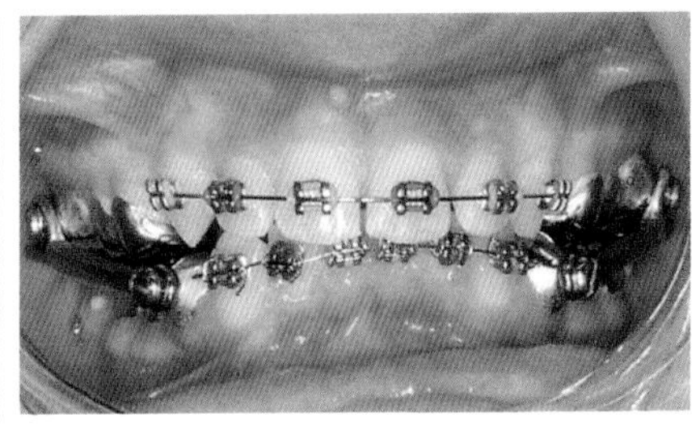
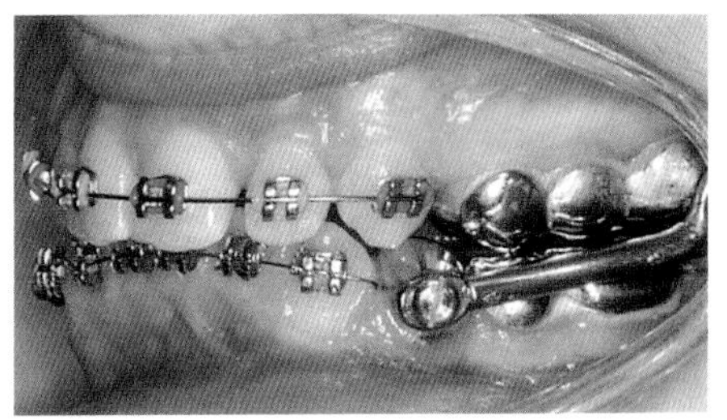

图19.10 Herbst矫治器带有颊部的固定矫治装置。大多数功能矫治器都将接续固定矫治阶段。向固定矫治器的接续可能很复杂。某些功能矫治，例如，此处显示的Herbst矫治器，允许在功能性治疗阶段，在上下牙唇颊侧使用固定的矫治装置。

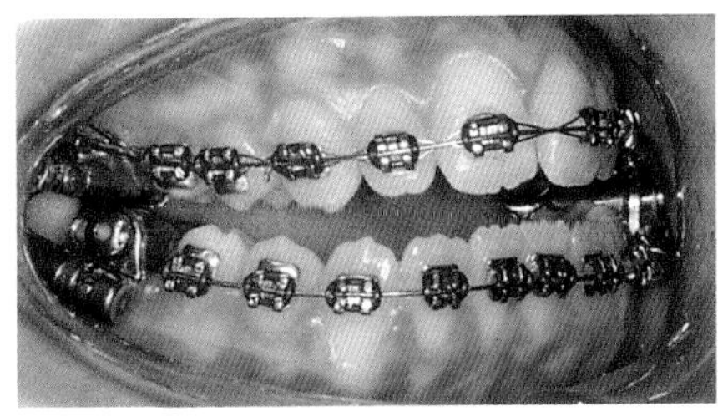
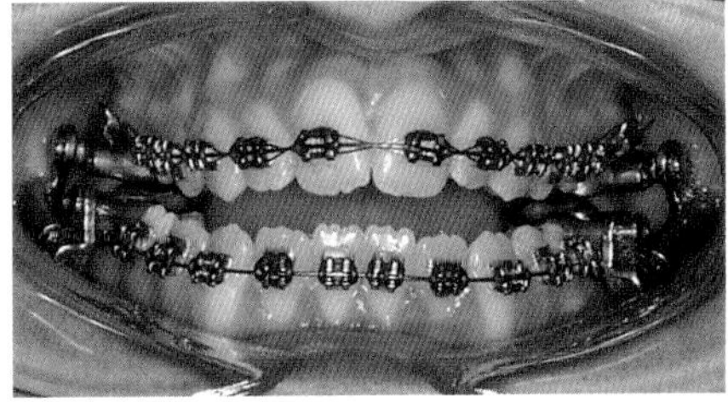
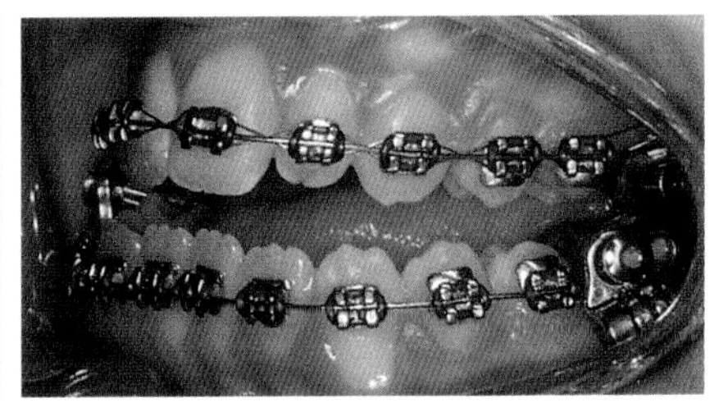

图19.11 固定的Ⅱ类矫正器（AdvanSync™）。此矫治器具有磨牙固定装置，可前伸下颌骨，允许同时将固定矫治器放置在前磨牙和切牙上。

些功能矫治器，功能矫治阶段和固定矫治阶段交叉重叠（图19.10）。Ⅱ类固定功能矫治器可与固定矫治器同时使用（图19.11）。

如果牙列最初已很好地排齐，并且不需要第二阶段的固定矫治器，则要求患者在夜间佩戴功能矫治器一段时间，直到生长完成。

## 19.9 功能矫治器的作用原理

功能矫治器的作用方式是正畸中最具争议的领域之一。几乎毫无疑问的是，对于配合的生长期患者，在大多数情况下可以实现良好改善。调整下颌骨姿势时，会通过拉伸肌肉和软组织来产生压力。这些压力之后被传递到牙弓和骨骼结构。但是，目前尚不清楚治疗效果的多少比例是由于牙齿变化引起的，多少比例是由于骨骼变化引起的。

早期的动物实验似乎表明，使用功能矫治器可以实现骨骼结构的实质性变化，包括髁突生长、关节窝重塑、下颌骨生长和上颌抑制。但是，应谨慎解释这些结果。动物的面部形态与人类不同，很少有面部骨骼差异和错㼬。另外，在动物实验中使用的功能矫治器是固定的，并且将下颌固定在比人类实际使用更极端的位置。

随机对照临床试验表明，功能矫治器引起的主要是牙槽的变化。这意味着，上牙切牙向远中移动，而下牙切牙向近中移动，上切牙腭向倾斜，下切牙唇向倾斜。有一些小的骨骼变化，具有一定程度的上颌抑制以及下颌骨生长。尽管临床上需要这些变化，但这些变化平均太小（1～2mm），无法替代严重骨性不调患者外科手术介入的需求。试验结果还显示，个体之间的反应差异很大，有些患者的骨骼变化很大（图19.1）。这可以解释为什么有些病例随着明显进展面部也变化得非常好，而另一些病例面部改善却有限。在某些病例中，即使骨骼变化很小，也可以改善患者的面部外观。这是因为患者的切牙关系已得到纠正，通常可以使患者休息时双唇可以自然闭合。

功能矫治器经常被认为会引起生长改良，高质量研究的结果表明，平均而言，实现的增长变化比最初希望的要小。这并不意味着完全的矫治不可能实现，但严重的畸形很少完全单独通过生长改良实现。功能矫治器很多情况下，更有可能将错㼬畸形改善到可以通过正畸掩饰而不是正颌手术来完成治疗的程度。

临床医生面临的一个困难领域是，是否要对患有严重下颌骨发育不足的儿童进行生长改良。下颌畸形的严重程度并不是获得成功矫正的好指标。但是，如果孩子，父母和临床医生知道明显改善的机会只有20%～30%，则可以进行治疗。如果生长改良失败，或不足以完全解决问题，则可能需要考虑在患者年龄较大时进行掩饰或矫形外科手术。

## 19.10 功能矫治器的成功率

本章表明，功能矫治器可以有效减少覆盖的增加并帮助治疗成长中的患者的Ⅱ类错𬌗畸形，但是功能矫治器有多有效?

功能矫治器的平均失败率为20%～30%。在治疗开始时需要向患者和父母解释这一点。失败的最常见原因是缺乏依从性，患者无法按规定佩戴功能矫治器。因此，至关重要的是，使用功能矫治器的治疗应着重于通过激励患者并使矫治器尽可能舒适来提高依从率。

功能矫治器的要点

- 功能矫治器可矫正下颌骨并用于生长期患者
- 它们通常用于纠正轻度至中度的Ⅱ类骨骼问题
- 在大多数情况下，它们后期接续第二阶段的固定矫治
- 如果牙弓排列整齐，它们可以单独用于治疗Ⅱ类1分类错𬌗
- 如果患者仍在生长期，则可在混合牙列晚期中使用它们
- 如果患者被嘲笑，出于心理原因或者减少外伤风险的考虑，可以更早地使用矫治器，但往往需要更多的复诊次数和较长的疗程
- 它们主要产生对牙槽的影响，骨骼变化很小
- 不同个体患者对功能矫治器的反应不同
- 最初可能很难佩戴它们，并且需要临床医生的鼓励和激励
- 成功率70%～80%——失败通常是由于患者依从性问题引起的

有关Cochrane综述

Batista, K. B., Thiruvenkatachari, B., Harrison, J. E., and O'Brien, K. D. (2018). Orthodontic treatment for prominent upper front teeth (Class II malocclusion) in children. *Cochrane Database of Systematic Reviews*, Issue 3, Art. No.: CD003452. DOI: 10.1002/14651858.CD003452.pub4 https://www.cochranelibrary.com/cdsr/doi/10.1002/14651858.CD003452.pub4/full

此系统综述讨论了治疗覆盖增加中的患者背后的证据，并包括使用功能矫治器的最佳质量研究的摘要。

## 参考文献和拓展阅读


Dolce, C., McGorray, S. P., Brazeau, L., King, G. J., and Wheeler, T. T. (2007). Timing of Class II treatment: skeletal changes comparing 1-phase and 2-phase treatment. *American Journal of Orthodontics and Dentofacial Orthopedics*, **132**, 481–9. [DOI: 10.1016/j.ajodo.2005.08.046] [PubMed: 17920501]

O'Brien, K. D., Wright, J., Conboy, F., Appelbe, P., Davies, L., Connolly, I., et al. (2009). Early treatment for Class II division 1 malocclusion with the twin-block appliance: a multi-center, randomized, controlled trial. *American Journal of Orthodontics and Dentofacial Orthopedics*, **135**, 573–9. [DOI: 10.1016/j.ajodo.2007.10.042] [PubMed: 19409339]

O'Brien, K. D., Wright, J., Conboy, F., Sanjie, Y., Mandall, N., Chadwick, S., et al. (2003). Effectiveness of treatment for Class II malocclusion with the Herbst or twin-block appliances: a randomised controlled trial. *American Journal of Orthodontics and Dentofacial Orthopedics*, **124**, 128–37. [DOI: 10.1016/S0889-5406(03)00345-7] [PubMed: 12923506]

Tulloch, J. F. C., Proffit, W. R., and Phillips, C. (2004). Outcomes in a 2-phase randomized clinical trial of early class II treatment. *American Journal of Orthodontics and Dentofacial Orthopedics*, **125**, 657–67. [DOI: 10.1016/j.ajodo.2004.02.008] [PubMed: 15179390]

这4篇论文描述了涉及功能矫治器的随机对照临床试验，非常值得一读。

Franchi, L., Bacetti, T., and McNamara, J. A. (2000). Mandibular growth as related to cervical vertebral maturation and body height. *American Journal of Orthodontics and Dentofacial Orthopedics*, **118**, 335–40. [DOI: 10.1067/mod.2000.107009] [PubMed: 10982936]

本文介绍了如何通过观察侧颅骨X线片上可见的颈椎骨的发育和成熟程度来确定下颌骨的生长高峰期。

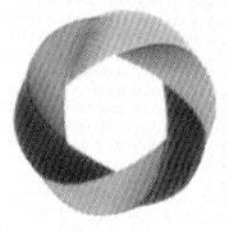

本章的参考资料也可以在www.oup.com/uk/orthodontics5e找到。在可能的情况下，该链接将为您提供该作品的英文电子版本，以帮助您进行进一步的学习。如果您为该网站的订阅用户（个人或机构注册皆可），根据您的登录权限，可细读网站所提供的摘要或完整文章。

# 第20章

# 成人正畸

## Adult orthodontics

*S. J. Littlewood*

## 章节内容

**本章学习目标**

- 掌握与成人正畸治疗相关问题
- 理解牙周疾病与错𬌗畸形的关系及如何用正畸手段治疗牙周疾病
- 掌握运用正畸辅助修复治疗
- 熟悉不同类型美学正畸矫治装置
- 理解下颌前伸矫治器对OSA治疗的作用

## 20.1 前言

随着越来越多的人渴望改善微笑和社会对正畸接受度更高，成人正畸需求日渐增加。导致更多的成年人愿意戴用矫治器。成年患者可能有以下几个原因要求进行正畸治疗：

- 为了实现更好的牙齿和微笑美学
- 改善功能
- 复发或不成功正畸治疗史要求重新矫治
- 辅助其他口腔治疗（例如牙周或修复）
- 联合正颌手术纠正骨性不调（请参阅第12章）

正畸治疗作为阻塞性睡眠呼吸暂停（OSA）保守治疗的一部分，部分成人患者涉及使用下颌前伸矫治器（见请参阅20.7节）。

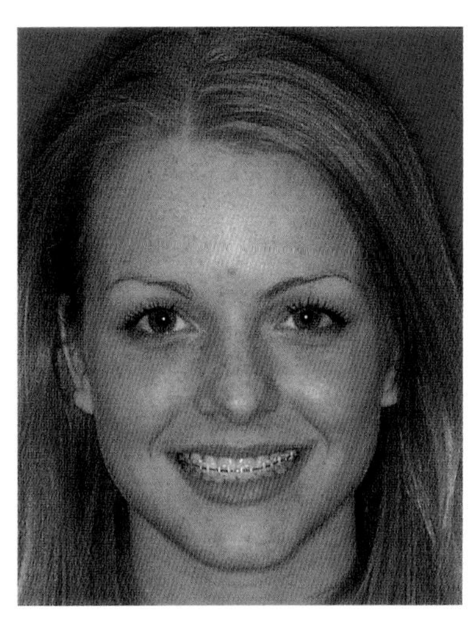

图20.1 成人戴用陶瓷托槽作为有限目标正畸治疗的一部分。患者仅寻求通过上牙外观的改善，来改善微笑美学。她已经同意这样一个事实，即上中线出现细微差异或下牙弓不会有任何变化。

## 20.2 综合、辅助及有限正畸治疗

一些成年患者寻求综合的正畸方法来治疗错𬌗畸形（矫治目标与治疗儿童和青少年类似）。另一组成年人将正畸治疗作为其他牙科治疗的辅助手段，例如辅助牙周治疗（请参阅第20.4节）或修复治疗（请参阅第20.5节）。

这些问题许多成年人可能只希望解决错𬌗畸形中特定问题，常常与美学相关的，而接受其他方面的不足（图20.1）。这有时被称为有限正畸治疗，意为有限的治疗目的和目标。因此在治疗开始之前，患者理解并同意有限的治疗目的和目标，且接受任何可能的折中方案是非常重要的。在第7章7.8.3节中已进行更详细的讨论。

## 20.3 成人正畸治疗的特殊挑战

在许多方面，成人患者的治疗方法遵循相同的流程。不过成人患者也有特别之处：

- 生长停滞
- 牙周疾病
- 牙齿缺失或大面积修复
- 影响牙齿移动的生理因素
- 治疗动机
- 既往正畸治疗史
- 更多的美学矫治器需求

### 20.3.1 生长停滞

尽管生长在整个成年期以非常缓慢的速度进行着，但大多数生长变化发生在青春期末期。这意味着成人没有生长改良的余地，因此骨性不调只能通过正畸代偿或正畸正颌联合治疗得到改善。

由于生长发育停滞，减小深覆𬌗会变得更加困难。在有可能的情况下，深覆𬌗的打开应该通过压低前牙实现，而不是常用的升高后牙的方法（如果不以牺牲微笑美学为代价），因为成人升高后牙更容易复发。

成人腭中缝已经融合，所以青少年进行骨性快速扩弓还是有希望的（请参阅第13章，第13.4.6小节），但成人只能通过手术解决。

### 20.3.2 牙周疾病

成人患者具有牙周病史或患有牙周病可能性高，牙周组织丧失并不是正畸的禁忌证，不过正畸之前对任何进行性牙周病治疗并使其稳定是至关重要的。更多细节在第20.4节进行讨论。

### 20.3.3 牙齿缺失或大面积修复

牙齿缺失可能导致邻牙移动和倾斜以及对颌牙伸长。此外，牙槽骨吸收可能导致缺牙位置缩窄或出现“颈缩”效应（图20.2），这使牙齿移动到这一区域更加困难。

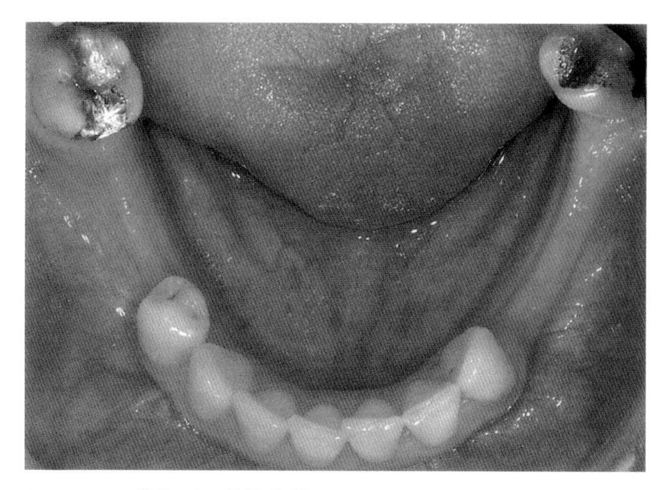

图20.2 牙缺失后牙槽骨萎缩。

成人患者大面积修复患牙，有可能会增加正畸治疗的难度，是否拔除修复牙取决于其预后判断，且托槽在修复材料上粘接比直接粘接在釉质上更加困难。当固定矫治器粘接在金、合金、瓷修复体表面时需要特定技巧和材料。同时在移除修复体时需要提醒患者修复体可能会被破坏。鉴于以上原因，最好建议在正畸后进行永久修复。

### 20.3.4 影响牙齿移动的生理因素

成人血流供应减少和细胞更新变慢，这可能意味着成人牙齿移动相对更慢、更痛。因此建议开始治疗时使用更轻的矫治力。

### 20.3.5 治疗动机

成人有潜力成为配合良好、积极主动的患者。生理因素层面提示成人治疗时间会比儿童略长，但并不总是如此，因为成人配合度更高，有可能弥补牙齿移动速度慢带来的长疗程。

### 20.3.6 既往正畸治疗史

有正畸治疗史的患者，由于现在对他们的牙齿不满意再次寻求正畸治疗。其原因可能是他们没有在初次治疗时遵守治疗要求，或由于保持时间不足而复发（请参阅第16章），或初次治疗不成功。但最重要的是确定根本的原因，确保同样的问题不再出现。评估牙根吸收程度也同样重要，因为这将决定二次正畸治疗是否安全。

### 20.3.7 更多的美学矫治器需求

成人对正畸矫治器的外观更为注意，他们有着追求美观矫治的动力（请参阅第20.6节）。尽管使用高位头帽远中移动上颌磨牙是可行的，但成人往往不愿意戴用额外的口外装置。成人使用其他替代性的支抗装置更为常见，例如暂时性支抗装置（请参阅第15章，第15.4.8小节），要点框20.1按美观顺序列举出不同正畸矫治器。

要点框20.1 正畸矫治器的美观顺序

（从最美观至不美观）
- 舌侧正畸矫治器
- 隐形矫治器
- 唇侧陶瓷托槽及美学弓丝
- 金属唇侧矫治器

## 20.4 正畸与牙周病

牙周病在成人中更为常见，为此应将该因素纳入成人患者的考虑范围以内。最好对所有的成人患者进行完善的牙周检查，排除活动期牙周病的存在。牙周附着丧失不是正畸治疗的禁忌证，不过活动期牙周病在正畸治疗开始前必须进行治疗并得到稳定。在牙周病的发生、发展和复发的过程中牙菌斑的存在是最重要的因素。如果控制好菌斑及消除炎症，即使是牙周支持组织减少的牙齿也能安全地移动。

### 20.4.1 牙周病导致牙齿错位问题

牙周支持组织丧失会导致单颗牙或一组牙病理性移位。最常见的牙周组织丧失是前牙移位和切牙出现间隙（图20.3）。牙齿位于舌与唇颊之间的平衡区域，来自舌的力量要比唇和颊产生的力量要大，不过一个正常健康的牙周组织能够抵抗舌产生的使牙齿前倾的力量。如果牙周病导致牙周附着丧失，那么牙齿会出现唇侧移位。此外，如果后牙缺失导致后部支持丧失，那么前牙将会承受更多向前的压力，会导致进一步的唇侧移位。

### 20.4.2 牙周病患者的正畸治疗

一旦牙周病被完全控制，患者有能力维持良好的口腔卫生状态则可以开始正畸治疗（图20.4）。由于牙周支持组织丧失，治疗应尽量使用轻力，直接粘接颊面管代替带环以更好地控制患者口腔卫生。去除周围过多的粘接剂也对减少菌斑有帮助。隐形矫治刷牙时可以摘掉，因此也对此类患者更有好处（请参阅第21章）。由于牙周支持组织丧失，牙齿阻抗中心随之向根尖移动，这意味着牙齿有过度倾斜的趋势，因此一定要使用正确的治疗方法小心控制。

我们常常可以注意到在正畸治疗结束后有牙周病史的患者有一特征是前牙的近中区域，接触点与牙龈之间会出现“黑三角”，可能的原因是牙龈边缘向根尖退缩。可以通过适当的片切和修复掩饰改善外观。不过，对于所有的成人正畸患者，治疗结束时出现

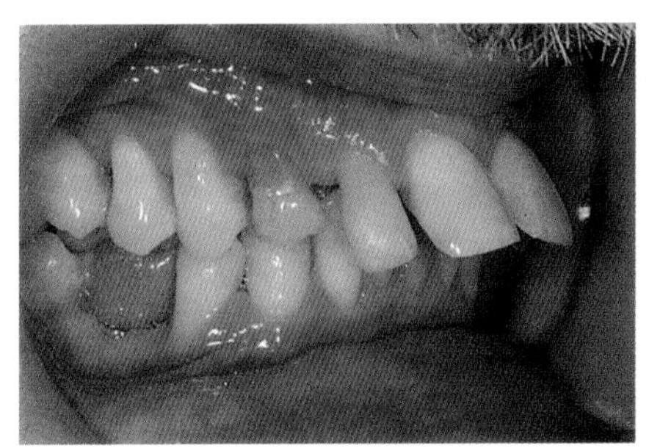
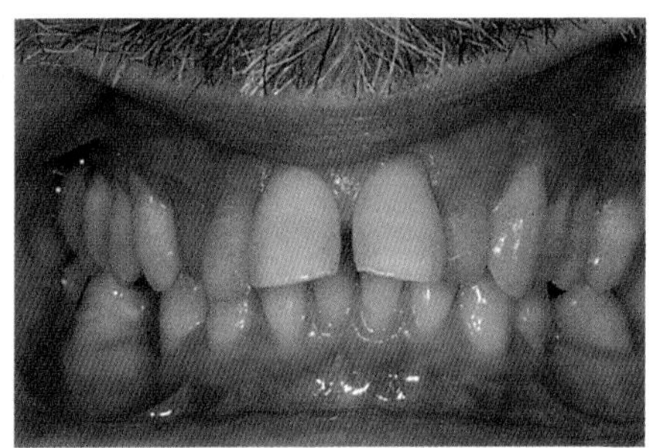
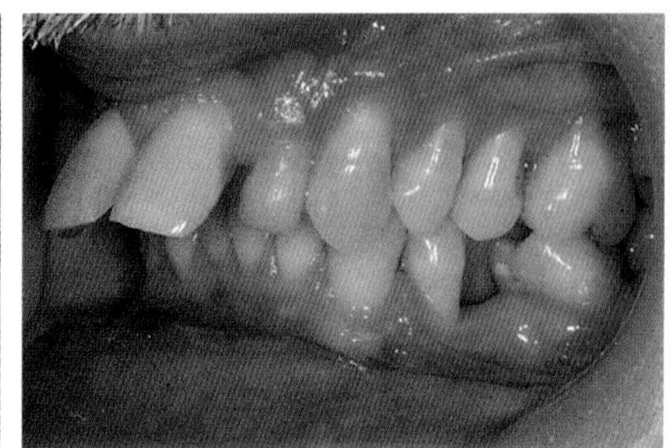

图20.3 牙周附着丧失引起切牙间隙及唇侧移位。患者开始是安氏Ⅱ类Ⅰ分类伴6mm深覆盖。不过由于牙周病和继发的上前牙周围牙周附着丧失，上切牙唇展产生间隙。

“黑三角”属正常现象，即便对过去无牙周疾病的患者也是如此。因此，将此纳入为知情同意的一部分，提醒所有的成人正畸患者在结束时有出现“黑三角”的风险。

治疗结束后的保持需要认真对待。尽管牙齿已被排列整齐并且牙周组织健康，但牙周组织丧失的问题依然存在，舌体力量依然会带来切牙前突的趋势。这些病例需要终身保持，常使用舌侧保持器，并且教会他们如何维护好口腔卫生（请参阅第16章）。

## 20.5 修复的辅助正畸治疗

随着越来越多的患者牙齿保留时间变长，有复杂口腔问题的患者更需要多学科联合治疗。当需要正畸修复合作时，两个科室医生一起看患者并制订协调适当的治疗计划是十分有帮助的。在这些病例中，正畸治疗并不一定需要以理想的咬合为目标进行综合矫正。辅助性正畸治疗的目的在于：

- 通过改善位置使牙齿能够更好地修复
- 通过减少菌斑的覆盖面积，有利于维护口腔卫生，改善牙周健康
- 通过牙齿移动使咬合力沿牙体长轴传递，且牙齿磨损在牙弓内均匀分布

以下是正畸修复联合治疗所解决的一些问题：

- 直立邻牙：牙齿缺失后邻牙会漂移进缺牙间隙中。直立这些邻牙能有利于戴入新的修复体（图20.4）
- 间隙的重新分配或关闭：牙齿缺失后将间隙关闭或者移动邻牙到缺牙间隙中，从而帮助构建更坚固的修复体。如需种植则邻牙牙根应调整到允许种植手术的位置
- 压低过度伸长的牙齿：对颌牙伸长是牙齿缺失的其中一个副作用，会影响修复空间，所以过度伸长的牙齿可以用正畸的方式压低
- 伸长折裂牙：牙折后有必要时应伸长，使折裂线位于龈上，有利于放置牙冠或修复体。这种方法也有局限性，因为牙齿伸长会减少骨组织支持量，冠根比也减小

## 20.6 美学正畸矫治装置

尽管美学正畸矫治器的使用并不局限于成人，但对不那么醒目的矫治器的需求来源于成人。这种需求也带来了美学改良矫治器的发展（要点框20.1）。

### 20.6.1 美学托槽及弓丝

美学正畸矫治器（图20.1）由透明或牙色的材料制成。虽然不是隐形的，但它们可以显著降低固定设备的外观的存在感。它们可以由陶瓷材料（单晶、多晶或氧化锆）或塑料材料（聚碳酸酯、聚氨酯或聚甲醛）制成。初始的塑料托槽会出现着色及缺乏刚性的问题，在施加转矩时易导致托槽变形。

虽然通过添加金属槽沟或添加陶瓷颗粒的方式对塑料托槽进行了改良，但它们仍然存在转矩丢失的问题。缺乏转矩控制意味着目前首选的应是陶瓷托槽。氧化锆托槽的美观性较差，所以它们的受欢迎程度迅速下降。因此，现在大多数美学托槽是由多晶或单晶形式的氧化铝制成的陶瓷托槽（取决于它们的制作方法）。

尽管陶瓷托槽具有无可置疑的美学优势，但它也存在一些潜在的缺点：

- 粘接和粘接强度：因为氧化铝是惰性的，陶瓷托槽不能与复合树脂化学结合。为了解决这个问题，早期的陶瓷托槽上涂了一层硅烷偶联剂，但这种偶联剂产生的化学键太强，拆托槽时会导致釉质脱层破裂。因此，目前大多数陶瓷托槽采用了各种巧妙的机械性固位设计，增加粘接强度
- 治疗计划：固定正畸治疗，牙齿复位，排齐上牙列至可戴入可摘义齿
- 摩擦阻力：陶瓷托槽比标准金属托槽对弓丝产生的滑动摩擦力大，可能会延长矫治时间
- 托槽破损：托槽破损常见于陶瓷托槽，尤其是带翼托槽。不过，托槽形态的改善和制造工艺的细化有助于减少破损的数量
- 医源性釉质损伤：陶瓷托槽的硬度是牙釉质的9倍，所以如果托槽与牙釉质接触，牙釉质磨损的风险很

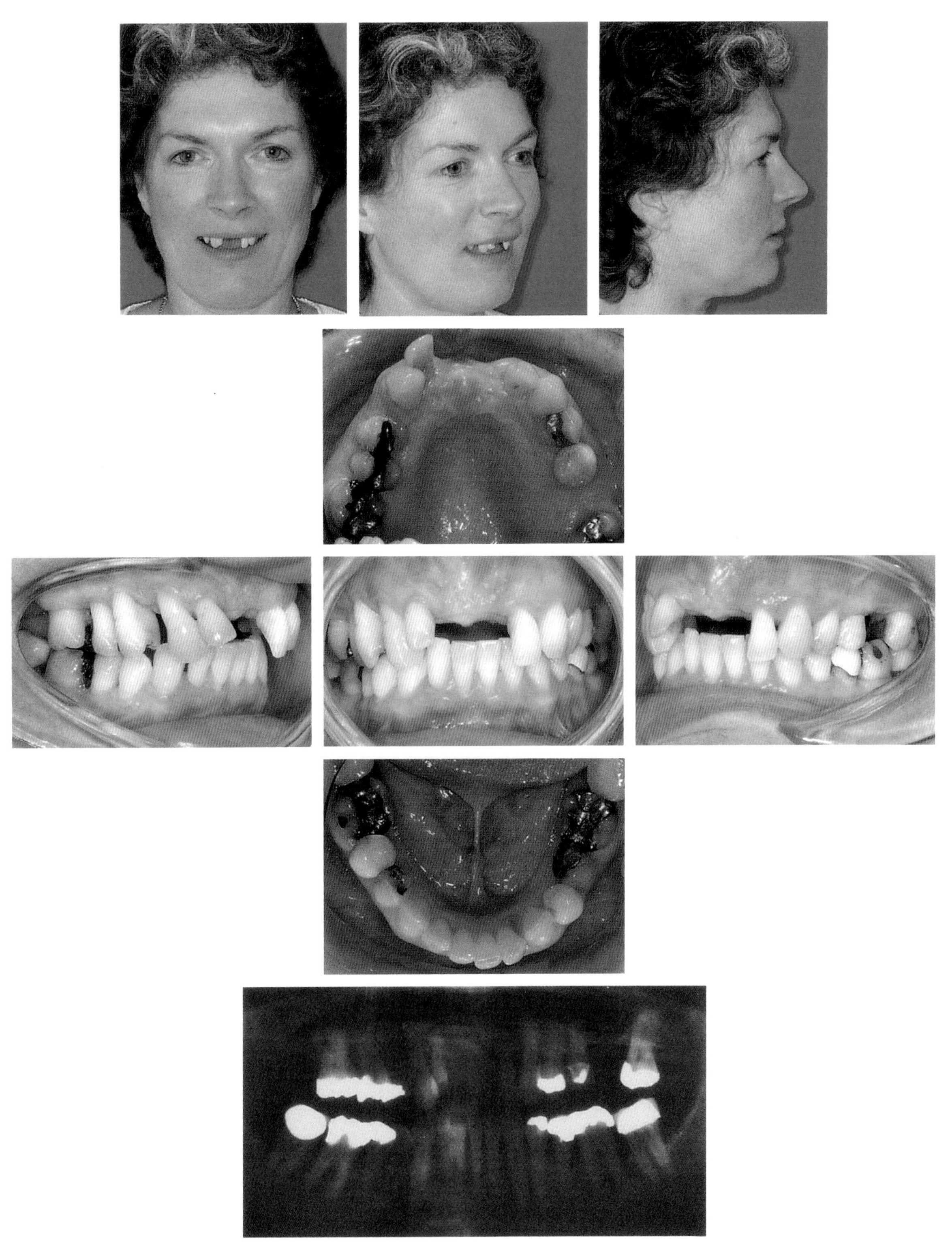

图20.4 辅助性矫正治疗。（a）患者PM50岁，由她的全科牙医转诊，并伴有修复和正畸问题。初诊表现为中度慢性牙周炎伴有大量牙槽骨缺失（见DPT X线片）。这导致了牙齿移位，特别是右上侧切牙和右上尖牙出现了漂移和伸长。牙周病经治疗得到稳定之后，上中切牙的修复由于这2颗牙齿位置的变化变得复杂。

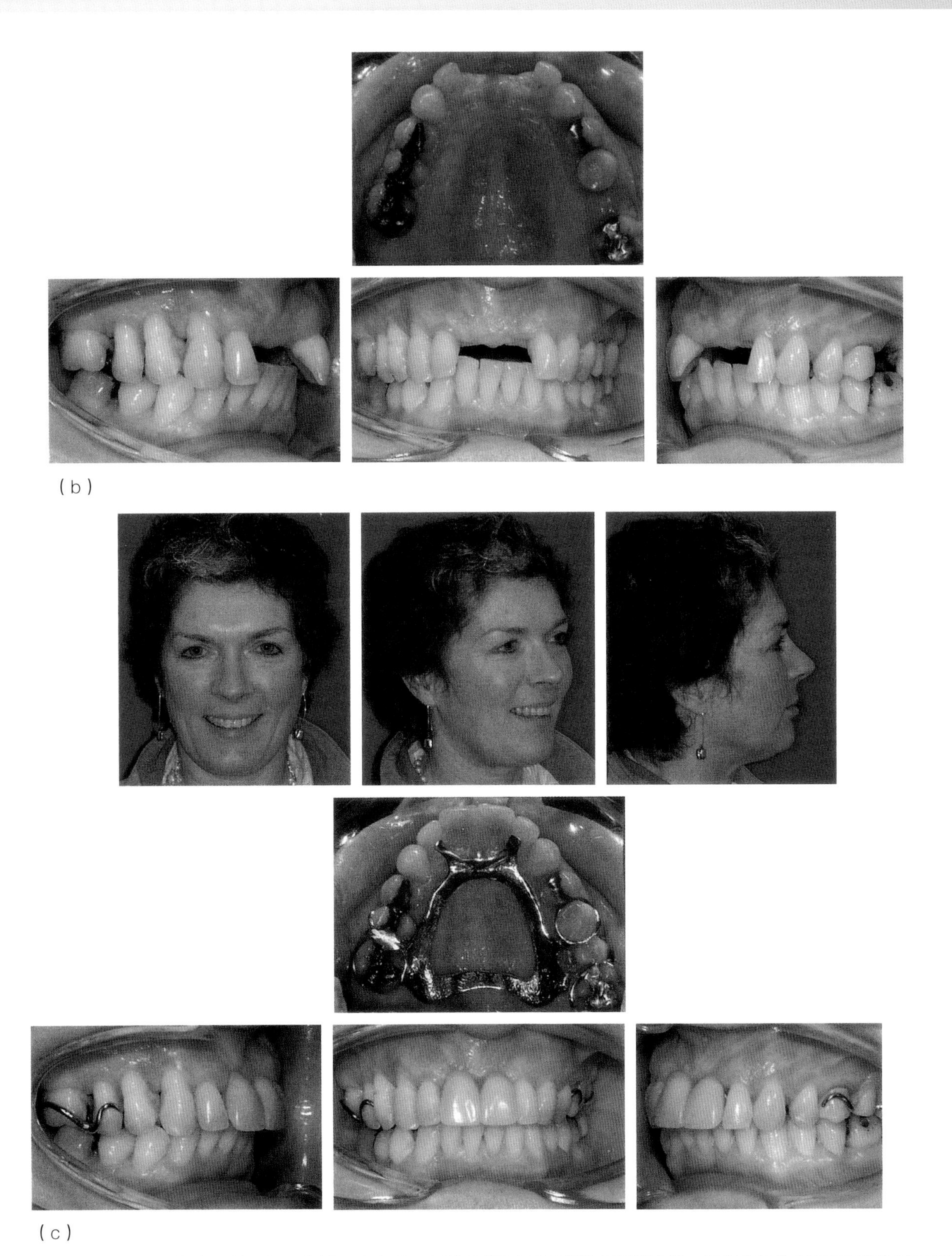

（b）

（c）

图20.4（续）　（b）经过8个月的上颌固定矫正治疗后，上颌牙列排齐为后期修复预留空间。没有进行综合性正畸矫治因而下颌牙列及覆盖没有变化。（c）制作了可摘局部义齿——辅助性正畸治疗使美观的修复成为可能。

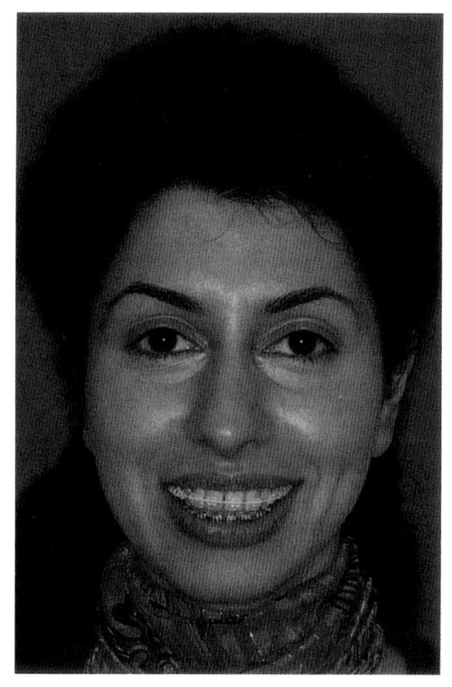
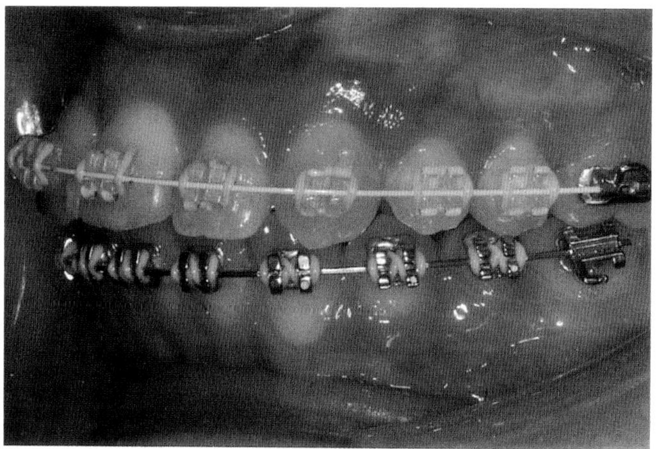

图20.5 患者上颌戴用陶瓷托槽，下颌戴用金属托槽。注意上颌美学弓丝。

大。因此，如果陶瓷托槽与牙釉质之间存在咬合接触，则需要在后牙的咬合面或切牙舌侧放置打开咬合的材料。在某些情况下，如果咬合接触过于紧密，应该避免在下颌粘接陶瓷托槽。一些患者会接受下颌粘金属托槽，大多情况下很少能够被注意到（图20.5）

- 拆除托槽：治疗结束时拆除金属托槽通常不是问题，因为它们相对容易弯曲，而且底座很容易变形。陶瓷托槽刚性较强，在拆除托槽时，突然间的施力可使托槽碎裂，也可能造成牙釉质的损伤。建议托槽拆除前去除边缘多余飞边。同样重要的是，要遵循托槽制造商的说明，因为不同产品线的托槽设计了不一样的去除方式，常常需要使用推荐的特定器械

事实证明，使正畸弓丝变得更为美观是更具挑战性的。已尝试以下两种方法生产美学正畸弓丝：

- 金属涂层美学弓丝（图20.6）
- 非金属涂层美学弓丝

不锈钢丝和镍钛丝均可涂以白色环氧树脂或Teflon®（聚四氟乙烯）。然而，在这两种情况下，涂层会变色，并在临床使用过程中磨损。已经尝试过的另一种方法是铑涂层，它可以降低金属丝的反射率，使其呈现出一种亚光白色或磨砂色，虽然没有牙齿的颜色，但比普通金属丝的外观更美观。

迄今为止，制造非金属美学弓丝的尝试一直不成功，因为它们的机械性能与改善后的外观不匹配。所以这些弓丝被证明是不可靠的。

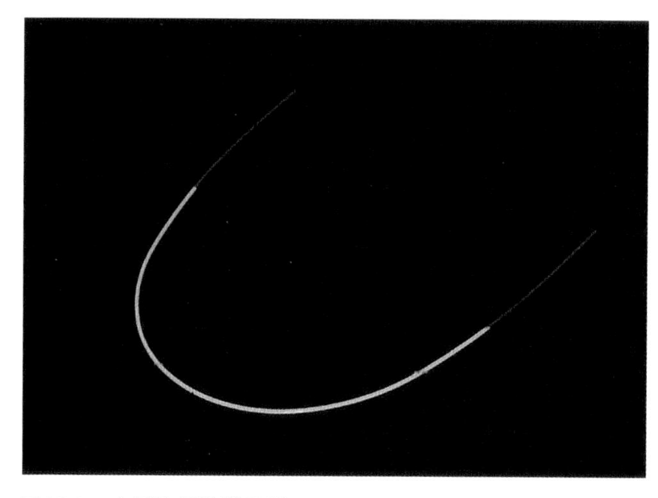

图20.6 金属涂层美学弓丝。

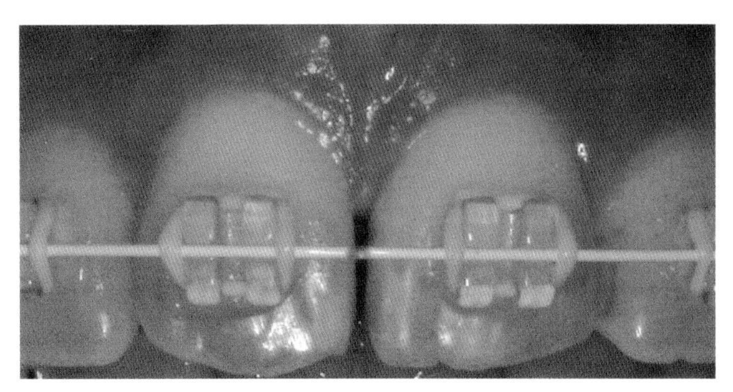

图20.7 牙色结扎圈在托槽上使用传统结扎。该照片为初次粘接托槽的外观。不过随着时间的推移，弹性结扎圈常常变色，影响美学托槽的效果。

使用美学托槽并用传统结扎的患者最常见的抱怨之一是固定弓丝弹性结扎圈或“O”形圈最初的外观很好（图20.7），但随着时间的推移，通常由于食物或饮料染色会出现变色。自锁美学托槽可以克服这个问题，因为它们不需要弹性结扎圈（图20.8）。

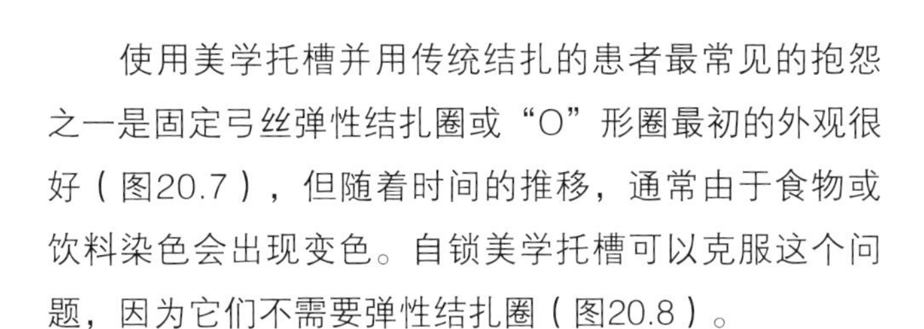

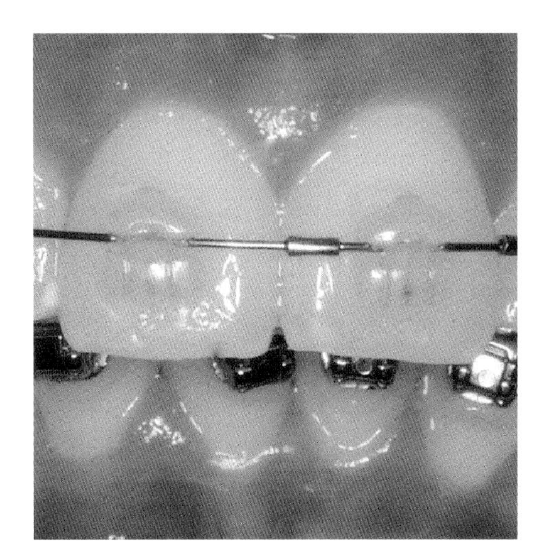

图20.8 上颌自锁美学托槽。托槽和滑盖均由多晶陶瓷材料制成。这样就不需要用会变色的弹性结扎圈来固定金属丝。

### 20.6.2 透明塑料隐形矫治器

随着数字化技术和塑料材料的进步，以及制造商对临床医生和患者的广泛营销，市场对美学正畸矫治器的需求增加，透明隐形矫正器也越来越流行（图20.9）。第21章详细讨论了隐形矫治器。

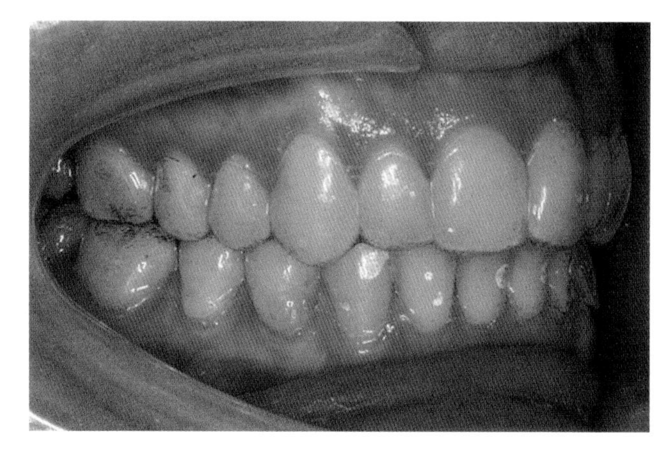

图20.9 Invisalign®隐形矫治器。

### 20.6.3 舌侧矫治器

舌侧矫正器（图20.10）在许多方面来说都是终极的美学矫治器，因为整个系统只粘接在牙齿的舌侧。它们最早于1968年在日本出现。在20世纪80年代早期时被大量关注后，它们的受欢迎程度下降了，部分原因是由于陶瓷托槽的引入，但也与这种矫治器本身的一些问题有关。不过，舌侧矫治器 Incognito®的引入，利用计算机辅助设计/制造（CAD/CAM）技术开发完全个性化的托槽和机器弯制的弓丝，加上人们对隐形矫治器兴趣的增加，近期再次激起人们对舌侧矫治器的兴趣。

舌侧正畸有以下优点：

- 美观
- 无唇侧牙釉质脱矿风险
- 无矫治器的遮挡可以更清楚地看到牙齿所处位置
- 一些舌侧托槽会在上切牙与尖牙区创造出平面导板的效果，这对深覆船治疗有帮助

舌侧正畸的潜在缺点：

- 发音改变
- 引起患者舌头不适（尤其是下颌后缩的患者）
- 咀嚼困难
- 操作者技术要求更高，增加椅旁时间
- 操作者需要熟练掌握个性化托槽间接粘接技术，同时重粘托槽会比较困难
- 更难清洁
- 费用较高

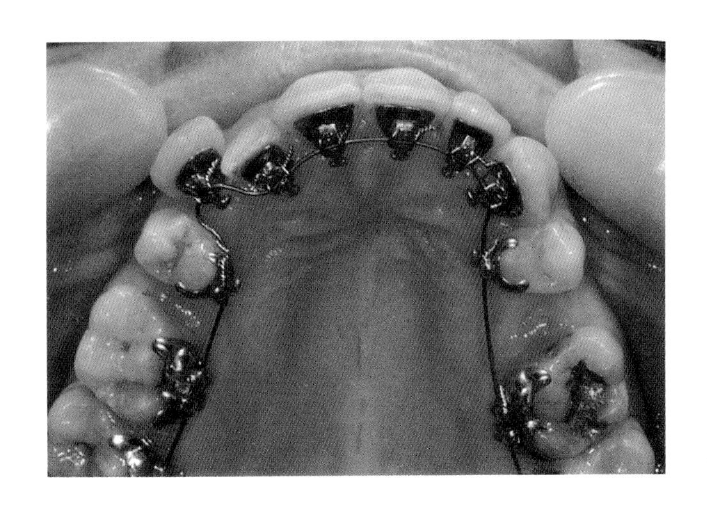

图20.10 舌侧正畸。个性化 Incognito® 舌侧矫治器——患者使用Incognito® 舌侧矫治器个性化托槽及弓丝。图片由Rob Slater博士提供。

舌侧矫治的不适大部分发生在下颌，所以患者可以为了美观上颌使用舌侧矫治器而下颌使用唇侧矫治器。

舌侧矫治器可用于从简单地使用圆丝排齐上前牙（也称作Social Six）到最先进的CAD/CAM技术进行综合治疗（图20.10）。CAD/CAM可以生产完全个性化的矫治器，包括个性化的托槽和弓丝。舌侧排齐牙列其中一个挑战是牙齿舌侧形态独特和颊舌侧厚度各异。

个性化矫治器解决了以上问题，改良了矫治器的贴合度，提升了精细调整的控制力以及减少了发音问题和舌体刺激。此外，如果定制托槽在治疗期间脱落可以直接重新粘接，因为托槽底座与牙齿的贴合度非常好，以至于不太可能出现定位错误的问题。

同时，舌侧矫治器价格较高，特别是个性化的矫治器。对于临床医生而言舌侧矫治技术比唇侧矫治更加困难，因此这一领域的继续发展是否会影响舌侧矫治技术的广泛应用，还有待进一步观察。

## 20.7 阻塞性睡眠呼吸暂停（OSA）与下颌前伸矫治器

### 20.7.1 阻塞性睡眠呼吸暂停（OSA）介绍

OSA是一种与睡眠相关的呼吸紊乱疾病。下颌前伸矫治器已成功运用在成人OSA患者治疗中。这些矫治器与Ⅱ类错㱔儿童正畸治疗所使用的功能矫治器相似，都是前导下颌骨位置向前。

OSA的特点是上气道在睡眠期间反复塌陷并伴有呼吸暂停的现象。其病因复杂，包括解剖及病理生理学因素，在上气道出现气流阻塞，常常发生在咽部区域。气流受阻常导致打鼾和气道闭合。上呼吸道的塌陷会导致周期性呼吸暂停（Apnoea）或低通气（Hypopnoea）。这可能导致严重的心血管和呼吸系统并发症，同时也影响患者及其家人的生活质量。据估计全世界超过1亿人有这种情况。要点框20.2中介绍了OSA的症状。这些症状可因某些进展因素而加重：

- 睡前饮酒
- 肥胖
- 仰卧睡姿
- 共存的呼吸道疾病
- 服用抑制中枢神经系统药物，可能导致咽部肌肉组织进一步松弛

要点框20.2 OSA的症状

夜间症状
- 鼾声扰民
- 窒息/喘息和肉眼可见的呼吸暂停
- 休息不足
- 夜尿症

日间症状
- 日间极度嗜睡
- 抑郁
- 头痛

### 20.7.2 OSA的诊断

准确诊断OSA需要综合病史、临床检查、使用筛查问卷和进行专业睡眠监测。

病史应该包括牙科、临床治疗史和睡眠史，如果合适的话，从伴侣处得知的病史可以用来描述睡眠障碍。有效的筛查问卷，如STOP-BANG问卷和Epworth嗜睡量表（Epworth Sleepiness Scale），可用于确定是否需要进行正式的睡眠监测。

除了正常的口内口外检查，可能还需要专家进行耳、鼻、喉检查，以识别任何明显的可能导致气道变窄的物理障碍。还需要测量患者的BMI指数（肥胖测量方法）和颈围，因为两种都是影响气道通畅的已知因素。

如果病史、检查和筛查问卷都提示有OSA，那么可以确定应该做睡眠监测。阻塞性睡眠呼吸暂停综合征的确诊需完善睡眠相关检查，即整夜多导睡眠监测，或便携式多导睡眠监测系统（患者可在家里佩戴），上述检测结果均有助于疾病的诊断。

### 20.7.3 OSA的治疗与下颌前伸矫治器的使用

OSA的治疗包括手术治疗及保守治疗两种方式。除了有明确的解剖问题，手术治疗方法是具有争议的且成功率不可预测。因此，保守治疗往往是首选的治疗方法。

非手术治疗方法包括以下内容：

（1）去除进展因素。

（2）持续正压通气（CPAP）。

（3）下颌前伸矫治器。

所有患者治疗的第一阶段是确定之前讨论的进展因素，有可能去除这些影响。这会降低OSA的严重程度。

CPAP是指通过面罩连续输送过滤气流，被认为是阻塞性睡眠呼吸暂停综合征的治疗金标准。为了保证其有效性，患者需要每周7天，每天至少佩戴4～6小时。然而一些患者发现戴面罩很困难，长期的依从性可能是个问题。

下颌前伸矫治器用于单纯打鼾，中重度OSA患者的治疗，也适用于无法忍受CPAP治疗的重度OSA患者。通过下颌前徙能够增加咽部气道体积，牵拉舌体向前，提升腭部肌肉肌张力并减少气道塌陷。

下颌前伸矫治器的设计多种多样，不过从精确印模制作得到的个性化矫治器已经证明比合适患者牙列的半成品矫治器成功率更高。两种矫治器都前伸了下颌。图20.11显示个性化一体化下颌前伸矫治器。成功的关键在于矫治器感觉舒适、固位良好，前伸下颌的同时垂直向打开尽可能减小，且需要患者的积极配合。垂直向打开过度易于导致下颌后下旋转，这反而有可能会使气道体积减小。

对于重度OSA患者，建议使用可调节的下颌前伸矫治器，使下颌骨逐渐前伸到足以解除症状和体征的水平（图20.12）。

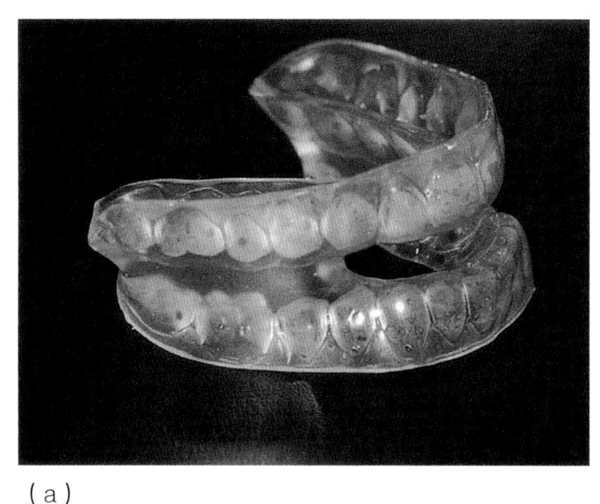
（a）

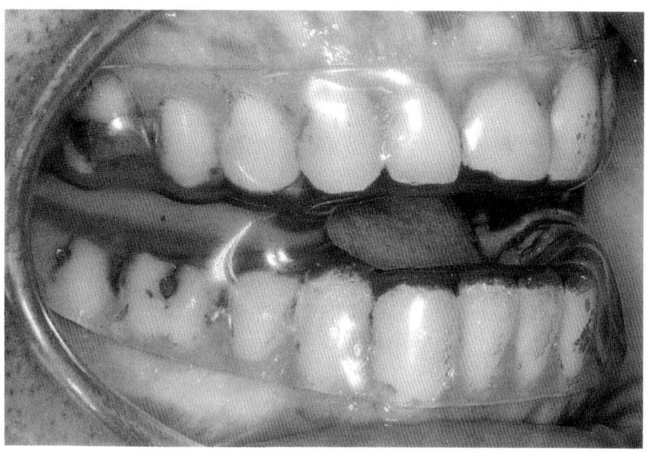
（b）

图20.11 （a，b）个性化一体化的下颌前伸矫治器，限制垂直向高度导下颌向前。

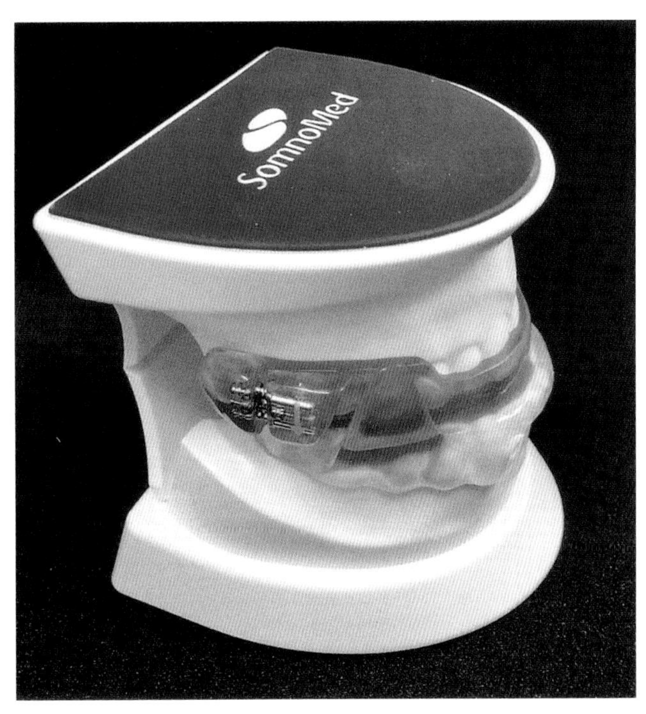


图20.12 SomnoMed®下颌前伸矫治器。在每一侧都有一个螺旋扩弓器，将其转动从而前徙下颌到解决症状和体征的位置。©SomnoMed AG。

患者需要意识到，下颌前伸矫治器可以减轻OSA的症状，但它们不能治愈OSA，所以通常需要长期佩戴。他们还需要了解可能出现的副作用（要点框20.3）。睡眠医生可能会建议患者戴用下颌前伸矫治器进行多次睡眠监测，以确保矫治器已经消除了OSA症状，特别是针对比较严重的病例。

要点框20.3 下颌前伸矫治器可能的副作用

短期
- 牙齿、咀嚼肌、颞下颌关节不适
- 唾液分泌过多
- 口干症
- 在睡醒后咬合略差，白天逐渐恢复到正常

长期
- 伴随长期的咬合改变，可能会出现少量牙-牙槽骨改建

### 20.7.4 OSA与下颌前伸矫治器的总结

下颌前伸矫治器在OSA治疗中起重要作用。根据OSA的多因素病因的特性，这些患者应接受多学科团队治疗，不仅包括牙医，还有睡眠医生和耳鼻喉医生。经过仔细的诊断及和其他团队成员紧密合作后，下颌前伸矫治器显然在一些OSA患者的治疗中起着重要的作用。

要点

- 成人正畸需求在增加
- 成人正畸可能是综合性的、辅助性的或者有着有限的矫治目标
- 成人正畸特定相关的问题：生长停滞，牙周疾病，牙齿缺失或大面积修复，牙齿移动的不同生理反应，治疗动力，正畸治疗史，更多的美学矫治器需求
- 成人患者更有可能患有牙周疾病。在牙周患者的整体治疗过程中，如果牙周得到治疗且状态稳定持续，那么是有机会进行正畸治疗的。治疗原则和保持要与退化的牙周状态相适应。
- 辅助性正畸治疗是通过牙齿移动帮助其他口腔治疗，在成人中更为常见
- 成人对美学正畸矫治的需求与日俱增，包括美学唇侧固定矫治器、隐形矫治器、舌侧矫治器
- 正畸医生可以通过制作下颌前伸矫治器参与到OSA治疗中

## 参考文献和拓展阅读


Boyd, R. L., Leggot, P. J., Quinn, R. S., Eakle, W. S., and Chambers, D. (1989). Periodontal implications of orthodontic treatment in adults with reduced or normal periodontal tissues versus those of adolescents. *American Journal of Orthodontics and Dentofacial Orthopedics*, **96**, 191–9. [DOI: 10.1016/0889-5406(89)90455-1] [PubMed: 2773862]
讨论正畸治疗对成人牙周的影响。

Johal, A. and Battagel, J. M. (2001). Current principles in the management of obstructive sleep apnoea with mandibular advancement appliances. *British Dental Journal*, **190**, 532–6. [DOI: 10.1038/sj.bdj.4801025] [PubMed: 11411887]
这篇论文对下颌前伸矫治器在OSA的治疗提供了一个很好的概述，强调多学科联合的治疗办法。

Nattrass, C. and Sandy, J. R. (1995). Adult orthodontics – a review. *British Journal of Orthodontics*, **22**, 331–7. [DOI: 10.1179/bjo.22.4.331] [PubMed: 8580099].
该综述涵盖了成人正畸的一系列问题。

Ong, M. A., Wang, H. -L., and Smith, F. N. (1998). Interrelationship between periodontics and adult orthodontics. *Journal of Clinical Periodontology*, **25**, 271–7. [DOI: 10.1111/j.1600-051X.1998.tb02440.x] [PubMed: 9565276]
如标题所示本研究描述了正畸与牙周治疗之间的相互作用。

Shah, H. V., Boyd, S. A., Sandy, J. R., and Ireland, A. J. (2011). Aesthetic labial appliances – an update. *Orthodontic Update*, **4**, 70–7. [DOI: 10.12968/ortu.2011.4.3.70]

Shelton, A. T., Hodge, T. M., and Scott, P. (2018). Lingual orthodontics – clinical applications and patient information. *Dental Update*, **45**, 141–8. [DOI: 10.12968/denu.2018.45.2.141]
本文提供了一些关于舌侧正畸的当代观点。

Wiechmann, D., Rummel, V., Thalheim, A., Simon, J. -S., and Wiechmann, L. (2003). Customized brackets and archwires for lingual orthodontic treatment. *American Journal of Orthodontics and Dentofacial Orthopedics*, **124**, 593–9. [DOI: 10.1016/j.ajodo.2003.08.008] [PubMed: 14614428]
本文介绍了计算机辅助设计与制造技术在生产定制托槽方面初步应用于生产定制托槽以解决舌侧正畸一些问题的情况。


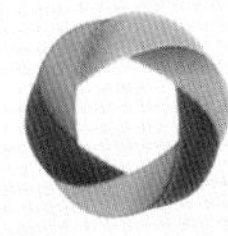

本章的参考资料也可以在www.oup.com/uk/orthodontics5e找到。在可能的情况下，该链接将为您提供该作品的英文电子版本，以帮助您进行进一步的学习。如果您为该网站的订阅用户（个人或机构注册皆可），根据您的登录权限，可细读网站所提供的摘要或完整文章。

# 第21章

# 隐形矫治器
## Orthodontic aligners

*S.K.Barber*

## 章节内容

**本章学习目标**

- 了解隐形矫治器的类型
- 了解隐形矫治器的优势、局限性和潜在用途
- 了解隐形矫治器治疗的临床和技工室阶段
- 了解诊断、治疗计划和生物力学对于隐形矫治器和传统的固定矫治器同样重要

隐形矫治器越来越受欢迎。本章概述了隐形矫治器的主要功能，但那些对更详细的信息感兴趣的人可以关注“参考文献和拓展阅读”部分。

## 21.1 隐形矫治器的定义

“隐形矫治器”通常指的是能产生微小牙齿移动的透明塑料活动矫治器（图21.1）。矫治器的名称反映了矫治器最初通常是用在正畸治疗结束后，复发时用以纠正轻微的牙齿不齐。当代隐形矫治器治疗通常是指用一整套矫治器治疗一系列错殆畸形的过程。

## 21.2 隐形矫治器的历史

活动矫治器首先在19世纪的欧洲被应用于正畸领域来排齐牙齿。后来随着牙釉质粘接技术的进步，固定矫治器被更广泛应用，活动矫治器逐渐成为一种辅助治疗措施。20世纪80年代，真空成形热塑性材料的发明使活动矫治器以隐形矫治器的形式作为一种独立治疗方式再次流行起来。

### 21.2.1 热塑性矫治器

最开始的矫治器用于1颗或2颗牙齿需要少量移动的情况。这些矫治器被称为“正位器”。矫治器是由技工室技工制作的，他们把所有的牙齿分开重新定位，通常牙齿最大移动量约为0.2mm。牙齿被固定在新的位置，随后使用热塑性真空成形的膜片在模型上制作矫治器（图21.2）。

Hilliard热成形钳后来被开发出来，使临床医生能够在椅旁将牙齿移动力添加到矫治器上。这些钳子在矫治器上形成一个突出物，然后当塑料恢复到原来的状态时，这个突出物就会对牙齿施加力。不同的钳子

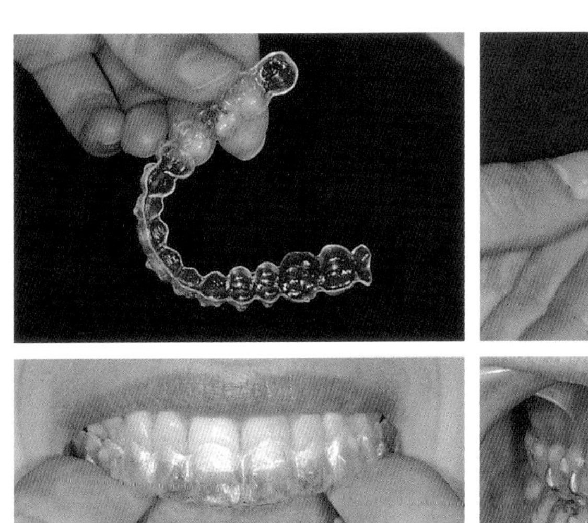
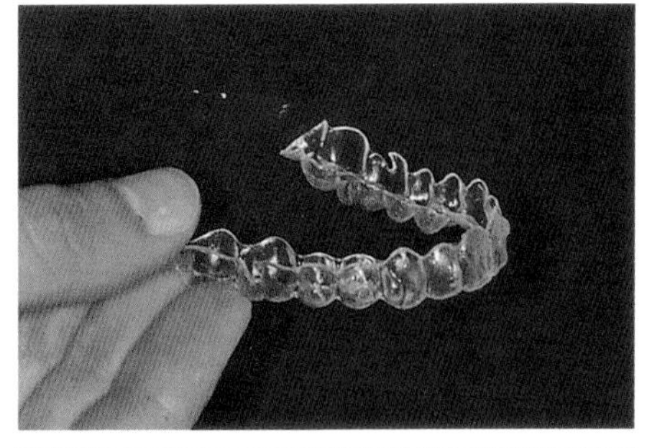
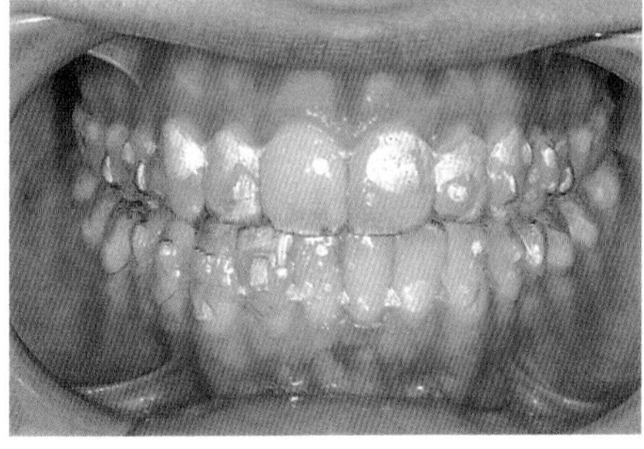

图21.1 术语“隐形矫治器”通常指的是透明塑料活动矫治器。

对牙齿施加不同的力，并在牙齿移动后调整突起。

即使采用钳子来制造突出物，由于材料的硬度，个别热塑性矫治器移动牙齿的能力也有限。为了克服这一点，使用一系列矫治器逐步移动牙齿，实现更大范围的总体牙齿移动。使用上述方法，技工室技工将在每个阶段制作一个矫治器，逐渐进行牙齿移动。手工修改多个模型以生产一系列隐形矫治器需要耗费大量时间而且技术难度高，因此限制了这种方法的使用范围。

### 21.2.2　弓簧矫治器

弓簧矫治器是一种用于矫治前牙的替代方法。这些器械采用两个相对的镍钛弹簧弓，通过在唇侧和腭侧施加相反作用力使牙齿变得直立（图21.3）。这种矫治器提供一个短期（通常少于4个月）的治疗，仅限

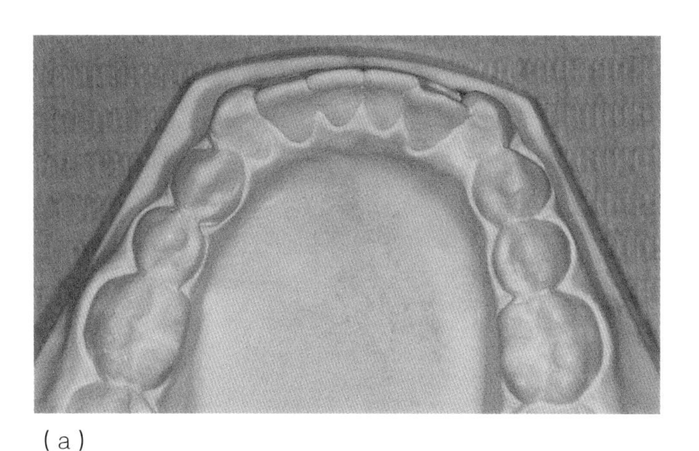

（a）

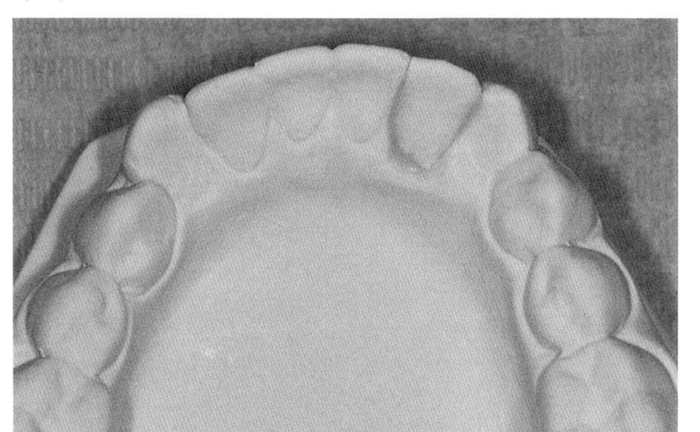

（b）

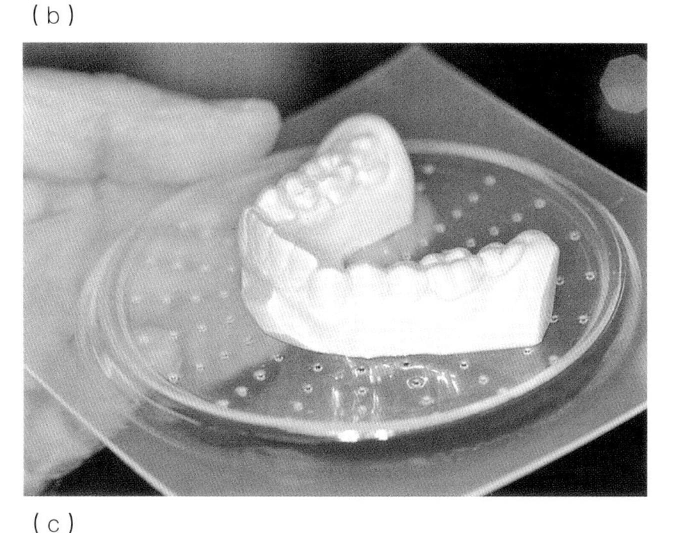

（c）

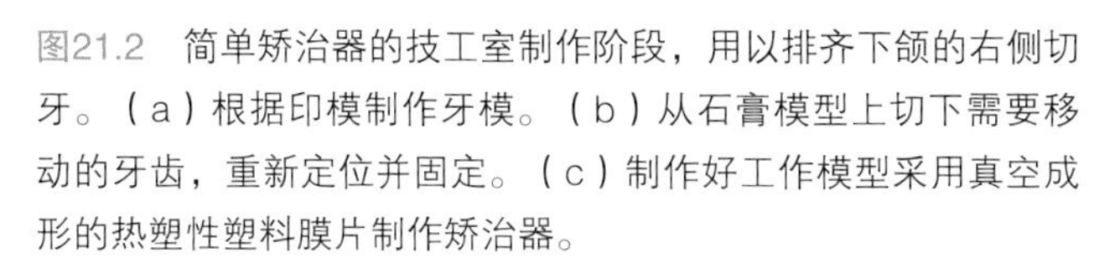

图21.2　简单矫治器的技工室制作阶段，用以排齐下颌的右侧切牙。（a）根据印模制作牙模。（b）从石膏模型上切下需要移动的牙齿，重新定位并固定。（c）制作好工作模型采用真空成形的热塑性塑料膜片制作矫治器。

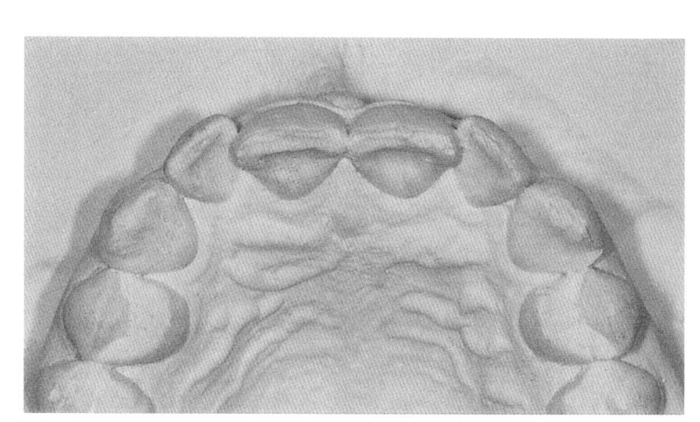

（a）

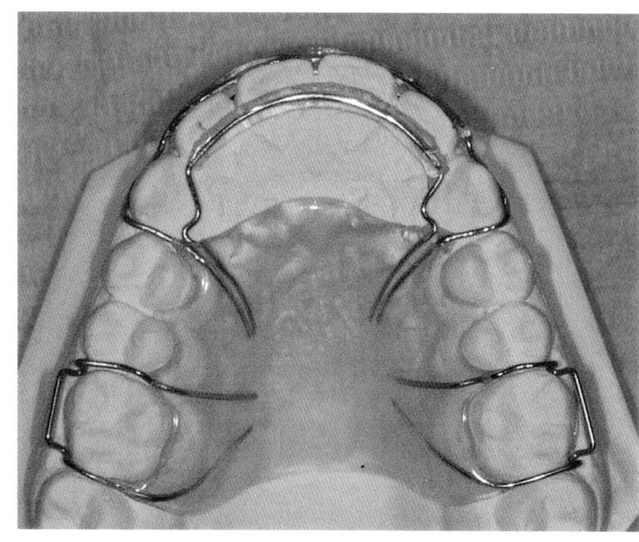

（b）

图21.3　用弓簧矫治器排齐。（a）上颌中切牙向后倾斜，侧切牙旋转。（b）腭弓和唇弓同时对中切牙的唇舌侧施加力，使牙齿向前倾斜，并对侧切牙的近中面施力去除扭转。

于轻微的旋转或有唇舌向移位的前牙拥挤。最常见的商用弓簧矫治器是英曼矫治器™，但大多数技工室技工可以根据标准矫治器设计方案制作弓簧矫治器。

### 21.2.3 当代隐形矫治器

当代隐形矫治器治疗由Align Technology（美国加利福尼亚州圣何塞）于1998年推出的Invisalign®系统研发推动。Invisalign®是一种专利性正畸技术，使用连续的计算机生成的塑料矫治器来进行系列的正畸治疗。现在已经出现了其他制造商提供的原理相似的矫治器治疗系统，但是Invisalign®仍然是全球最受欢迎的系统。三维设计技术、改进的材料、基于隐形矫治器牙齿移动的生物力学系统以及计算机辅助制造矫治器的综合优势，使得隐形矫治器治疗的范围更加广泛。以下各节将对此进行详细讨论。

当代矫治器治疗的流行可归因于许多因素（要点框21.1）。虽然这种矫治器专为成人完全萌出的恒牙而设计，但是青少年患者矫治的需求量也在日益增长。青少年患者群隐形矫治具有特殊的挑战，例如持续性的萌出造成的牙列变化，牙齿萌出高度不足造成的隐形矫治器固位不足，进而难以控制牙齿进行有效移动，以及潜在的患者依从性问题。制造商正在迅速找出这些潜在问题的解决方案，并且很可能持续地研究和开发，此种矫治器治疗将进一步发展，并成为许多国家正畸辅助治疗或替代措施。

**要点框21.1 可能导致当代正畸隐形矫治器流行的因素**

- 技术的进步提供了更大的牙齿移动量及移动类型
- 技术进步使疗效提高
- 成人对治疗的需求增加
- 对美观正畸治疗的需求增加
- 制造商向临床医生和患者进行广泛的营销，从而提高了公众的认识

## 21.3 隐形矫治器的牙齿移动

### 21.3.1 了解隐形矫治器的牙齿移动

隐形矫治器实现牙齿移动所施加的力与其他正畸矫治器不同。对于隐形矫治器，包围牙齿的塑料具有两个功能：施加力以移动牙齿和矫治器固位。牙齿的移动是通过隐形矫治器的弹性形变实现的，因此塑料的成分很重要。材料必须足够坚硬，以传递正确的矫治力，而且还必须具有很高的弹性，以便在拉伸时能恢复原来的形状，并随之移动牙齿。矫治器的固位通常是通过牙齿的天然倒凹来实现的，但是，在某些情况下，固位力和弹性形变可能会相互矛盾，例如，在试图伸长牙齿时会产生矫治器的形变。通过在牙齿上增加树脂附件，已在某种程度上解决了这一问题。附件为固定器提供了一个施力面，除了可在其上施加力以实现更复杂的牙齿移动外，还可以辅助矫治器固位防止矫治器发生意外形变。

通过矫治器了解牙齿移动的生物力学将有助于临床医生获得更可观的结果。更多信息，请阅读“参考文献和拓展阅读”中提供的信息。

### 21.3.2 隐形矫治器的牙齿移动范围

与其他活动矫治器一样，由于可能传递到牙齿的力的矢量受到限制，早期的隐形矫治器在很大程度上局限于冠的倾斜运动。施加足够的力来控制颊舌向倾斜及扁平牙齿，例如切牙的旋转运动的能力使隐形矫治器能够控制前牙的旋转、唇倾及舌倾，但进行牙齿近远中、垂直向移动及转矩调整能力有限。

对牙齿移动机制有了进一步理解后，开发出一系列不同形状的附件，这些附件放置在牙齿上以增加隐形矫治器和牙齿之间的贴合度。这些附件用生物力学知识进行了精心设计，允许矫治器施加一系列的力。附件与先进的塑料矫治器材料相结合，可以实现更复杂的牙齿移动，例如圆形牙齿（尖牙和前磨牙）的旋转，一颗或多颗牙齿的相对压低/伸长以及根转矩。通过适当地学习，制订矫治方案和使用现代隐形矫治器技术，可以实现与固定矫治器相媲美的牙齿移动范围。

## 21.4 隐形矫治器治疗的临床阶段

常见有这样的误解，认为矫治器的品牌对于矫治器治疗的最终成功至关重要。矫治器的类型和品牌可能会决定潜在的牙齿移动范围，但是，与所有正畸治疗一样，成功取决于对错殆的准确诊断、确定患者

对治疗的期望、谨慎的治疗计划以及对生物力学的理解。

### 21.4.1　病例选择

在确定是否可以选择隐形矫治器进行治疗时，重要的是确定患者关注的主要问题及治疗目标。如果需要大范围的牙齿移动或存在需要矫治的骨骼异常，应该采取其他方式的治疗。治疗的目标要根据矫治器的有效使用范围，以及错殆畸形所表现的生物学限制来决定。隐形矫治器技术的进步拓宽了矫治器的治疗范围，但这不能弥补缺乏经验的临床医生对病例的选择。

### 21.4.2　治疗计划

无论矫治系统如何，治疗计划都需要完整的诊断记录。常规资料包括临床信息、照片、X线片和准确的记存模型。通常在最大牙尖交错位取殆记录并仔细检查，因为殆记录的错误会增加矫治计划无法实现的风险。

临床医生将临床资料和处方表发送给制造商，使技工能够进行牙齿的初步移动。在处方表中，临床

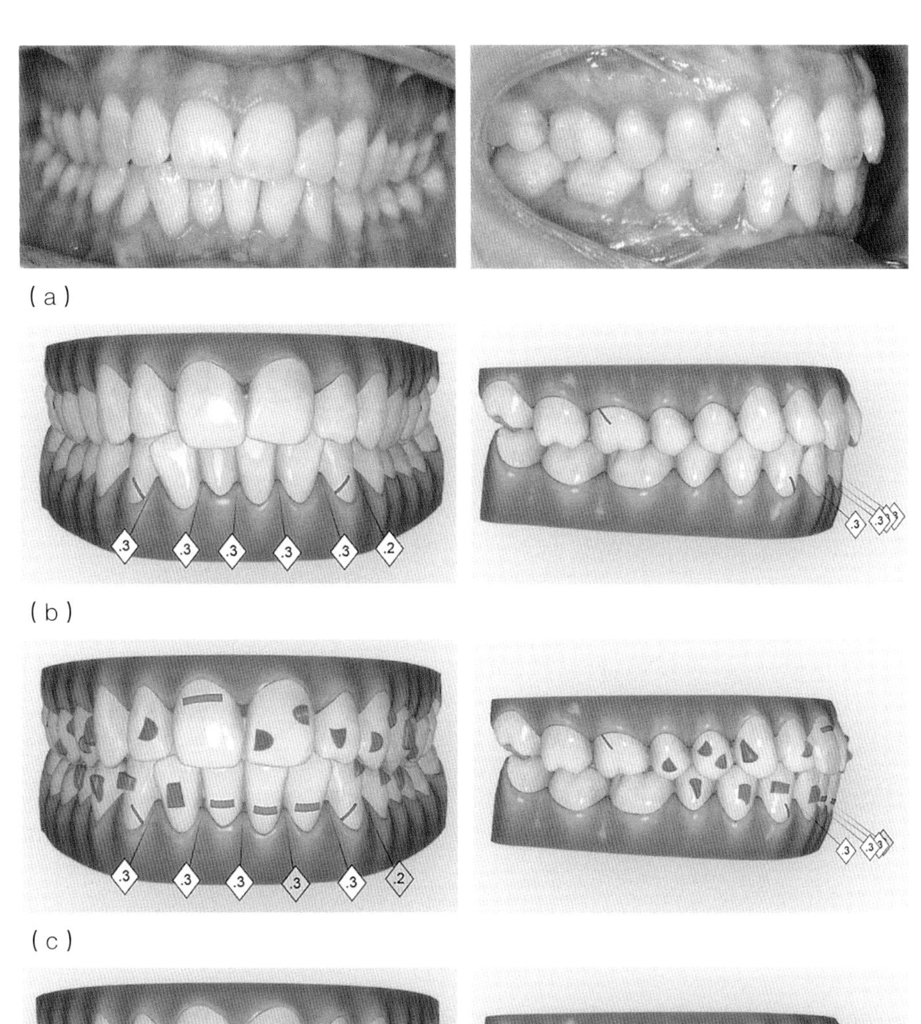


图21.4　使用Invisalign®ClinCheck程序检查治疗计划。在此示例中，仅包括使用前面观视图和右侧面观视图，但是完整程序提供了具有多种视图范围的详细3D计划。（a）治疗前口内照片。（b）由印模和蜡殆记录创建的、用于治疗计划的治疗前数字化模型。（c）治疗中期，存在附件和邻面去釉。（d）治疗结果的预测。

医生指定了治疗目的，包括需要纠正或接受错𬌗畸形的哪些方面。制造商通常会通过虚拟排牙达到处方表要求的结果。通常可以在软件程序中查看虚拟排牙结果，例如Invisalign®ClinCheck程序（图21.4）。

虚拟设置不是治疗计划，而仅仅是技工对临床医生提供的处方表的3D解释。应当指出，技工通常没有接受过正畸培训，不负责制订矫治计划。技工将按照处方表上的说明进行操作，并确保牙齿移动在特定品牌的矫治器的软件限制内，但是临床医生有责任批准虚拟排牙结果。初步设置详细说明了步骤顺序、每个矫治器的移动量和辅助处理方法（例如附件、弹性牵引和邻面去釉）的使用。临床医生可以查看排牙结果并调整治疗计划，以确保达到治疗目标。

### 21.4.3 知情同意

第7章已经详细介绍治疗计划和知情同意，这也是隐形矫治器最重要的问题。隐形矫治器的有效性尚未确定，相比其他类型的治疗，临床医生应避免过度销售透明隐形矫治器。与固定矫治类似，临床医生的经验以及精心的治疗计划和实施将会影响治疗效果。

患者应意识到错𬌗畸形的生物学限制所导致的潜在局限性，并应明确说明矫治目标的局限性。隐形矫治器不能克服生物学上已经确定的治疗问题，例如对最终牙齿位置的限制、牙齿移动的速度以及长期保持的需要。治疗时间取决于所需牙齿移动的程度，以及矫治器佩戴的依从性，建议进行保守的估计，以便留出采用附加矫治器进行咬合精细调整的必要时间。在治疗计划和知情同意阶段，应向患者描述此种情况并同意辅助治疗。

隐形矫治器具有与其他活动矫治器相似的潜在副作用，即对语音的影响、唾液分泌增多、不适感和恶心的现象，并且此类症状在成年人中比在儿童中明显。应警告患者，在大多数情况下，必须取下矫治器才能进食和饮用，因为这会影响饮食习惯和佩戴时间。去除矫治器进行清洁有其好处，但是这样做也影响了依从性，应该对患者进行个人评估。

### 21.4.4 开始治疗

在确认治疗计划并获得知情同意后，隐形矫治器被生产并派送到临床医生开始治疗。佩戴第一副矫治器，并需要提供说明，包括每天所需的佩戴时间（通常最少22小时）以及饮食和口腔卫生建议。隐形矫治治疗的倡导者声称患者的疼痛经历比使用固定矫治器更低，但是，没有充分的证据支持这种观点。疼痛取决于个人感受，建议使用止痛药，因为矫治器最初通常会感到紧绷。

如果要使用一系列隐形矫治器，应指导患者如何以及何时更换下一副矫治器。牙齿应该随着一系列矫治器发生变化，这意味着牙齿将按预期的方向移动到矫治器中，并且在更换下一个矫治器之前，牙齿必须完全位于当前的矫治器中。

### 21.4.5 辅助治疗

可能需要辅助治疗以实现所需的牙齿移动。最常见的辅助治疗是附件的放置，邻面去釉和颌间牵引的使用。

在治疗计划阶段选择并定位附件，以提供矫治力或提供额外的固位力。使用模板来放置附件，以使复合材料以正确的形状和位置粘接到牙齿上（图21.5）。有证据表明，在治疗过程中，附件可能易于染色。应该警告患者这一点，但让患者放心，如果在整个治疗过程中饮食控制和口腔卫生都令人满意，在治疗结束时将去除附件，对牙釉质没有任何永久性影响。

邻面去釉通常被纳入治疗计划中，以提供牙齿排齐的空间。处方表中规定了邻面去釉的时间、位置和量（图21.6）。应根据牙釉质的厚度和牙冠的形态分别判断每颗牙齿可能的去釉程度，通常建议对前牙和后牙在每个邻面分别进行最大0.3mm和0.5mm的牙釉质去除。当前证据表明，在适当的范围内使用邻面去釉不会对牙齿健康造成长期损害。

颌间牵引可应用于在矫治器的凹槽或牵引钩上（图21.7），或者通过将金属或透明舌扣粘接到牙齿表面上使用。就像固定牙齿矫治一样，牙弓间的弹性牵引可以矫正前后关系。如果将用于弹性牵引的施力点设计在矫治器中，则需要对这些施力点加以设计，防止矫治器由于弹性力的作用而移位。

矫治器还可以进行进一步的改进。隐形矫治器被设计结合咬合翼板来纠正Ⅱ类错𬌗，其工作方式与

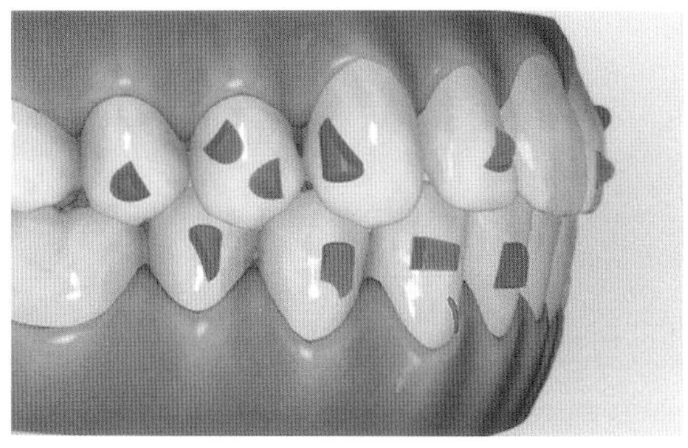

（a）

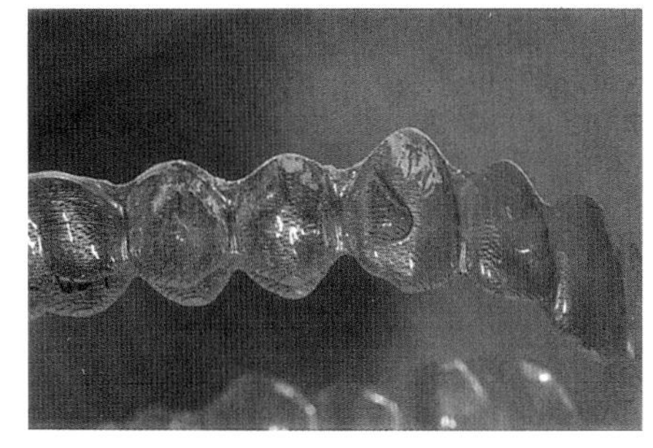

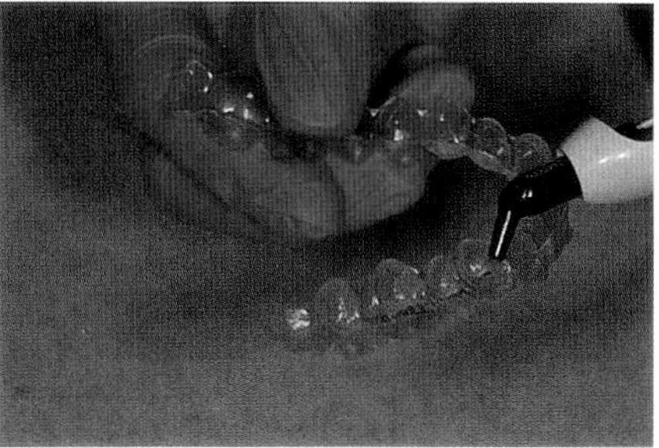

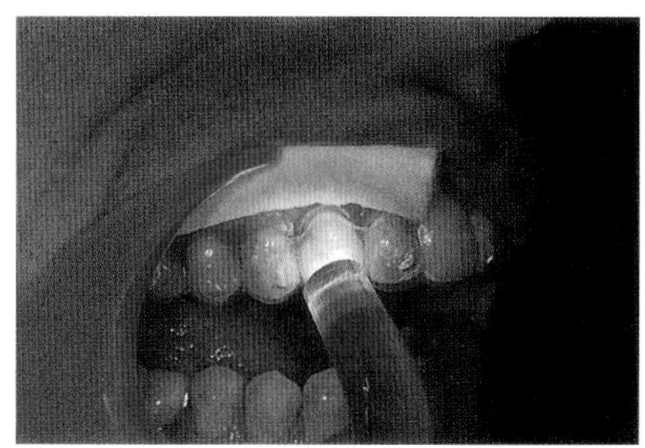

（b）

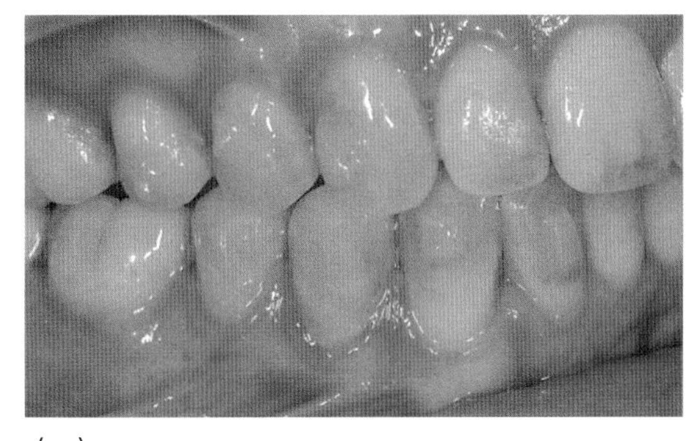

（c）

图21.5　附件的应用。（a）在治疗计划阶段将附件添加到牙齿。（b）根据矫治计划生产出一个附件模板。附件模板用于在正确的位置放置正确形态的附件。（c）复合附件安装到位。请注意，附件周围有一些染色，应在知情同意过程中警告患者。

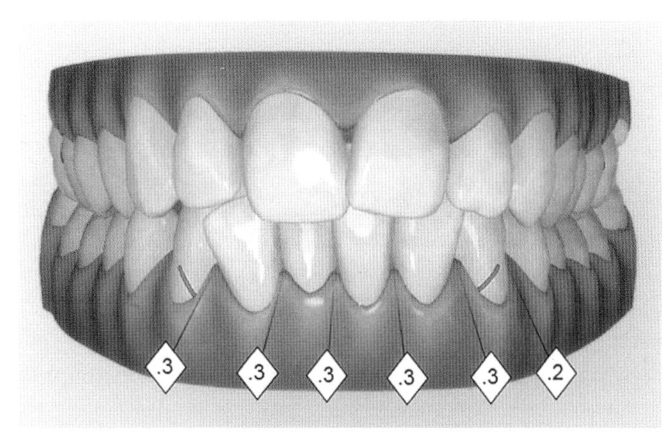


图21.6　治疗方案中包括了邻面去釉。在这种情况下，下颌切牙之间需要减少0.3 mm的牙釉质，以使牙齿对齐。

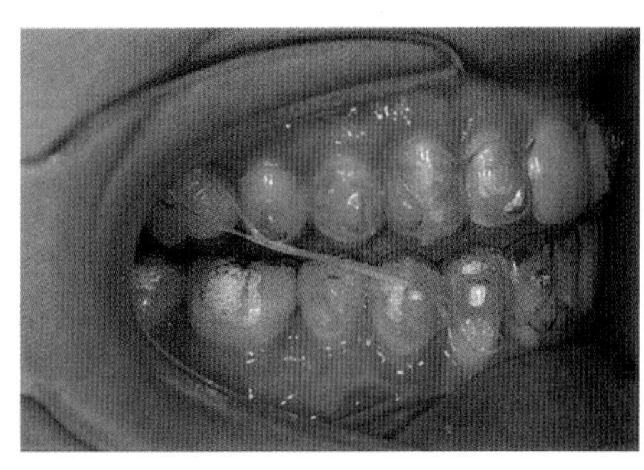
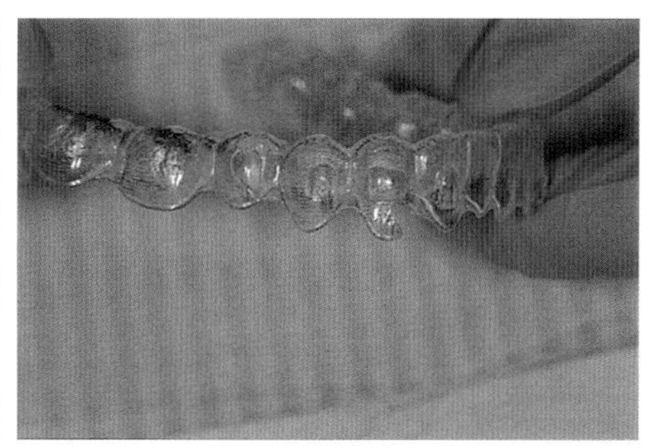

图21.7 使用带有隐形矫治器的Ⅲ类颌间牵引。弹性牵引挂在矫治器牙龈边缘的豁口上。

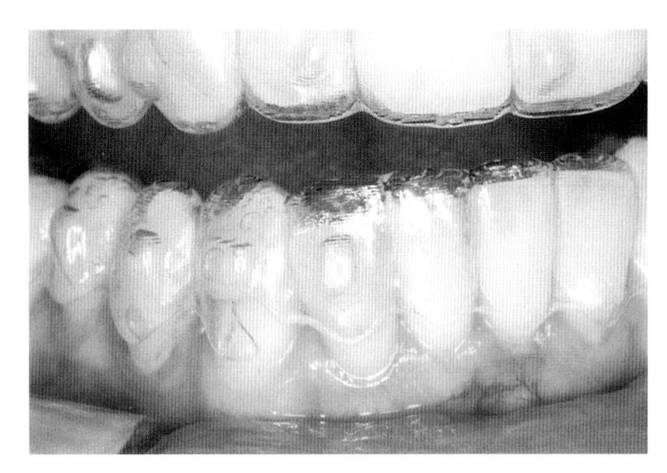

图21.8 矫治器不与右下侧切牙完全贴合，表明出现脱轨。

其他类型的功能矫治器相同。据报道，矫治器已与其他正畸辅助装置结合使用，例如，临时固位支抗装置（微螺钉）来纠正垂直向不调。这种类型的治疗非常复杂，只能由经验丰富的正畸医生来完成。

### 21.4.6 进展监控

隐形矫治器治疗的一项潜在好处是，由于患者能够自行更换矫治器，因此减少了椅旁时间。可以指示患者如何监控进展，以确定何时可以更换下一个矫治器。但是，患者应定期复诊，以允许临床医生监控其进展并提供支持。通过将实际牙齿移动与预期牙齿移动进行比较来评估进度，从而快速识别和解决问题。治疗过程中最常见的问题是脱轨，其原因包括佩戴效果不充分、邻面去釉不足、在牙齿上施加的力不足（例如由于错误的附件放置）或不可行的计划等问题（图21.8），例如一个矫治器计划了太多的移动量。

### 21.4.7 保持

与所有类型的正畸治疗一样，保持是隐形矫治器治疗的关键部分，患者必须从治疗开始就意识到长期保持的重要性。根据患者的喜好，可以使用活动、固定或组合的保持器。保持在第16章中详细讨论。

## 21.5 数字化隐形矫治器结构

大多数制造商都使用自己专有的软件和处理设备来进行计算机辅助矫治器的制作，但是，系统倾向于遵循相同的顺序。此处只对关键阶段进行了总结，有关特定系统的更多信息，建议与制造商联系。

首先，使用咬合记录的直接扫描或牙科模型的扫描来创建数字化模型。使用咬合记录建立咬合，并在此阶段清除所有明显的伪像。一些系统允许直接扫描牙齿和咬合并传递给制造商，而无须咬模型，这可以减少数字化阶段所需的时间。

牙齿移动是由技工根据医生处方表的指示执行的。牙齿逐渐移动以确保所施加的力在生理上可接受的范围内，通常前牙、后牙每步移动量分别约为0.25mm和0.33mm。根据需要添加辅助措施，以达到所需的牙齿移动范围。一旦执行了完整的移动顺序，便达到了最终的咬合，这应与治疗目标相对应。在此阶段，通常由开处方表的临床医生来审查初步计划。理想情况下，可使用对每个隐形矫治器阶段进行3D可视化的软件，由临床医生根据牙齿移动进行实时调整，以最终确定治疗计划。可以进行修改并重新检查，直到临床医生认为这种治疗是可行的，并且对将达到期望的结果感到满意为止。也可以在此阶段向患者展示治疗计划和预期的牙齿移动。

由临床医生确定治疗计划后，数字研究模型将转移到模型生产中。以往是生产一系列立体光刻模型，每个模型用来制造一个矫治器。但是，3D打印技术的发展现在意味着制造商可以直接用计算机软件生产矫治器。随着3D打印机价格的降低和矫治器的使用增加，将来，家用3D打印机将使制造商能够将矫治器的详细信息传送给临床医生以进行现场打印。

## 21.6　隐形矫治器的应用

### 21.6.1　病例类型

可以用隐形矫治器成功治疗的病例类型取决于矫治错𬌗畸形所需的牙齿移动，以及矫治器系统实现该运动的能力。不同的矫治器系统能够提供不同类型的牙齿移动，同时结合临床医生的能力，将确定此种隐形矫治器是否是合适的治疗方法，越复杂的病例越需要结合辅助治疗的复杂矫治系统（表21.1）。除了病例报告以外，少有证据可以评估隐形矫治器矫正特定类型的错𬌗畸形的疗效，技术的快速发展与患者的个体差异同时存在，对其在所有病例类型中的普遍适用性提出了挑战。

大多数隐形矫治器系统适用于需要倾斜运动的简单病例。在拥挤度适当的情况下，可以通过邻面去釉、扩弓或两者结合来获得排齐空间。前牙区域的矫治通常会导致前牙唇倾，因此应考虑矫治对覆𬌗和覆盖的影响。如果不希望唇倾和扩弓，则邻面去釉是必要的。

对于更复杂的情况，如果牙齿不仅仅需要倾斜移动，则必须使用附件施加适当的力。尝试在没有附件进行控根运动的情况下关闭间隙会导致牙冠倾斜。对于1颗或2颗牙齿的压低运动或伸长运动，附件可以在相邻的牙齿上施加不同的力。在圆形的牙齿（例如前磨牙和尖牙）上，附件可提供力的作用点。颌间牵引也可能是纠正磨牙关系所必需的。

复杂的病例需要大范围的牙齿移动，例如拔牙后一段距离内的牙齿整体运动（图21.9）或磨牙远移。对于复杂的病例，选择合适的先进隐形矫治器系统并由经验丰富的临床医生进行治疗对于成功至关重要。

表21.1　隐形矫治器的用途

| | |
|---|---|
| 简单病例 | 通过前牙倾斜来排齐<br>旋转切牙的排齐<br>中度前牙拥挤（可能需要邻面去釉或扩弓）；后牙扩弓；磨牙远中倾斜移动 |
| 中度难度病例 | 轻中度间隙的关闭<br>牙齿的压低或伸长<br>圆形牙齿的严重扭转 |
| 复杂病例 | 扩弓以允许完全错位牙齿的排齐<br>严重的异位牙<br>直立的磨牙或者有任何明显倒凹的牙齿<br>关闭拔牙间隙<br>磨牙整体后移<br>前牙开𬌗的治疗 |

### 21.6.2　谁应该提供隐形矫治器的治疗

在英国，英国牙科总理事会（General Dental Council）规定，任何具有必要技能并经过适当培训，胜任和有法律保障的牙医都可以进行牙科治疗。其他国家也有类似的指导。因此，允许经过适当培训并有能力按标准进行治疗的专家和普通牙医提供正畸治疗。胜任能力取决于所使用的矫治器系统、病例的复杂程度以及临床医生的经验，因此临床医生必须根据具体情况决定是否愿意提供治疗。

制造商培训课程是引起人们关注的领域，该课程仅包含一种特定系统的信息。在这些情况下，临床医生可能没有广泛的知识，不能平衡所有可供选择的治疗方法而做出明智的决策。重要的是要告知患者临床医生提供治疗的资格和经验，包括他们所提供治疗的局限性，如果患者需要其他信息或第二选择，则应该转诊。

有证据表明，准确的诊断、精心的治疗计划和操作经验可以提高疗效。鼓励那些在隐形矫治旅程开始时的医生仔细选择病例，并在可能的情况下寻求经验丰富的同事的指导，以确保优化患者治疗。

## 21.7　隐形矫治器的优点和局限性

隐形矫治器的倡导者和制造商提出了许多声明，尽管有越来越多的证据支持这些声明，与其他治疗方法相比，很少有高质量试验来确定矫治的有效性。矫

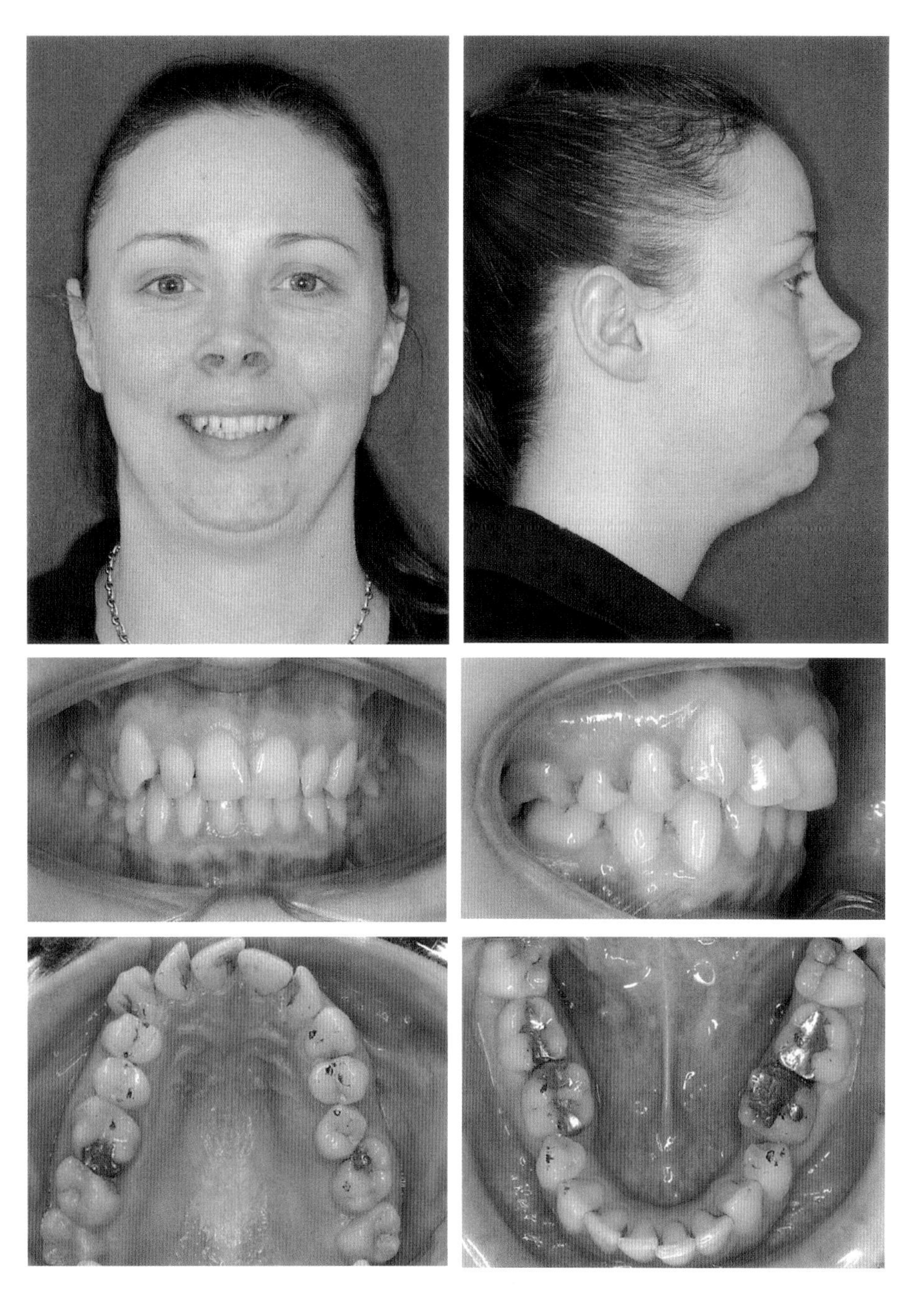

图21.9 一位正畸治疗的成年女性患者（治疗由Catherine McCanny提供）。该患者伴有上颌中度拥挤和下颌轻度拥挤，骨性Ⅰ类关系，为Ⅱ类1分类。错𬌗由于右侧的磨牙Ⅱ类关系和2mm的中线偏移而变得复杂。治疗包括拔除上颌右前磨牙并使用Invisalign®系统进行治疗。在30个月内成功矫治了错𬌗畸形，并进行固定保持。

治器最常提出的优点包括：更美观、改善牙周健康、减少脱钙的风险、减少椅旁时间和总体治疗时间、减少疼痛经历和牙根吸收。尽管计划将来进行高质量的随机试验，但目前有关隐形矫治器的证据不足以得出结论支持这些观点。

通常公认的是，这种矫治器比金属固定矫治器具更美观，但不像舌侧矫治器那样完全隐蔽。与陶瓷固定矫治器相比，此种矫治器的外观很难判断，并且取决于使用中的特定系统和个人喜好。矫治器可以摘掉以进行清洁和进食，可以减少牙周疾病和脱钙的风险；但是，这还没有得到证实，而且治疗的风险可能与个人动机有关，而不是矫治器本身。

要点

- 在过去的10年中，由于人们对隐形矫治器使牙齿移动的理解不断提高，以及对美观的隐形矫治器（尤其是成年人）的需求增加，使矫治器有所普及
- 在受过训练和有能力的临床医生的手中，隐形矫治器可能会成为固定矫治器的替代品，来治疗容易控制的错𬌗
- 诊断，治疗计划和使用适当的生物力学是治疗临床医生的责任，而不是隐形矫治器制造商的责任
- 更复杂的情况可能需要将隐形矫治器与固定矫治器或其他辅助治疗结合使用
- 必须进行全面的正畸评估，并与患者讨论所有治疗方案

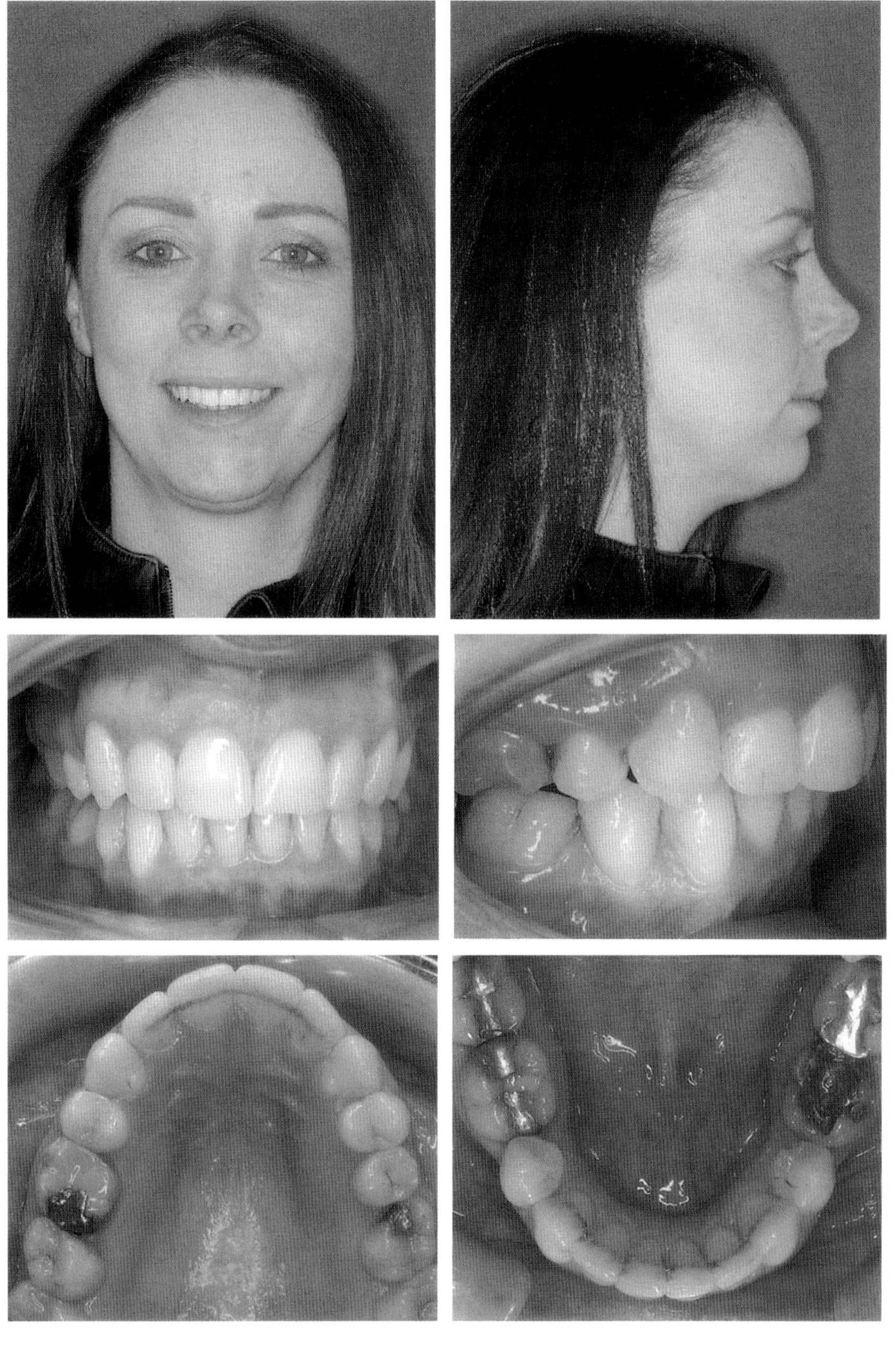

图21.9（续）

有关Cochrane综述

Yu, Y., Sun, J., Lai, W., Wu, T., Koshy, S., and Shi, Z. (2013). Interventions for managing relapse of the lower front teeth after orthodontic treatment. *Cochrane Database of Systematic Reviews*, Issue 9, Art. No.: CD008734. DOI: 10.1002/14651858.CD008734.pub2
这篇综述包括了隐形矫治器治疗，但没有确定完全符合纳入标准的研究。

## 参考文献和拓展阅读


Azaripour, A., Weusmann, J., Mahmoodi, B., Peppas, D., Gerhold-Ay, A., Van Noorden, C. J., et al. (2015). Braces versus Invisalign®: gingival parameters and patients' satisfaction during treatment: a cross-sectional study. *BMC Oral Health*, **15**, 69. [DOI: 10.1186/s12903-015-0060-4] [PubMed: 26104387]
有证据表明，Invisalign®治疗与更好的牙龈健康和患者满意度相关，但由于方法的局限性，建议谨慎使用。

Best, A. D., Shroff, B., Carrico, C. K., and Lindauer, S. J. (2017). Treatment management between orthodontists and general practitioners performing clear aligner therapy. *Angle Orthodontist*, **87**, 432–9. [DOI: 10.2319/062616-500.1] [PubMed: 27874282]
美国不同类型临床医生治疗观点的比较。

Bowman, S. J. (2017). Improving the predictability of clear aligners. *Seminars in Orthodontics*, **23**, 65–75. [DOI: 10.1053/j.sodo.2016.10.005]
讨论一些常见的矫治问题和可能的解决方案。

Gay, G., Ravera, S., Castrflorio, T., Garino, F., Rossini, G., Parrini, S., *et al.* (2017). Root resorption during orthodontic treatment with Invisalign®: a radiometric study. *Progress in Orthodontics*. **18**, 12. [DOI: 10.1186/s40510-017-0166-0] [PubMed: 28503724]
一项前瞻性队列研究表明，使用隐形矫治器导致的牙根吸收与其他使用轻力的系统相似。

Qureshi, A. (2008). The Inman Aligner for anterior tooth alignment. *Dental Update*, **35**, 569–71, 574–6. [DOI: 10.12968/denu.2008.35.8.569] [PubMed: 19055094]
总结了最常用的商用弓簧矫治器的设计和使用情况。

Noah, J. H., Sharma, S., Roberts-Harry, D., and Qureshi, T. (2015). A discerning approach to simple aesthetic orthodontics. *British Dental Journal*, **218**, 157–66. [DOI: 10.1038/sj.bdj.2015.55] [PubMed: 25686433]
关于成人正畸的目的和体系的有趣讨论，包括矫治器治疗的范围和限制。

Paquette, D. E., Colville, C., and Wheeler, T. (2016). Clear aligner treatment. In: Graber, L. W. and Vanarsdall, R. L. (eds) *Orthodontics: Current Principles and Techniques* (6th edn), pp. 778–811. St. Louis, MO: Elsevier.
本章详细概述了隐形矫治器过去和当前的使用方法，主要集中在Invisalign®。

Tuncay, O. C. (2006). *The Invisalign® System*. New Malden: Quintessence Books.
最初的Invisalign®教科书，虽然现在有点过时，但确实提供了系统的历史视角。

Weihong, L., Wang, S., and Zhang, Y. (2015). The effectiveness of the Invisalign appliance in extraction cases using the ABO model grading system: a multicenter randomized controlled clinical trial. *International Journal of Clinical and Experimental Medicine*, **8**, 8276–82. [PubMed: 26221410]
成人拔牙治疗中固定矫治和隐形矫治的比较试验。该方法存在局限性。

Wheeler, T. T. (2017). Orthodontic clear aligner treatment. *Seminars in Orthodontics*, **23**, 83–6. [DOI: 10.1053/j.sodo.2016.10.009]
一篇描述了可以用隐形矫治器治疗错𬌗畸形类型的论文。

White, D. W., Julien, K. C., Jacob, H., Campbell, P. M., and Buschang, P. H. (2017). Discomfort associated with Invisalign and traditional brackets: a randomized prospective trial. *Angle Orthodontist*, **87**, 801–8. [DOI: 10.2319/091416-687.1] [PubMed: 28753032]
这项试验表明，隐适美治疗可能会轻微减少疼痛体验和止痛剂的使用。

Zheng, M., Lui, R., Ni, Z., and Yu, Z. (2017). Efficiency, effectiveness and treatment stability of clear aligners: a systematic review and meta-analy-
这篇综述发现缺乏证据来支持隐形矫治器的有效性。


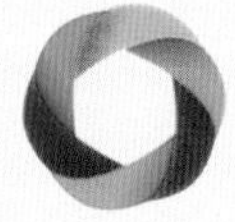

本章的参考资料也可以在www.oup.com/uk/orthodontics5e找到。在可能的情况下，该链接将为您提供该作品的英文电子版本，以帮助您进行进一步的学习。如果您为该网站的订阅用户（个人或机构注册皆可），根据您的登录权限，可细读网站所提供的摘要或完整文章。

# 第22章

# 正畸与正颌外科

## Orthodontics and orthognathic surgery

*S. J. Littlewood*

## 章节内容

**本章学习目标**

- 掌握正畸正颌联合治疗的适应证
- 掌握牙颌面畸形患者诊断和治疗计划的过程以及软组织在其中的重要性
- 熟悉拔牙、术前正畸、正颌手术和术后正畸的序列治疗
- 熟悉常见的纠正牙颌面畸形的正颌手术方法以及手术风险
- 了解三维技术从诊断、矫治计划及手术方面改变正畸与正颌的合作方式

## 22.1 前言

正颌手术是旨在纠正牙颌面畸形的外科手术。牙颌面畸形是指偏离正常的面部比例和牙齿关系，其严重程度已对患者产生不利影响。错𬌗畸形可以通过两种方式对患者产生不利影响：颌骨功能或美观问题。据估算，人群中2%～3%的人存在牙颌面畸形。

颌骨的功能问题包括进食困难或发音问题。错𬌗畸形极少会严重到完全无法进食，但患者在尝试吃某些特定类型的食物时可能会存在困难和尴尬，特别是在公共场合（图22.1）。言语困难也可能与潜在的牙颌面畸形有关。不过，引起心理和社会不良影响的牙齿和/或面部美学问题是患者寻求正畸正颌联合治疗最常见的原因。正颌功能治疗需求指数（IOFTN），是一种专门设计用于评估正颌患者需求的指数，现已被开发用于筛查最能够从正畸正颌联合治疗中获益的患者（请参阅第2章，第2.2节、第2.3节和第2.6节）。

为了纠正牙颌面畸形，需要联合使用正畸和外科手术方法。成功的治疗需要一组专家共同密切参与的跨学科工作。共同制订计划及联合门诊将有助于确保整个团队提供协调的治疗方案。此外，还应向患者提供适当的信息宣传和相关的合适的线上资源，以帮助他们在完全知情同意过程中，充分理解治疗的意义（图22.2）。

## 22.2 治疗的适应证

正畸正颌联合治疗适用于重度颌骨畸形或极其严重的不能单纯通过正畸进行纠正的牙槽畸形患者。骨性错𬌗的存在并不是机械地意味着一定需要手术干预。当面对骨性错𬌗时，临床医生有3个选择：

- 生长改良
- 正畸代偿
- 正畸正颌联合治疗

生长改良仅在处于生长发育期的患者中可行，通常是指使用头帽或功能矫治器进行治疗（请参阅第19章）。一般而言，生长改良只能在一定程度上有限地改变颌骨关系，并且其效果通常不可预测。这是因为牙齿的移动不可避免地会产生一定的矫正，所以骨性错𬌗在应用生长改良方法时，其中至少有一部分的纠正是因为牙齿代偿产生的。

一旦生长发育完成，非手术治疗唯一的选择是进行正畸代偿。正畸代偿是指将牙齿移动到正确的咬合关系中，但同时接受骨性错𬌗的存在。起主要作用的牙齿进行移动时可能有助于获得良好的咬合关系，但同时也有牺牲面部美观的风险（图22.3）。在这类情况下，需要结合外科手术。

正颌手术常见的临床病例包括：

- 重度骨性Ⅱ类错𬌗
- 重度骨性Ⅲ类错𬌗
- 严重的垂直向失调导致的前牙开𬌗或深覆𬌗
- 颌骨不对称

只有当生长发育减慢到成人水平时，才能开始正畸正颌联合治疗。这一点很重要，因为如果患者在治疗完成后发生显著的面部生长，这可能会影响手术治疗的结果。

## 22.3 正畸正颌联合治疗目标

治疗目标与正畸治疗相同：

- 可接受的牙齿及面部美观
- 良好的功能
- 理想的口腔健康
- 良好的稳定性

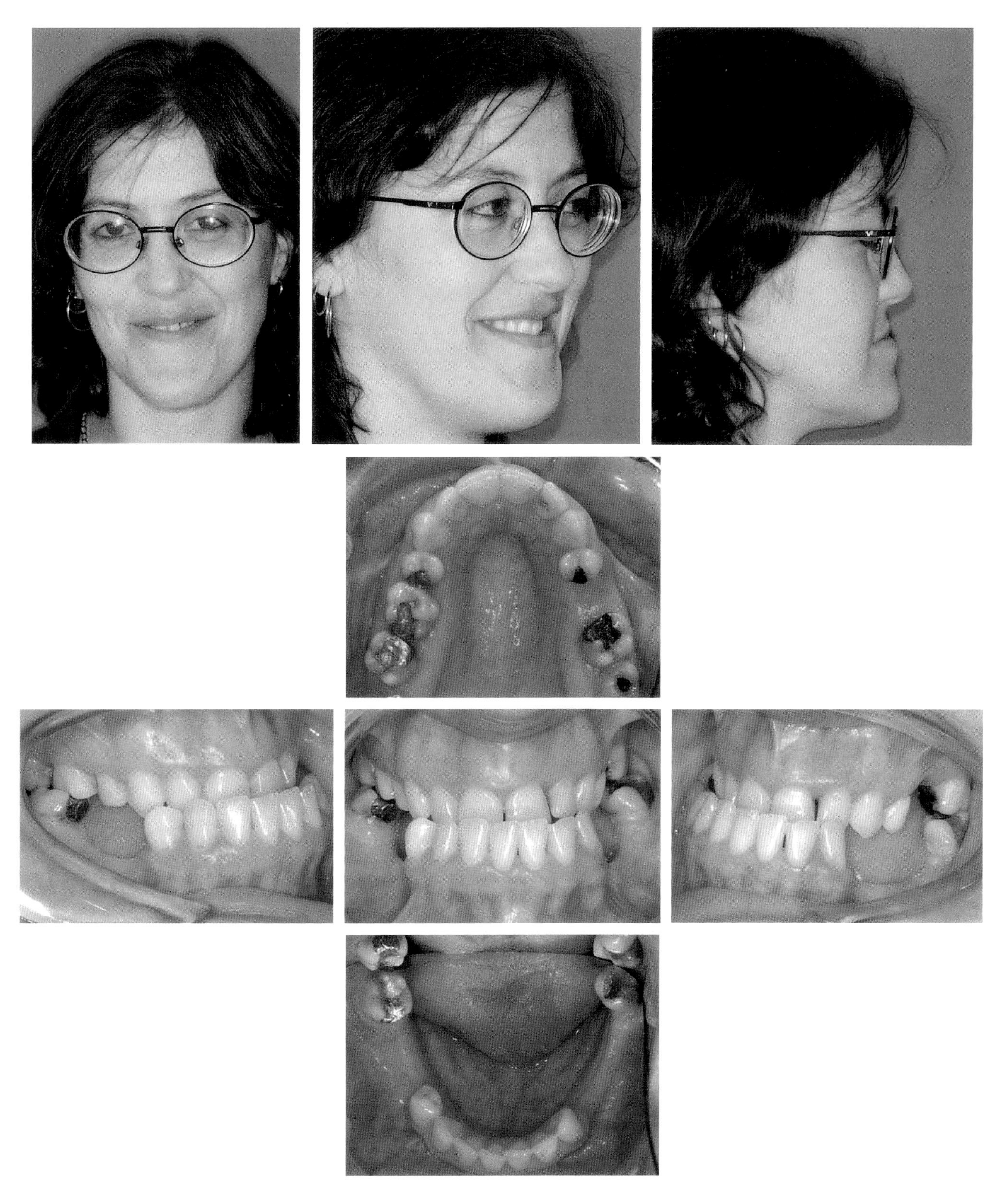

图22.1　重度骨性Ⅲ类患者的初诊表现。患者IE，35 岁，主诉咬合关系不良，下巴前突，公共场合进食困难。该患者为典型的骨性Ⅲ类错殆关系，反覆盖。头影测量请参阅图22.9，术前照片请参阅图22.12，治疗结束照片请参阅图22.15。

## 22.4 软组织的重要性

多年来，诊断和治疗计划的重点一直是面部硬组织（牙列和颌骨结构），治疗旨在实现完美的咬合和理想的颌骨之间的协调。然而，现在我们意识到软组织才是关键，原因有两点：

- 软组织是我们可见的，因此为达到美学效果，软组织的协调比颌骨的协调更重要。软组织的协调与其下颌骨结构相关，但不完全相同
- 软组织决定了正畸和正颌治疗效果的限度。正畸/正颌医生不可能在每个病例中都建立相同的理想牙位和颌骨关系，因为其结果会受到颌骨周围软组织极大的影响，预后效果同时也取决于患者对新的牙位和下颌位置的适应程度。软组织造成影响的来源包括唇、颊、舌和面部肌肉组织以及牙周软组织即牙周膜韧带在内所施加的力量

因此，诊断应从分析软组织开始，然后对相应的颌骨和牙齿进行评估。在制订计划时， 我们通常使用“逆向程序”的过程。这意味着，临床医生先决定何种面部软组织和微笑美学的结果是可取的，然后再由此倒推，明确对硬组织（牙列和面部骨骼）进行何种处理，最终以实现这些治疗结果。

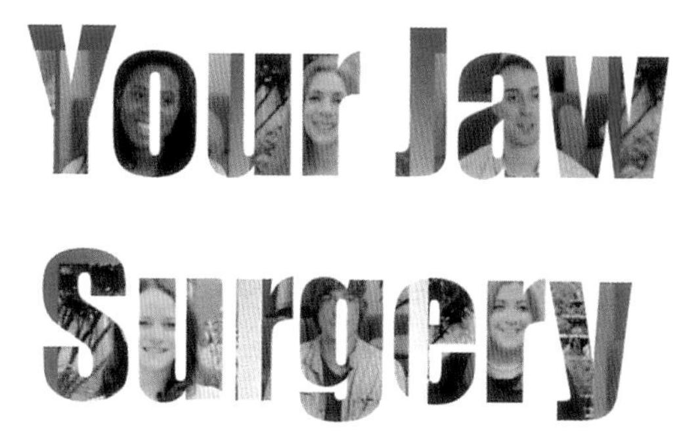


图22.2 英国正畸协会提供的“Your Jaw Surgery”网站截图。经英国正畸协会许可复制。

## 22.5 诊断与治疗计划

对于正畸正颌联合治疗患者，也应遵循常规正畸治疗计划的逻辑顺序（请参阅第7章）。通过采集恰当的病史、临床检查、诊断记录，可建立必要的信息数据库。此数据库可以用来制作问题列表（请参阅第7章，图7.1）。本章将重点介绍与正颌手术患者直接相关的部分。

### 22.5.1 病史

了解病史的目的是明确患者的关注点，患者的治疗动机、期望及心理，全身病史和牙科病史。

#### 患者的关注点

通过患者的描述，确定其问题是美学方面、功能方面或两者兼而有之。功能问题可能为咀嚼和/或发音问题。咀嚼问题往往可以得到显著的改善，但在确保能够解决发音问题时应当谨慎，因为语言系统通常在成年后变得难以改变。仅通过口腔正畸与正颌外科的手段来完全纠正言语问题是不太可能的，手术的同时寻求言语治疗师的建议是很好的选择。

除了美观和功能的问题，患者的主诉还可能是疼痛。这可能是由创伤性咬合或颞下颌关节功能障碍造成的。创伤性咬合可以在正畸正颌联合治疗过程中得到成功解决，但无法保证正颌手术纠正颌面畸形能够治疗TMD。

#### 患者的治疗动机、期望及心理

评估患者此时寻求治疗的原因以及他们对治疗的期望是十分重要的。少部分患者可能有不切实际的期望，即通过联合治疗不仅能够改善他们的牙齿和面部外观，也会对他们的人际关系和职业前景产生显著的影响。理想情况下，临床心理医生应成为跨学科团队中的一部分，他们的参与通常有助于对这类病例的评估和治疗计划的制订。

心理学家可以帮助评估患者的期望以确定他们配合治疗的能力。他们还可以识别那些可能患有潜在心理或精神问题的患者，这些都是开始任何治疗之前需要解决的问题。有一类特殊的患者，患有被称为躯体

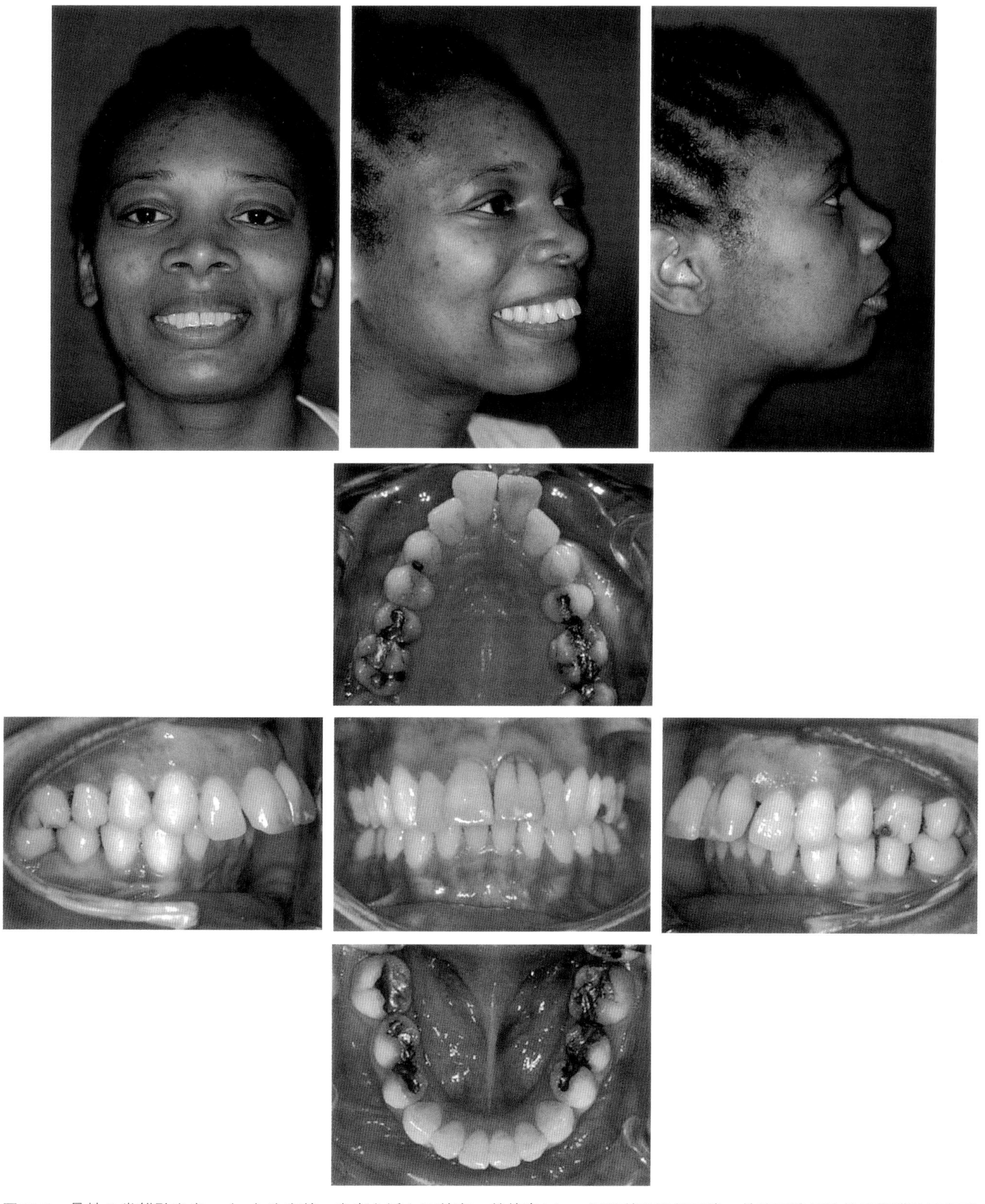

图22.3　骨性Ⅱ类错殆患者。（a）治疗前。患者主诉上牙前突。其伴有14mm深覆盖及下颌后缩。单纯正畸解决其牙齿错殆是有可能的，但上唇区域大量回收会对其面部侧貌产生不利影响。

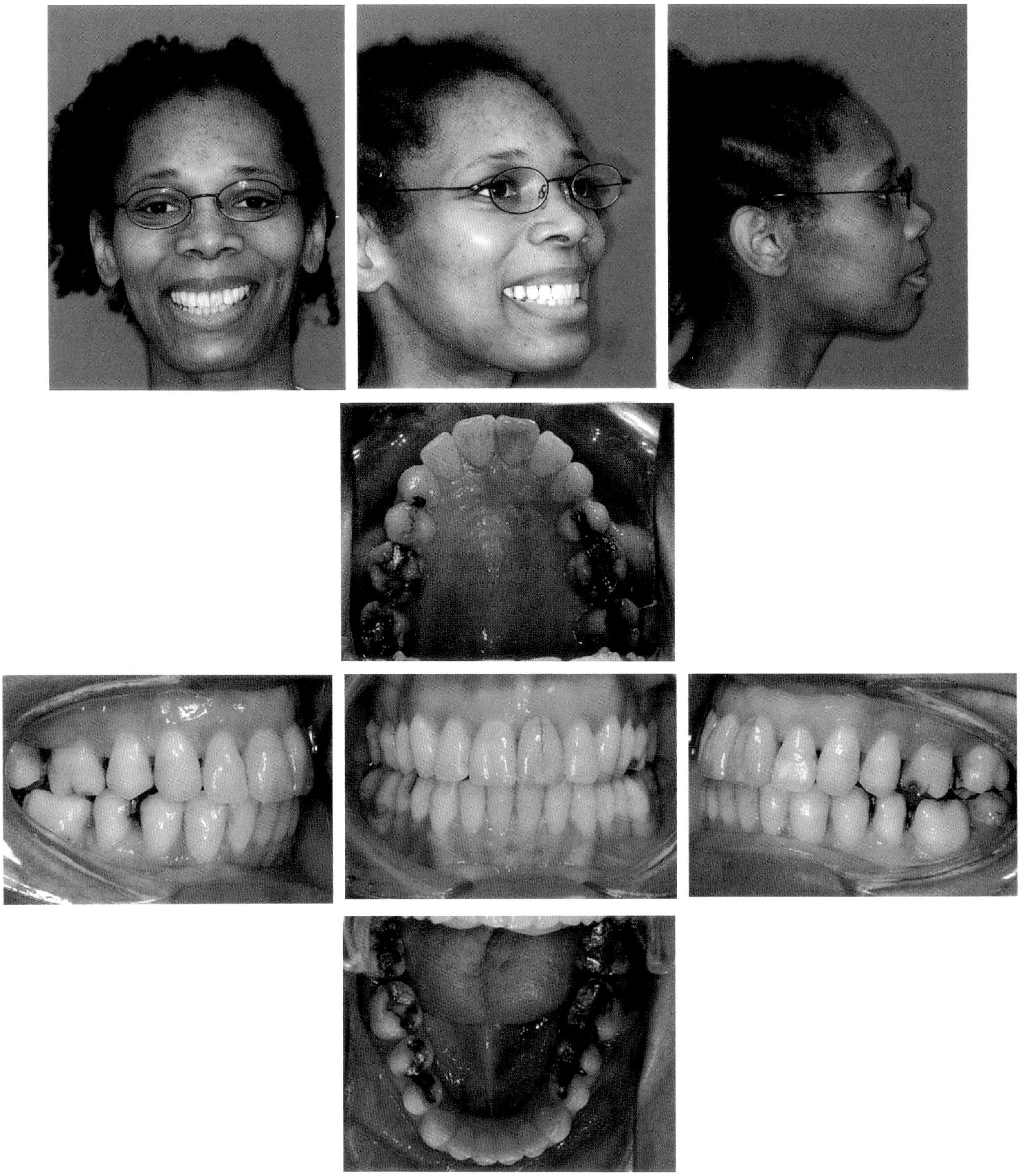

图22.3（续） （b）治疗后，患者采用了拔牙、固定矫治器和下颌前徙手术的联合治疗。

变形障碍的疾病，需要引起注意。这些患者无临床表现或呈现出极其轻微的面部畸形，但却执着于自我想象的、外表上的缺陷或将轻微的面部畸形极度夸大。这种过度关注会造成严重的心理困扰。对这组患者进行治疗时，需要与临床心理学家或精神病学家进行密切的联系。

牙颌面畸形患者可表现为对其面部容貌过分的在意，但对他们的牙齿状况或许毫不担忧。当得知需要长期佩戴固定矫治器作为治疗的一部分时，这些患者可能会感到惊讶。一般仅通过正颌手术就得到理想结果的患者是非常少见的，在大多数情况下，不涉及正畸的正颌手术只会产生折中的效果。

#### 全身病史和牙科病史

接受正畸正颌联合治疗的患者必须完全符合牙科诊疗要求。此外，患者病史还必须符合进行全身麻醉的要求。糖尿病、甲状腺功能减退、肾上腺功能不全、出血性疾病、心脏和呼吸系统疾病以及许多其他医学疾病可能导致联合治疗变得复杂化，甚至根本无法进行治疗。开始治疗前，如果对此有任何疑问，建议尽早咨询麻醉医生及其全科医生。

### 22.5.2 临床检查

需要通过系统的方法对临床检查进行面部和牙齿美学、错𬌗畸形的评估，并识别其发病原因。

在评估面部外观时，面部的协调性至关重要。正畸正颌联合治疗的目的不一定是试图使患者变得美观，而是为了使他们更加贴近正常的面部比例（有关这方面的更多详细信息，请参见“参考文献和拓展阅读”部分）。在评估面部协调性时，考虑患者的种族背景、性别和年龄至关重要，这将有助于临床医生决定其临床指标是否在正常范围内。

口外评估实际上就是对面部软组织和微笑美学的评估，X线片则反映硬组织（牙和颌骨）对面部外观的影响。可以将来自口外检查的信息与X线片相结合进行分析。

#### 面部整体评估

从正面观评估面部的对称性和垂直向比例。面部完全对称是不存在的，但当存在明显差异时应当注意（图22.4）。“理想”面型在垂直向应被通过眉间点和鼻底的两条水平线将面部三等分。面下1/3可进一步划分，使口唇交汇点位于鼻底至颏部的中上1/3交界处（图 22.5）。

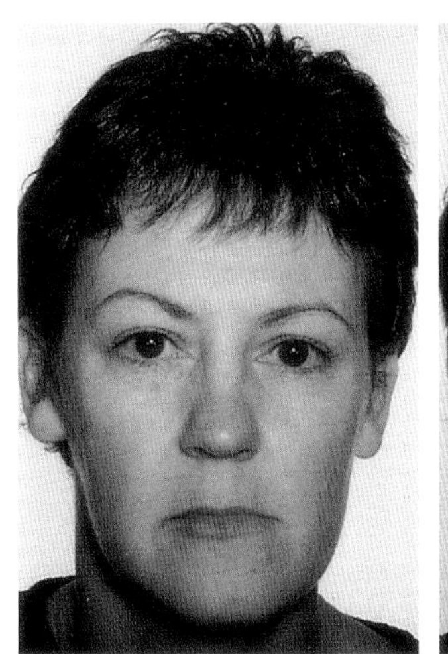
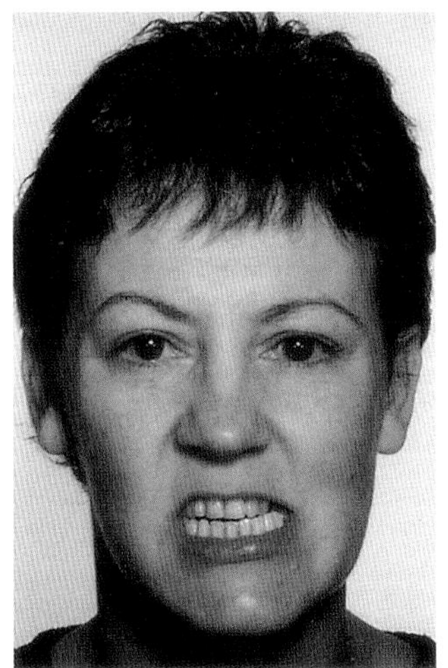
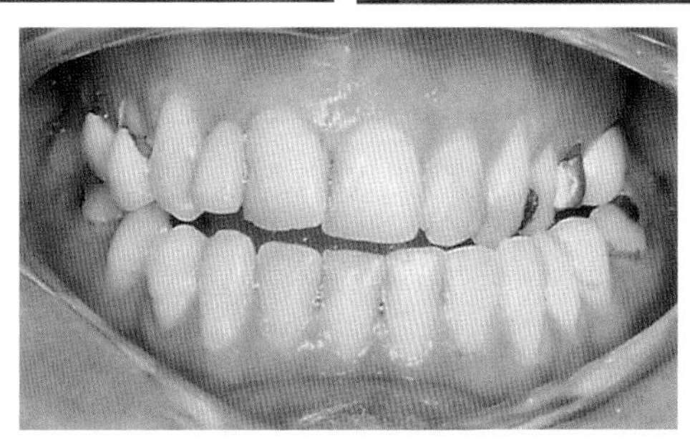

图22.4 面部不对称。该患者表现出下颌左偏的不对称。注意上下牙弓之间中线存在较大偏差。这种情况，一部分是由于上颌中线右偏2mm（牙性因素），但更多是由于下颌骨内在的骨性不对称导致的下颌中线左偏5mm。

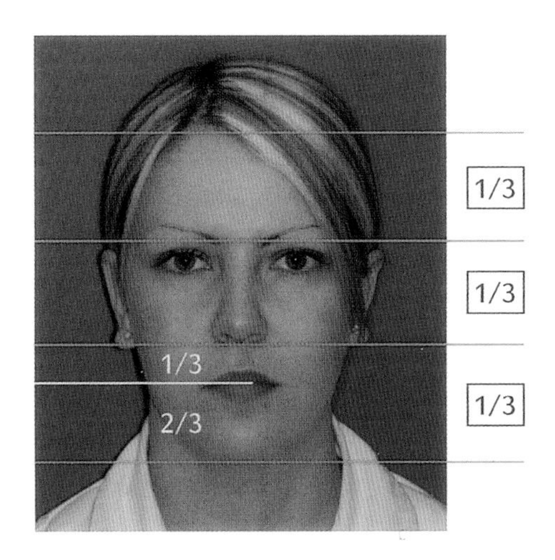


图22.5 垂直比例。在正常比例下，面部可以分成三等份，下1/3进一步划分成口唇交汇点位于鼻底至颏部的中上1/3交界处。

### 侧貌评估

为了评估患者的侧貌，应在患者自然头位时对患者进行评估：当患者放松并水平注视前方时头部所处的位置。通常以面中1/3及面下1/3相对于前额区域的相应位置进行评估。正常情况下，鼻基底大约垂直于前额最前方。鼻及鼻旁区域的形状和大小也应一同评估。一般而言，为实现面部平衡，鼻体越大，唇部和颏部需要更加突出。此外还应注意鼻唇角，因为它可能受到上切牙过度唇倾或内收的影响。

值得注意的是，此时对患者鼻部的全面评估是整体评估之一。作为整体治疗计划的一部分，患者可能从隆鼻手术中获益。同样重要的是，术者要认识到上颌骨手术可能对鼻部的形状产生影响，作为完全知情同意的一部分，这一点需要与患者进行商讨评估。

下颌颏部的凸度受到下颌骨的位置、骨性颏点的突起和软组织覆盖量的影响。当患者下颌后缩时，通过要求患者将其下颌前移至所需量的位置，借此以了解手术能达到的效果。临床上其他的手术移动可能产生的影响更难评估，通常需要涉及对患者照片和X线片记录的研究。在第22.6节中将会更详细地讨论手术计划和效果预测。

### 微笑美学

评估最重要的部分之一是牙列在矢状向、水平向、垂直向相对于唇部和面部的位置关系。参见本章末“参考文献和拓展阅读”中关于如何精确评估切牙与面部矢状位置关系的内容。水平向的检查重点为上下牙列的中线是否相互重合，以及是否与面中线对齐。应当注意中线问题是牙源性还是骨源性。

垂直向应评估上中切牙牙冠暴露量。静息状态下男性应为1mm，女性应为3mm。大笑时，上中切牙的全部牙冠均应可见。此外，还应注意牙列的殆平面。

如果有过多的牙龈暴露，患者会将其称之为“露龈笑”。当患者提出露龈笑的问题时，明确的病因成为重点，这将决定进行何种治疗。当然，露龈笑并不总是需要进行手术治疗的。露龈笑的病因可能包括单纯的垂直向上颌骨发育过度（图22.6）、上唇过短、局部牙槽问题、牙冠过短（切牙磨损）、牙龈过度生长或唇肌紧张。

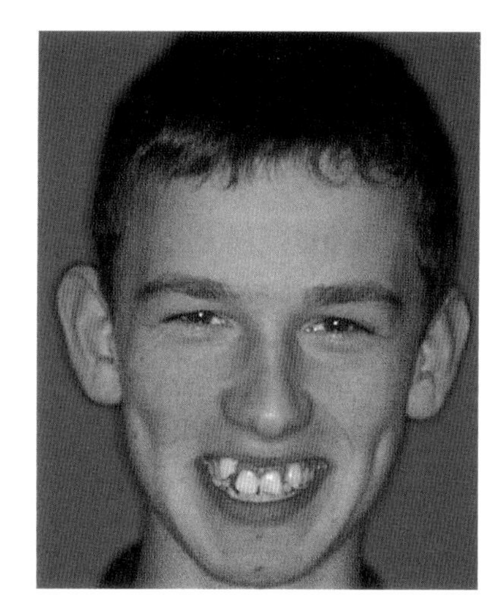

图22.6 露龈笑。这种露龈笑是由于上颌骨垂直向 骨量过多。

### 颞下颌关节

应注意患者是否存在颞下颌关节功能障碍的任何体征或症状。理想情况下，任何症状在正畸正颌联合治疗前都应保守治疗。通常，佩戴固定矫治器至少会暂时缓解一些症状。这可能是由于牙齿的疼痛减少了诸如紧咬牙和磨牙等副功能习惯。然而，想通过正畸正颌联合治疗直接实现颞下颌关节功能障碍的任何长期显著的改善是不明智的（请参阅第1章，第1.4.6节）。

### 口内评估

需要对牙列和咬合关系进行全面评估。在开始正畸正颌联合治疗前，任何口腔疾病都需要被诊断识别、治疗并保持稳定。

在正颌病例中，牙弓与牙弓之间的关系不太重要，因为这部分问题通常可以通过手术解决，但是每个牙弓的整齐度与对称性应单独评估。拥挤量以及牙齿的倾斜度也应该评估，后者十分重要，因为在大多数颌骨不对称的患者中，牙齿已经产生倾斜。这是由于唇舌肌试图实现口腔前部封闭。这种骨骼形态形成过程称之为“牙槽代偿”。在骨性Ⅱ类错殆中，下切牙经常受舌体作用而发生唇向倾斜。相反，在骨性Ⅲ类错殆中下切牙常因下唇舌倾，上切牙受舌体作用发生唇倾（图22.7）。识别出任何牙-牙槽代偿的存在非常重要，因为术前正畸治疗的目的之一是消除这种代

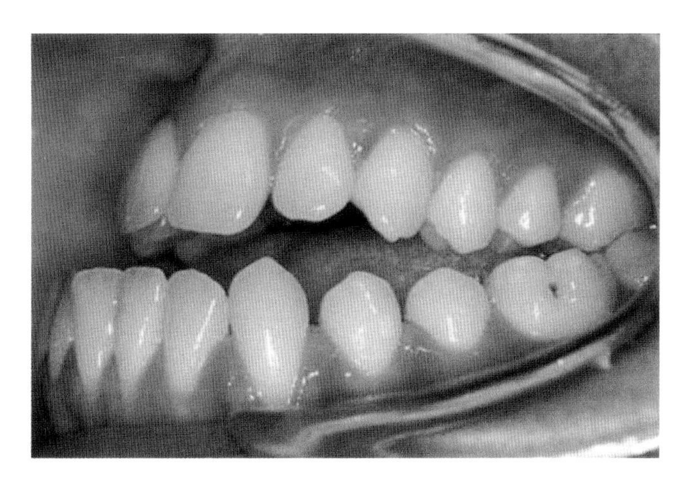

图22.7 显示骨性Ⅲ类错殆的牙齿代偿。本病例中下唇已使下切牙舌倾，上切牙受舌体力量而唇倾。

偿，即“去代偿”，在颌骨适当的位置上，使之创造最佳的面部和微笑美学（请参阅第11章，图11.6）。

### 22.5.3 影像学检查

骨性错殆患者在常规正畸评估这一部分所拍摄的X线片通常包括：全口曲面断层片（DPT）、头颅侧位片，以及如果需要可拍摄上切牙片。也可能需要其他放射线视图，具体要取决于病例。例如，拍摄后前位颅骨X线片以评估其不对称性。

### 22.5.4 头影测量评估

除了常规的头影测量分析（请参阅第6章），许多外科医生和正畸医生将进行更专业的分析，以明确特定问题的潜在病因，有许多此类分析，更多详情请读者参考本章末尾关于“参考文献和拓展阅读”的部分。这些分析旨在提供关于牙颌复合体不同部位之间的关系的详细信息：

- 颅骨和颅底
- 鼻上颌复合体
- 下颌骨
- 上牙列
- 下牙列

这些牙颌关系中检测到的任何不平衡和不均衡，都是基于与具有所谓正常值数据的个体所进行的比较。与软组织协调性的评估相同，硬组织的正常数据必须与接受治疗的患者在年龄、性别和种族背景方面相匹配。使用锥形束计算机断层扫描（CBCT）进行三维（3D）评估的趋势越来越明显，其内容将在第22.10节论述。

## 22.6 方案设计

使用从病史、检查和诊断记录中收集的信息，可以创建问题列表，然后确定治疗目标（请参阅第7章，第7.3和7.4节对此进行了更详细的讨论）。一旦确定了治疗目标，参与该病例的各类专家应作为一个整体考虑不同治疗方法的优点和缺点。

正畸医生在计划过程中的任务之一是考虑解除任何存在的牙-牙槽失代偿（去代偿）。切牙完全去代偿并不是总能实现的，即使能够实现也并非十分理想。例如，下颌正中联合处狭窄和/或唇侧牙周组织较少时，没有牙周组织的支持，完全去代偿是不可能做到的。图22.8显示下切牙去代偿至其理想角度，但这导致了唇板穿孔（唇侧骨开裂），造成牙龈退缩。这一治疗实例旨在为获得理想的咬合状态，但却产生了不理想的结果，原因在于它超出了软组织的限度（请参阅第22.4节）。

正畸正颌联合治疗的主要目的之一是获得理想的面部美观。这意味着在3D中应适当地定位软组织。实际治疗中移动的是硬组织：正畸医生排列牙齿，外科医生定位面部骨骼。难点在于要通过移动硬组织来产生软组织可能的最佳位置。准确预测硬组织治疗变化相对应的软组织变化不是一项确切的技术，因为硬组织和软组织不会以一比一的比例移动。

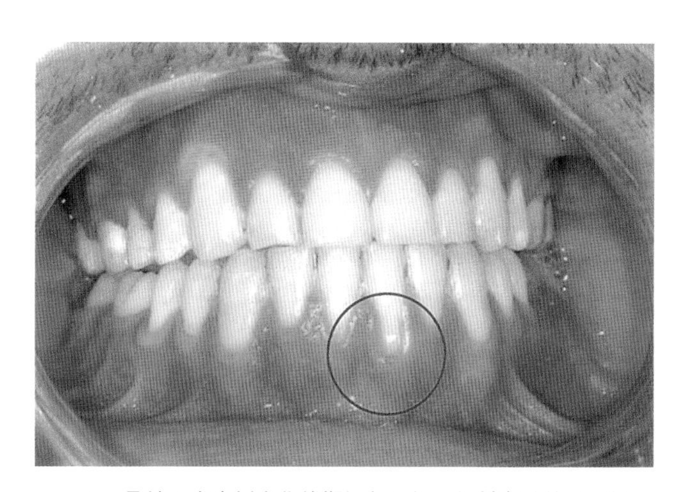

图22.8 骨性Ⅲ类病例去代偿期间与下切牙倾斜有关的牙周问题（唇腭裂协会，2021）。

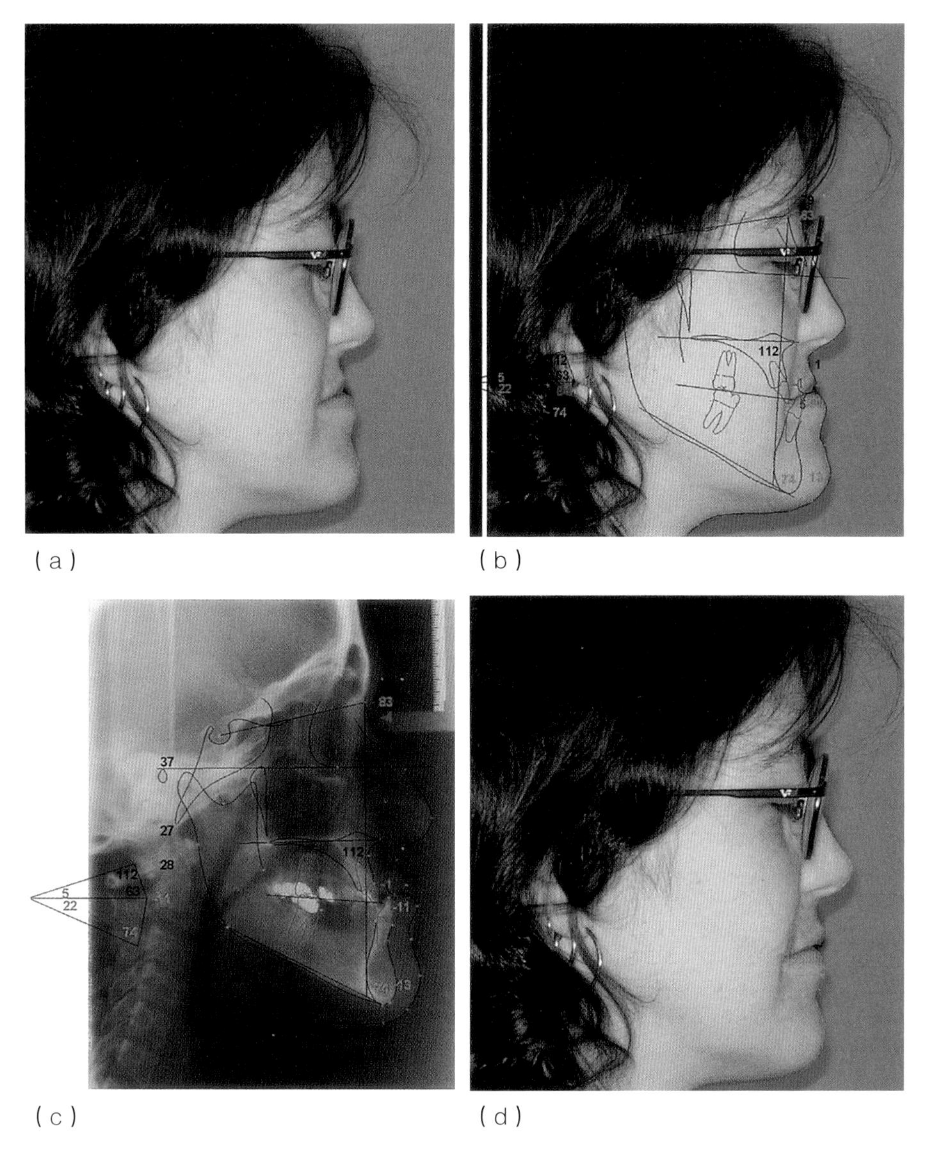

图22.9 计算机模拟预测。该图展示了应用Dolphin Imaging® 软件为图22.1中的患者拟订的计划中进行面部外观的头影测量。拟订计划为Le Fort Ⅰ上颌前移5mm，下颌矢状劈开后退3mm。手术的实际结果如图22.15所示。（a）治疗前的侧面照片。（b）侧面照片上叠加的头影分析。（c）头颅侧位测量照片上叠加的头影分析。（d）拟订计划的计算机预测。

医生可结合头影测量描记、数码照片和牙齿模型制订计划。计算机预测软件可以预测软组织可能的反应，因此在计算机上模拟所设计的正畸和手术操作时，将会产生软组织可能的轮廓形态。专业软件可用于将患者的数码照片与其头影测量描计整合起来，这样就可以根据所计划的正畸和手术移动，自动对患者的图像进行“图像变形”（图22.9）。这些预测为临床医生提供了不同治疗计划的可行性和可能性。计算机预测可向患者展示，使他们更好地了解可能产生的结果；但必须明确的是：这只是一个预测，而不是对最终结果的保证。

## 22.7 常规手术术式

这里仅对一些较流行的手术技术进行简要概述。其他信息见“参考文献和拓展阅读”部分中引用的文献。

由于美学是最重要的组成部分，应尽可能使用口内切口以避免难看的瘢痕。分块截骨有较多的并发症，牙齿受损或血运中断的可能性会更大。

### 22.7.1 上颌骨手术

#### Le Fort Ⅰ型

这是应用最广泛的上颌手术技术（图22.10）。标准方法是沿颊黏膜及其下方骨骼做马蹄形切口，使上颌骨在腭侧软组织处带蒂并由其提供血供。然后可将上颌骨上抬（切除干预骨）、下降（插入植骨）或前徙。上颌骨向后移动在实际操作中并不可行。

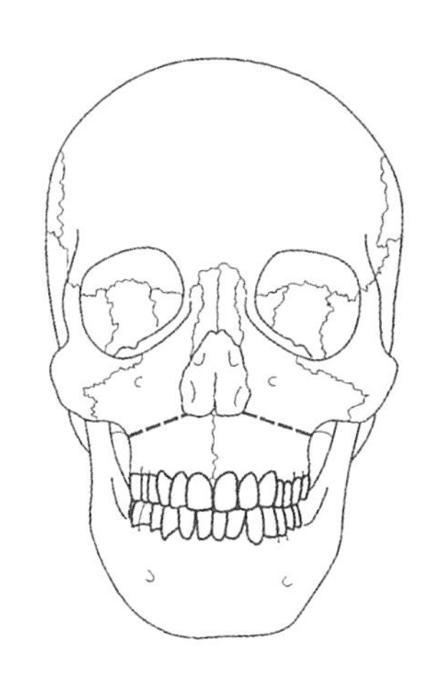

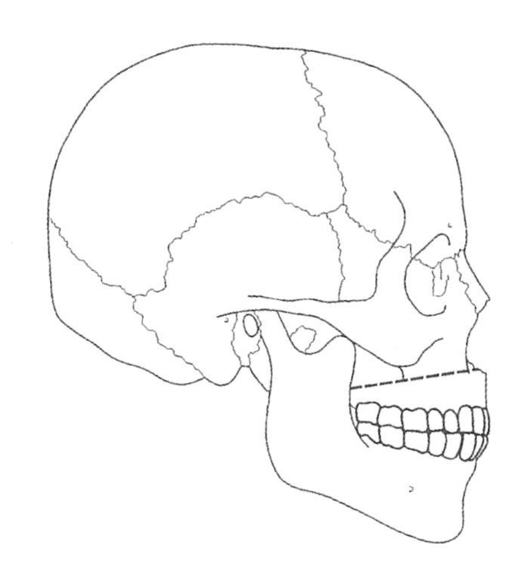

图22.10　Le Fort Ⅰ型手术的切口（折线）位置示意图。

### Le Fort Ⅱ型

该手术用于实现面中部前移。手术范围比 Le Fort Ⅰ型更广，因此风险更大。

### Le Fort Ⅲ型

进行该手术一般需要采用双冠状皮瓣，常用于颅面畸形的治疗。

### 手术辅助腭部快速扩张术（SARPE）

众所周知，水平方向稳定的纠正是困难的。SARPE试图不通过上颌骨分块手术来解决水平向问题，以避免手术固有的风险，包括使用骨皮质切开术和快速腭扩弓器快速加宽上牙弓。该技术的优点是水平向扩大上颌骨，扩大上牙弓的幅度远大于单独使用正畸矫治器所能达到的效果；缺点是需要额外的手术干预。

## 22.7.2　下颌骨手术

### 升支手术

最常用的下颌支手术如下：

- 矢状劈开截骨术（图 22.11）。该手术可用于前徙或后退下颌骨或矫正轻度不对称。骨切口自下颌小舌上方斜行延伸，越过磨牙后区，沿颊板垂直向下至下颌下缘。主要并发症是下牙槽神经损伤
- 下颌支垂直骨切开术。适用于下颌前突，切口涉及从乙状切迹到下牙槽或到下颌下缘的骨切开。该手术可以使用特殊器械在口内进行，也可以使用常规器械在口外进行但会产生瘢痕
- 体部截骨术。如果下颌前突患者颏孔前方的下牙弓存在自然间隙，可以采用该术式，但很少使用

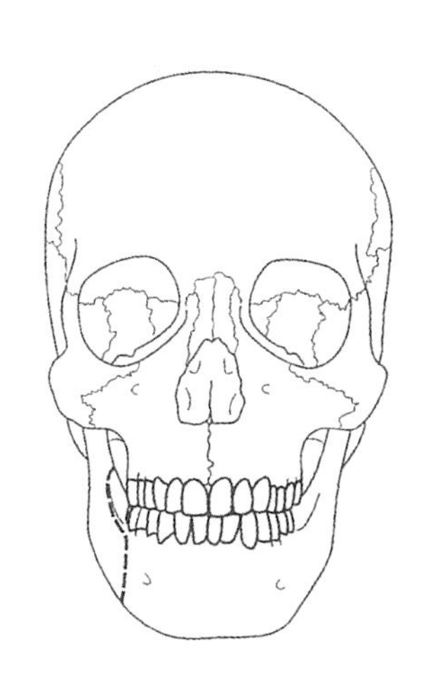

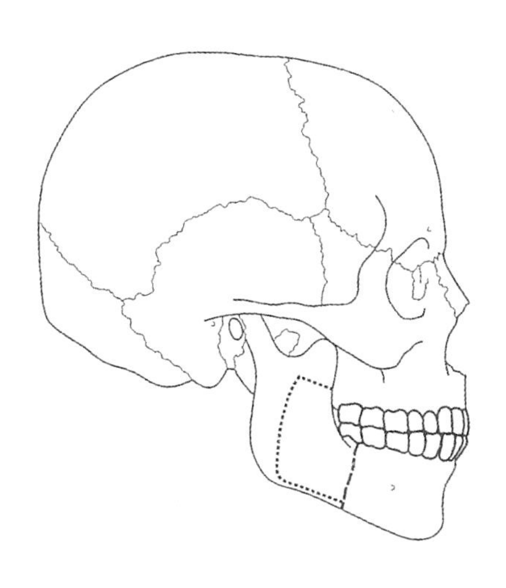

图22.11　矢状劈开截骨术的手术切口位置示意图（沿虚线）。

颏成形术

颏部前端几乎可向任何方向移动，但受可滑动的骨性接触和肌蒂的限制。除了一般的下颌位置，当还存在颏部的局部异常时，这项技术可用于补充下颌升支手术。它也可作为独立手术进行，被用作代偿治疗，从而避免更加复杂的手术（例如轻度下颌不对称）。

### 22.7.3 双颌手术

许多患者需要对双颌进行手术，以矫正潜在的骨性错𬌗（图22.1、图22.9、图22.12和图22.15所示的临床病例）。

### 22.7.4 牵张成骨

牵张成骨是骨皮质切开后使用扩张装置缓慢地机械性分离扩张骨组织的一项技术。最初这是一种被开发用于延长肢体的技术。与传统正颌手术相比，它可以获得令人惊讶的更大的移动量，并且已被证实可用于治疗严重的颌骨缺损，特别是与颅面综合征相关的患者。

骨皮质切开后，在机械装置逐渐分离骨组织之前，有4～5天的间歇期以形成柔软的骨痂。每天转动装置，张力引导新骨的产生，同时为软组织提供适应时间。该技术避免了获取并维持移植骨的问题，此外，与传统方法相比，软组织的适应性将允许产生更大的扩张量。

牵张成骨技术最初使用口外固定器，但现在可用的口内装置种类越来越多，这降低了口外瘢痕形成的风险。此类装置的潜在问题包括不适、难以实现精确的矢量力、需要良好的患者依从性，这就意味着该技术尚未被看作常规病例中传统骨切开术的替代方法。但是，以前认为超出正颌治疗范围的病例（主要是由于软组织限制）现在可以借此开展治疗。

## 22.8 治疗流程

### 22.8.1 拔牙

解除拥挤、整平牙列和纠正切牙唇倾度（去代偿）可能需要拔牙。此外，外科医生可能希望在治疗开始前拔除未萌出的第三磨牙，以防它们干扰未来的截骨部位。下颌支手术尤其如此。

### 22.8.2 术前正畸

术前正畸有4个目的：

- 排齐整平
- 协调牙弓宽度（确保术后上下牙弓匹配）
- 去代偿
- 如果需要骨皮质切开手术，为分块截骨创造空间

术前正畸使用固定矫治器纠正切牙唇舌向和垂直向位置。固定矫治器还可用于术中颌间固定和术后颌间弹性牵引。尽管牙弓的整平通常是在术前进行，但有两种情况例外：

- 在前牙开𬌗的病例中，术前试图整平牙弓会导致上切牙唇倾且不稳定。在咬合关系存在“台阶”的情况下，将前段牙弓和后段牙弓分开排齐整平。通过外科片段截骨获得骨块间的间隙及整平牙弓
- 在表现为深覆𬌗和面高降低的Ⅱ类病例中，下牙弓在术前不会进行整平。当下颌前徙时，下切牙新的位置将保证面下高度增加。这种方法被称为“三点接触”，因为术后最初且唯一产生接触的牙齿是切牙和磨牙。术后通过伸长前磨牙区使牙弓整平

纠正切牙的唇倾度进行去代偿。术前正畸过程中的去代偿会使患者看起来更加糟糕，因为骨性错𬌗的真实全貌变得清晰（图22.12）。这一点应在治疗开始前提醒患者并向患者确保这种情况只是暂时的，直至手术完成。

习惯上，大多数正畸治疗是在术前进行排齐、整平、协调牙弓以及去代偿。其优点在于使手术阶段更可预测、术前计划更加准确。另一种观点，有时称为“手术优先”，即术前应进行最少的正畸，因为一旦骨性畸形得到纠正，软组织条件可能更有利于正畸移动，也可能减少总体治疗时间。

### 22.8.3 术前准备

术前正畸需要12～18个月，这取决于病例的复杂程度。在该阶段结束时，需要采集一组新的数据，检查是否实现了术前所计划的移动，以修改或确认手术计划。然后放置刚性不锈钢弓丝。在手术过程中需要

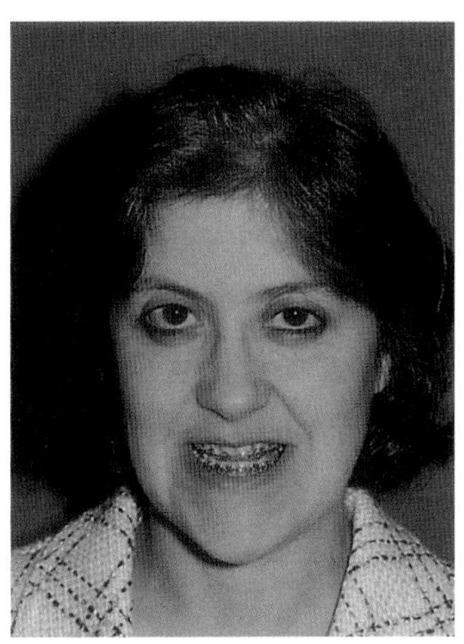
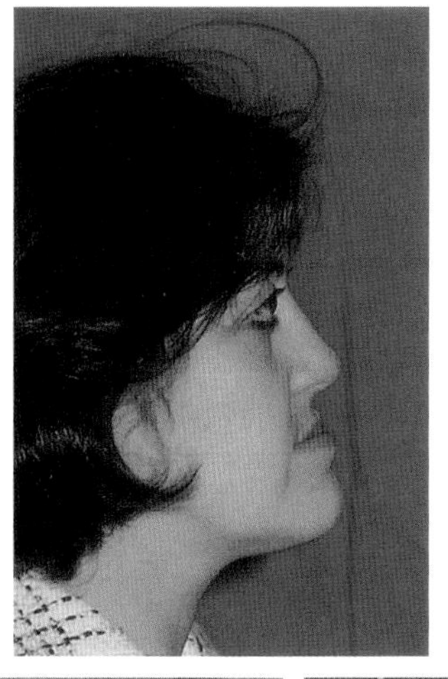
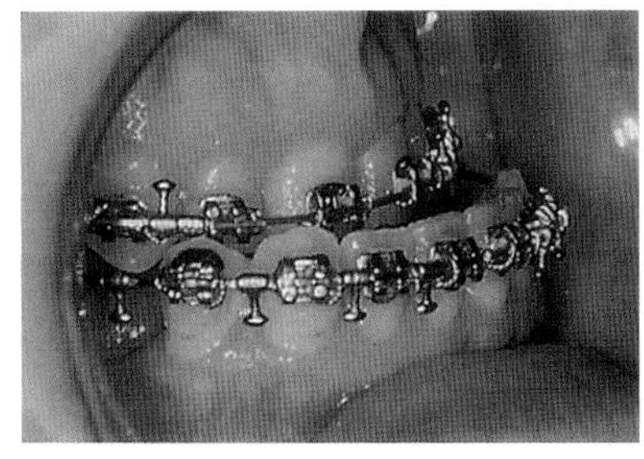
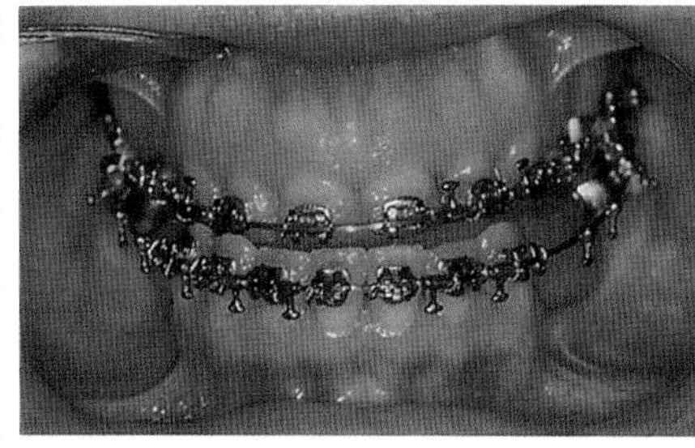
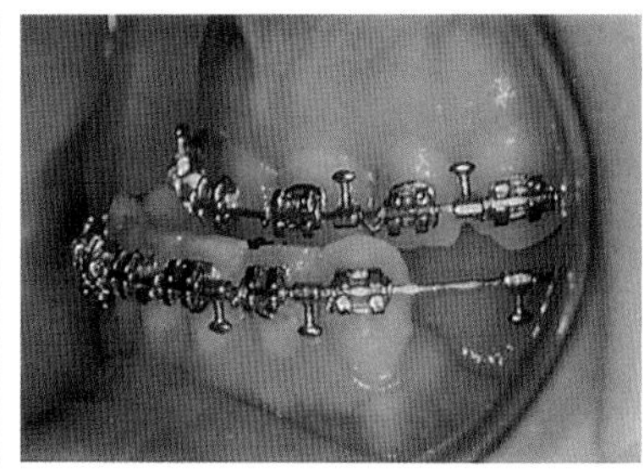

图22.12　术前正畸结束。为了手术，患者IE（来自图22.1）目前已去代偿。注意下切牙直立和下唇突出导致面部美观的恶化。术前提醒患者这一情况只是暂时性恶化。

进行颌间固定，因此通常需要在弓丝（图22.13）或托槽上放置牵引钩。或者，从一开始正畸医生就使用每颗牙都带有牵引钩的托槽。

制作研究模型以用于模型外科模拟手术方案。进行模型外科以验证计划的手术移动是否适当，并制作中间𬌗板。这些丙烯酸材料制作的中间𬌗板在手术过程中用于帮助外科医生正确定位颌骨。单颌上颌手术和双颌手术需要进行面弓记录，将模型安装在半可调𬌗架上（图22.14）。如果通过下颌手术仅是分离髁突与牙列，则不需要半可调𬌗架（因此也不需要面弓记录）。

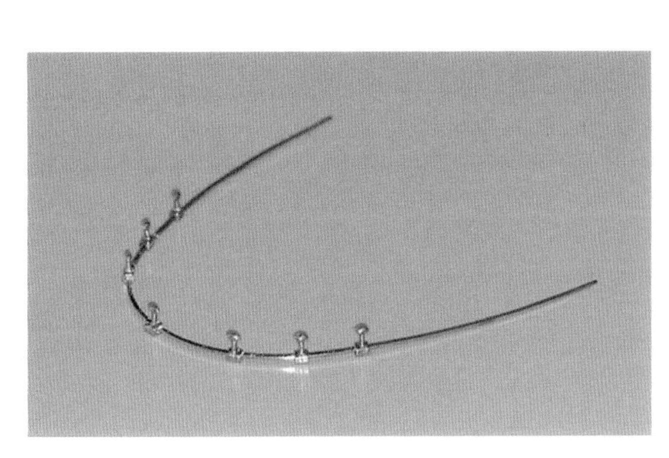

图22.13　添加到弓丝上的游离牵引钩。这些器械可用于术中的颌间固定和术后的颌间弹性牵引。

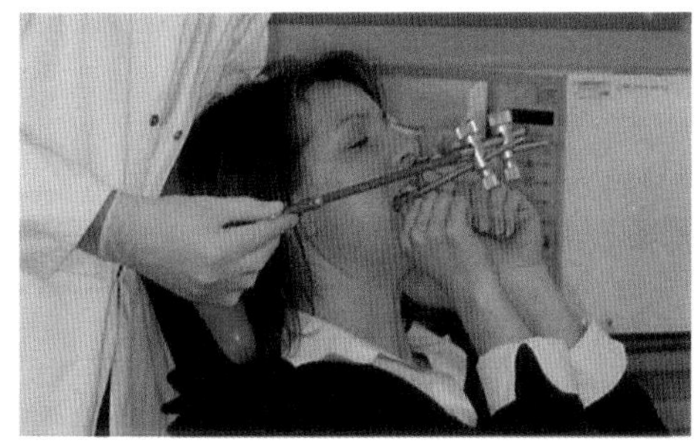
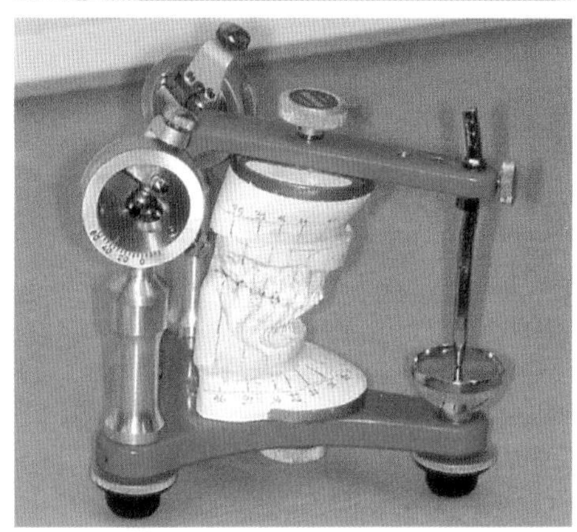

图22.14　模型外科。进行面弓记录，并将模型安装在半可调𬌗架上。

### 22.8.4 外科手术

这是一项住院手术，一般需要住院1～3天，具体取决于手术的复杂程度。以往，患者在愈合过程中行颌间钢丝结扎以将骨段固定到相应位置，这意味着需要将患者的上下牙弓绑在一起持续6周。由于逐步使用用于固定上颌骨骨段的微型内固定板以及固定下颌骨的微型内固定板和/或螺钉，目前很少使用上述的结扎方法。这显著降低了术后并发症，降低了气道风险，且能够早期活动下颌，更早恢复良好的饮食功能，并更容易保持口腔卫生，也证实了患者对该手术的耐受性更好，骨组织最终的稳定性也更好。

手术存在许多风险，其类型取决于要进行何种手术。作为知情同意过程的一部分，在开始任何治疗之前，外科医生应对这些风险进行充分的解释（要点框22.1）。

### 22.8.5 术后正畸

术后即刻，通常采用颌间牵引引导牙弓进入所需位置。术后正畸的目的是：

- 完成术前未进行的所有移动（例如后牙反殆的纠正及伸长前磨牙的整平）
- 使任何骨切开部位的牙根保持平行
- 精细咬合调整

在接下来的几周内，通常使用较轻力的圆形不锈钢丝结合颌间弹性橡皮圈以帮助固定。然后进行最终精细调整，以形成良好的牙尖交错位的咬合（图22.15）。术后正畸通常需要3～9个月。

## 22.9 保持和复发

正畸保持器用于在治疗结束时将牙齿保持在正确的位置，与传统的固定矫治器治疗方法相似（请参阅第16章）。然而，除了常见的复发因素外，正畸正颌联合治疗中还存在额外复发的病因因素。

### 22.9.1 外科手术因素

- 计划不当
- 所需移动量的大小。上颌骨在任何方向产生5～6mm以上的移动量更易复发，下颌骨移动量在8mm以上也是如此
- 所需移动的方向（要点框22.2）
- 术中关节窝内髁突发生牵拉或“扭转”
- 固定不牢固

### 22.9.2 正畸因素

- 计划不当
- 去除矫治器后，软组织压力区将导致牙齿的移动产生复发。因此，应提前设计治疗方案以确保术后牙齿处于软组织平衡区且唇部正常闭合
- 整平过程牙齿的伸长易在治疗后复发，尤其是在前牙开殆的病例中

---

要点框22.1 正颌手术的可能风险

这些取决于手术的种类和范围。在作为知情同意过程的一部分，开始治疗前需要告知患者这些手术风险。

预期手术风险
- 肿胀
- 出血
- 张口受限
- 短期饮食变化及体重减轻
- 误工与恢复
- 面部外观改变
- 神经感觉改变

可能的手术风险
- 下牙槽神经永久性损伤
- 需要再次手术
- 感染
- 需要取出钢板
- 颞下颌关节问题
- 复发
- 吞咽困难
- 需要进一步干预的出血
- 牙齿撕脱或其他牙周支持组织损伤
- 眼科并发症
- 听觉能力降低

麻醉风险
- 需要讨论与全身麻醉相关的风险

摘录自Ryan F.,Shute J.,Cedro M. et al.,新型正颌临床.《正畸学杂志》,38,2,pp.234－233。版权归Taylor&Francis所有（2011）。

---

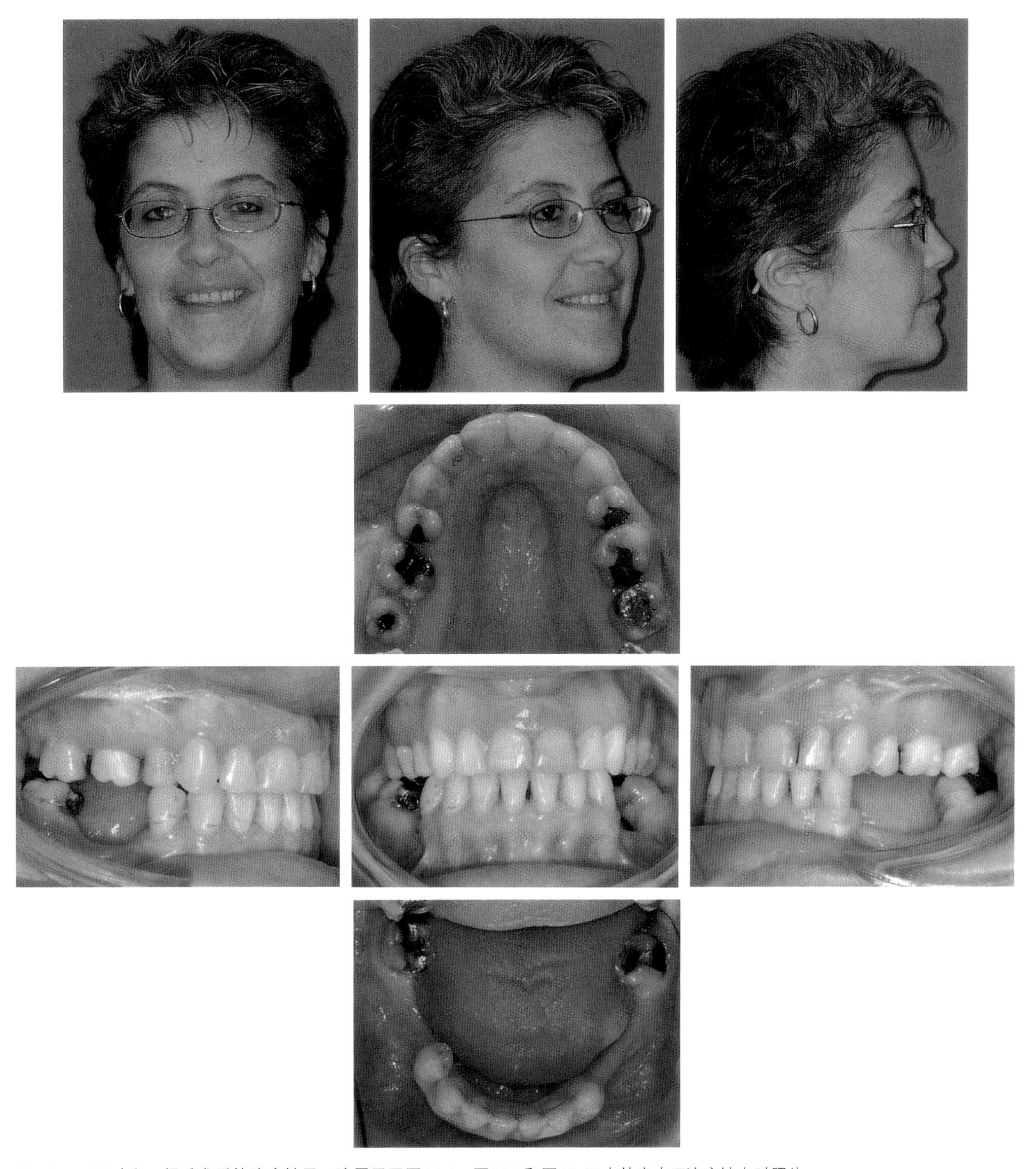

图22.15　正畸和双颌手术后的治疗结果。这展示了图22.1、图22.9和图22.12中的患者IE治疗结束时照片。

要点框22.2 正颌手术的稳定性

（顶部最稳定，逐渐向下移动到列表底部最不稳定）

非常稳定

- 上颌骨上抬
- 下颌前移
- 颏成形术（任何方向）

稳定

- 上颌前移
- 上颌骨不对称的纠正

稳定（刚性固定）

- 上颌上抬伴下颌前移
- 上颌前移伴下颌后退
- 矫正下颌不对称

欠稳定

- 下颌后退
- 上颌骨下移
- 上颌骨手术性扩张

源数据来自Head&Face Medicine,3,21,2007,Proffit W. R.,Turvey T. A.,and Phillips C. 刚性固定正颌手术的稳定性和可预测性分级：更新和扩展。

### 22.9.3 患者因素

- 病因性质。例如，与伴有软组织异常表现的前牙开𬌗，众所周知难以成功治疗，并且具有明显的复发可能性。治疗前应警告患者
- 唇腭裂患者。因一期手术修复的瘢痕组织的存在，导致上颌骨前移困难且易复发
- 未能配合治疗。例如，患者未按照要求佩戴颌间弹性牵引装置

## 22.10 正颌手术领域的3D发展：规划、模拟与手术导航

本章中描述的用于设计正颌手术的传统方法依赖于侧位X线片（通常结合侧貌照片），在颌骨不对称病例中偶尔会使用后前位X线片。这些X线片仅能提供牙列和面部骨骼的二维（2D）表现。模型外科能够在3D 中对牙列和咬合进行部分评估，但不能对上下颌骨进行评估。

传统方法对牙颌面骨骼复杂的3D结构仅有有限的了解。只有在手术时，外科医生才对骨的轮廓、厚度和质量有进一步认识，才能够更详细地了解关键解剖结构的位置（如下牙槽神经），以徒手的方式有效地进行截骨、对齐、固定，这一切完全依赖于外科医生的技能和经验。该区域的解剖结构复杂，每位患者情况略有不同，并且外科医生通常是在视野受限的区域进行手术。

### 22.10.1 CBCT在正颌手术中的应用与意义

CBCT现在允许以高分辨率采集面部精确的3D图像。通过这种“虚拟”的3D信息，使用软件将有可能彻底改变正颌计划和手术的实施方式。在口腔修复科，我们熟悉使用CAD/CAM（计算机辅助设计/计算机辅助制造）来制作复杂的3D修复体。计算机辅助手术（CAS）正在被引入，它将整合从CBCT获取的信息进行手术计划和模拟以及术中引导。

该技术提供了许多潜在的令人兴奋的可能性：

- 3D中患者解剖结构的更详细评价（图 22.16a）
- CBCT的数据可以与3D面部摄像系统捕获的数据相结合。这使得临床医生能够看到软组织与其下硬组织的关系。接下来可以在该3D模型上进行虚拟手术，并评估其对覆盖软组织的影响。随着我们收集到越来越多关于正畸正颌联合治疗对软组织3D影响的数据，这些3D预测的准确性将不断提高
- 图22.16b和c显示了虚拟手术，允许外科医生在手术前计算出最合适和最安全的截骨线（图22.16d，e）
- 当团队对最终虚拟手术满意后，该虚拟装置可用于制作定位𬌗板（图22.16f，g）。它还可以用于构建个性化固定夹板，以及个性化截骨导板，以确保外科医生在与虚拟计划相同的位置进行截骨
- 实际上，到目前为止描述的过程是基于正在计划和实施的手术。然而，进行实际操作的是外科医生，而不是计算机，因此接下来的难点是确保外科医生遵循虚拟计划。虽然当前的手术导板可以成功地

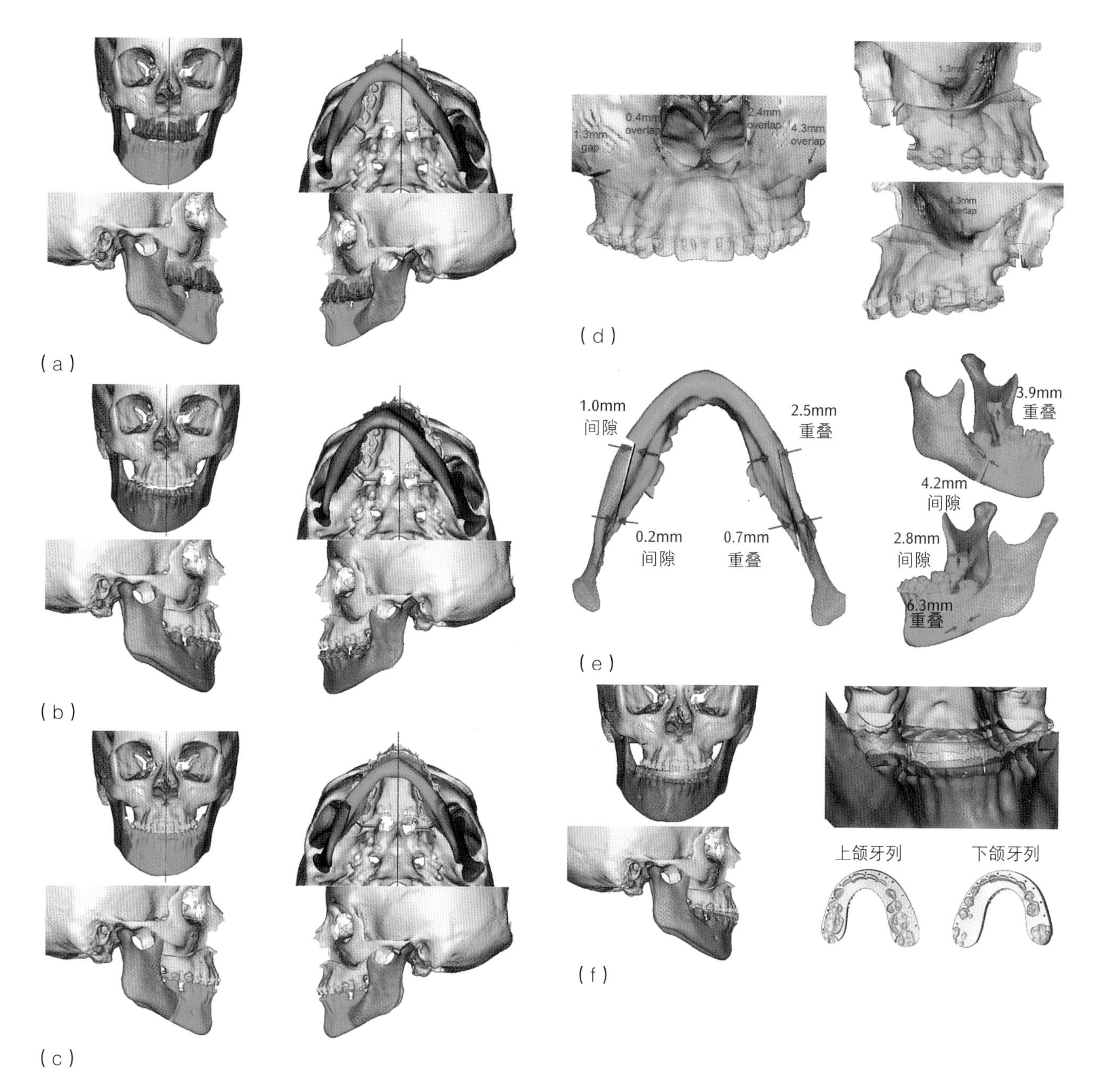


图22.16　使用正畸正颌联合治疗的颌骨偏斜病例的3D设计。该病例是由Nicholas Lee（颌面外科医生）和Friedy Luther（正畸医生）（谢菲尔德教学医院，英国）进行的治疗。（a）患者术前扫描显示偏斜。注意下颌骨不对称且存在上颌骨偏斜（上颌骨左侧比右侧偏下方）。患者计划进行双颌手术（上颌骨Le Fort Ⅰ型截骨术和下颌骨双侧矢状劈开截骨术）。（b）上颌骨纠正后的手术计划（居中位置）。（c）显示最终位置的手术计划（二期下颌骨手术后）。（d）上颌骨手术移动概览。这显示了左侧需要切除的骨量，以便左侧进行更多的上颌骨上抬以及右侧上颌骨的轻微下降。（e）下颌骨手术移动概览。这显示了左侧需要切除的骨量，以允许下颌左侧近中段向远中移位，右侧需要轻微前移。这有助于外科医生在手术前通过可视化3D模型模拟纠正偏斜所需的移动量。使用这些扫描也可以制作个性化固定夹板（此处未显示）。（f）在Le Fort Ⅰ型截骨术后制作虚拟中间㓚板以正确定位上颌骨。术中通过夹板上的孔利用钢丝将夹板固定于固定矫治器上。使用3D打印机通过扫描这些虚拟模型可以生成㓚板。

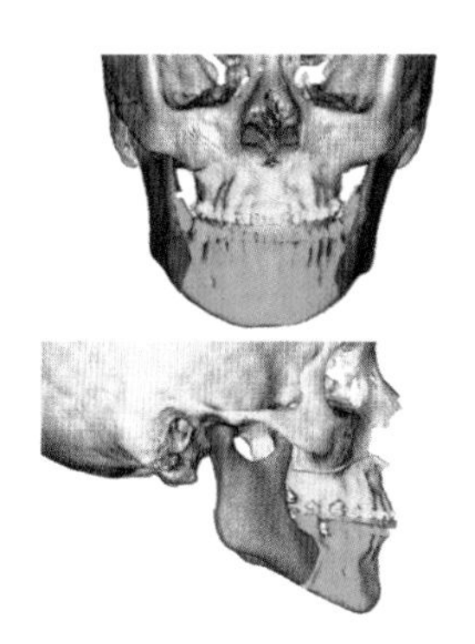

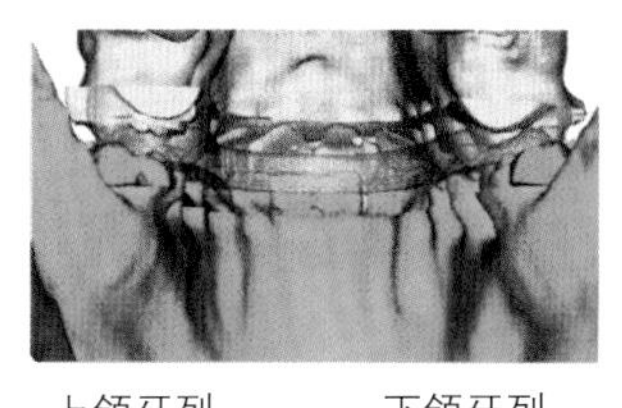


图22.16（续） （g）最终虚拟殆板。上颌骨最终位置确定后，用以定位下颌骨。

准确定位上下颌骨之间的位置关系，但颌骨与其他面部结构之间关系的定位，可能存在更多的不准确性，尤其是在垂直平面中。现在正在研发手术的导航系统，以帮助将信息从虚拟计划转化到手术室。通过使用追踪设备可以追踪手术器械和游离骨块。使用导航屏幕将有助于引导外科医生进行恰当的截骨，并确保骨段的正确定位和固定

3D技术的发展开始改变我们对正畸正颌联合治疗的方法，包括诊断、治疗计划和手术执行，未来将完善我们对术后结果和稳定性的评估。

要点

- 正颌外科旨在纠正牙颌面畸形
- 正畸正颌联合治疗适用于重度颌骨畸形或极其严重的不能单纯通过正畸进行纠正的牙槽畸形患者
- 由跨学科团队制订计划和进行治疗
- 典型的序列治疗是拔牙、术前正畸、正颌手术，然后是一个较短的术后正畸阶段
- 术前正畸的目的是排齐和整平、协调牙弓、去代偿，如需进行片段截骨手术，为截骨提供空间
- 固定矫治器用于实现术前目标、术中颌间固定，以及术后进行颌间弹性牵引
- 术后正畸的目的是完成术前未进行的所有移动，使所有骨切开部位的牙根保持平行，并进行精细调整
- 3D技术的发展正在改变我们对正畸正颌联合治疗的方法，包括诊断、治疗计划、手术执行以及结果评估

## 参考文献和拓展阅读

Arnett, G. W. and McLaughlin R. P. (2004). *Facial and Dental Planning for Orthodontists and Oral Surgeons*. Edinburgh: Mosby.
该实用教科书提供了如何定位颌骨和牙列以优化面部美观的信息。

Cevidanes, L. H. S., Boen, B., Paniagua, P., Styner, M., and Nguyen, T. (2017). Orthodontic and orthognathic surgery planning using CBCT. In: Naini, F. B. and Gill, D. S. (eds) *Orthognathic Surgery: Principles, Planning and Practice*, pp. 221–34. Chichester: John Wiley & Sons, Ltd.
本章概述了CBCT在正颌手术计划和虚拟模拟中的应用。

Cunningham, S. J. and Feinmann, C. (1998). Psychological assessment of patients requiring orthognathic surgery and the relevance of body dysmorphic disorder. *British Journal of Orthodontics*, **25**, 293–8. [DOI: 10.1093/ortho/25.4.293] [PubMed: 9884781]
一篇提醒临床医生注意躯体变形障碍的文章。

Hunt, N. P. and Rudge, S. J. (1984). Facial profile and orthognathic surgery. *British Journal of Orthodontics*, **11**, 126–36. [DOI: 10.1179/bjo.11.3.126] [PubMed: 6591951]
对正颌手术患者评估的详细说明。

Naini, F. B. (2011). *Facial Aesthetics: Concepts and Clinical Diagnosis*. Oxford: Wiley-Blackwell.
这本书提供了关于概述面部美学的详细说明。

Proffit, W. R., Turvey, T. A., and Phillips, C. (2007). The hierarchy of stability and predictability in orthognathic surgery with rigid fixation: an update and extension. *Head & Face Medicine*, **3**, 21. [DOI: 10.1186/1746-160X-3-21] [PubMed: 17470277]
描述了各种类型正颌手术的术后稳定性。

Proffit, W. R., White, R. P., and Sarver, D. M. (2003). *Contemporary Treatment of Dentofacial Deformity*. St. Louis, MO: Mosby.
对于希望获得更多关于该主题信息的读者，强烈建议使用本教科书，其对牙颌畸形的治疗进行了全面而出色的叙述。

Ryan, F., Shute, J., Cedro, M., Singh, J., Lee, E., Lee, S., et al. (2011). A new style of orthognathic clinic. *Journal of Orthodontics*, **38**, 124–33. [DOI: 10.1179/14653121141353] [PubMed: 21677104]
临床正颌的创新方法，旨在为患者提供是否决定继续治疗的关键信息。

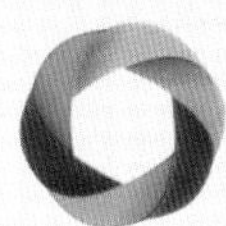

本章的参考资料也可以在www.oup.com/uk/orthodontics5e找到。在可能的情况下，该链接将为您提供该作品的英文电子版本，以帮助您进行进一步的学习。如果您为该网站的订阅用户（个人或机构注册皆可），根据您的登录权限，可细读网站所提供的摘要或完整文章。

# 第23章

# 先天缺牙与正畸

# Hypodontia and orthodontics

*S. K. Barber*

## 章节内容

**本章学习目标**

- 了解先天缺牙的病因和流行病学
- 了解先天缺牙及其治疗的潜在影响
- 了解临床因素及先天缺牙的治疗可能面对的挑战，在牙齿发育不同阶段的治疗方案选择

## 23.1 定义

先天缺牙是指先天发育缺失1颗或多颗乳牙或者恒牙，不包括第三磨牙的缺失。根据严重程度分为：

- **轻度先天缺牙：** 1颗或2颗缺失牙（图23.1）
- **中度先天缺牙：** 3~6颗缺失牙（图23.2）
- **重度先天缺牙/少牙症：** 缺失牙超过6 颗（图 23.3）
- **无牙殆：** 单颌或双颌牙齿全部缺失

超过80%的人患有轻度先天缺牙，有10%或更少的人患有中度先天缺牙，少于1%的人患有重度先天缺失。

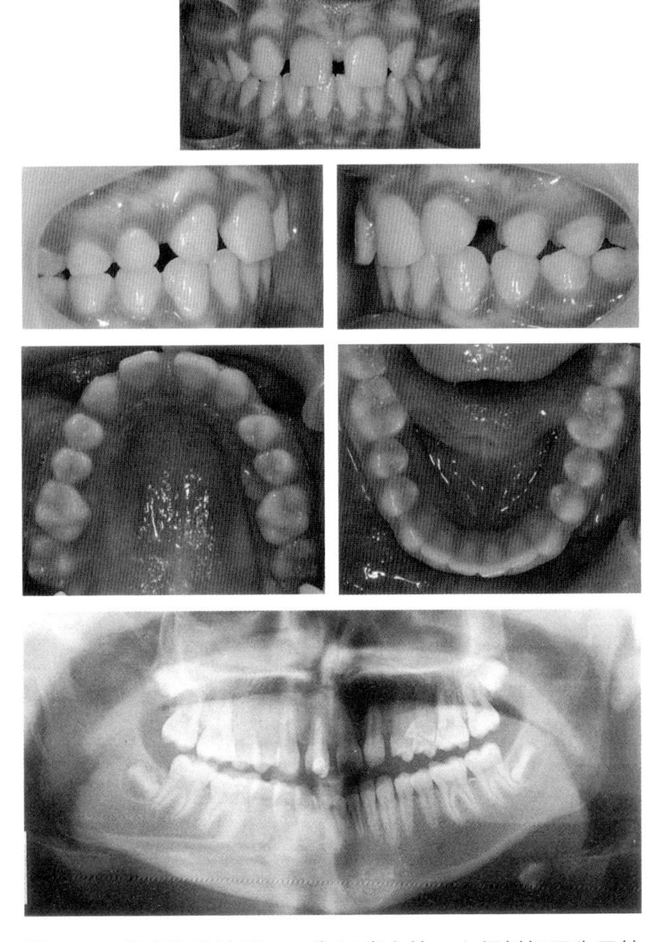

图23.1 轻度先天缺牙。一位13岁女性，上颌侧切牙先天缺失。由于上颌右侧中切牙外伤，需要根管治疗的病史导致错殆畸形变得复杂。

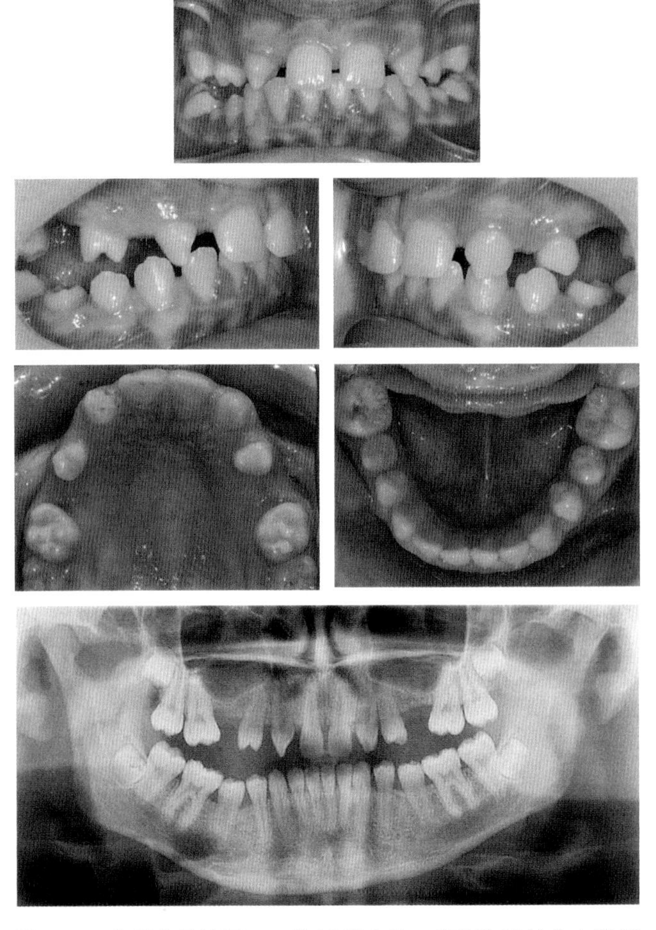

图23.2 中度先天缺牙。一位13岁女性，患有先天缺失上颌侧切牙和第二前磨牙。

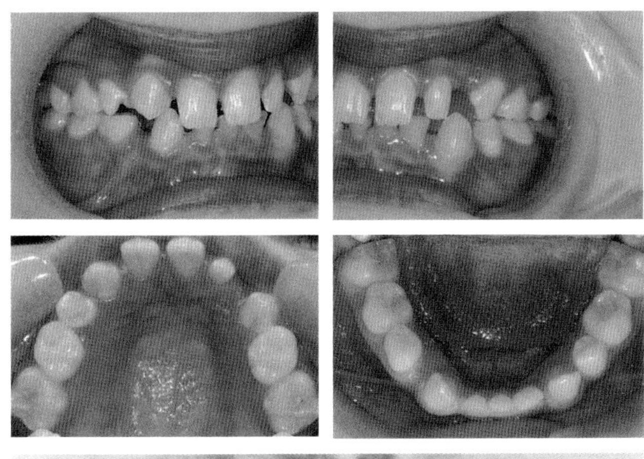

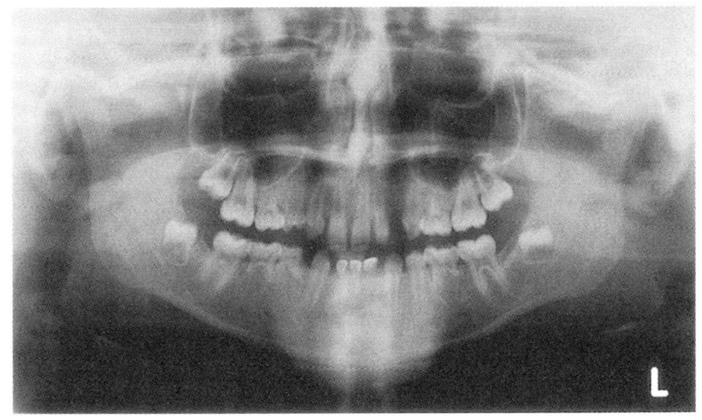


图23.3 重度先天缺牙。一位12岁女性患者，14、15、22、25、31、32、35、41、42、44、45先天缺失。

表23.1 高加索人先天缺牙的患病率

| | |
|---|---|
| 第三磨牙（不被考虑为先天缺牙） | 25%~35% |
| 下颌第二前磨牙 | 3% |
| 上颌侧切牙 | 2% |
| 上颌第二前磨牙 | 1.5% |
| 下颌切牙 | 0.5% |
| 上颌尖牙、上颌第一前磨牙、下颌第二磨牙 | 0.1% |
| 上颌中切牙、下颌尖牙、第一恒磨牙 | <0.1% |

### 23.1.1 患病率

据估计，乳牙列先天缺牙的患病率为0.1%～0.9%，最常见的是乳侧切牙缺失。乳牙先天缺失增加了恒牙先天缺失的概率。

在恒牙列中，先天缺牙的患病率为3.5%～6.5%，不包括第三磨牙。高加索人最常缺失的牙齿是下颌第二前磨牙和上颌侧切牙（表23.1）。女性更倾向于先天缺牙，女男比例大约为3：2，具有种族差异。两性之间分配不均的原因尚不清楚。

## 23.2 病因

先天缺牙可能是一种独立的特征，称为非综合征性或家族性先天缺牙。非综合征性先天缺牙被认为是多因素的，是遗传和环境因素之间复杂相互作用产生的。综合征性先天缺牙是指伴随遗传紊乱性疾病发生的先天缺牙。

唇腭裂患者更容易患先天缺牙，一些研究统计患病率高达75%。先天缺牙通常累及裂隙部位，是骨缺损导致的牙胚缺失或受损的后果（图23.4）。但值得注意的是，唇腭裂患者的非裂隙区，先天缺牙也高发。

### 23.2.1 非综合征性先天缺牙

#### 环境因素

与牙齿先天缺失相关的环境因素包括系统紊乱、局部因素，如病理、物理与化学创伤、照射、感染和医学治疗。通常认为环境因素是那些有遗传倾向的患者达到异常的阈值所产生的。

#### 遗传因素

对双胞胎和家庭研究表明，非综合征性先天缺牙可能由基因突变引起的，也可能通过显性、隐性遗传或者具有可变表达性和优势的X染色体相关的遗传病引起的。先天缺牙是遗传和表型上的异质性，不同的基因和基因的表达可能导致了先天缺牙的某些症状。在非综合征性先天缺牙中发现了3个关键基因：肌节同源盒基因1（MSX1）、配对盒基因9（PAX9）、轴抑制蛋白2（AXIN2）。这些是牙齿发育形态发生阶段的调控基因，基因突变与不同的表型有关。MSX1基因的突变主要与家族性缺牙和前磨牙缺失有关，而PAX9基因的突变则与磨牙缺失有关，AXIN2的基因突变则涉及广泛的牙齿缺失。研究提示，牙齿形成区域基因结构域的合并、重叠表达是牙列正常形成的关键，这就解释了某些区域（侧切牙、第二前磨牙、第三磨牙）先天缺牙的原因。

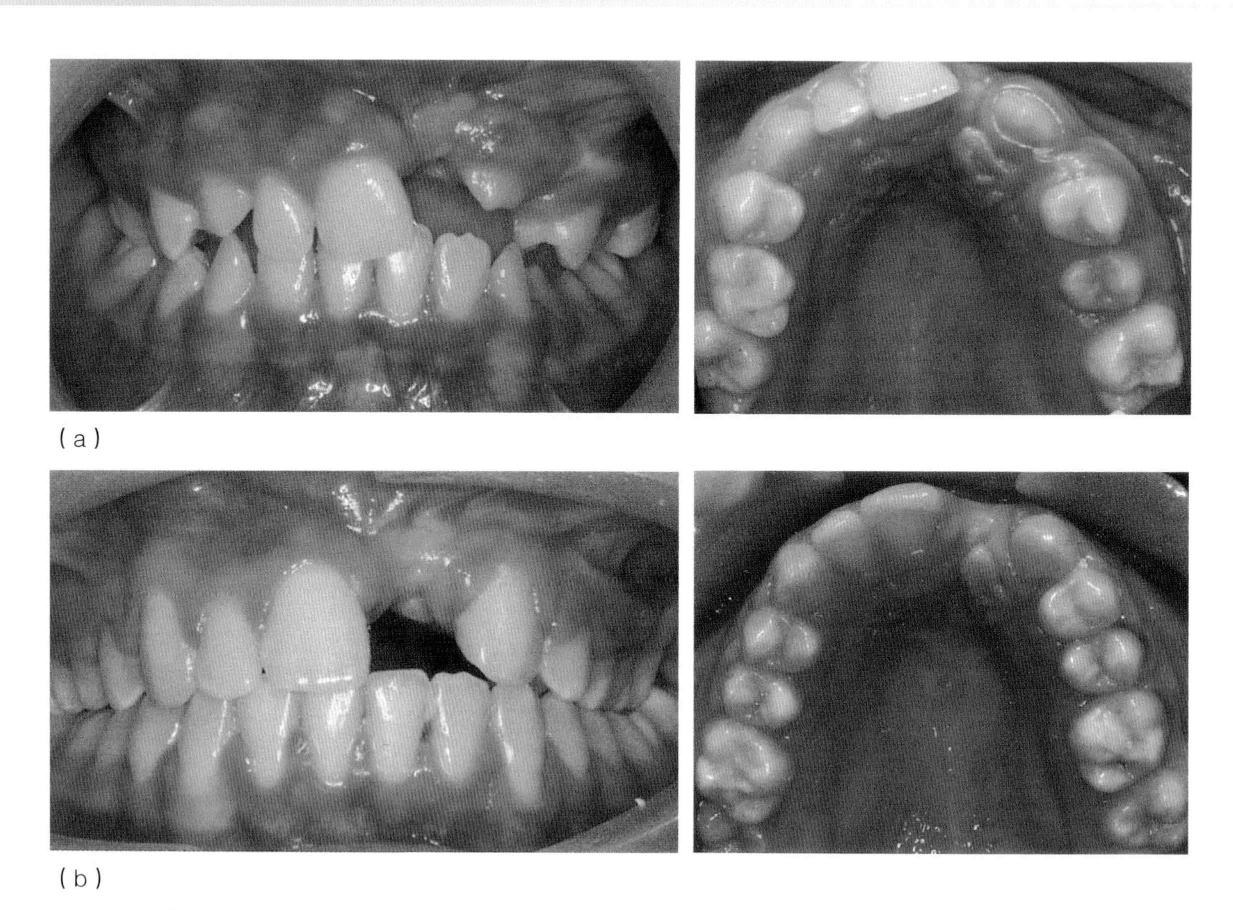

图23.4 一位13岁女性患者，左侧单侧唇腭裂伴先天缺牙。（a）治疗前：上颌左侧中切牙、侧切牙缺失，尖牙部分萌出。（b）治疗的目的是矫正牙齿，矫正牙列中线，并把间隙缩小到1颗牙齿大小。左侧尖牙被移至侧切牙位置，等待尖牙改形，树脂桥修复。

### 23.2.2 综合征性先天缺牙

根据人类基因和遗传病相关的孟德尔遗传（OMIM）概要，先天缺牙和少牙症分别与超过100个和70个综合征相关。要点框23.1中列出了一些最常见的以先天缺牙为特征的综合征。综合征的发生是一系列不同的基因突变的结果。和非综合征性先天缺牙一样，MSX1突变还与某些唇腭裂综合征和Wiktop综合征有关。

综合征的症状是多样的，也会影响先天缺牙的治疗方法。复杂的治疗方案可能会给患者带来不适，而对其他健康问题的治疗，也会降低患者对大量牙科治疗的接受度。

## 23.3 先天缺牙的特征

### 23.3.1 临床表现

除非轻度先天缺牙且存在明显的牙量骨量不调（拥挤）或乳牙滞留，否则先天缺牙通常会导致牙列间隙。由于乳牙体积较小或由于牙齿表面磨损，滞留的乳牙可能看起来比周围的恒牙小。

先天缺牙可能与许多其他牙齿异常有关，这表明它们有共同的遗传来源（要点框23.2）。先天缺牙伴有其他错殆畸形会加重咬合问题，如间隙、牙齿位

要点框23.1 与先天缺牙相关的综合征——提供了OMIM 目录编号供进一步参考：

- 唇腭裂综合征，如外胚层畸形、外胚层综合征、外胚层发育不良和唇腭裂综合征1
- 外胚层发育不良
- 口面指综合征
- 色素失禁症（OMIM 308300）
- 唐氏综合征（OMIM 190685）
- Wiktop综合征（OMIM 189500）
- 范德伍德综合征（OMIM 119300）
- Ehlers-Danlos综合征（OMIM 225410）

要点框23.2　通常与先天缺牙有关的牙齿异常

- 釉质发育不良
- 上颌尖牙异位
- 过小牙——局部的或普遍的，可以影响牙冠或牙根
- 磨牙牛牙症
- 锥形冠，如锥形侧切牙
- 异位萌出，特别是上颌尖牙和上颌第一前磨牙换位萌出
- 多生牙
- 滞留乳牙低位咬合
- 牙齿迟萌

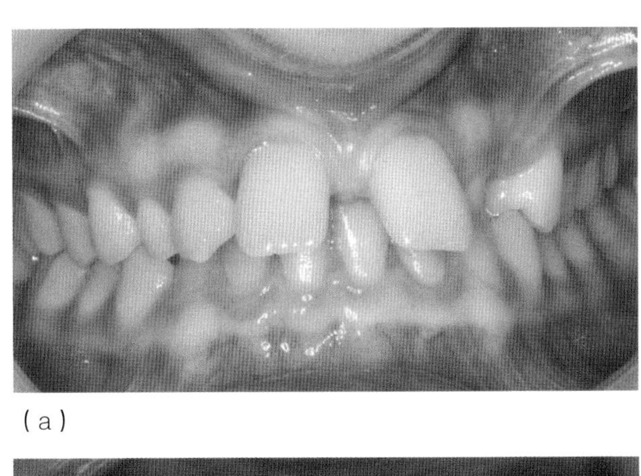
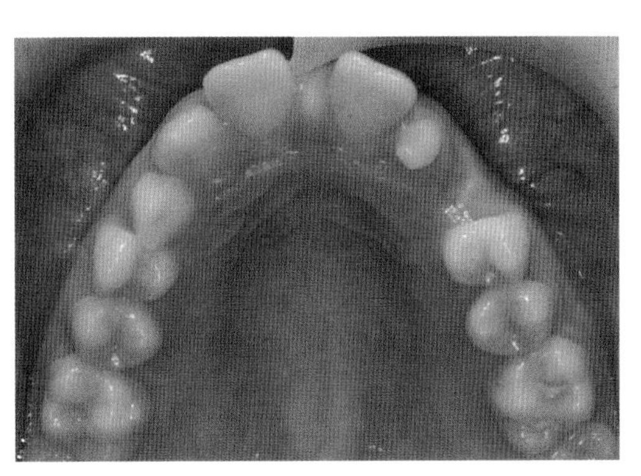

（a）

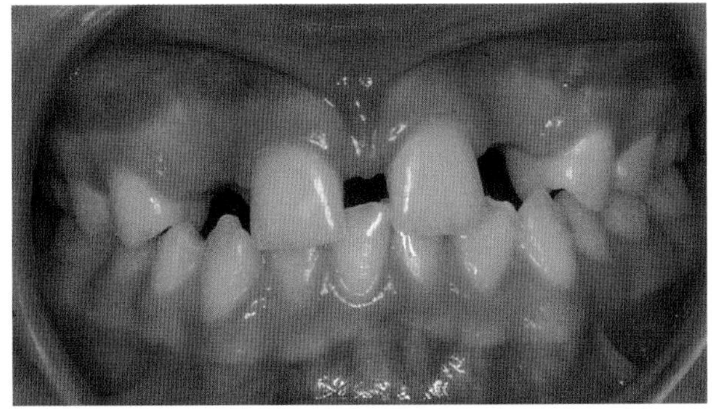
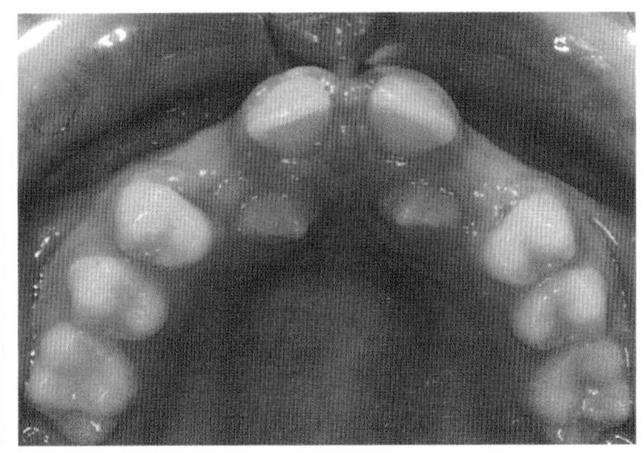

（b）

图23.5　先天缺牙也可能由于其他的牙齿异常而变得复杂。（a）一位14岁女性患者，右侧上颌侧切牙缺失。左侧上颌侧切牙为过小牙，左侧上颌尖牙异位，右侧上颌乳尖牙滞留。（b）一位13岁女性患者，双侧上颌侧切牙缺失，伴有上颌双侧尖牙异位，在开始正畸治疗前已手术暴露。

置不正、中线偏移、对颌牙过度萌出、龈缘不齐（图23.5）。先天缺牙患者由于牙槽骨发育不足，可能会出现牙槽骨萎缩或局部骨缺损（图23.6）。先天缺牙通常也与面下高度降低和深覆𬌗有关（图23.7）。

## 23.3.2　诊断

先天缺牙最常见的指征是牙萌出异常。乳牙滞留时间长，对侧同名牙萌出时间超过6个月，或偏离正常萌出顺序，应进行进一步检查。尽管发育迟缓的程度不一致，但先天缺牙可能与牙齿发育的普遍延迟有关。

影像学检查提供了先天缺牙的诊断依据，如果有特殊的临床症状或体征，则应使用牙科全景片来判断牙齿的存在或缺失。年轻患者不建议进行影像学筛查，由于第二前磨牙发育较晚，10岁前X线诊断缺牙可能是错误的。牙齿发育的大致年龄将决定准确诊断某一牙齿缺失的年龄（请参阅第3章，表3.1）。

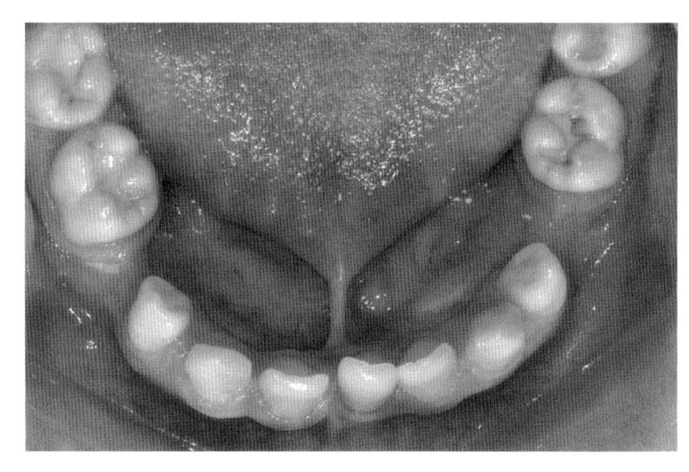

图23.6 骨缺损可能与先天缺牙相关，此病例中，第二前磨牙先天缺失导致下颌第二前磨牙区牙槽骨颊舌向狭窄。

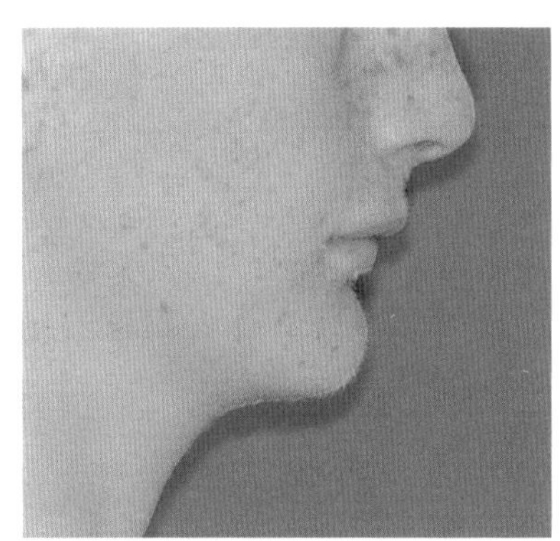
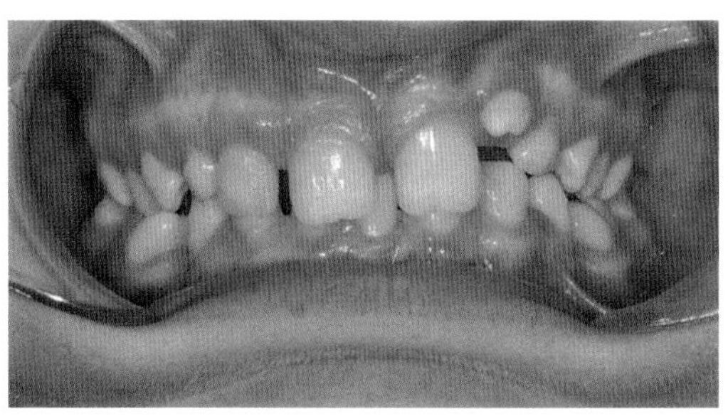
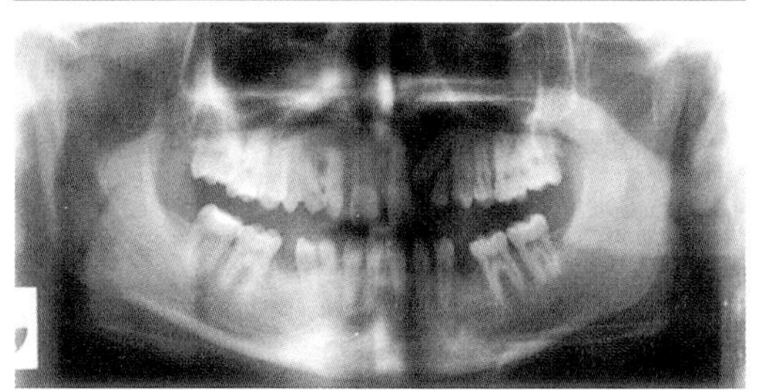

图23.7 覆殆加深及面高降低都与先天缺牙有关。

## 23.4 先天缺牙的影响

### 23.4.1 先天缺牙未治疗的影响

研究证明，先天缺牙会通过影响外貌、咀嚼功能及社会心理健康，从而影响生活质量。患者对牙齿外观的担忧是寻求治疗的主要动力，据报道，间隙是年轻人不安和焦虑的来源。先天缺牙可以导致咀嚼和言语障碍，如不能吃某些食物、咬硬物困难和语言障碍。与口腔健康相关的生活质量。

OHRQoL表明，先天缺牙会影响日常活动，如刷牙、说话、吃饭和演奏乐器等。

### 23.4.2 先天缺牙治疗的影响

先天缺牙治疗的疗效取决于治疗类型、医疗条件因素和患者个人因素。积极治疗通常开始于青春期早期，即11～12 岁恒牙殆期建殆时，根据治疗计划，可以贯穿全部青春期直至进入成年。牙科治疗的时长及复杂性影响患者的体验，研究表明，等待治疗和/或治疗的延迟会成为患者沮丧的根源。繁重的复诊计划会对旅行的时间及费用、停工停学时间、对患者兄弟姐妹的照顾均产生影响，且会暂时性影响外表、语言及饮食。在制订治疗计划时，应考虑到治疗的潜在影响，并与患者和家属进行讨论，以确保提供最适当的治疗。

## 23.5 乳牙殆期的治疗

先天缺牙在乳牙殆期是相对少见的。对于轻度先天缺牙，通常不需要积极干预。乳牙的发育缺失增加了对恒牙发育异常的怀疑指数，因此应该仔细监控牙齿发育。任何担心存在相关综合征可能性的患者都应及时转诊到适当的医疗机构进行进一步检查。此外，牙科团队在为幼儿和家庭提供支持与建议方面发挥着重要作用。家长可能需要咨询相关问题，例如先天缺牙的诊断和在恒牙列或者混合牙列中先天缺牙的可能性。先天缺牙的长期治疗可能对患者和家庭造成经济负担，所以提供关于未来治疗的建议，为家长留出准备时间。

在严重的先天缺牙或无牙颌的情况下，需要进行修复治疗，可摘局部义齿可提高义齿的美观性与功能性。牙槽嵴条件不好的患者，修复体固位不好，且通常需要定期调整。修复体在最初会引起语言、饮食和唾液增多等其他方面问题，但适应性通常良好，有助于语言发育。

## 23.6 替牙殆期的治疗

牙齿先天缺失对恒牙列的影响在牙齿替换时才会变得明显，预防性建议是保持乳牙处于最佳状态，以最大限度地增加未来的治疗选择。这包括饮食分析、根据患者的需要量身定制口腔治疗方案、氟化物的使用、间隙保持器的使用。由于存在其他牙齿畸形的风险，应对牙齿发育进行仔细和全面的监测。

特别是在升入中学期间，由于受到同伴的影响，患儿对美学和功能的关注可能在混合牙列期间变得明显。混合牙列期提供的任何临时治疗都应该是微创性的，并需考虑长期的治疗计划。临时治疗的好处必须与任何潜在的风险相权衡， 例如保持口腔健康和增加患者及其家人的治疗负担相权衡。

采用粘接桥修复、非侵入性修复技术通过复合树脂使过小牙齿加宽或改形来减小间隙。缺失的牙齿可以暂用粘接固定义齿代替，比如在没有预备牙齿表面的情况下放置粘接桥。当有多颗缺失的牙齿或没有合适的基牙时，活动义齿可能是较好的选择。活动义齿通常需要有缓慢的适应过程，在替牙殆期，没有明显受缺牙影响的患者的依从性可能较低。

预防正畸治疗有助于混合牙列期的间隙再分配，改善美观。由于复发的风险通常很高，因此必须考虑如何正畸保持，直到能够提供确定的下一步治疗。另外，乳牙的移动会加速牙根吸收，远期预后不好。在存在未萌牙齿的区域移动牙齿一定要小心。

如果在恰当的时间适时拔除乳牙有可能促进缺牙间隙的自动关闭。然而，很难预测未来牙齿萌出和拥挤的可能性，因此强烈建议在对患有牙缺失的儿童进行拔牙之前，向正畸专家寻求建议。上颌乳侧切牙和乳尖牙的拔除可促进近中倾斜的恒尖牙萌出，以取代先天缺失的侧切牙。同样的，明确诊断有一定拥挤并伴有第二前磨牙先天缺失时，可以早期拔除第一乳磨牙，以缓解拥挤，促进生长间隙关闭，最好是在11岁左右，第二恒磨牙萌出之前。

## 23.7 恒牙殆期的治疗

### 23.7.1 治疗计划的思考

在大多数情况下，先天缺牙的治疗计划应该在一个多学科的团队中进行，通常包括儿科牙医、修复牙医和正畸医生。少数情况下，口腔外科医生、临床心理学家和遗传学家也可能参与其中。全科医生通常负责协助监控牙齿发育和日常护理工作，因此，应在通讯录中包括患者的私人牙医，以确保治疗的连续性。

有一些治疗策略可用于治疗牙列中的先天缺牙，可以单独进行，也可以合并进行：

（1）不积极治疗。

（2）滞留乳牙的管理——维持或拔除。

（3）通过修复掩饰治疗以改变现有的乳牙或者恒牙的形状、尺寸及颜色异常。

（4）正畸治疗以改变牙齿的位置。

（5）牙齿修复。

成功的治疗将取决于患者的关注和期望是否得到了解决。除了患者因素，口腔外和口腔内的特征及可获得的口腔护理方法都将影响治疗方法的选择（表23.2）。治疗决策应该由临床医生和患者及家属共同做出。

表23.2 治疗方法的考量

| | |
|---|---|
| 患者因素 | 关注——美学、功能<br>短期、中期和长期预期成果<br>积极配合牙科治疗<br>承诺长期维护的意愿<br>使用氟制品和饮食控制<br>其他医疗问题<br>社会因素，如家庭环境、口腔定期检查 |
| 口内特征 | 先天缺牙严重程度及牙齿位置<br>牙齿健康状况：口腔卫生、牙体疾病<br>咬合因素，如拥挤、牙弓间关系<br>牙科美学<br>种植体植入部位 |
| 口外特征 | 骨骼在3个方向的骨型：<br>矢状向、垂直向、横向<br>软组织：唇部支撑、微笑线<br>微笑美学 |
| 牙科保健情况 | 可承担费用的治疗选择 |

## 23.7.2 不积极治疗

患有先天缺牙的患者可能会因为一些原因而决定不接受任何牙科治疗，通常是因为他们觉得自己的牙齿外观和功能是可以接受的，而且从治疗中获得的好处很少。如果患者及其家属已了解了足够的信息来做出这一选择，并且是自主地做出这一选择，应该支持其拒绝积极治疗的选择。对于牙齿健康状况不佳或有医疗禁忌而不能进行牙科治疗的患者，牙科团队可能会觉得治疗的风险大于任何潜在的风险，因此不建议进行任何治疗。如不计划进行牙科治疗，患者应由他或他的私人牙医进行日常治疗。这样保留了重新评估患者和家庭愿望的机会，并应监测牙齿健康状况。对先天缺牙的了解和对牙齿健康的期望可能会随着时间的推移而改变，患者可能会要求多学科的团队进一步讨论可能的治疗方案。

## 23.7.3 乳牙的管理

在恒牙缺失的地方，乳牙可能会在口腔中保留比正常更长的时间。滞留乳牙的管理需要进行选择：保留牙齿；正畸拔牙积极干预以自发地关闭间隙。另外，乳牙可以在不关闭间隙的情况下拔除。在这种情况下，决定是接受间隙或考虑牙齿修复。乳牙管理的决定受多项临床因素的影响，例如缺牙的数目及位置、乳牙的健康状况、乳牙相对于其他牙齿的位置，及其他方面的错殆畸形，如存在间隙、牙列拥挤和牙弓间关系紊乱等（图23.8）。

低位咬合是指牙齿不能与邻牙保持咬合关系（请参阅第3章，第3.3.3节）。

在先天缺牙中，先天缺牙患者的低位咬合最常发生在第二乳磨牙（图23.9），在严重的情况下，防止局部垂直骨缺损形成，可能需要拔牙。

根长适当和牙冠健康的乳牙可以尽可能长时间保

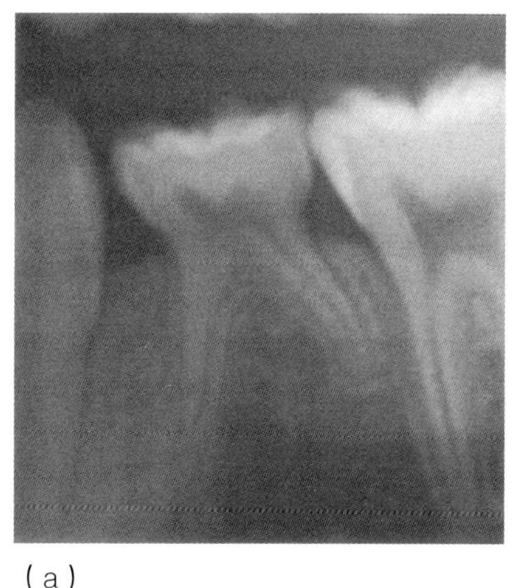

（a）

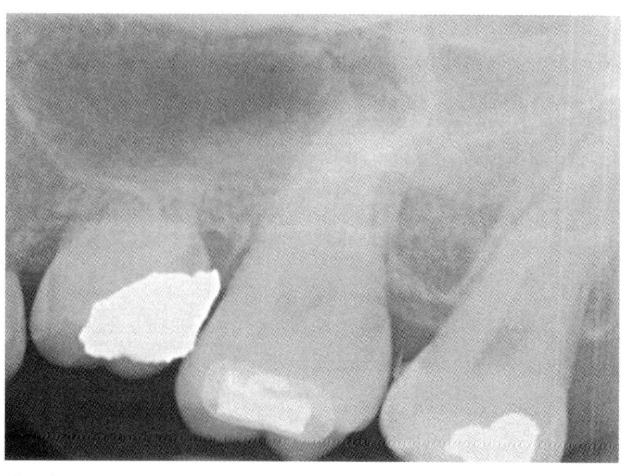

（b）

图23.8 （a）乳牙的预后受牙冠表面健康状况和牙根长度的影响。下颌第二乳磨牙，无龋齿，牙齿表面缺损小，牙根长度良好，牙齿的预后良好。（b）上颌第二乳磨牙有一个大面积修复体和广泛的牙根吸收，牙齿的预后很差。

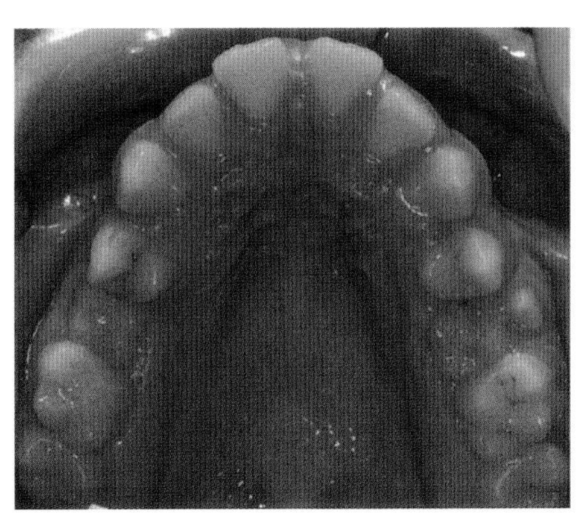
（a）

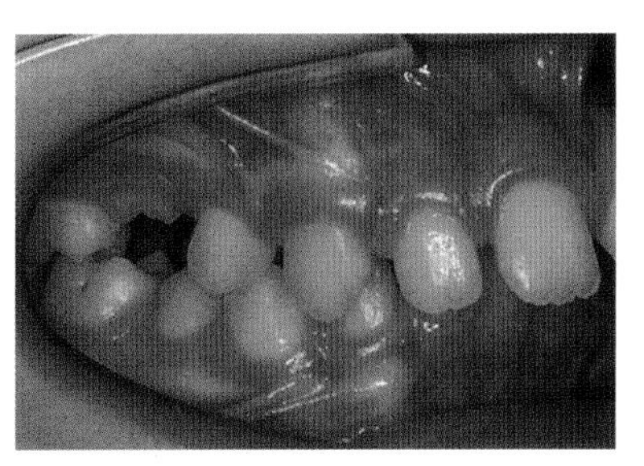
（b）

图23.9 （a，b）上颌第二乳磨牙为低位咬合，其中右下颌第二前磨牙先天缺失。低位咬合的严重程度表明拔牙是必要的，以防止牙齿压低到牙龈下。

留。牙齿作为天然的间隙保持器，保持牙齿形态，有利于减少牙槽骨吸收，保护软组织结构，改善外观和功能。保留乳牙能显著降低缺牙的影响、提高口腔健康等相关生活质量。乳牙通常比相邻的恒牙显得小，所以乳牙可以通过直接或间接的修复体来改形，以改善美观并保护乳牙（图23.10）。在牙体缺损或轻度-中度低位咬合的情况下，可以在乳磨牙上放置高嵌体，以恢复咬合高度，从而改善功能，防止相邻牙倾斜（图23.11）。

一般来说，乳牙没有恒牙所预期的寿命长，乳牙的长期保存取决于牙根吸收的程度和速度、牙体疾病，如龋齿、非龋齿表面缺损和牙周病等以及继发于牙固连的低位咬合等因素。如果第二乳磨牙在患者20岁时还在口腔内存在，表明远期预后良好，而乳尖牙寿命通常较短。修复乳牙可能会降低长期存留的优势，因为冠根比较低，牙齿负荷增加。

如果乳牙要尽可能长时间保留，应商定一个长期计划来处理最终的牙齿缺失。这通常涉及一个治疗计划，将相邻的牙齿放置在有利的位置，以便在乳牙脱落时进行牙齿修复。乳尖牙比继替恒牙小得多，可能需要在乳牙周围预留间隙，以方便种植牙修复或将来进行比例更好的义齿修复。另一方面，第二乳磨牙牙冠大于继替前磨牙牙冠尺寸，因此可能需要减少乳磨牙的近远中宽度，通过正畸使间隙闭合至前磨牙的尺寸。牙冠减小的范围取决于乳磨牙根的分散角度和邻面釉质的厚度（图23.12）。

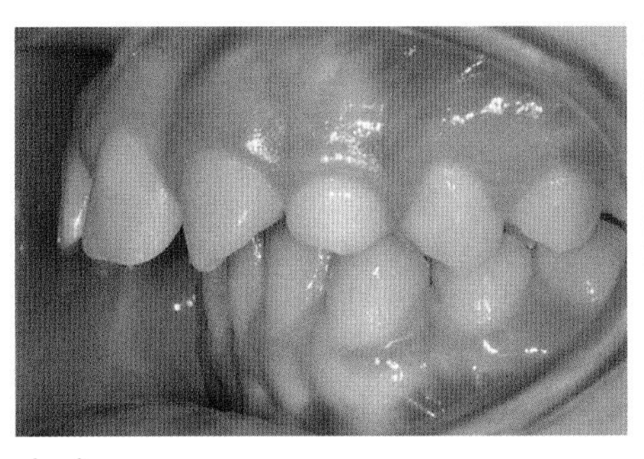
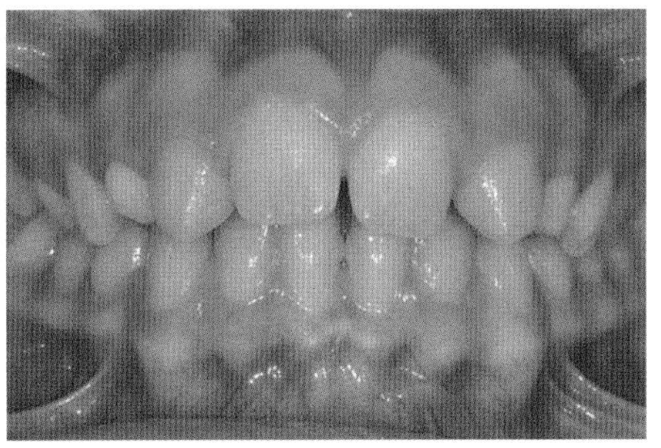
（a）

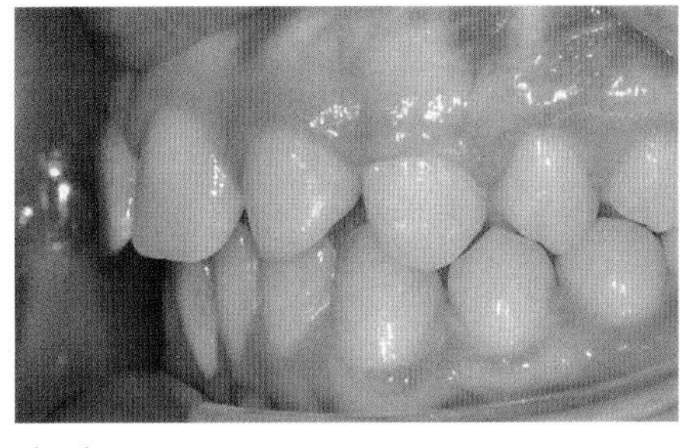
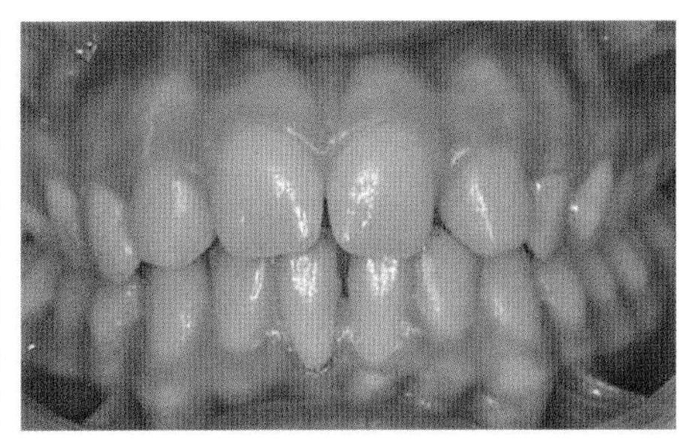
（b）

图23.10 一位14岁女性患者，上颌侧切牙缺失。（a）患者对其上颌乳尖牙和上颌恒尖牙的形状不满意。（b）在功能矫治阶段，不断降低恒尖牙牙尖，并在乳尖牙上做临时修复体。

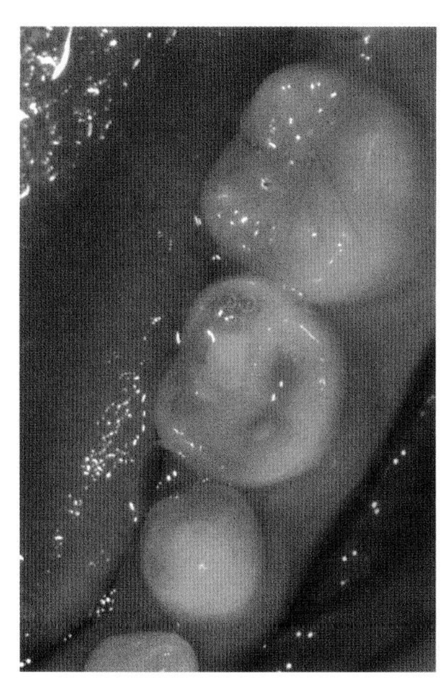
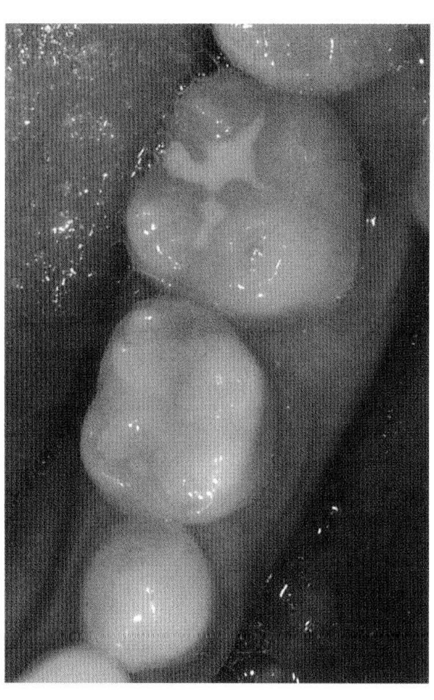

图23.11 当继替恒牙缺失时，修复第二乳磨牙。采用直接高嵌体修复非龋性牙体缺损和轻度咬合高度不足。

### 23.7.4 正畸治疗

正畸治疗先天缺牙的目的是调整牙齿的位置，以消除牙齿缺失的间隙或优化牙齿修复的空间。牙齿最终位置的治疗规划取决于先天缺失的严重程度和表现、口腔外的特征、牙齿健康、适合的正畸治疗，以及其他方面的错殆畸形。

#### 上颌侧切牙缺失

存在上颌侧切牙缺失时，应该确定是否开拓间隙进行牙齿修复（图23.13）还是关闭间隙接受尖牙位于侧切牙位置，用第一前磨牙作为尖牙的替代（图23.14）。应考虑一些临床因素（表23.3）。对于那些希望尽量减少治疗时间的患者来说，间隙关闭可能是更好的选择。有证据表明，在间隙关闭避免牙齿修复的情况下，牙周健康会更好。在开拓间隙及半闭间隙都有可能的情况下，可以使用称为Kesling装置作为治疗方案的可视化模拟， 来帮助患者进行抉择（图23.15）。

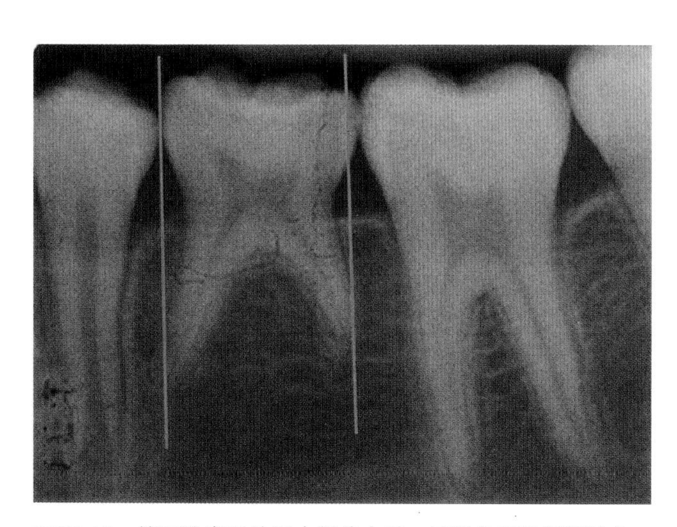

图23.12 第二乳磨牙的近中部分去釉，使部分正畸间隙闭合，以优化未来前磨牙的修复空间。然而，不同的根尖分散角度可能会限制间隙闭合的范围。

由于尖牙颊舌径、近远中径和牙龈缘的比例增加、牙龈轮廓较高、牙尖突出、牙冠颜色较深，用尖牙替代侧切牙是很有挑战性的。这些问题可以在一定程度上通过正畸调整尖牙的位置、牙釉质牙冠形态和/或牙齿美白正畸后的修复治疗来解决。

#### 下颌第二前磨牙先天缺失

对于前磨牙的轻度先天缺牙，需要在正畸关闭间隙或优化间隙牙齿修复方面做出选择。间隙闭合可能

表23.3 上颌侧切牙缺失的管理

| 开拓间隙 | 闭合间隙 |
|---|---|
| 骨性Ⅲ类 | 骨性Ⅱ类 |
| 没有拥挤或者牙弓有间隙 | 拥挤 |
| 后牙安氏Ⅰ类关系 | 后牙安氏Ⅱ类关系 |
| 牙的颜色和形态差 | 尖牙的颜色和形态良好 |
| 同一象限先天缺牙或牙齿预后不良 | 患者不希望进行修复 |

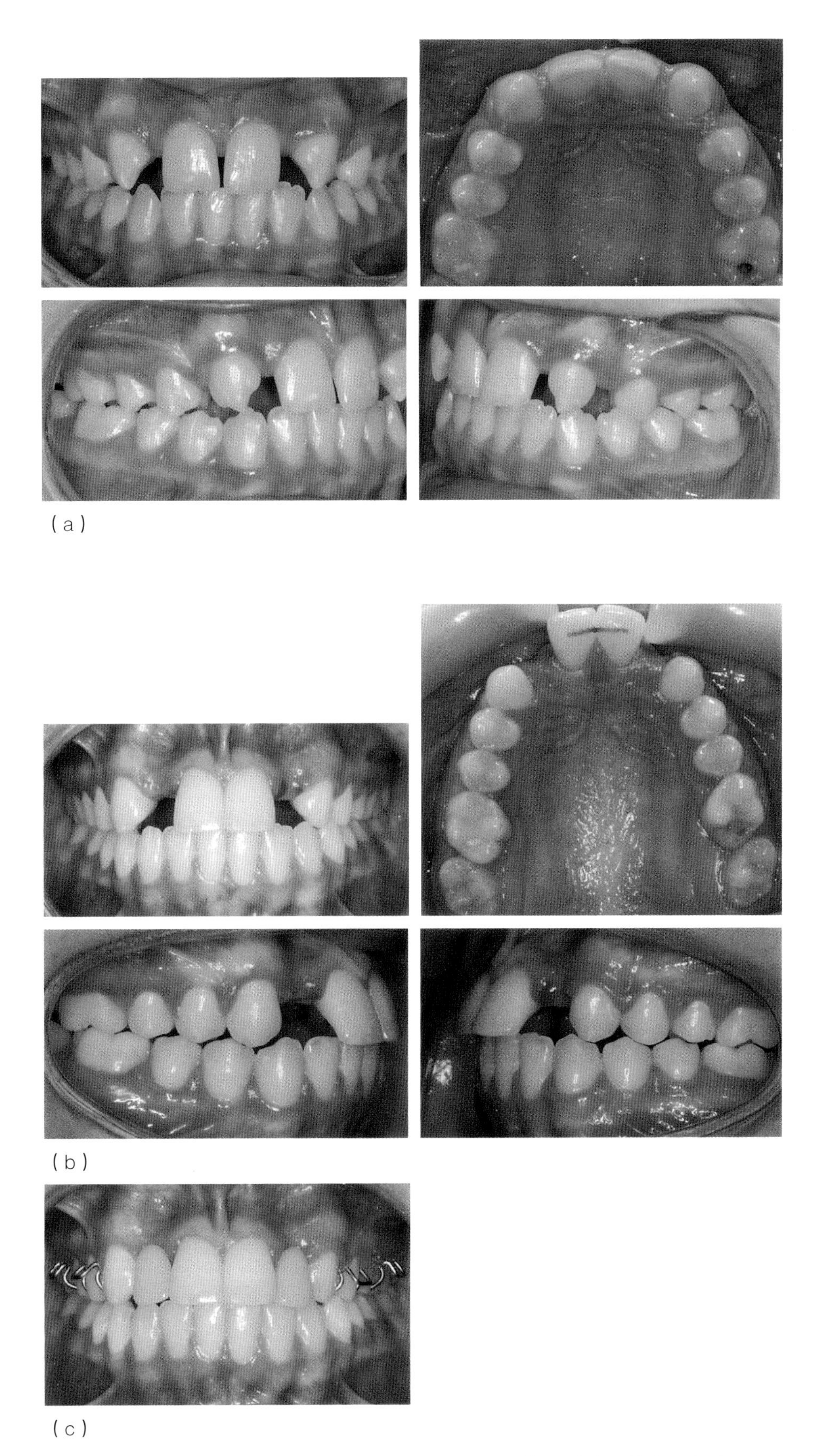

图23.13　正畸开拓双侧上颌切牙缺失区的间隙。（a）一位14岁女性患者，双侧上颌侧切牙缺失。（b）上颌尖牙使用固定矫治器移动到正确的位置，为侧切牙区的牙齿修复创造空间。（c）侧切牙间隙由Hawley保持器上义齿修复。治疗由Gavin Bell提供。

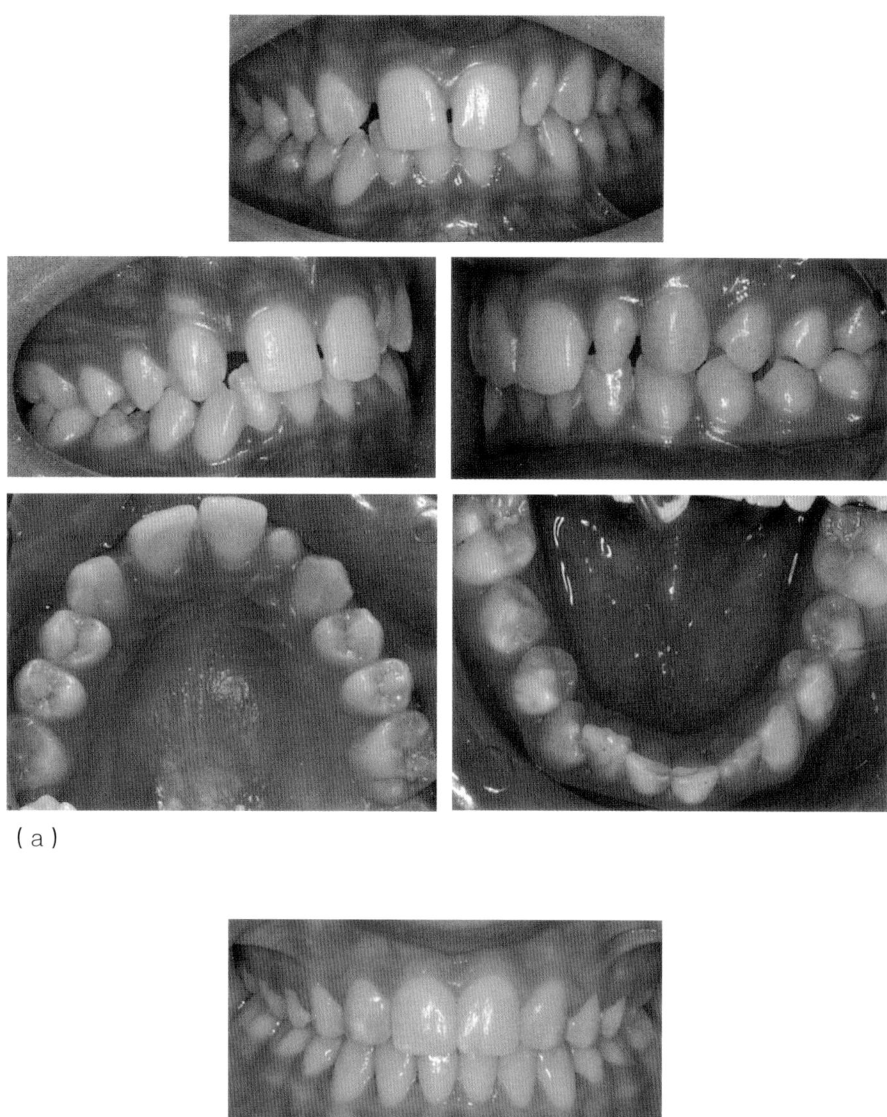

（a）

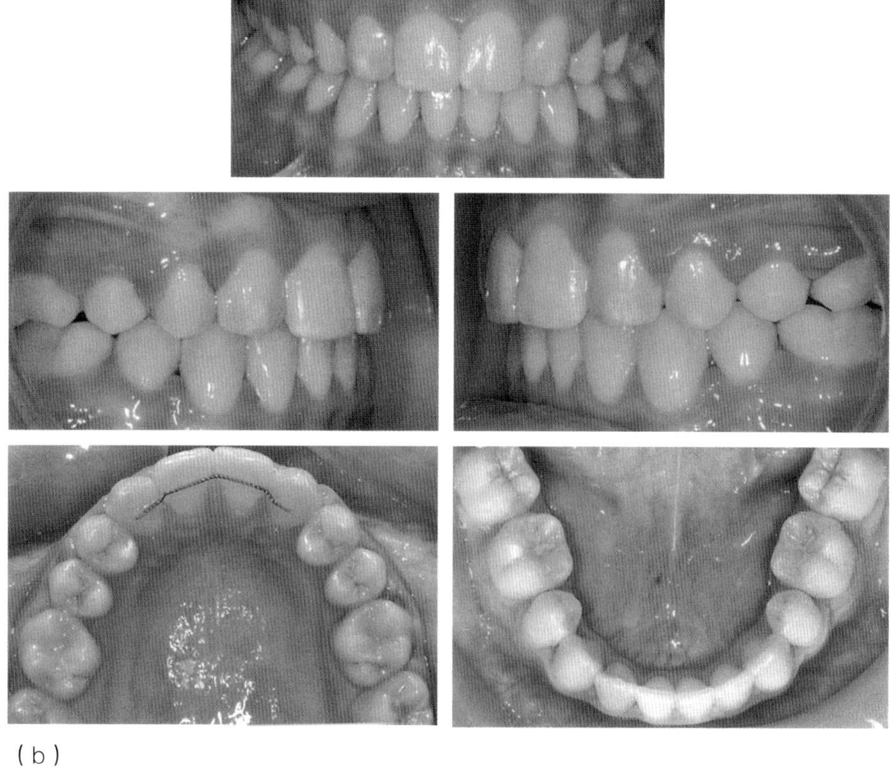

（b）

图23.14 正畸关闭间隙。（a）一位14岁女性患者，右上颌侧切牙先天缺牙和左上颌侧切牙过小。（b）治疗包括拔除过小的侧切牙，用尖牙替代侧切牙来关闭间隙，尖牙在整个正畸治疗过程中被改形。下牙列拔牙用于解除拥挤及维持切牙关系。治疗由Zynab Jawad提供。

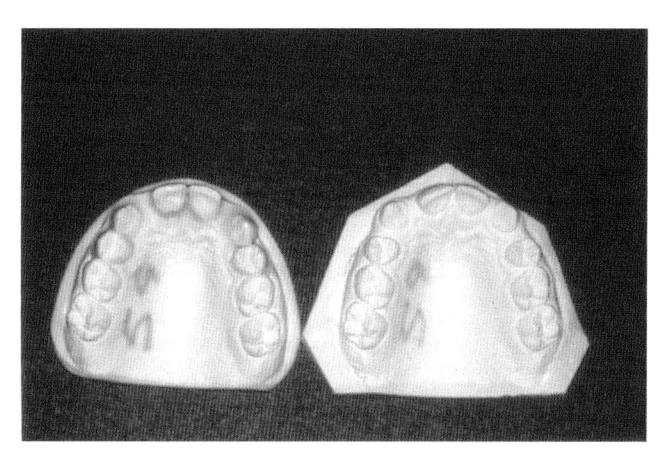

图23.15　当多个治疗方案是可行的，Kesling装置可用于帮助患者可视化选择治疗方案。

具有挑战性，尤其是较大的间隙，这是由于第二乳磨牙脱落晚造成的。成功关闭8～11mm的后牙间隙已被证实对咬合关系没有影响，但通常需要额外的支抗来进行磨牙前牵引和需减少前牙过度回收的风险。后牙缺失的美学影响低于前牙，患者可能会选择接受后牙间隙，而不是进行牙齿修复或广泛的正畸治疗来关闭后牙间隙。

## 下颌切牙缺失

下颌切牙缺失的治疗将取决于前牙关系和缺牙的数量（图23.16）。如果覆殆、覆盖减小，并且有反殆趋势，则正畸关闭间隙可改善切牙关系。另一方面，在覆殆、覆盖增加的情况下，下颌切牙间隙的关闭，可能会使切牙关系恶化，因此应避免使用。如果要正畸开拓间隙修复缺失牙齿，通常最好将间隙放置在侧切牙位置，因为相邻下颌尖牙是支撑固定桥的理想基牙。

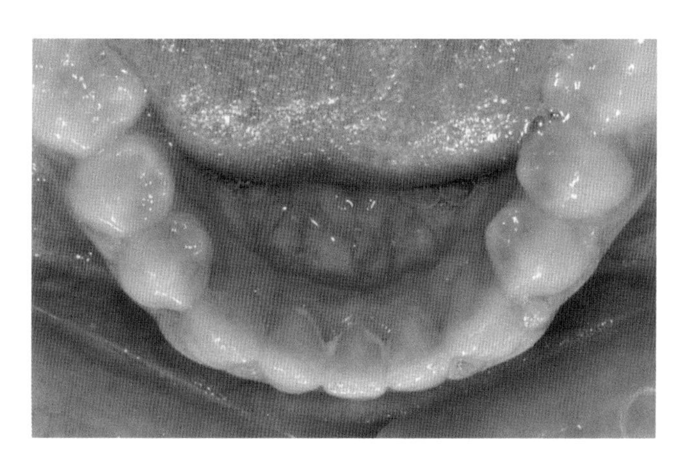

图23.16　单侧下颌中切牙先天缺失采用正畸方法关闭间隙。

## 单侧牙齿先天缺失

单侧牙齿先天缺失对正畸治疗提出了特殊的挑战，特别是要保持牙齿之间的对称性并确保中线与面部协调。单侧上颌侧切牙缺失的治疗取决于先前列出的因素，此外，用尖牙改形进行关闭间隙或开拓侧切牙间隙进行修复治疗以获得对称性结果的能力有待评估。单侧先天缺牙常与锥形侧切牙同时出现，如果进行间隙关闭，很难使小侧切牙与对侧尖牙之间保持对称，在这种情况下，正畸医生可以选择拔除锥形侧切牙（图23.14）或者，如果要正畸开拓间隙，则可能需要修复锥形牙以匹配对侧修复体。

## 中度–重度先天缺牙

例如，在中–重度先天缺牙的病例中，每象限缺1颗以上的牙，就需要多学科的联合治疗，以便制订整体的治疗计划。牙齿的位置受牙齿修复方法及牙齿移动范围的影响（图23.17）。理想情况下，间隙的预留是为了促进美观和减少假牙的咬合负荷。严重的先天缺牙，每个象限有多颗牙齿缺失，正畸治疗可能是具有挑战性的，因为没有足够的牙齿提供支抗，以通过固定矫治器实现重要的牙齿移动。在这些情况下，可能有必要接受牙齿现有的位置或只计划小范围牙齿运动。牙齿修复通常依赖于种植牙，将正畸治疗推迟到接近生长发育停止时，可能对治疗也有帮助（请参阅第23.7.6节）。

## 正畸矫治器

固定矫治器通常是重新定位牙齿的治疗方法，但治疗机制可能比较复杂，包括牙齿缺乏支抗、无牙颌部位的金属丝跨度较长、容易变形和断裂，以及面部高度降低和深覆殆所带来的挑战。在已经获得间隙的地方，可以通过附着在树脂牙上的托槽连接到弓丝上，以改善美观（图23.18）。可从活动的装置或附件（如腭弓或舌弓、头帽或来自临时支抗装置的骨骼支抗）获得支抗。

当没有足够牙齿进行固定矫治时，可以采用带有前部平面导板的上颌活动矫治器来帮助改善覆𬌗或移动牙齿（请参阅第10章，第10.3.2节）。存在骨骼发育不足的生长期患者应该进行生长改良，对于Ⅱ类错𬌗面高度降低的患者，可以使用功能矫治器促进矢状向及垂直向发育。而在安氏Ⅲ类错𬌗中，可以使用前方牵引器（请参阅第11章，第11.4节）。对于没有生长潜力和严重骨骼不调的患者，可能需要正颌治疗（请参阅第20章）。

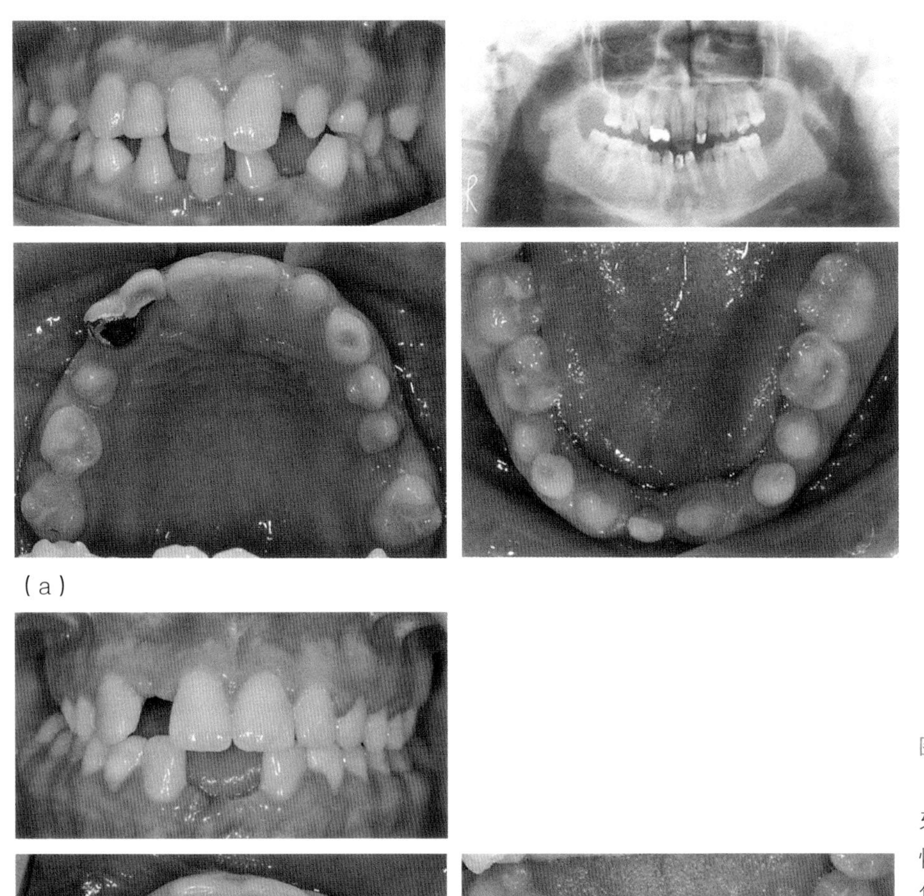

（a）

（b）

图23.17　重度先天缺牙的正畸治疗。（a）一位14岁男性患者，少了13颗恒牙，乳牙滞留，还有一些过小牙和锥形恒牙。右侧第二前磨牙阻生。临时桥修复右上颌侧切牙。（b）治疗方法包括拔除右上颌第二乳磨牙，以促进前磨牙萌出。使用固定矫治装置重新分配间隙，并在中切牙、锥形恒牙和乳牙上放置临时修复体，以改善牙齿的外观。患者正在等待牙齿美白，之后进行永久修复，在下切牙和右上切牙位置行牙齿修复（RBBs）。

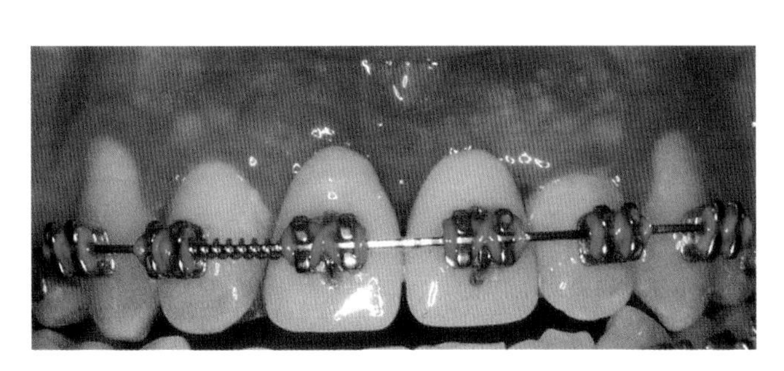

图23.18　在正畸治疗过程中，可使用粘在牙齿上的托槽将丙烯酸树脂牙（此处为上中切牙）连接到弓丝上，以提供美观方案。

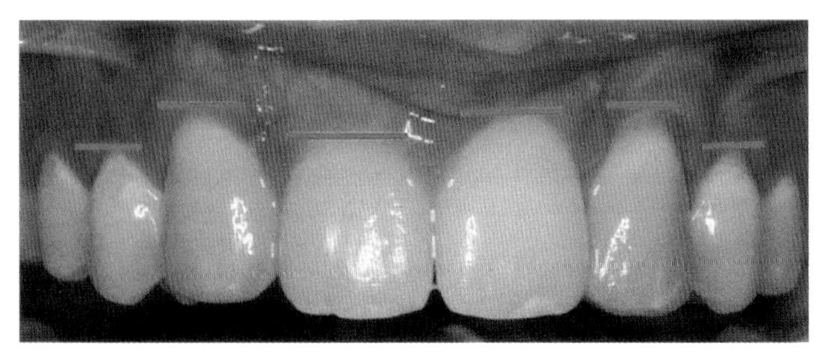

图23.19　尽管在整个正畸治疗过程中尖牙的形态和形状都很好，但由于尖牙牙冠颜色较深，与前牙牙龈高度的差异，尖牙代替到侧切牙位置的美观度有所下降。

保持

与其他错殆畸形一样，保持是治疗的关键组成部分（请参阅第16章）。正畸关闭的间隙易于复发，经常建议固定保持。在已开拓的间隙进行牙齿的修复，计划进行适当的保持至关重要，以防止牙冠或牙根位置复发，这会使将来的修复变得复杂，可以将人工牙齿添加到Hawley保持器中，作为牙齿修复的临时方法（图23.13）。最好在缺牙间隙近远中放置金属止点，以防止如果人工牙断裂而造成间隙损失。也可以将人工牙添加到隐形保持器中，以改善美观性，但必须告知患者进食时摘掉保持器。

## 23.7.5 修复掩饰治疗

微创、粘接修复性牙科技术可用于改变乳牙和恒牙的形态（图23.17）。如果牙齿的位置和咬合是可以接受的，这可能是一个独立的治疗，也可能配合正畸治疗。

当恒牙长出或将牙齿移到其他牙齿的位置时，可以使用修复技术用来改变牙冠形态增进美观程度。最常见的是尖牙作为侧切牙，其中在近远中切角添加树脂，使尖牙外形呈方形。前磨牙在尖牙位置，牙冠可能需要一些扩大。重新塑造牙龈边缘的轮廓也可能是提高美观的理想选择，特别是对那些拥有高微笑线的人来说。在牙齿闭合间隙的情况下，单颗牙冠美白可以改善深色牙齿与相邻牙齿之间的颜色差异（图23.19）。

## 23.7.6 牙齿修复

根据缺失牙的数量和位置以及相邻结构的不同，有许多方法可用于修复缺失牙。牙齿修复包括：

- 可摘局部义齿
- 牙支持式固定修复体
- 种植体支持式修复体
- 自体牙移植

为保证正畸治疗达到理想的牙位，我们在初始治疗计划中应考虑并设计牙齿修复的治疗方法。建议在完成固定矫治之前先寻求修复医生意见，以便对咬合或间隙进行最终结束调整，以优化牙齿修复的预后。

可摘局部义齿

可摘义齿可以用来代替1颗牙齿或多颗牙齿作为短期或长期的解决方案。对于严重的先天缺牙和严重的骨缺损，如外胚层发育不良的患者，可摘义齿可能是修复大量牙齿缺失的首选方法。可摘义齿可由丙烯酸树脂或钴铬合金制成，并可从软组织和牙体组织获得支撑与固位。可摘义齿有很多优点，但往往被忽视；具有制作速度快、制作简单、设计灵活、美观、修复软组织等优点。可摘义齿的主要缺点是一些患者无论是生理上还是心理上都可能会感到难以适应，生长期间的骨骼生长意味着可摘义齿需要随着时间的推移进行调整或更换。

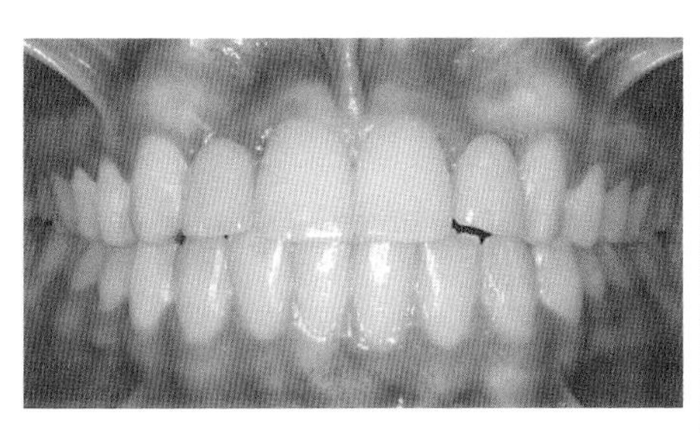
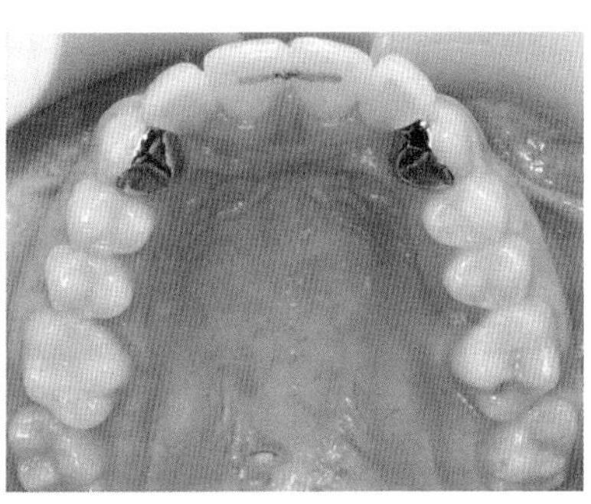
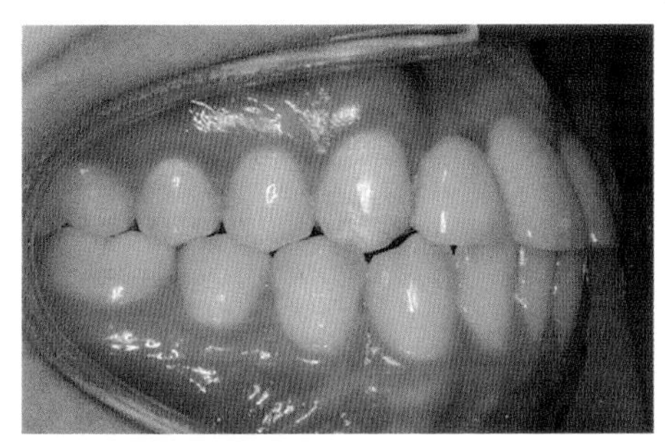
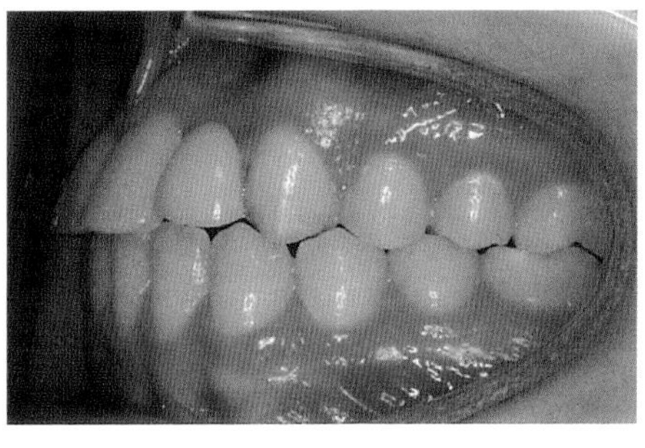

图23.20 一位13岁女性患者，双侧上颌中切牙缺失。正畸开拓间隙及牙齿修复（RBBs）。修复由患者的全科医生完成。

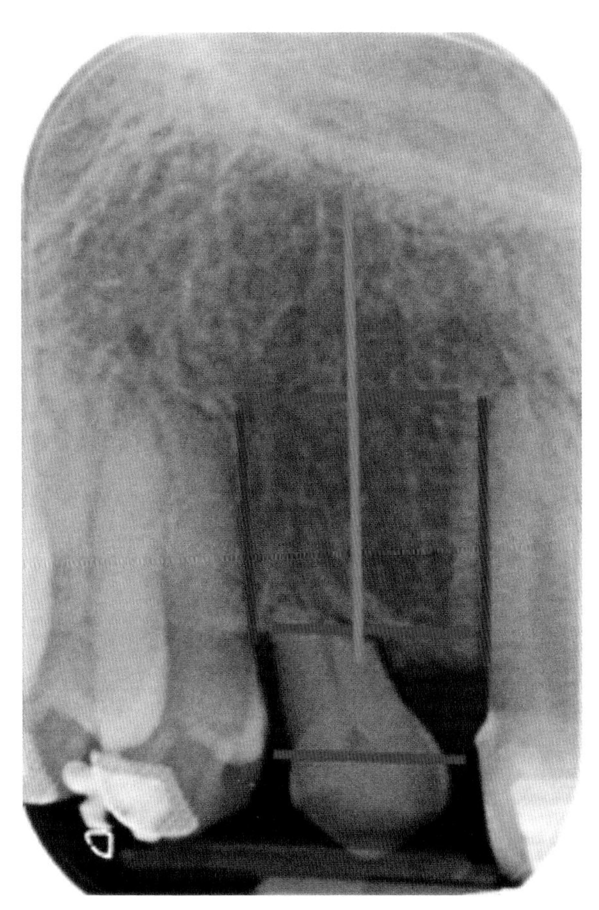

图23.21 种植体植入考虑因素：相邻牙齿的根平行度（红色线）、牙冠近远中宽度、牙槽嵴顶及根尖骨（蓝色线）的近远中宽度，以及牙槽骨的垂直高度（绿色线）。

## 牙支持式修复体

牙支持式修复体包括粘接于基牙上的各种桥体设计。桥体可用于缺牙较少的情况，但必须仔细评估基牙的质量和咬合情况，以确定是否适合做基牙。过小牙或牙龈边缘未完全退缩至牙颈部的牙齿可能没有足够的釉质表面用于粘接， 而牙根短或牙槽骨缺失的牙齿可能无法承受增加的咬合负荷。

最常用的桥是树脂桥（RBBs），它需要对基牙进行少量的预备或不预备（图23.20），通过使用树脂基粘接剂粘接釉质以达到固位。RBBs的5年成功率已被证明是很高的（约85%），但成功取决于桥体的设计、基牙的选择、咬合因素、患者因素。传统的桥体牙冠覆盖范围较广，这样的桥体在年轻患者中很少使用，因为预备基牙时往往破坏过大，年轻恒牙牙髓损伤的风险增加。唯一的例外是锥形基牙或基牙磨损的患者，其现有的咬合间隙意味着几乎不需要任何预备就可以放置完整的牙冠，或者是以前曾经通过基牙进行修复的年长患者。

## 种植体支持的固定修复体

固定修复也可以通过将牙冠或固定桥连接到种植牙上来实现。种植体需要骨结合才能保持稳定，因此，有必要等待面部生长减缓到成人水平再修复，以防止种植体的低位咬合。单颗牙种植体支持的修复体在3年内的成功率超过95%。种植需要足够的牙槽骨高度和宽度，在缺牙区才能支持理想的种植体大小。在牙槽骨缺失的情况下，骨增量可能是需要的。尽管人工合成的异体骨材料越来越受欢迎，但最常见的是使用患者供区的自体骨移植。除了有足够的牙槽骨外，还需要在种植牙的相邻牙根之间，缺隙两侧牙冠之间及与对殆牙之间有足够的间隙以进行修复（图23.21）。在种植体植入前，正畸治疗的根平行度很容易复发，因此建议在正畸治疗和种植体植入之间进行仔细的保持与最小的延迟时间。在计划种植体的情况下，谨慎的做法是尽可能推迟正畸治疗的开始，这样生长速度就会减慢到成人水平，一旦正畸完成，种植体就可以安全地放置。

## 自体牙移植

自体牙移植是一种在受控条件下仔细拔除牙齿并植入同一患者的另一个部位的手术。在先天缺牙病例中，这种治疗可能被认为是一个部位有拥挤和另一个部位有缺牙。移植最常见的是前磨牙，自体牙移植取决于间隙的大小和可用的供牙。由于上颌前磨牙与侧切牙牙冠的相对大小不同，上颌前磨牙替代侧切牙具有挑战性。病例报告强调了将下颌切牙移植到上颌侧切牙位置的可能性，取决于拔除的下颌切牙不影响咬合的程度。

要点

- 先天缺牙是一种相对常见的牙齿畸形，人群中发病率在3.5%～6.5%
- 先天缺牙常与其他牙齿畸形有关，先天缺牙及其治疗对于患者的影响是非常显著的
- 治疗可能需要多学科联合治疗，包括滞留乳牙的管理、正畸治疗和修复治疗

## 参考文献和拓展阅读


Akram, A. J., Jerreat, A. S., Woodford, J., Sandy, J. R., and Ireland, A. J. (2011). Development of a condition-specific measure to assess quality of life in patients with hypodontia. *Orthodontics and Craniofacial Research*, **14**, 160–7. [DOI: **10.1111/j.1601-6343.2011.01517.x**] [PubMed: 21771271]

本文强调了先天缺牙患者潜在的问题。

Allen, P. F., Anweigi, L., and Ziada, H. (2016). A prospective study of the performance of resin-bonded bridgework in patients with hypodontia. *Journal of Dentistry*, **50**, 69–73. [DOI: 10.1016/j.jdent.2016.05.003] [PubMed: 27178339]

Bacetti, T. (1998). A controlled study of associated dental anomalies. *Angle Orthodontist*, **68**, 267–74. [DOI: 10.1043/0003-3219(1998)068<0267:ACSOAD>2.3.CO;2] [PubMed: 9622764]

Bjerklin, K., Al-Najjar, M., Karestedt, H., and Andren, A. (2008). Agenesis of mandibular second premolars with retained primary molars. A longitudinal radiographic study of 99 subjects from 12 years of age to adulthood. *European Journal of Orthodontics*, **20**, 254–61. [DOI: 10.1093/ejo/cjn027] [PubMed: 18540014]

提供乳牙寿命证据的重要论文。

Cobourne, M. T. (2007). Familial human hypodontia – is it all in the genes? *British Dental Journal*, **203**, 203–8. [DOI: 10.1038/bdj.2007.732] [PubMed: 17721480]

关于基因在先天缺牙中的作用。

Durey, K. A., Nixon, P. J., Robinson, S., and Chan, M. F. W. Y. (2011). Resin bonded bridges: techniques for success. *British Dental Journal*, **211**, 113–8. [DOI: 10.1038/sj.bdj.2011.619] [PubMed: 21836574]

一篇有用的综述：采用树脂粘接桥的思考。

Garnett, M. J., Wassell, R. W., Jepson, N. J., and Nohl, F. S. (2006). Survival of resin-bonded bridgework provided for post-orthodontic hypodontia patients with missing maxillary lateral incisors. *British Dental Journal*, **201**, 527–34. [DOI: 10.1038/sj.bdj.4814160] [PubMed: 17057683]

Gill, D. S. and Barker, C. S. (2015). The multidisciplinary management of hypodontia: a team approach. *British Dental Journal*, **218**, 143–9. [DOI: 10.1038/sj.bdj.2015.52] [PubMed: 25686431]

牙发育过程中先天缺牙的治疗概述。

Hosseini, M., Worsaae, N., Schiodt, M., and Gotfredsen, K. (2013). A 3-year prospective study of implant-supported, single-tooth restorations of all-ceramic and metal-ceramic materials in patients with tooth agenesis. *Clinical Oral Implant Research*, **24**, 1078–87. [DOI: **10.1111/j.1600-0501.2012.02514.x**] [PubMed: 22708959]

Jonsson, T. and Sigurdsson, T. J. (2004). Autotransplantation of premolars to premolar sites. A long-term follow-up study of 40 consecutive patients. *American Journal of Orthodontics Dentofacial Orthopedics*, **125**, 668–75. [DOI: 10.1016/S088954060301031X] [PubMed: 15179391]

本研究证明了在先天缺牙治疗中牙移植的成功。

Khalaf, K., Miskelly, J., Voge, E., and Macfarlane, T. V. (2014). Prevalence of hypodontia and associated factors: a systematic review and meta-analysis. *Journal of Orthodontics*, **41**, 299–316. [DOI: 10.1179/1465313314Y.0000000116] [PubMed: 25404667]

King, P., Maiorana, C., Luthardt, R. G., Sondell, K., Oland, J., Galindo-Moreno, P., et al. (2016). Clinical and radiographic evaluation of a small diameter dental implant used for the restoration of patients with permanent tooth agenesis in the maxillary and mandibular incisor regions: a 36-month follow-up. *International Journal of Prosthodontics*, **29**, 147–53. [DOI: 10.11607/ijp.4444] [PubMed: 26929953]

Kotecha S., Turner P. J., Dietrich T., and Dhopatkar A. (2013). The impact of tooth agenesis on oral health-related quality of life in children. *Journal of Orthodontics*, **20**, 122–9. [DOI: 10.1179/1465313312Y.0000000035] [PubMed: 23794692]

Lindqvist, B. (1980). Extraction of deciduous second molar in hypodontia. *European Journal of Orthodontics*, **2**, 173–81. [DOI: 10.1093/ejo/2.3.173] [PubMed: 6935067]

一篇关于早期拔除乳磨牙以促进自然间隙关闭的早期研究。

Locker, D., Jokovic, A., Prakash, P., and Tompson, B. (2010). Oral health-related quality of life in children with oligodontia. *International Journal of Paediatric Dentistry*, **20**, 8–14. [DOI: **10.1111/j.1365-263X.2009.01001.x**] [PubMed: 20059588]

本研究发现患有先天缺牙的儿童比患有龋病或者其他错殆的儿童有更糟的OHRQoL。

Meaney, S., Anweigi, L., Ziada, H., and Allen, F. (2012). The impact of hypodontia: a qualitative study on the experiences of patients. *European Journal of Orthodontics*, **34**, 547–52. [DOI: 10.1093/ejo/cjr061] [PubMed: 21693681]

一篇有趣的论文概述了先天缺牙治疗后的影响。

Nordquist, G. G. and McNeil, R. W. (1975). Orthodontic vs. restorative treatment of congenitally absent lateral incisor – long term occlusal and periodontal evaluation. *Journal of Periodontology*, **46**, 139–43. [DOI: 10.1902/jop.1975.46.3.139] [PubMed: 1054757]

一篇经典的论文——指出闭合间隙对牙周健康有益且对咬合无损害。

Olsen, T. M. and Kokich, V. G. (2010). Postorthodontic root approximation after opening space for maxillary lateral incisor implants. *American Journal of Orthodontics Dentofacial Orthopedics*, **137**, e1–158. [DOI: 10.1016/j.ajodo.2009.08.024] [PubMed: 20152659]

本研究强调了治疗后牙根位置复发的风险。

Polder, B. J., Van't Hof, M. A., Van der Linder, F. P. G. M., and Kuijpers-Jagtman, A. M. (2004). A meta-analysis of the prevalence of dental agenesis of permanent teeth. *Community Dental Oral Epidemiology*, **32**, 217–26. [DOI: 10.1111/j.1600-0528.2004.00158.x] [PubMed: 15151692]

Robertsson, S. and Mohlin, B. (2000). The congenitally missing upper lateral incisor. A retrospective study of orthodontic space closure versus restorative treatment. *European Journal of Orthodontics*, **22**, 697–710. [DOI: 10.1093/ejo/22.6.697] [PubMed: 11212605]

最近的研究表明，开拓间隙与关闭间隙疗效类似！

Savarrio, L. and McIntyre, G. T. (2005). To open or close the space – that is the missing lateral incisor question. *Dental Update*, **32**, 16–25. [DOI: 10.12968/denu.2005.32.1.16] [PubMed: 15739660]

讨论关于上颌侧切牙缺失治疗决策，包括治疗路径及考虑因素的总结。

Zimmer, B., Schelper, I., and Seifi-Shirvandeh, N. (2007). Localized orthodontic space closure for unilateral aplasia of lower second premolars. *European Journal of Orthodontics*, **29**, 210–16. [DOI: 10.1093/ejo/cjm009] [PubMed: 17489002]

这项研究证明了在不损害咬合的情况下，关闭先天缺失前磨牙间隙范围。

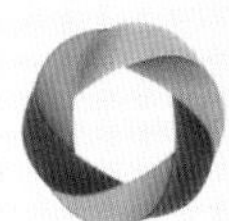

本章的参考资料也可以在www.oup.com/uk/orthodontics5e找到。在可能的情况下，该链接将为您提供该作品的英文电子版本，以帮助您进行进一步的学习。如果您为该网站的订阅用户（个人或机构注册皆可），根据您的登录权限，可细读网站所提供的摘要或完整文章。

# 第24章

# 唇腭裂和其他颅面的异常

## Cleft lip and palate and other craniofacial anomalies

*L. Mitchell*

## 章节内容

其他章节相关的部分

4.2 早期颅面的发育

**本章学习目标**

- 了解唇裂和/或腭裂的不同表现及其给患者和临床医生带来的问题
- 了解腭裂患者治疗的基本原则

## 24.1 患病率

唇腭裂是最常见的颅面畸形，占所有头部和颈部畸形的65%。在颌面发育的不同阶段突起融合失败的两个不同类型的裂隙畸形：唇裂伴发/不伴发腭裂和单纯腭裂（请参阅第4章，第4.2节）。

### 24.1.1 唇腭裂

唇裂和腭裂的患病率在不同的地域与种族之间是不同的。在高加索人，大约每700个新生儿中就有1个出现这种异常，而且发病率还在上升。约40%的有或无腭裂的唇裂患者有家族史，未患病的父母生出另一个患有这种异常的孩子的风险是1/25（要点框24.1）。男性比女性更容易罹患此种疾病，左侧比右侧更容易累及。当唇腭裂出现不常见的变异时，畸形的严重程度通常更为明显（更重）。

### 24.1.2 继发性单纯腭裂

在2000个新生儿中，约有1例发生单纯腭裂，而且女性比男性更容易受累。继发性腭裂的遗传成分较少，约20%的人有家族史，正常父母进一步遗传给后代的风险也较低（1/80）。

要点框24.1 唇腭裂的遗传风险

- 父母无裂隙：但有一个患病孩子，下一个孩子的遗传风险为1/25（4%）
- 父母一方有唇腭裂：第一个孩子的遗传风险为1/50（2%）
- 父母一方有唇腭裂：第一个孩子有唇腭裂，下一个孩子的遗传风险为1/10（10%）
- 父母双方都患病：第一个孩子的遗传风险为3/5（60%）

单纯腭裂也作为唐氏综合征、Treacher-Collins综合征、Pierre-Robin综合征和Klippel-Fiel综合征（又名颈椎先天融合畸形）等许多综合征的一个体征。

## 24.2 病因

在正常发育过程中，上颌突与球状突的融合发生在胚胎第6周左右。在第8周左右，腭突从垂直位置“翻转”到水平位置，通过融合形成继发腭。在发生融合之前，腭突各部分发育必须生长至彼此接触。然后覆盖上皮破裂，间质浸入。如果这个过程要成功进行，许多不同的因素需要在正确的时间相互作用。种群研究和实验数据的证据表明，遗传和环境因素都在唇腭裂的成因中起作用，特殊的基因突变表明与唇裂和/或腭裂有关。环境因素与服用抗癫痫药物、缺乏叶酸和孕妇吸烟有关。据推测，单纯腭裂在女性中比男性更常见，因为在女性胚胎时期腭突移位较晚。因此，环境因素更容易影响腭板的隆起，而未来介入期面部的横向生长将会进一步阻碍腭板隆起与融合（请参阅第4章，第4.2.4节）。

## 24.3 分类

存在许多分类，但鉴于临床表现的巨大差异，在实践中往往更倾向于用文字来描述目前的畸形（图24.1）。

## 24.4 唇腭裂治疗中的相关问题

### 24.4.1 先天性畸形

唇腭裂的发展过程中牙齿和骨骼发育的紊乱取决于裂隙部位与严重程度。

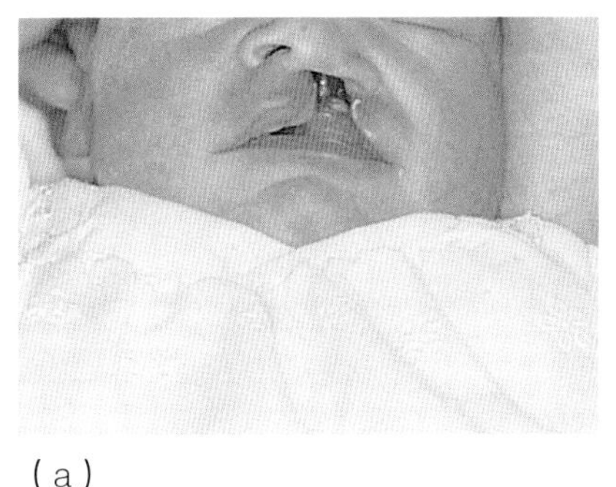
（a）

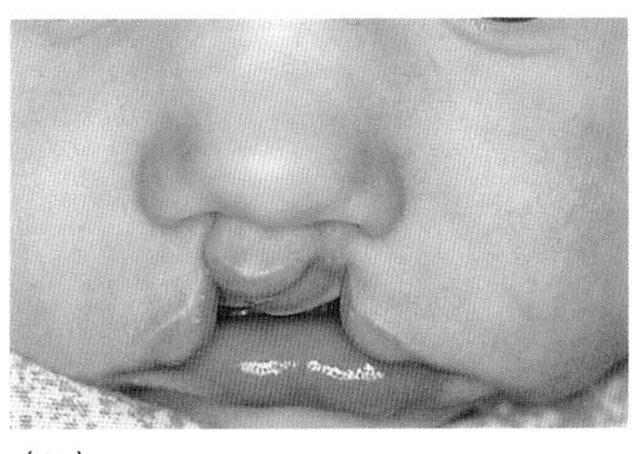
（b）

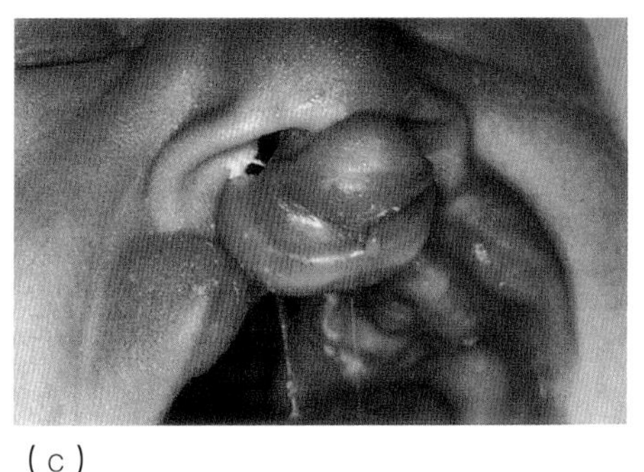
（c）

图24.1 （a）左侧完全性单侧唇腭裂患儿。（b）双侧不完全性唇裂患儿。（c）双侧完全性唇腭裂患儿。

### 单纯唇裂

这种类型几乎无影响，尽管偶见隙裂处向牙槽骨凹陷。

### 唇裂伴牙槽突裂

单侧唇裂伴牙槽突裂通常不与骨段移位相关。然而在双侧病例中，前颌骨可能向前旋转。在唇裂侧的侧切牙可能会出现以下牙体异常：

- 先天缺如
- 牙齿大小和/或形态的异常
- 釉质缺陷
- 或者表现为2颗锥形牙齿，裂隙两侧各有1颗

### 唇腭裂

单侧裂中通常可以看到裂隙两侧向内的旋转和塌陷，在裂隙侧骨段（较小骨段）更为明显。双侧裂隙可见两侧骨段坍陷于前突的前颌骨后方（图24.2）。

### 单纯腭裂

牙弓后段通常被增宽。

已证实患有腭裂的人群伴有更凹的面容。这在一定程度上是由于发育的限制（见下文）。研究表明与正常人群相比，腭裂患者的上下颌骨更加后缩，面上部高度也低于正常人群。

## 24.4.2 术后畸形

对未做过手术的患者（通常在第三世界国家）的研究表明，他们的面部发育没有明显的限制，虽然可能组织发育不良使裂隙区本身缺乏发育。相比之下，接受过唇腭裂手术治疗的个体，其面中部发育明显受前后向和横向的限制（图24.3）。这归结于手术治疗后瘢痕组织的抑制作用。据研究，约有40%的患者表现出明显的上颌后缩。限制上颌骨的垂直向生长，并且逐渐增加下面高，导致息止殆间隙过多和垂直距离减少（图24.4）。

## 24.4.3 听力和言语

语音发育受到腭内的瘘管和腭咽闭合不全的不利影响，在腭咽不通畅处，软腭不能与咽后部充分接触以关闭鼻腔气道（图24.5），这可以导致发音时鼻音过重。

涉及硬腭和软腭后部的裂隙也涉及腭帆张肌，它作用于咽鼓管，这使患者容易出现中耳积液的问题（俗称“胶耳”）。显然，听力障碍也会阻碍孩子的语言发展。因此，对涉及后腭裂（后部软腭）的患儿的处理必须包括听力学评估和鼓膜切开术，并根据适应证选择是否置管。

## 24.4.4 其他先天性异常

无论唇裂是否伴发腭裂或是单纯腭裂，均伴有其他先天性畸形（要点框24.2）。实际数据在不同人群中存在差异，但在单纯腭裂患儿中患病率更高。最常见的异常发生在心脏和四肢。

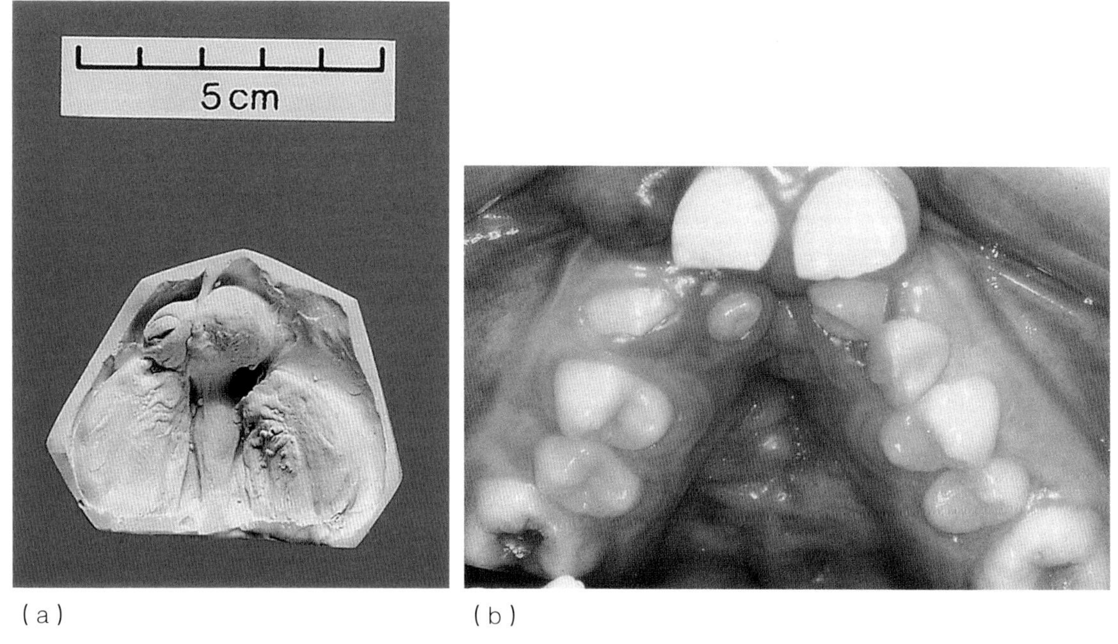


图24.2 (a)双侧完全性唇腭裂上颌模型，显示上颌骨前段后外侧部分向内塌陷。(b)双侧完全性唇腭裂混合牙列晚期患者的上颌牙弓。

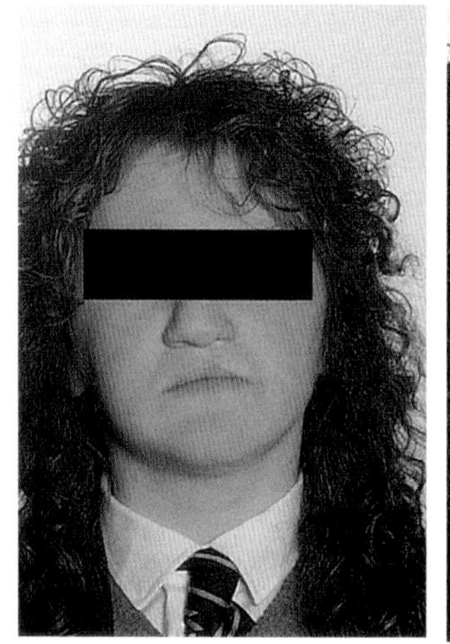
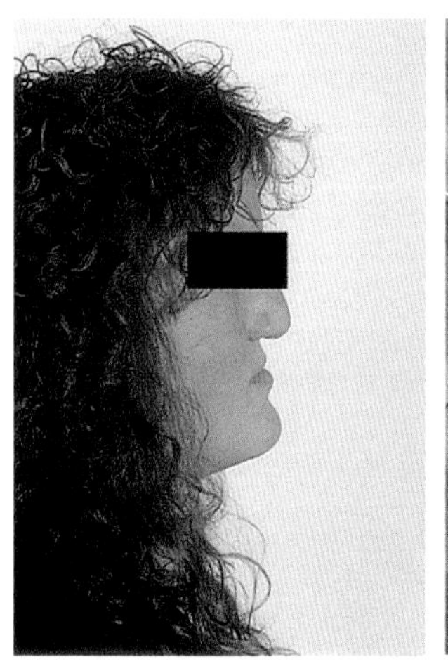
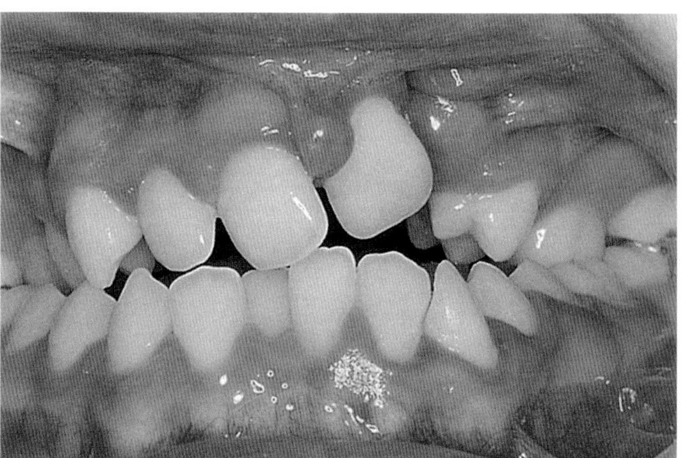

图24.3 左侧单纯唇腭裂修复后显示面中部后缩。

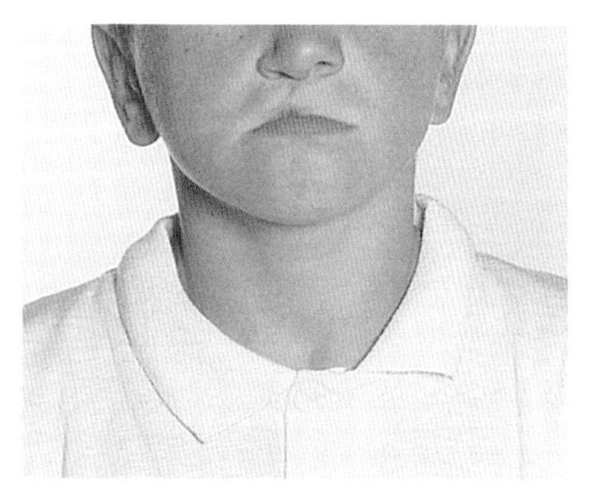

图24.4 右侧唇腭裂修复后出现一定程度的垂直距离减少，认为是因初期修复对垂直向生长产生限制作用。

### 24.4.5 牙科异常

除了上述裂隙对牙齿的影响外，下列异常在牙列的其余部分更为普遍：

- 迟萌（延迟随裂隙严重程度增加）
- 牙齿缺失
- 多生牙
- 牙体尺寸普遍缩小
- 牙体大小及形状异常（图24.6）
- 釉质缺陷

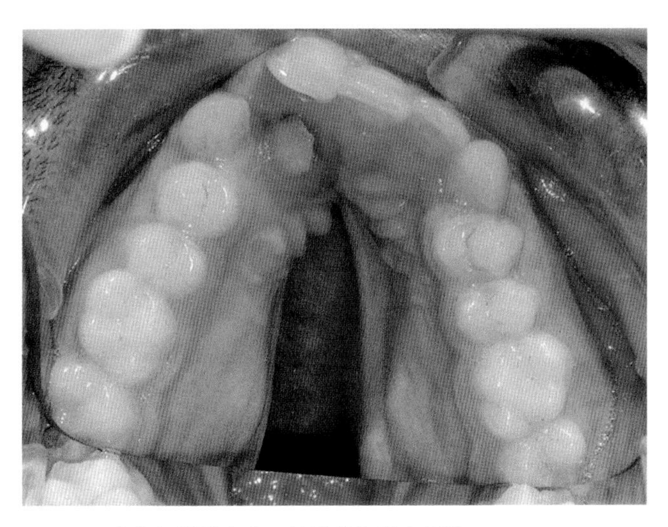

图24.5　未修复腭裂患者。结果他们发音不清。

要点框24.2　对近4000例单纯腭裂患者的研究

- 55%的人只有腭裂
- 27%患有已知的综合征
- 18%有其他异常

资源数据来自Calzolari，E. Bianchi等，欧洲先天异常监测工作组. 腭裂-颅面杂志，41.

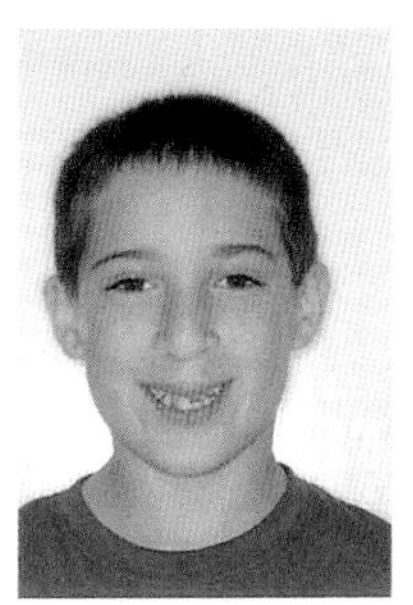

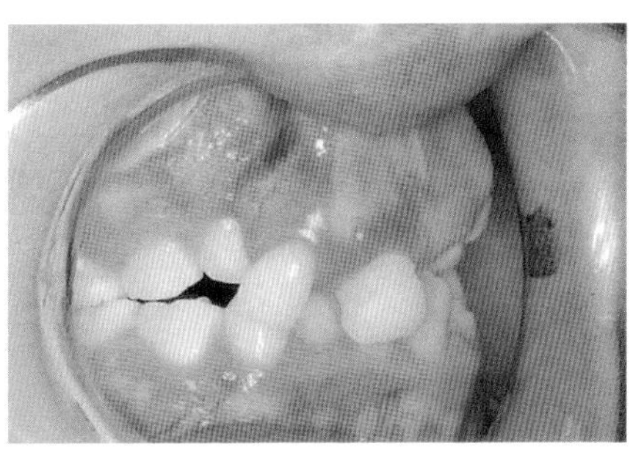

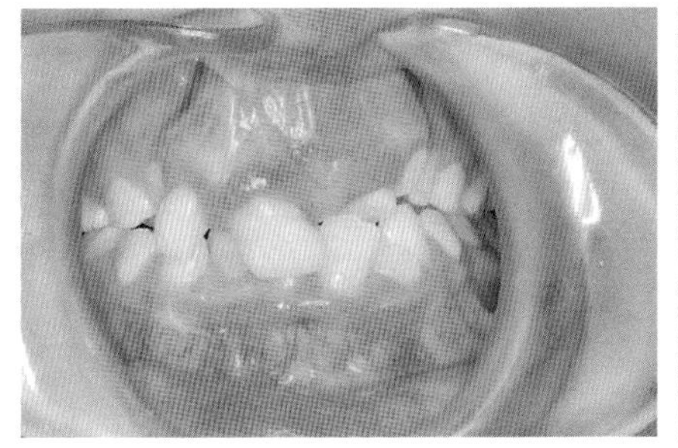

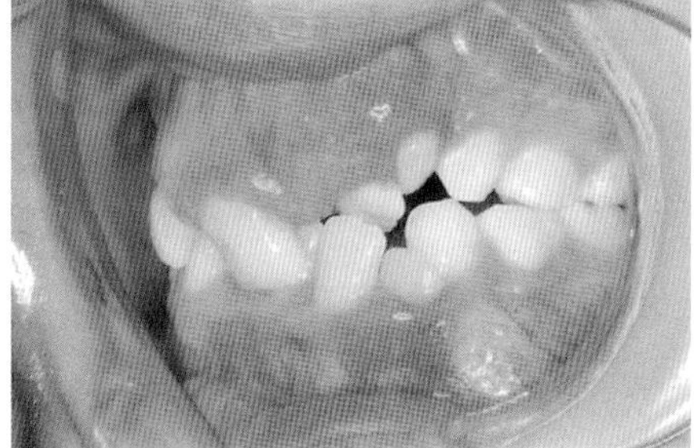

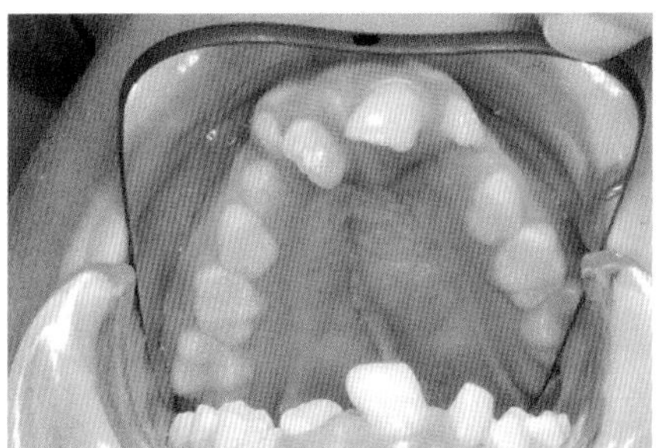

图24.6　双侧唇腭裂修复伴有切牙畸形患者。

## 24.5　协作治疗

为了尽量减少医院就诊次数，并确保综合的跨学科管理，有必要建立联合门诊聘请多学科团队的方式。为了在团队中建立专业知识并进行有意义的审核，应该在一个区域建立治疗中心。核心成员通常包括以下学科：

- 唇腭裂整形医生
- 正畸医生
- 心理医生
- 语言治疗师
- 保健护士/专科护士
- 耳鼻喉外科医生

## 24.6　治疗

现在人们普遍认为，唇裂和/或腭裂患者应该接受标准化的治疗方案。这样做的理由有两方面。一个标准的治疗方案减少了额外的“修补性”外科手术的引诱，这种手术的好处是有限的。一项标准化的方案还允许对唇腭裂治疗方面的结果进行有益的审查，从而导致对唇腭裂患者后代治疗的改进（请参阅第24.7节）。

### 24.6.1 出生时

随着胎儿超声筛查的进步，产前发现隙裂的比例在不断增加。这样做的好处是父母可以得到咨询，并为唇腭裂儿童的到来做好准备。否则，隙裂异常孩子的出生将会令父母震惊和失望。对他们来说有罪恶感是很常见的，他们需要时间来为失去他们所期待的"正常"孩子而悲伤。在这个时候，为母亲提供帮助是很重要的，以确保亲密关系的正常发展和喂养的帮助对于那些有唇腭裂的婴儿来说是直接而有利的。这通常由一个专业的唇腭裂保健护士完成。因为唇腭裂的孩子在做吮吸动作时是困难的，所以用奶瓶和奶嘴帮助牛奶流进口腔是有帮助的。例如一个可以挤压的软奶瓶（图24.7）。来自唇腭裂治疗组的成员对于未来恰当的治疗方法及现代治疗的可能性的早期解释是受到家长认可的，进一步的支持可以从CLAPA（唇腭裂协会：http：//www.clapa.com）获得，这是一个主要由唇腭裂患者的父母和唇腭裂患者组成的自愿组织（图24.8）。

一些机构提倡使用聚丙烯酸酯基托帮助喂养或主动把移位的骨段恢复到更加正常的位置来帮助后续的手术定位。这种手术被称为术前整形外科，最近又重新流行起来，尤其是在美国，医生们将聚丙烯酸酯基托伸到鼻孔，以帮助鼻部重塑。这种改良的技术被称为鼻牙槽塑形术（简称NAM）。目前还没有可靠的长期数据支持这种方法的日常使用，这确实给父母在最初的唇裂修复之前增加了额外的负担。

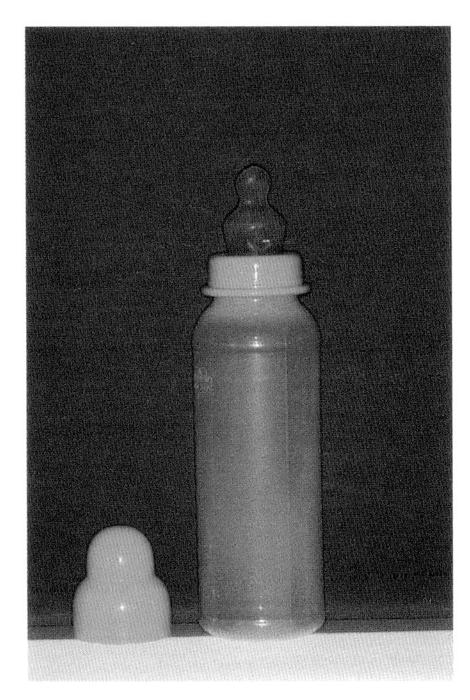

图24.7 可挤压的软奶瓶和用于喂养唇腭裂婴儿的特殊奶嘴。

### 24.6.2 唇裂修复

在唇裂首次修复时间上有很大的差异，这取决于所涉及的外科医生、唇裂手术小组的偏好和治疗方案。新生儿的修复仍在评估中。在英国，唇裂首次修复均在3个月左右时进行。已经描述了许多不同的外科技术（如Millard法、Delaire法和直线法），但是主要的目的是分离和重建嘴唇与鼻翼的肌肉，使它们处于正确的解剖位置。

大多数机构同时修复双侧唇裂，但有些机构仍然进行两次手术。唇修复时牙槽骨的骨移植由于其对后续生长的不良影响而受到批评。

### 24.6.3 腭部修复

硬腭闭合的目的是分离口腔和鼻腔，尽量减少对正常生长发育的影响。为了达到后者，手术应避免大面积破坏腭部软组织。现在双层闭合常与用于封闭鼻层的犁骨皮瓣和用于口腔层的骨暴露最少的黏骨膜皮瓣一起使用。

软腭手术的目的是为了促进正常的腭咽功能，使发音清晰。

在欧洲的一些机构，为了减少早期手术对生长的不良影响，硬腭的闭合被推迟到5岁或更大的年龄。有证据表明，上颌骨的横向生长得到了改善。然而，也充分证明这将对语言的发展产生不利影响。在英国，平均6~9个月的婴儿开始进行软硬腭重塑。他们认为在

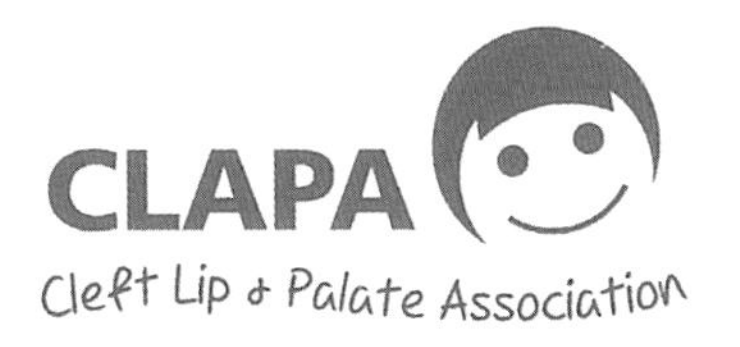


图24.8 "唇腭裂协会"标志。

这一阶段的任何修复对生长造成的任何不良影响（可通过牙齿矫正和外科手术获得一定程度的补偿）都比发展成不良的发音习惯要好，而这种发音习惯在5岁之后是很难根除的。

### 24.6.4 乳牙列

首次语音评估通常是在18个月大时进行的，但是，在整个儿童期都应持续监测患者的语音。这通常在特定年龄进行，但也要视孩子的需求和情况而定。

如果唇腭裂累及上腭，且在初次手术修复时未涉及耳鼻喉科，则应安排耳鼻喉科的医生进行检查评估。

应尽量减少手术对唇腭裂孩子的生活影响和避免进行“较小”的修补，这一点很重要。 在开始上学之前，仅在有明确指征的情况下，才进行唇部修整术。可以考虑关闭剩余的腭瘘来提高语音能力。在某些情况下，腭裂修复后没有完全封闭鼻咽，在讲话过程中可能会发生鼻漏气，从而导致鼻音。这被称作腭咽闭合不全（VPI）。如果从语音评估，荧光透视检查和鼻内窥镜检查等检查中诊断出VPI，则可进行咽成形术。该手术涉及移动咽部黏膜或肌黏膜皮瓣来改善软腭的形状和功能。如果有手术指征，则应在4～5岁进行。

不需要在乳牙列时进行正畸治疗。但是，在此阶段，养成良好的口腔护理习惯是很重要的，应该在无氟区域应用氟化物补充剂。

### 24.6.5 混合牙列

在此阶段，外科手术对生长的抑制作用变得更加明显，首先是上牙弓横向的生长占优势，然后是前后向维度的生长占优势。 随着恒切牙的萌出，就可以观察到牙齿数量、形成和位置的缺陷。上切牙经常向舌侧萌出导致反殆，并且也常发生错位或扭转（图24.9）。

为了避免患者配合时紧张，最好将正畸干预分为两个阶段。 第一阶段通常在混合牙列期间进行，其目的是为患者准备好牙槽骨植骨或为二期植骨做好准备。后续的治疗在第24.6.6节中讨论。

#### 牙槽（二期）骨移植

这项技术采用松质骨修复牙槽突裂隙，显著改善了伴有牙槽突裂患者的正畸治疗效果（要点框24.3）。

为了获得最佳效果，此过程应在9～10岁恒尖牙萌出前进行，因为牙齿通过移植骨萌出有利于尖牙稳定。 但是在某些患者中，早期的骨移植可为未萌出的侧切牙提供萌出通道。

在进行骨移植之前，应纠正所有的骨段横向塌陷，为外科医生完全暴露牙槽骨及改善手术入路。通常使用QH矫治器（请参阅第13章，第13.4.4节）。该矫治器的优势在于，如果有需要的话，它的侧臂可以向前延伸使上切牙唇倾，但是在切牙错位和/或扭转等更严重的情况下，可以同时配合使用一个简单的固定矫治器（图24.11）。但是，需要注意确保与唇腭裂隙相邻牙的牙根不会被移出基骨，并且可能要在骨移植以后，再将其完全排齐。进行骨移植时，可以使用腭弓来保持扩弓效果（图24.12）。

在双侧完全性唇腭裂患者中，前颌骨通常是活动的。 在这种情况下，为了确保骨移植的进行，并使之发生骨性愈合，必须在骨移植后的愈合期间稳定前颌

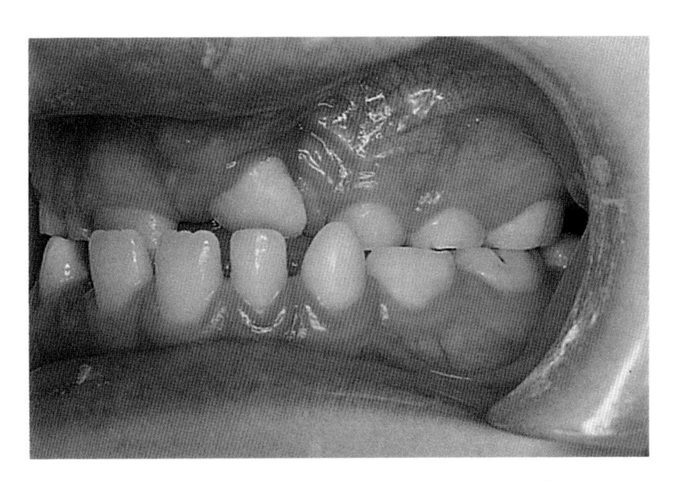

图24.9 已经进行单侧唇腭裂手术修复的替牙殆期患者。

**要点框24.3 牙槽骨植骨术的优点**

- 提供骨，使恒尖牙（或侧切牙）可以通过其萌出入牙弓（图24.10）
- 为患者提供完整的牙弓的可能性
- 增加对鼻翼基部的支持
- 有助于关闭剩余的口鼻部瘘
- 稳定双侧唇腭裂患者活动的前颌骨

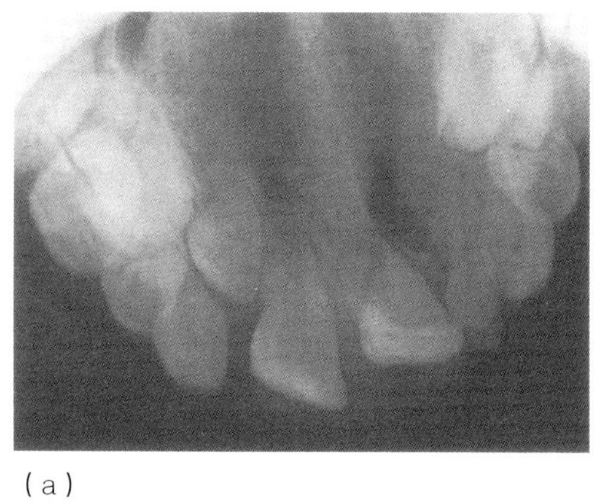
（a）

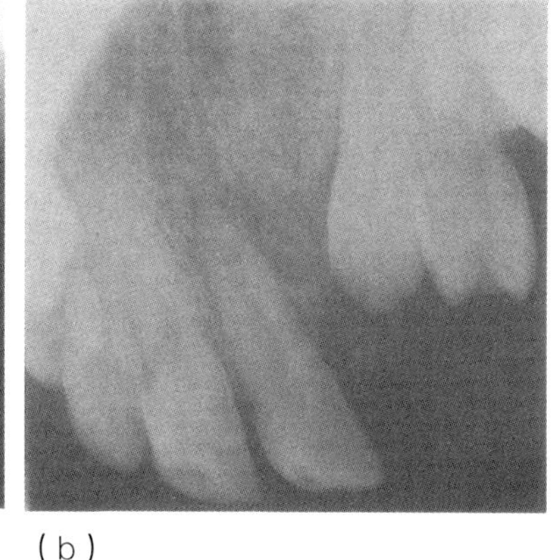
（b）

图24.10 图24.13所示的患者的X线片，该患者进行了牙槽骨植骨术。（a）在植骨之前显示左侧牙槽突裂。（b）植骨后1个月。手术时去除了位于裂隙处的多生牙。

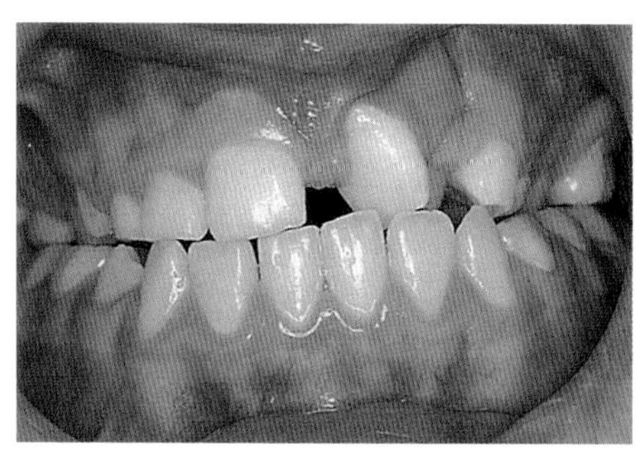
（a）

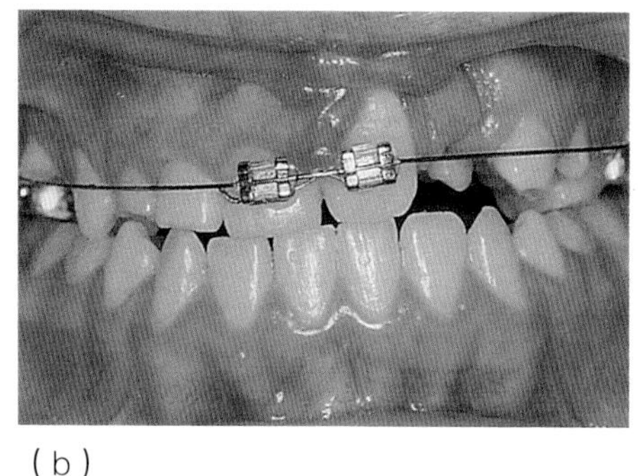
（b）

图24.11 已修复的单侧唇腭裂和左侧腭裂的患者。（a）预处理。（b）扩弓并排齐扭转的左上中切牙。

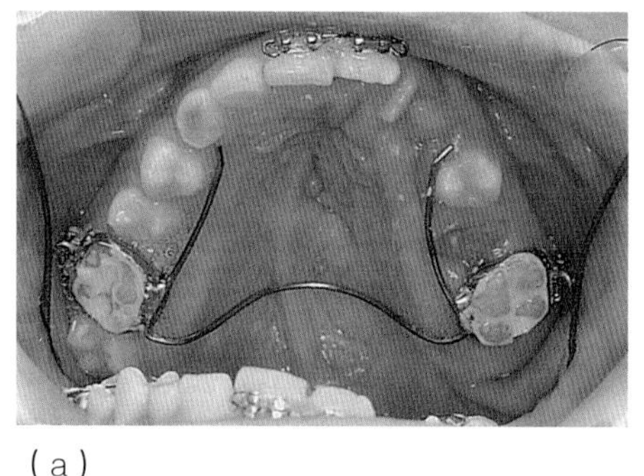
（a）

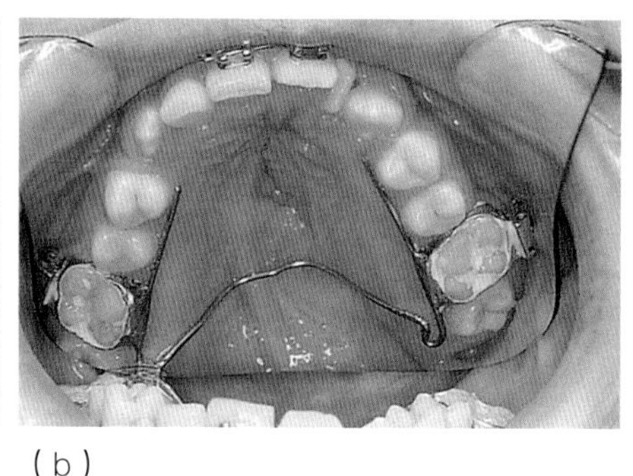
（b）

图24.12 与图24.11是同一患者。（a）在植骨之前用腭弓和节段弓丝保持上中切牙的位置。（b）植骨后，可见左上尖牙萌出。

骨。可以在植骨之前，放置较硬的颊侧弓丝，并使之在术后3个月内保持不动。

如果计划关闭裂隙一侧的间隙，则应考虑在植骨之前拔除该侧乳磨牙，以利于第一恒磨牙向前移动。然而，任何的拔牙都应该在植骨前至少3周完成，以此保证角化黏膜的愈合，这是外科手术翻瓣所需要的。

松质骨由于具有牙槽裂两侧骨质的特性而用于植骨。 但是，随着骨形成蛋白变得越来越便宜且容易获得，这种情况在将来可能会改变。松质骨可以从许多位点获取，髂嵴是目前最多用的位点。应该使用角化皮瓣闭合，因为黏膜皮瓣可能会干扰以后牙齿的萌出。

裂隙中，未萌出的多生牙很常见，可以在手术时将其去除。没有实质性证据支持同时进行双侧牙槽突裂植骨术会损害前颌骨完整性的观点。

该技术的并发症包括：

- 植骨区内肉芽肿的形成：这通常随着口腔卫生的改善而解决，但可能需要通过外科手术将其移除
- 植骨失败：这通常只会部分发生
- 牙根吸收：相对罕见
- 有10%～15%的植骨区的尖牙需要暴露

### 24.6.6 恒牙列

一旦恒牙列建𬌗，在计划进一步的正畸治疗之前，应评估患者是否可能需要进行正颌外科手术以矫正面中部后缩（请参阅第22章）。上颌后缩的程度、未来生长的程度和影响以及患者的意愿都应考虑在内；接受标准化治疗唇腭裂患者中约有25%需要进行正颌外科手术。这是因为初期裂隙修复手术产生的瘢痕组织限制了上颌骨的生长。如果需要手术治疗，则应推迟到生长发育的速度减慢至成人的水平再进行（进行术前正畸）（要点框24.4）。

要点框24.4 唇腭裂患者的正颌外科手术

- 上颌骨前移手术可能会影响咽喉功能，因此，在手术前应进行语音评估
- 瘢痕组织可能会限制上颌骨向前移动的量
- 瘢痕组织会导致上颌骨的血液供应减少
- 上颌牵张成骨可以克服这些问题（请参阅第22章，第22.7.4节）

如果仅需要正畸治疗，则可以在恒牙列建𬌗后开始进行。通常需要固定矫治器（图24.13）。如果不能关闭裂隙所在区域的间隙，则应与修复医生一起针对长期的修复制订矫治计划（例如种植体、义齿）。

在正畸治疗结束时，需要进行保持。如果进行了上颌牙弓扩张，则特别容易复发，因此建议长期保持。有关保持器的不同类型的更多详细信息，请参阅第16章，第16.6节。

### 24.6.7 生长完成阶段

在此阶段，可以对鼻子进行最后的手术矫正（鼻整形术）。但是，如果计划要进行正颌外科手术，则应首先进行正颌手术，因为面部骨骼的运动会影响鼻子的外形。

## 24.7 腭裂治疗的审查

由于临床体征的多样性及提供治疗时涉及很多学科，对腭裂治疗的审查很难。和医学所有分支一样，在优秀的治疗中心集中专业知识和经验产生的疗效要优于通过单独的从业医生每年进行少量特定治疗程序所获得的疗效。因此，建议每个团队每年至少要治疗至少50例患者，来为有意义的审查提供足够数量的患者，并积累足够的专业知识和技术。为了评估治疗效果，要在病历上认真记录任何治疗措施前后（手术或正畸）的情况。如果要将某个手术团队的特定治疗方案的治疗结果与不同中心的另一个团队的治疗方案进行比较，则需要对这些记录进行标准化。应包括研究模型和首次裂隙手术前的照片，使初始的裂隙大小和形态可以被考虑在内。

## 24.8 其他颅面畸形

### 24.8.1 颅面短小症

这是第二常见的颅面畸形，患病率为1/5000～1/3500。它是一种先天性缺陷，其特征是面部的一侧或两侧硬软组织不足，常发生在下颌支和外耳处（即第一和第二鳃弓区域）。这种畸形通常影响单侧面部（图24.14），在大约30%的病例中是双侧的。多有耳和颅神经畸形。在较轻病例中被称为眼-耳-脊椎发育不良。Goldenhar综合征通常指更严重的情况。

治疗通常需要正畸正颌联合治疗。但是，有时较轻的病例，仅使用正畸矫治器即可治疗。正畸治疗通常使用一种特殊类型的功能矫治器，称为混合功能矫治器，由于可以根据错𬌗畸形的需要，个性化选择组件而得名，例如，促进受累侧后牙萌出。

手术的程度和类型取决于缺损的严重程度：

- 早期重建（5～8岁）：通常适用于颞下颌关节（TMJ）功能丧失的严重病例
- 生长发育期的儿童：TMJ有功能时，使用牵张成骨术（请参阅第22章，第22.7.4节）
- 青少年晚期：为了改善骨骼和软组织的轮廓，采用传统的正颌和重建技术

### 24.8.2 下颌面发育不全综合征

该综合征也称为Treacher-Collins综合征。它是常染色体显性遗传，并具有以下特征，在双侧均表现为：

- 睑裂向下倾斜（与蒙古人种睑裂倾斜方向相反）和眼组织缺损（虹膜缺损、瞳孔移位）

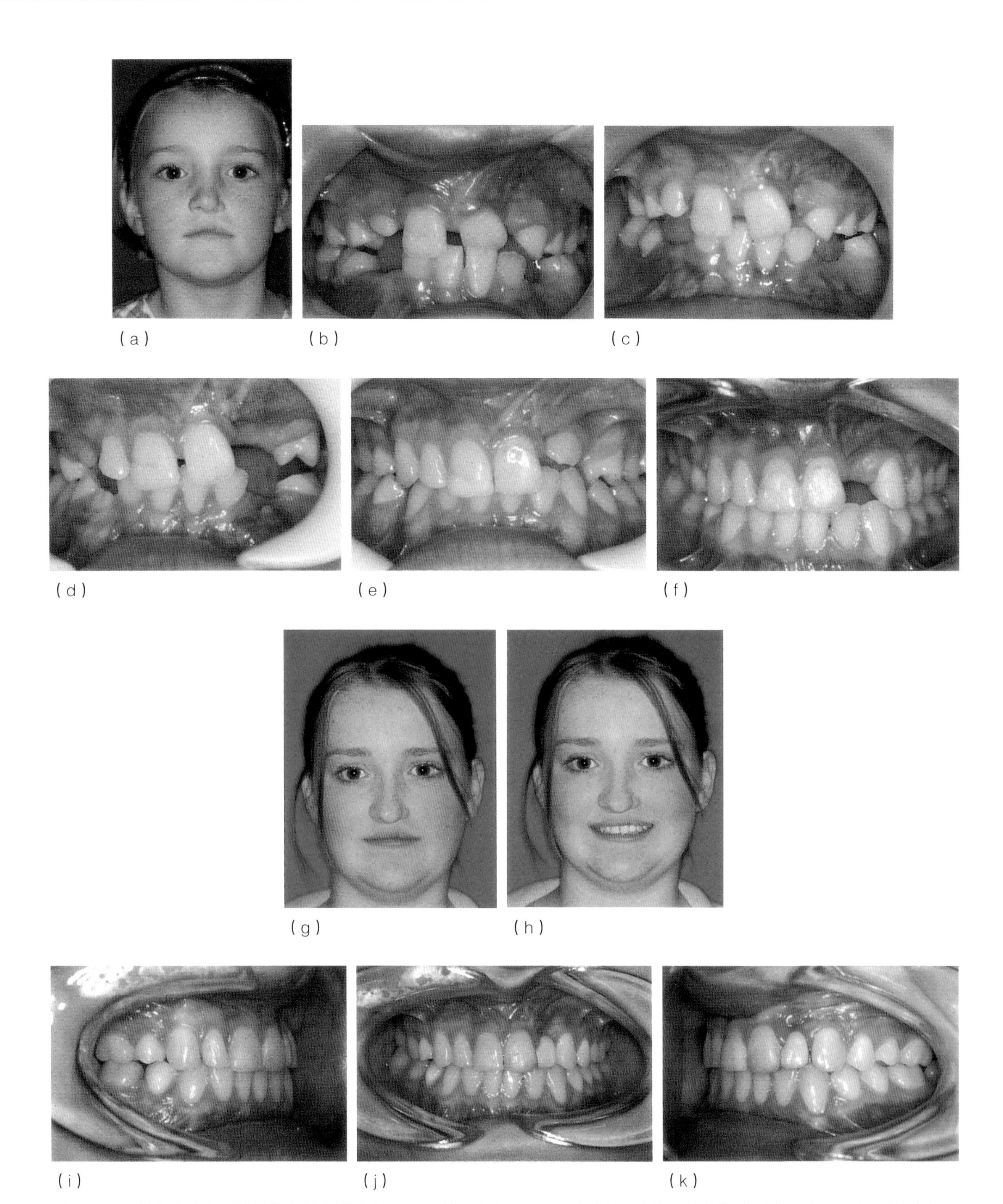

图24.13 已修复的患者左侧唇腭裂（另请参阅图24.10，该图显示了同一患者在植骨之前和之后的X线片）。（a，b）一位9岁女生患者，治疗前。（c）前牙反殆矫正之后，左侧牙槽突裂植骨之前。（d）牙槽骨植骨后。（e）12岁左上尖牙萌出后。（f）进行全面的固定矫治器治疗后，为缺失的左上侧切牙义齿修复预留间隙。（g～k）义齿修复缺失的左上侧切牙。

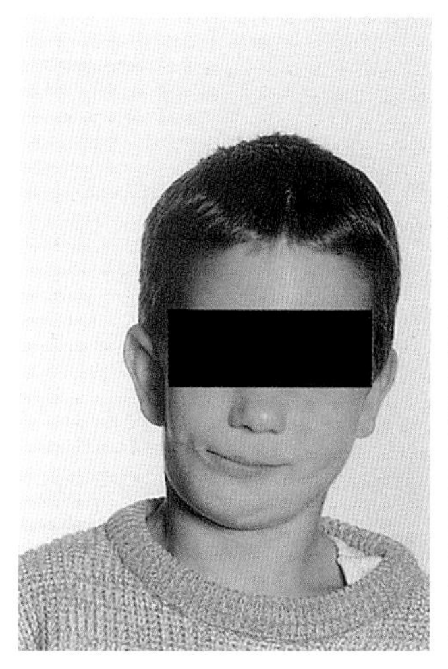
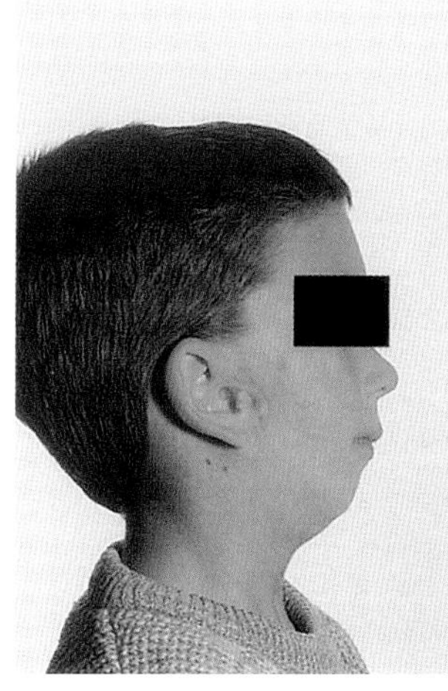

图24.14 半面短小症的患者。

- 颧骨发育不良
- 下颌后缩
- 耳朵畸形，包括中耳和内耳，可能导致耳聋
- 窦腔发育不全
- 在1/3的病例中有腭裂
- 大多数患者的智力完全正常

治疗的具体情况取决于病例的特征，但通常需要分阶段进行颅面部手术。

### 24.8.3 Pierre-Robin综合征

此异常包括下颌骨后缩、腭裂和舌粘连（舌头位置阻塞咽部），它们共同导致婴儿的气道问题。确切原因尚不清楚，但可能与其他遗传相关的异常（例如Stickler综合征）中的遗传因素有关。患者出生时的首要任务是保持呼吸道畅通。在某些情况下，刚开始的几天需要使用鼻咽通气管，但一旦孩子长大或病情较轻，俯卧位治疗就足够了。在某些罕见情况下，需要进行气管切开术来保证中期气道通畅。后续治疗为治疗腭裂（参见本章前面）。对于气道受累或美学不佳的受影响患者，可以考虑早期牵张成骨，或者在生长快结束时进行正颌手术（请参阅第22章）。在较轻的情况下，可以对Ⅱ类骨型实行常规的正畸治疗计划。

### 24.8.4 颅缝早闭

颅缝早闭和颅面骨发育不良患者，发生了颅底或颅顶的骨的一条或多条颅缝的过早闭合。影响程度取决于过早闭合的部位和程度，但都对生长有显著影响。在某些情况下，限制颅顶的生长会导致颅内压升高，如果不及时治疗，则可能导致脑损伤。如果检测到颅内压升高，则需要在6个月大之前松解受影响的颅缝。这可能是对仅发生颅缝早闭患者唯一需要施行的干预措施。合并有颅面骨发育不良的患者（例如Crouzon综合征，Apert综合征）需要随后的分阶段正畸和手术干预。这可能成为牵张成骨的主要指征。

要点

- 对唇腭裂的治疗很复杂，需要采取多学科团队协作的方法
- 每个团队应治疗足够的案例，以积累专业知识和技能并提供有意义的审查数据
- 治疗应遵循预定的程序
- 为了使审查以及各中心间的对比更方便，应按照标准化的国家规程收集病历
- 应该只采取最低限度的干预措施，以减轻患者及其家人的负担

有关Cochrane综述

Bessell, A., Hooper, L., Shaw, W. C., Reilly, S., Reid, J., and Glenny, A. M. (2011). Feeding interventions for growth and development in infants with cleft lip, cleft palate or cleft lip and palate. *Cochrane Database of Systematic Reviews*, Issue 2. Art. No.: CD003315. DOI: 10.1002/14651858.CD003315.pub3 https://www.cochranelibrary.com/cdsr/doi/10.1002/14651858.CD003315.pub3/full

Guo, J., Li, C., Zhang, Q., Wu, G., Deacon, S. A., Chen, J., et al. (2011). Secondary bone grafting for alveolar cleft in children with cleft lip or cleft lip and palate. *Cochrane Database of Systematic Reviews*, Issue 6, Art. No.: CD008050. DOI: 10.1002/14651858.CD008050.pub2 https://www.cochranelibrary.com/cdsr/doi/10.1002/14651858.CD008050.pub2/full

## 参考文献和拓展阅读

Bergland, O., Semb, G., and Abyholm, F. E. (1986). Elimination of the residual alveolar cleft by secondary bone grafting and subsequent orthodontic treatment. *Cleft Lip and Palate Journal*, **23**, 175–205. [PubMed: 3524905]

这篇文章很经典，描述了Oslo的唇腭裂团队在牙槽骨植骨术上开创性的工作。

Calzolari, E., Bianchi, F., Rubini, M., Ritvanen, A., and Neville, A. J. (2004). EUROCAT working group. Epidemiology of cleft palate in Europe: implications for genetic research. *Cleft Palate – Craniofacial Journal*, **41**, 244–9. [DOI: 10.1597/02-074.1] [PubMed: 15151454]

要点框24.2中提到的对近4000例单纯腭裂患者的研究的数据来源。

Clinical Standards Advisory Group (1998). *Cleft Lip and/or Palate*. London: Stationery Office.

英国全国性的对于唇腭裂治疗工作的审查结果，使对唇腭裂的治疗方式的转变。

Eppley, B. L. and Sadove, A. M. (2000). Management of alveolar cleft bone grafting – state of the art. *Cleft Palate – Craniofacial Journal*, **37**, 229–33. [DOI: 10.1597/1545-1569(2000)037] [PubMed: 10830800]

对于要进行牙槽骨植骨术的医生来说，这是一篇值得关注的文章。

Mossey, P., Little, J., Munger, R. G., Dixon, M. J., and Shaw, W. C. (2009). Cleft lip and palate. *The Lancet*, **374**, 1773–85. [DOI: 10.1016/S0140-6736(09)60695-4] [PubMed: 19747722]

一篇关于唇腭裂的病因学的出色的文章。

Ranta, R. (1986). A review of tooth formation in children in cleft lip/palate. *American Journal of Orthodontics and Dentofacial Orthopedics*, **90**, 11–18. [DOI: 10.1016/0889-5406(86)90022-3] [PubMed: 3524249]

唇腭裂患者牙齿异常的详细信息。

Uzel A. and Alparslan, N. (2010). Long-term effects of presurgical infant orthopedics in patients with cleft lip and palate: a systematic review. *Cleft Palate – Craniofacial Journal*, **48**, 587–95. [DOI: 10.1597/10-008] [PubMed: 20858135]

这篇综述表明，在一期唇裂修复前使用矫形基托没有长期的益处。

Wyatt, R., Sell, D., Russell, J, Harding, A., Harland, K., and Albery, E. (1996). Cleft palate speech dissected: a review of current knowledge and analysis. *British Journal of Plastic Surgery*, **49**, 143–9.[DOI: 10.1016/S0007-1226(96)90216-7] [PubMed: 8785593]

这是一篇很好的文章，建议任何与唇腭裂的治疗有关的专业人员都阅读。

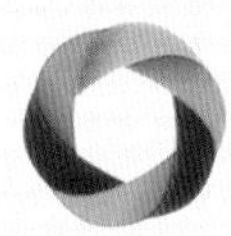

本章的参考资料也可以在www.oup.com/uk/orthodontics5e找到。在可能的情况下，该链接将为您提供该作品的英文电子版本，以帮助您进行进一步的学习。如果您为该网站的订阅用户（个人或机构注册皆可），根据您的登录权限，可细读网站所提供的摘要或完整文章。

# 第25章

# 正畸应急处理

## Orthodontic first aid

*L. Mitchell*

章节内容

每当患者出现正畸问题时，以下几点都很重要：

- 记录病史
- 完整记录问题
- 如果患者有治疗史，则还应记录治疗史
- 做完整的检查
- 如有疑问，请寻求专家意见

## 25.1 固定矫治器

有关固定矫治器的详细信息，请参阅表25.1。

表25.1 固定矫治器

| 患者主诉 | 可能的原因 | 采取的措施 | 重点总结 |
| --- | --- | --- | --- |
| 弓丝从颊管窜出至颊管远中 | 弓丝末端未处理 | （1）镍钛圆丝：剪去末端1～2mm，火烤后置回弓丝<br>（2）不锈钢圆丝：剪去末端 1～2mm后置回弓丝<br>（3）方丝：剪去末端，与颊面管的远中平齐（图25.1） | 患者离开前，检查弓丝末端是否过长 |
| | 弓丝滑动移位 | （1）圆丝：重新放置弓丝，末端插入颊管<br>（2）方丝：置回弓丝，放置牵引钩或阻滞曲；在弓丝的合适位置上粘接树脂球 | 对于低摩擦托槽系统，这是一个需要特殊注意的问题（请参阅“采取的措施”列）。采用一个“停止装置”以防止弓丝在使用低摩擦系统时滑动 |
| | 在排齐阶段，多余的弓丝向远中移动 | 镍钛圆丝：剪去末端1～2mm，火烤后置回弓丝 | |
| 弓丝窜出至磨牙近中 | 末端未结扎 | 置回弓丝后结扎 | |
| | 结扎丝折裂 | 换结扎丝 | |
| 托槽脱落 | 托槽因与对颌牙有咬合创伤而脱落 | 考虑以下情况：<br>（1）使用带环代替粘接<br>（2）在磨牙的咬合面或上颌切牙腭面垫玻璃离子水门汀（取决于覆𬌗深浅）<br>（3）使用可摘的咬合导板<br>（4）在对颌弓丝上弯制压低曲<br>（5）垫粘接剂，直到覆𬌗进一步减小 | |
| | 过早更换弓丝 | 重新粘接托槽，换回更柔软的弓丝以排齐牙齿 | |
| | 患者咬掉托槽 | 重新定位后粘接托槽，可能需返回上一级弓丝以便排齐牙齿 | 患者宣教：<br>（1）避免吃硬食物<br>（2）避免咬笔 |
| 带环松动 | 带环过大 | 选择合适的带环并粘接到位 | |
| | 患者吃过硬或过黏的食物 | 清除残留的粘接剂，并重新粘接 | 告知患者不能吃过硬或过黏的食物 |
| | | 当四眼圈簧螺旋扩弓器或横腭弓的一个带环松动时，需要拆除，并重粘所有带环 | |
| 结扎圈或结扎丝丢失 | | 换新的结扎丝或结扎圈<br>若牙齿有复发，需返回至更柔软的弓丝以便重新排齐牙齿 | |

表25.1　固定矫治器（续）

| 患者主诉 | 可能的原因 | 采取的措施 | 重点总结 |
|---|---|---|---|
| 牙齿感觉松动 | 牙齿移动过程中，松动度略大是正常的 | 检查松动牙齿的松动度，及时安抚患者 | 提前告知患者正畸过程中，轻微牙齿松动属于正常现象 |
| | 与对颌牙齿存在咬合创伤 | 检查咬合，考虑以下情况：<br>（1）使用可摘式咬合导板<br>（2）在对颌弓丝上打压低曲<br>（3）采取措施减小覆聆 | |
| | 牙根吸收 | （1）拍片检查有多少颗牙齿牙根吸收及吸收程度<br>（2）与患者沟通交流<br>（3）如果不明显，休息3个月后再开始正畸<br>（4）如果明显，停止治疗 | |
| 牙齿疼痛 | 戴上矫治器后有些不适是正常现象 | 安抚患者，必要时建议患者使用恰当的止痛药 | 提前告知患者这是正常现象，尤其是刚戴上矫治器及复诊后的头几天 |
| | 咬合创伤 | 检查咬合，考虑以下情况：<br>（1）使用可摘式咬合导板<br>（2）在对颌弓丝上打压低曲<br>（3）采取措施减小覆聆 | |
| | 根尖周病 | （1）仔细记录<br>（2）检查活力<br>（3）叩诊检查<br>（4）进行根尖X线检查<br>如果诊断存在根尖周病，请拆除托槽并将患者转诊给相应科室以便进一步治疗。如果可以继续正畸，推迟正畸加力直到拍片显示根尖愈合的放射学迹象 | |
| | 牙周问题 | （1）收集病史<br>（2）探诊检查<br>（3）拍根尖片<br>如果确认存在牙周问题，请拆除托槽，然后将患者转诊给相应科室进行治疗 | |
| Nance托及四眼圈簧螺旋扩弓器压迫腭部 | | （1）重新评估是否需要继续使用Nance托及四眼圈簧螺旋扩弓器<br>（2）如果需要继续使用，调整位置以便不再压迫腭部 | 使用温和的力来尽量减少支抗牙所受的力(过大的力可能会导致Nance所连接的磨牙前移) |
| 焊在磨牙带环上用于连接腭弓或四眼圈簧螺旋扩弓器的舌侧管脱落 | 通常是由患者引起的（例如吃过硬的食物） | 拆除腭弓、四眼圈簧螺旋扩弓器和带环，焊接新的舌侧管，重新固定带环、腭弓和四眼圈簧螺旋扩弓器 | 告知患者不能吃硬或黏的食物或拨弄腭弓和四眼圈簧螺旋扩弓器 |
| 患者口颌面部受伤 | | （1）拍摄受伤牙齿根尖周X线片，如牙根骨折，可用粗弓丝做夹板固定患牙<br>（2）若托槽掉落，如果口内能有效隔湿就重粘托槽（若不能，则推迟1周）<br>（3）如果弓丝变形，取下弓丝并换置更柔软的弓丝<br>（4）如果牙齿移位，尝试重新定位并放置更柔软的弓丝<br>（5）监测牙齿活力<br>（6）告知患者有延迟脑震荡的风险 | |

## 25.2 活动矫治器

有关活动矫治器的详细信息，请参阅表25.2。

表25.2 活动矫治器

| 患者主诉 | 可能的原因 | 采取的措施 | 重点总结 |
|---|---|---|---|
| 流涎 | 治疗初期的常见情况如果持续存在，通常反映戴用时间不足 | 安抚患者，告知患者口腔适应矫治器后这种现象会消失 | 初戴时告知患者 |
| 发音问题 | 治疗初期的常见情况如果持续存在，通常反映戴用时间不足 | 安抚患者，告知患者口腔适应矫治器后这种现象会消失 | 初戴时告知患者 |
| 矫治器松动 | 由于设计不良，矫治器固位不足 | 考虑增加额外的卡环或唇弓，如果不可行，则改进设计并重新制作矫治器 | |
| | 卡环固位不良。注：患者频繁摘戴会使卡环变形影响固位 | 调改卡环 | 告知患者不要频繁摘戴 |
| 卡环折断 | 患者频繁摘戴会造成卡环折断 | 更换卡环（如果没有工作模型则需重取印模）进行修理，通常需要对矫治器进行椅旁调整 | |
| 基托断裂（包括咬合面和颊面） | | 检查断裂部分是否需要更换<br>（1）如果不需要，调磨断裂边缘使其光滑<br>（2）如果需要更换，重取印模制作工作模型，也需对矫治器进行椅旁调整 | |
| 腭部发红 | 念珠菌感染 | （1）给予口腔卫生指导和饮食建议<br>（2）如果有明显的感染或对（1）没有反应，将处方抗真菌药涂抹于矫治器表面 | |
| | 矫治器磨损 | 调磨矫治器 | |
| 口角皲裂 | 口角炎 | （1）给予口腔卫生指导和饮食建议<br>（2）如果有明显的感染或对（1）没有反应，需要应用处方抗真菌药 | |

## 25.3 功能矫治器

有关功能矫治器的详细信息，请参阅表25.3。

表25.3 功能矫治器（也可见活动矫治器常出现的问题）

| 患者主诉 | 可能的原因 | 采取的措施 | 重点总结 |
|---|---|---|---|
| 夜间矫治器掉落 | 由于设计不良，矫治器固位不足 | 考虑增加额外的卡环或唇弓，如果不可行，则改进设计并重新制作矫治器 | |
| | 卡环固位不良。注：患者频繁摘戴会使卡环变形影响固位 | 调改卡环 | 告知患者不要频繁摘戴 |
| | 白天戴用时间不足 | 嘱咐患者增加白天戴用时间 | |
| 牙齿和下巴疼痛 | 治疗初期的常见情况 | 安抚患者 | 初戴时告知患者 |

## 25.4 头帽装置

有关头帽装置的详细信息，请参阅表25.4。

表25.4 头帽装置（也可见活动矫治器常出现的问题）

| 患者主诉 | 可能的原因 | 采取的措施 | 重点总结 |
|---|---|---|---|
| 面弓夜间脱落 | | 调整面弓内臂 | 建议患者，如果经常发生，停止佩戴面弓并及时联系正畸医生 |
| 面弓向前下倾，压迫下唇 | 如果力的方向在磨牙阻抗中心之下，磨牙会向远中倾斜 | 将外臂向上调整，以使力矩高于磨牙阻抗中心，以抵消倾斜 | 在每次复诊时检查，确保力量通过牙齿阻抗中心 |
| 面弓向前上倾，压迫上唇 | 如果力的方向在磨牙阻抗中心之下，磨牙会向近中倾斜 | 将外臂向下调整，以使力矩低于磨牙阻抗中心，以抵消倾斜 | 在每次复诊时检查，确保力量通过牙齿阻抗中心 |

## 25.5 其他情况

有关其他详细信息，请参阅表25.5。

其余紧急处理信息，请参阅图25.2 。

表25.5 其他情况

| 患者主诉 | 可能的原因 | 采取的措施 | 重点总结 |
|---|---|---|---|
| 拔牙时残留牙根碎片 | | （1）拍X线检查碎片的大小<br>（2）如果碎片过大或会干扰正畸牙齿运动，则需取出残留碎片<br>（3）如果碎片较小或不会干扰正畸牙齿运动，保持观察 | |
| 矫治器部件脱落，吸入或摄入 | | （1）如果气道阻塞，请叫救护车，并设法解除阻塞<br>（2）如果有吸入该部件的风险，请将患者送往医院进行胸部X线检查，随后进行相应检查（给患者戴一个相似的部件，以帮助放射科医生检查）<br>（3）如果该部件>5cm，并已吞咽，则应寻求当地医院的建议。 如果脱落时间>6天，该部件可能已经从患者身体排出（图25.2） | |

表25.5 其他情况（续）

| 患者主诉 | 可能的原因 | 采取的措施 | 重点总结 |
| --- | --- | --- | --- |
| 粘接式保持器脱落 | | 如果保持器没有变形，牙齿没有复发趋势：<br>（1）隔离、酸蚀、清洗和干燥<br>（2）用复合树脂重新粘接保持器 | |
| | | 如果保持器变形，牙齿仍然整齐，要么在椅旁用多股弹性弓丝弯制新的保持器，要么取模制作新的保持器 | |
| | | 如果牙齿复发，与患者讨论是否重新治疗 | |
| 粘接式保持器不完全脱落 | | 如果剩余的部分没有变形，那么重新粘接到牙齿上<br>如果剩余部分变形，那就换置新的粘结保持器 | |
| 压膜保持器损坏或丢失 | | 如果牙齿没有复发，取模制作新的保持器<br>如果牙齿复发，与患者讨论是否重新治疗或制作新的保持器 | |
| 口腔溃疡 | 正畸矫治器的刺激可能导致易感患者反复发生口腔溃疡 | 氯己定漱口有助于减少溃疡引起的不适和持续时间 | |
| 患者及家长的意见需要采纳 | | （1）询问患者及父母为什么会担心，如果是由于拔牙，及时解释并予以安抚<br>（2）如果担心拔牙会产生不良反应，可以讨论采用其他方案<br>（3）重新评估是否可以采用其他方案 | |

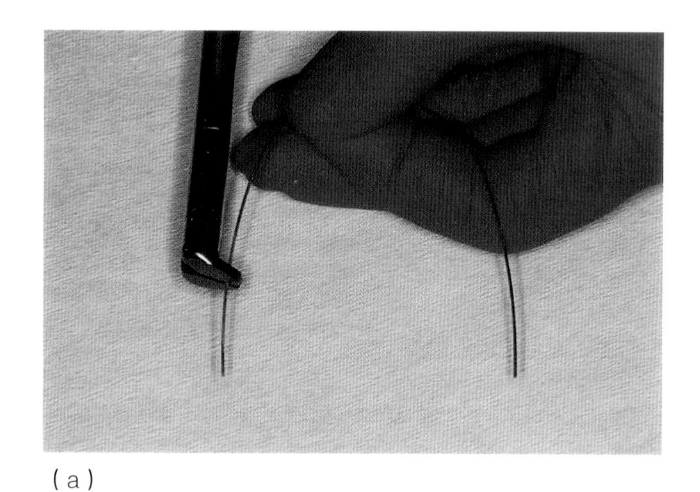
（a）

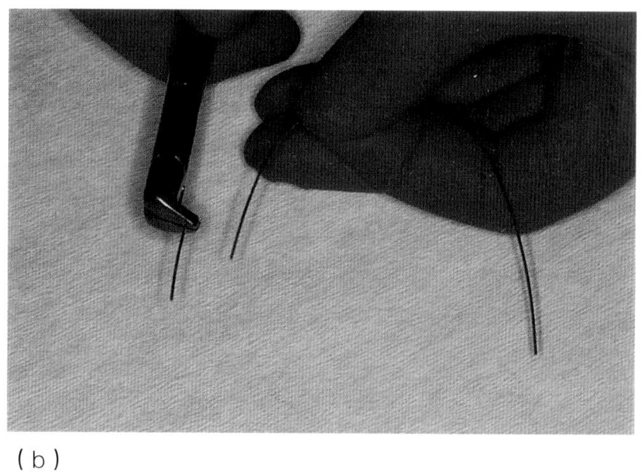
（b）

图25.1 切断钳子夹持在弓丝的切断端，防止损伤。（a）切断前。（b）显示切断钳子持有的切端。

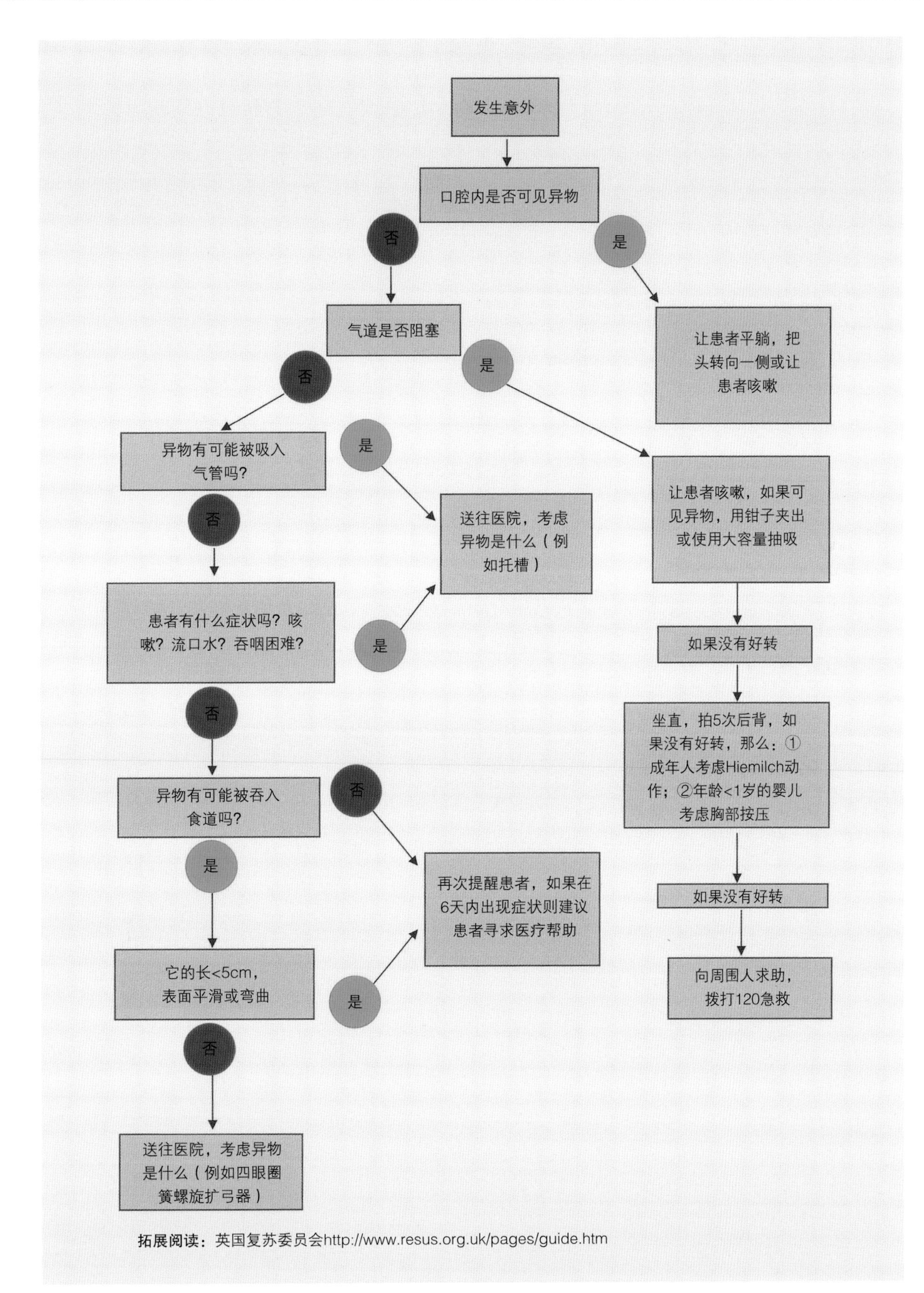


图25.2 流程图显示了对可能已被吞入或吸入的矫治器的处理。经英国正畸协会许可引用。

## 参考文献和拓展阅读

Dowsing, P., Murray, A., and Sandler, P. J. (2015). Emergencies in orthodontics. Part 1: Management of general orthodontic problems as well as common problems with fixed appliances. *Dental Update* 2015, **42**, 131–40. [DOI: 10.12968/denu.2015.42.2.131] [PubMed: 26058226]

Dowsing, P., Sandler, P. J., and Murray, A. (2015). Emergencies in orthodontics. Part 2: Management of removable appliances, functional appliances and other adjuncts to orthodontic Treatment. *Dental Update* 2015, **42**, 221–8. [DOI: 10.12968/denu.2015.42.3.221] [PubMed: 26076540]
两篇实用的文章。

# 定义

支抗：抵抗不需要的牙齿移动。

轴倾角：牙齿在近远中平面上的倾斜角度。

前牙开䏩：后牙咬合时，切牙垂直向没有覆䏩。

对称性拔牙：为保持牙弓对称性，在同牙弓对侧拔除相同或相邻牙齿。

双颌前突：上下颌切牙均相对于基骨前突。

双颌后缩：上下颌切牙均相对于基骨后缩。

整体移动：牙冠牙根向相同方向移动相同距离。

后牙反䏩：下颌前磨牙或磨牙的舌尖咬在上颌前磨牙或磨牙颊尖的颊侧。

中性䏩：牙齿最大接触的咬合。

中性关系：髁突位于关节窝的最上位。

舌隆突：切牙或尖牙舌侧颈1/3处的突起。

隐形矫治：使用透明的可摘塑料矫治器进行治疗。

补偿性拔牙：在对颌牙弓中拔除相同牙齿。

唇闭合：肌肉无活动放松状态时上下唇自然接触。

完全覆䏩：下颌切牙与对应上颌切牙或腭侧黏膜接触。

拥挤：没有足够位置容纳牙齿的牙弓或部分牙弓。

Spee曲线：䏩平面在矢状面上的曲率。

牙齿代偿：牙齿的倾斜补偿相对应骨骼畸形使错䏩畸形不太明显。

错位牙：因在错误位置萌出或生长发育而位于错误的位置的牙齿。

牙齿先天缺失：指一颗或多颗恒牙（第三恒磨牙除外）先天缺失。

理想䏩：解剖学上结构完美的牙齿关系，较罕见。

阻生：通常由于牙齿移位或机械阻挡（如拥挤或多生牙）而使牙齿萌出受阻。

唇（颊）倾角：牙齿唇面或颊面（与水平面）的倾斜角度。

唇闭合不全：需要肌肉运动辅助唇闭合。

不完全覆䏩：后牙咬合时，下颌切牙不与对应上颌切牙或腭侧黏膜接触。

颌间：上下牙弓之间。

颌内：同一牙弓内。

替牙间隙：乳尖牙第一乳磨牙和第二乳磨牙的宽度之和与替换的恒尖牙第一前磨牙和第二前磨牙宽度和之间的差值。

正锁䏩：下颌前磨牙或磨牙的颊尖咬在上颌前磨牙或磨牙舌尖的舌侧。

错䏩：与理想咬合不同，会引起牙齿健康问题和心理问题的咬合关系。注意：正常咬合与错䏩之间的界限是有争议的（请参阅第1章）。

下颌偏斜：从下颌姿势位开始的下颌闭合路径。

下颌移位：当下颌从休息位闭合时，为避免早接触，下颌会向侧方或前方移位。

中缝过宽：两中切牙之间缝隙宽度>0.5mm。常见于上颌。

迁移：牙齿的生理（轻微）移动。

正常䏩：与理想䏩相比其差异可接受的咬合关系。

覆䏩：从正前方看上下切牙部分重叠：当下颌切牙被覆盖1/3时为正常，>1/2称深覆䏩，<1/3称浅覆䏩。

覆盖：上下切牙切缘之间的水平距离。正常覆盖为2～4mm。

治疗后变化：正畸治疗后因复发或年龄变化导致牙齿位置的变化。

后牙开䏩：牙齿咬合时，后牙之间存在间隙。

复发：正畸治疗后牙齿恢复治疗前的错䏩畸形。

反䏩：下颌切牙切缘位于上颌切牙切缘前方。仅涉及1颗或2颗切牙时常称前牙反䏩。

扭转：牙齿围绕牙体长轴旋转。

调整：正畸结束去除矫治器后咬合的有利变化。

间隙：互不接触的相邻牙齿之间的空隙。可以被本地化或广义化。

倾斜移动：牙冠和牙根围绕支点向相反方向移动。

转矩：颊舌向控根移动，可能不伴有或伴有少量牙冠相同方向的移动。

创伤咬合：造成对颌黏膜溃疡的切牙咬合关系。

直立：近远中向控根移动，有利于牙根或牙冠保持理想角度。

# 正畸评估表

| 患者详情 | |
|---|---|
| 姓名 | 转诊人 |
| 地址 | 转诊理由 |
| 联系电话 | |
| 出生日期 | |
| 既往史 | |
| 患者主诉 | 不良习惯 |
| | 生长发育阶段 |
| 动机 | 既往用药史 |
| 口腔病史（包括牙外创伤和既往治疗史） | 社会行为因素 |
| 口外检查 | |
| 前后向 | 微笑美学 |
| 垂直向 | 软组织 |
| 水平横向 | 颞下颌关节 |
| 口内检查 | |
| 牙列情况 | 下颌牙弓 |
| 口腔卫生 | |
| 牙周健康 | 上颌牙弓 |
| 牙齿情况 | |
| 咬合关系 | |
| 切牙关系 | 磨牙关系<br>右 左<br>尖牙关系<br>右 左 |
| 覆盖 | |
| 覆𬌗 | 反𬌗 |
| 中线 | 移位 |